• 康复评定与治疗技术丛书 •

# 作业治疗技术

主　编　董继革　张艳明

副主编　刘建华　侯来永　许梦雅　杨　霖

张伟东　王　泳　陈亚平　刘金龙

中国健康传媒集团

中国医药科技出版社

## 内容提要

本书全面、系统地介绍了作业治疗的理论基础、相关技术、功能评定方法，以及脑卒中、颅脑损伤、脑性瘫痪、脊髓损伤、退行性神经病变、周围神经病损、吉兰-巴雷综合征等神经疾病的作业治疗方法，并增加了对新兴作业治疗技术的相关介绍。全书反映了作业治疗学的整体架构以及作业治疗领域的独特性，内容新颖、易学易懂、实用性强。适用于康复治疗专业在校学生以及康复相关工作人员阅读。

**图书在版编目（CIP）数据**

作业治疗技术/董继革，张艳明主编. —北京：中国医药科技出版社，2020.5
（康复评定与治疗技术丛书）
ISBN 978-7-5214-1782-1

Ⅰ. ①作…　Ⅱ. ①董…②张…　Ⅲ. ①康复医学　Ⅳ. ①R49

中国版本图书馆 CIP 数据核字（2020）第 071601 号

**美术编辑**　陈君杞
**版式设计**　易维鑫

出版　**中国健康传媒集团** | 中国医药科技出版社
地址　北京市海淀区文慧园北路甲 22 号
邮编　100082
电话　发行：010-62227427　邮购：010-62236938
网址　www.cmstp.com
规格　787×1092mm　1/16
印张　20 1/4
字数　476 千字
版次　2020 年 5 月第 1 版
印次　2020 年 5 月第 1 次印刷
印刷　北京市密东印刷有限公司
经销　全国各地新华书店
书号　ISBN 978-7-5214-1782-1
**定价　79.00 元**



获取新书信息、投稿、为图书纠错，请扫码联系我们。

# 丛书编委会

# 编委会

**主　编**　董继革　张艳明

**副主编**　刘建华　侯来永　许梦雅　杨　霖　张伟东

王　泳　陈亚平　刘金龙

**编　委**（以姓氏笔画排序）

于甲锋（郑州大学第一附属医院）

王　刚（中国中医科学院望京医院）

王　泳（首都医科大学附属复兴医院）

王　俊（海淀区田村社区卫生服务中心）

王　磊（北京市西城区广外医院）

王小斌（北京市大兴区中西医结合医院）

王华伟（中国康复研究中心）

王国斌（中国中医科学院望京医院）

牛　欣（郑州市第十五人民医院）

仇园园（北京市大兴区中西医结合医院）

孔得宇（中国中医科学院望京医院）

石　岩（中国中医科学院望京医院）

卢　哲（南阳医学高等专科学校第一附属医院）

申　岩（中国中医科学院望京医院）

白雪竹（中国中医科学院望京医院）

丛丽娜（中国中医科学院望京医院）

冯晓洁（固安县中医院）

刘金龙（固安县中医院）

刘建华（中国康复研究中心）

许梦雅（郑州大学第二附属医院）

孙　丽（首都医科大学宣武医院）
李　宁（北京市门头沟区医院）
李　敏（中日友好医院）
李玉明（北京医院）
李占军（北京市大兴区人民医院）
李国安（固安县中医院）
杨　磊（昆明医科大学第二附属医院）
杨　霖（四川大学华西医院）
杨田野（北京市西城区广外医院）
吴娱倩（北京市大兴区中西医结合医院）
邱　扬（天津体育学院）
佟　帅（北京市海淀医院）
宋　朝（郑州市中心医院）
张　卉（北京小汤山医院）
张　丽（中国康复研究中心）
张　鹏（北京裕和中西医结合康复医院）
张伟东（首都医科大学附属北京潞河医院）
张洪鹏（首都医科大学附属北京潞河医院）
张艳芳（北京市朝阳区中医医院）
张艳明（首都医科大学宣武医院）
张振伟（河北省中医院）
张晓敏（中国中医科学院望京医院）
陆敏杰（首都医科大学附属复兴医院）
陈亚平（首都医科大学附属北京同仁医院）
罗丽华（中国中医科学院望京医院）
郑义丹（天津体育学院）
郑春雪（北京市丰台中西医结合医院）
孟昭宇（北京市大兴区中西医结合医院）
胡　萍（解放军总医院第五医学中心陆军原装甲兵工程学院院务部门诊部）
钟　峰（湖南中医药大学第一附属医院）
侯来永（中日友好医院）
姜　波（河南省巩义市人民医院）

夏　琳（北京市丰台区铁营医院）
顾华丽（解放军总医院第一医学中心）
顾岳山（北京市通州区中西医结合医院）
倪学翊（北京小汤山医院）
徐　晖（北京大学第一医院）
徐绍红（北京市中关村医院）
郭江舟（中国中医科学院望京医院）
常智跃（解放军总医院第八医学中心）
寇亚强（固安县中医院）
彭彦霞（北京小汤山医院）
董继革（中国中医科学院望京医院）
韩秀丽（北京市丰台中西医结合医院）
谢　瑛（首都医科大学附属北京友谊医院）
谢红志（北京市大兴区中西医结合医院）
解　涛（解放军总医院第一医学中心）
魏龙飞（北京小汤山医院）

**学术秘书**　罗丽华（中国中医科学院望京医院）
张晓敏（中国中医科学院望京医院）

# 序　言

随着现代社会疾病谱的变化、人口老龄化、慢性病致残患者的增加，近年来，国家高度重视康复医学事业的发展，颁发了多个文件，强调加强康复人才的培训，这是推动我国健康事业发展和完善康复服务体系建设的重要举措。康复治疗是康复医学中的重要环节，通过综合地、协调地应用医学、教育、社会、职业的各种方法，使病、伤、残者已经丧失的功能尽快、尽最大可能地得到恢复和重建，使他们在体格、精神、社会和经济方面的能力得到尽可能的恢复。作为康复治疗学重要分支的作业治疗学是指经过选择的作业活动，对由于身体、精神、发育有功能障碍或残疾，以致不同程度地丧失生活自理和劳动能力的患者，进行评价、治疗和训练，以提高患者的生活质量，促使其尽早回归家庭、回归社会。

本书经过编者反复修改，终于问世，并将作为国内首部成系统、教学、临床应用、内容权威的著作，为康复治疗学专业在校学生以及康复相关工作人员提供参考。

本书重点介绍了作业治疗技术的发展历程、概念、评定，以及脑卒中、颅脑损伤、脑性瘫痪、脊髓损伤、退行性神经病变、周围神经病损、吉兰–巴雷综合征等几大类神经疾病的作业治疗方法，并增加了新兴作业治疗技术的相关阐述。本书将理论与实践有机地结合起来，符合康复治疗学专业人才培养的目标，严格把握内容的深浅度，突出了“三基”（即基本理论、基础知识和基础技能），体现了“五性”（即思想性、科学性、先进性、启发性和实用性），同时加入了已定论的新技术、新方法，内容新颖，易学易懂，实用性强。

参与本书编写的作者均在教学和临床一线工作，具有丰富的教学和临床经验。作业治疗学的知识浩如烟海，相信通过聆听各院校使用本教材的老师、学生和广大从事临床康复治疗同仁们的应用反馈、修改建议，适时再版，本书内容将更趋完善，为提高我国的作业治疗水平做出杰出贡献。

中国康复医学会康复治疗专业委员会第一届主任委员
中日友好医院康复医学科主任医师、教授
孙启良
2019 年 9 月

# 目 录

# 第一章　绪　论

## 第一节　概　述

据统计，约 80%的脑卒中患者会发生上肢和（或）下肢功能障碍。脑卒中后 6 个月仍有 30%～66%的患者无法恢复上肢功能，仅有 5%～20%的患者能完全康复，回归家庭和社会。上肢运动功能对于脑卒中患者至关重要，所以人们急于找到一种有效的治疗办法，作业治疗技术的理念由此诞生。

2002 年颁布的《功能、残疾和健康的国际分类》(International Classification of Functioning，Disability and Health；ICF)，将作业治疗（occupational therapy，OT）的定义修改为：协助残疾者和偏瘫患者选择、参与、应用有目的和有意义的活动，以最大限度地恢复躯体、心理和社会各方面的功能，增进健康，预防能力丧失及残疾发生，以发展为目的，鼓励他们参与及贡献社会。

### 一、作业治疗技术的发展历程

作业治疗有着悠久的历史，早在 19 世纪由美国学者乔治·巴顿（George Barton）首先提出，之后通过不断地发展演变成了如今的作业治疗学。提出作业治疗的奠基者们怀着对作业治疗价值的强烈信念，将精神疾病患者的身心治疗理念作为一种人文主义哲学。当时广泛认为，习惯训练、手工艺品制作和体育活动等是恢复身心健康的关键，这是作业治疗的早期内涵。1906 年，美国第一位作业治疗师——苏珊·伊迪丝·特雷西（Susan Edith Tracy）为护士学校学生编写了教程；1908 年 7 月，美国芝加哥市民和慈善学院的茱莉亚·莱斯罗普（Julia Lathrop）、拉比·赫什（Rabbi Hirsch）和汤顿州立医院总护士长里芭·G·卡梅隆（Reba G.Cameron）等也编著了相关教材。1910 年，特雷西编写了《伤兵作业疗法》一书，这是美国国内正式出版的第一本作业治疗技术教科书。美国最早设置作业疗法课程的大学——哥伦比亚大学师范学院，采用该书进行授课，设置的课程包括基础理论课、实践课和病例示教。1918 年 3 月，第一次世界大战结束前夕，美国 4 名女性志愿者前往法国前线帮助伤兵进行职业康复，她们在法国一所野战医院，专门收治战争神经症（war neuroses）的患者。通过作业治疗，许多士兵重返前线，这使得人们开始认识到作业治疗的重要性。1936 年，英国作业治疗师协会（The British Association of Occupational Therapists，BAOT）成立（该协会现有 13000 余名成员，包括作业治疗学校学生）。1938 年，美国政府对作业疗法学校正式实行注册制度，第一批注册的有 5 所。1945 年，美国批准注册的作业疗法学校有 17 所，待批的有 3 所，在校学生 1533 人；同年，英国举行了第一次作业治疗师统考。1945 年，美国设立了 20 个作业治疗教育培养项目，有作业治疗师 3224 名。1949 年，美国批准注册的作业疗法学校增加到 25 所，分布于美国 17 个州。作业疗法学校的相继建立，对培养作业疗法人员、发展作业疗法技术，起到了巨大的推动作用。

第二次世界大战后，作业治疗也用于治疗身体残疾。1951 年，世界作业治疗师联合会（The World Federation of Occupational Therapists，WFOT）成立。1960 年，作业治疗作为辅助医学职业被列入辅助医学职业条例。1961 年，辅助医学职业学会 （The Council for the Professions Supplementary to Medicine）成立。19 世纪末至 20 世纪初，美国一些精神病院和综合病医院开始应用作业疗法，并取得较好的治疗效果。目前，美国有超过 279 个作业治疗教育培养项目，有 15776 名学生在项目内接受专业的作业治疗技术培训。绝大多数的学生都是作业治疗专业学生，其中有 10861 人在美国高校就读。

在我国，现代作业治疗起步较晚，在 20 世纪 80 年代引进康复医学后才开始引入作业治疗的概念。20 世纪 80 年代初，全国多家医院成立了康复科（康复中心）；1988 年，中国康复研究中心（北京博爱医院）成立了作业治疗科。在发展初期，多数单位并未真正开展作业治疗工作，仅开展了手功能训练、木工等作业活动。20 世纪 90 年代后期，随着我国经济的快速发展，人们生活水平的提高，作业治疗的重要性逐渐为人们所认识，部分医院的康复科开始设立作业治疗室，并开展认知训练、矫形器制作及使用训练、日常生活活动能力训练和文体训练等工作。进入 21 世纪，作业治疗学进入了有序发展阶段，大部分大型医院和康复中心设立了作业治疗室。得益于科技水平的发展，作业治疗技术也不断更新，出现了视觉反馈、机器人辅助作业治疗等新方法，开始了系统、现代的作业治疗工作。2003 年，政府批准在大学内开设康复治疗学（包括物理治疗、作业治疗）专业，首都医科大学招收了首批 4 年制本科生，并且采用了作业治疗与物理治疗分科培训的模式进行教育。2006 年，在澳大利亚悉尼召开的 WFOT 大会上，首都医科大学的作业治疗课程正式得到了 WFOT 的认可。2018 年 5 月 18 日，在南非开普敦举行的 WFOT 理事会会议上，经过理事会表决通过，中国康复医学会作业治疗专委会成为其正式会员。这是中国作业治疗专业发展史的一个重要里程碑，标志着中国作业治疗专业开始登上世界舞台。经过不断发展，目前国内已有部分医学院校开设了作业治疗专业。但是，我国作业治疗师人才培养和师资力量明显落后于康复医学事业发展的需求。

## 二、作业治疗技术的现状及发展趋势

随着我国科技的发展和人民生活水平的提高，大众对生活质量的要求也越来越高，对功能障碍患者而言，不仅要解决其肢体功能问题，更重要的是使其作为一个独立的人参与社会生活和社会工作。目前，《国际功能、残疾和健康分类》已将活动和参与作为主要内容，因此，作为连接医院、家庭和社会的桥梁——作业治疗也越来越受到重视。以康复治疗专业开展较好的北京为例，在北京市三甲医院的康复科、康复专科医院和多家康复转型二级医院中，成立作业治疗室并由作业治疗师负责治疗的不在少数，可以说初具规模，一些三级康复医院甚至成立职业前康复室，探索最新的作业治疗技术。现在作业治疗师在实际治疗过程中可参与评估康复患者的能力、制订治疗计划和实施治疗等，在我国的发展前景较好。

但随着作业治疗专业的发展，一些问题也随之而来。例如，作业治疗专科设置较少，治疗内容开展较为单一。目前，大多数医院尚未设立专门的作业治疗室，只在康复中心或各科室附属下的作业疗法室内开展一些简单的作业治疗。虽然有部分康复科室单独成立了作业治疗室，但实际使用较少。已开展作业治疗的科室一般对急性期作业治疗较重视，且多局限于手和上肢功能训练、简单日常生活活动训练。

目前我国还没有针对从事作业治疗工作人员的专项资格认证考试。我国作业治疗教育现状与美国相比，也存在巨大差异。①学历上，国内以本科教育为主，而美国的作业治疗课程已有硕士和博士教育，参加作业治疗师考试的学生需持有作业治疗硕士或以上学位。近年来，已有高校通过与海外知名大学合作办学，联合培养作业治疗硕士，但还没有作业治疗临床博士或哲学博士的培养，也没有对作业治疗专业学生参加考试的报考条件做出明确规范。②国内很多作业治疗师并无作业治疗专业教育背景，多由医学或康复相关专业的医生或治疗师担任，有的甚至只参加了作业治疗短期培训。

WFOT 是目前唯一权威的作业治疗师全球性机构，其使命是在全球推广作业治疗，支持作业治疗专业发展，在作业治疗师教育、执行能力和道德规范等方面发布了一系列相关文件。WFOT 还制定了作业治疗教育最低标准，并对各国作业治疗教育项目进行认证，以确保毕业生具有进行作业治疗实践所必需的基本技能。

加强作业治疗专业的发展，人才是关键。要提高作业治疗水平，让更多的人接受作业治疗，就要有一批受过专业教育的高素质的治疗师。到目前为止，我国已经有 13 所高等院校的康复治疗学专业（作业治疗方向）课程和 1 个作业治疗硕士课程得到 WFOT 认证。2017 年教育部批准上海中医药大学等 4 所大学招收“康复作业治疗学”专业学生，这标志着我国正式开启了作业治疗专科化高等教育，作业治疗专业走向了专科化发展的轨道。

作业治疗范围广泛，包括身体和精神两方面。根据不同的治疗目的，作业治疗可分为增强肌力、增强耐力、改善关节活动范围、减轻疼痛、改善灵活性、改善平衡协调性、调节精神和转移注意力、改善认知感知觉功能、提高日常生活活动能力、提高劳动技能的作业等。在实际工作中，作业治疗主要包括改善上肢功能、提高日常生活活动能力、文娱治疗、职前治疗、认知治疗、夹板压力衣制作、辅助器具选择与使用、环境改造与环境适应等方面的训练。除以上基本内容之外，中西医结合作业治疗也成为热门的研究方向，将中医的太极拳、八段锦等用于作业治疗，已成为越来越多医学专家的研究方向。

近年来，随着中国康复水平的迅速提高和科技的不断进步，作业治疗也在飞速发展，随着我国康复医学逐步与国际接轨，作业治疗技术也会突飞猛进地发展。

## 三、作业治疗技术的理论基础

作业疗法关注的是个体的整体生活状态，以治疗个体的躯体和精神疾病为主，目的是帮助个体恢复或获得正常的、健康的、独立的、有意义的生活方式和生活能力。因此，作业性活动针对的是人类活动，目的是达到生物性、心理性、社会性需求的最高境界。作业疗法以个体为中心，选择和设计有目的性的、对个体有意义的活动，并随着治疗对象的不同阶段的不同要求而改变。通过作业治疗师和个体共同努力，改善个体与所处环境的关系。作业治疗的特色是以活动（工作、休闲）的形式来治疗，利用游戏、运动、手工艺、厨艺等来锻炼肌肉和脑，运动和娱乐是治疗手段，也是作业疗法的基础。作业疗法还需要利用各种辅助器具及时进行补偿和代偿，帮助个体完成生活活动。其相关的理论基础具体如下。

### （一）行为学理论

行为学理论认为个体和其生存环境之间存在各种联系，环境可以作为刺激个体产生反应的主要因素，而个体具有对刺激产生评估的能力，有利的将继续保留，不利的和不喜欢的则被终止。

### （二）心理动力学理论

心理动力学理论主要研究个体个性和动机的起因，以促进个体获得自知力与走向成熟的方法，比较常用的是交互作用理论和心理分析法。

**1. 交互作用理论**

主要使用小组活动治疗的方法解决人际交流中的障碍问题。该理论认为，由于过去的不良经验、病态人格、经验的缺乏、技巧的缺乏、精神疾病或对现实的不正确理解，个体不能正确地认识和表达自己的需求和愿望，不能和其他人产生一定的联系。

**2. 心理分析法**

认为引导行为的不自知和模糊的驱动力及情绪本身不受主观的随意控制。其中某些驱动力是固有的或能够用过去的经验解释，经过长时间的治疗，个体可以从困境中获得一定程度的解脱。

### （三）心理社会论

心理社会论研究人们在环境中学会如何与人交往并提升自身能力。这一理论认为，人生来就有开发和控制环境的愿望，具体要求则取决于他所扮演或希望扮演的角色。其基本观点是人们通过学习角色的心理社会需要与社会整合。患病可能会导致丧失某些技能，但是通过学习可以重新获得该技能。技巧的适应是渐进的，与其他技巧的适应同时进行并相互影响；适应是可持续的，开始是自觉的学习和行动，以后成为不自觉的、熟练的习惯，多数适应是在与不断扩展的环境实际交流中产生的，从而开发出现实需要的技巧。

### （四）人本主义论

人本主义论不仅是心理学理论，也是一种哲学理论。人本主义认为应当把人当作一个整体来看，崇拜个人的经验和自我感觉，强调个人积极的本质，人们可选择自己的需求，控制自己的生活，人需要自我实现，不辜负他人期待。在作业疗法中体现的是以患者为中心的原则，患者作为一个整体，有自己至高无上的感觉和体验，有权做出选择，因此即使治疗过程很慢，治疗中的一切也由患者自己控制，治疗师只起到促进作用，为患者提供条件和机会，帮助患者达到目的。

### （五）认知论

认知论要求理解知觉、记忆、概念等心理过程如何形成，改善对象处理这些过程的效果和学习、掌握规则、计划和实现行为的能力。

认知论与学习论、发育学说、人本主义等结合可以引申出许多方法，作业治疗师可以采用该理论评估知觉、注意、逻辑、记忆和结构性感觉及运动功能。

## 四、作业治疗的模式

### （一）作业能力模式

美国作业治疗协会1994年提出作业治疗实践框架，即现在的作业能力模式（occupational performance model，OP）。在该模式中，作业能力是作业治疗的根本，是指人完成某项活动时的作业表现，其中作业表现包括生活自理、主要工作以及休闲娱乐活动。每个人的作业能力会因为不同的环境以及不同的情景发生改变。原来的观点认为，要完成一个完整的作业活动，需要运动、感觉、认知、心理、社会等各要素的整合；现在更多学者认为，完成作业活动的必备要素是感觉运动、认知及社会心理3个要素。作业能力模式的基本内容简介如下。

**1. 作业能力活动**

范围具体如下。①日常生活活动：如梳洗、如厕、沐浴、服药、转移、行走、穿衣、进食、社交、性生活等。②休闲活动：主要是指休闲娱乐活动。③工作及生产活动：如家居管理、清洁、烹饪、金钱管理、职业活动等。

**2. 作业活动技能**

涉及感觉运动、肌肉骨骼、运动、认知技能。

**3. 作业活动情景**

（1）时间范畴：包括年龄、年代。

（2）环境范畴：包括文化环境、社会环境、物理环境。

### （二）人类作业模式

人类作业模式（model of human occupation，MOHO）是美国Kielhofner教授于20世纪80年代提出。

**1. 人类作业模式的2个要点**

一是行为会随周围环境的动态影响而改变；二是作业对个人自我组织很重要，即做一件事情时，人们能保持或改变他们原有的能力并且总结新的经验去肯定或重建他们的动机。

**2. 意志力、习惯性与履行能力次系统**

人类作业模式由3个次系统组成，包括意志力（volition）次系统、习惯（habit）次系统及履行能力（performance capacity）次系统。

（1）意志力次系统：负责把人的注意力集中在某一方面，分析及理解输入的信息，选择合适的作业行为，预期作业行为的结果及理解作业过程中的感受。总而言之，意志力次系统主导人类的作业行为，影响人们选择、预期及理解自己的作业行为。

（2）习惯性次系统：包括人的作业习惯及生活角色。作业习惯是指人们在特定的环境与时空下从事作业行为的方式和安排。

（3）履行能力次系统：由人的精神及身体构成。

**3. 人类作业的技巧**

在人类作业过程中，人们会不断做出有目的、重复及熟练的动作。技巧不同于能力，能力被视为基础；技巧则被视为构成功能的个别动作，技巧分为动作技巧、处理技巧和沟通/社交技巧3类。功能就是由不同的及复杂的技巧组合所形成。

**4. 作业能力或障碍**

作业能力通过经验及身份的肯定而获取，因此依赖运作良好的操作系统及次系统。作业障碍是一个或多个操作系统的次系统出现问题，可能是缺乏某些能力，或没有足够的作业动机，或未能培养合适的习惯。所以在治疗时要明确评估作业障碍的根源及层次，并设计针对性的治疗。

### （三）人－环境－作业模式

人－环境－作业模式（person-environment-occupation model），简称 PEO 模式，由加拿大学者于 1994 年提出。该模式阐明作业表现是人、环境及作业相互作用的结果。人生发展大致分为未成年期、成年期、老年期。在未成年期，人处于发育、发展阶段，各方面能力较弱，人的因素相对较弱，受环境因素限制较多，可利用的环境相对较小，以游戏、学习活动为主，在游戏和学习的作业活动中，人的运动、感觉、认知及社会心理能力等方面逐渐强大，受环境因素影响逐渐减少；到了成年期，随着个体能力进一步增强，人的因素日趋强大，受环境因素的影响减少，作业活动范围扩大，主要活动从学习逐渐转移到工作、休闲、交友、兴趣爱好、承担家庭重任、追求事业等；在老年期，随着年龄增长，身体结构和功能衰退，人的因素逐渐减弱，同时由于社会发展、技术进步，其受环境因素制约增多，环境因素增强，作业活动较成年人弱，以日常生活及休闲为主。环境处于时刻的变化之中，随着环境和人生发展阶段的变化，人的角色及其作业活动也会发生相应的变化，作业表现也随之不同。

人是不断发展和具有内在动机的个体，作为一个具备不同知识、技能和经验的个体，人每时每刻都在对环境进行感知，并对环境的变化做出相应的反应，探索、控制及改变自己及环境是人的天性。在随时变化的环境中人担当了不同的角色，在不同的角色下还承担了不同的角色赋予的作业活动。环境构成了作业活动的情景，为作业活动提供相应的场所和所需的工具。有时环境有利于人进行作业活动，这时人很轻易就能完成相应的作业活动；有时环境会妨碍作业活动的进行，此时人就必须通过提高自身的能力来达到预期的作业表现。这个动态过程还因情况变化而不断改变，而且三者互相影响。由此可见，作业表现是人、环境及作业活动三者互相作用的动态结果，作业表现的程度可通过人、环境、作业三者交融面积的大小表达，三者交融的面积越大，作业表现越好，反之作业表现越差。

作业治疗师在工作时，应根据不同年龄、不同环境、不同人的情况，采取不同的策略，三者及作业治疗师之间再互动会产生一种奇妙无穷的工作艺术。总之，按照 PEO 模式，逐渐强化自身对人、环境、作业活动的基础理论认识和理解，为今后在作业治疗活动中争取互动的“成本（工作能力）”，治疗师才能成为有利于患者的环境因素。治疗师在治疗的过程中，在人与环境、环境与作业、人与作业三个界面关注的重点不同。①人与环境界面：需要思考的事项包括安全问题、家庭支持、患者喜欢的资源及其可靠性、社区资源的合格标准等。②环境与作业界面：需要思考的事项包括环境的布置与空间，可获得的工具和材料，在社区可获得的购物、做饭方面的资源等。③人与作业界面：需要思考的事项包括完成作业活动所需的技巧和能力、自主动力、对作业活动的需求及在活动中能否获得享受等。

治疗师在收集信息的过程中，要从患者的角色（P）入手，了解他们过去的作业活动（O）

有哪些，他们的长处和爱好（O）是什么，目前完成哪些作业活动（O）存在困难，活动无法完成是否与环境（E）有关，今后有何打算（O）。治疗师将收集到的信息放在 PEO 的框架下进行有针对性的评估，找到无法完成的作业活动（O）是何种身体结构和功能（P）方面的原因及不利的环境因素（E）造成的。与患者共同制订作业治疗目标（P、E、O），协助他们（P）设计能达到治疗作用的作业活动（O），帮助他们（P）制订计划，使环境变化（E）更有利于他们的活动（O）。在实施作业治疗计划的过程中，具备足够的专业知识和技能的治疗师（E），作为患者的有利社会环境因素，可帮助他们（P）顺利实施治疗计划（O）。治疗一段时间后，需要再次评估治疗效果，如果疗效好，可继续治疗或出院；如果疗效不好，需要从收集信息这一步骤开始，排除 P，E，O 有无重要信息遗漏，重新评估和制订治疗计划；如果患者（P）发展阶段变化导致作业（O）需求改变、患者（P）与治疗师（E）不匹配等新情况发生，需要为其提供转介服务。

### （四）加拿大作业表现模式

加拿大作业表现模式（Canadian model of occupational performance，CMOP）关注的是作业表现，认为作业表现是人、环境、作业活动之间相互作用的动态结果。其理论基础是人本主义理论、发展和学习理论、环境理论。人本主义理论强调以患者为中心的核心理念；发展和学习理论强调人有能力适应环境和掌握技能；环境理论也发挥了一定的作用，认为在该模型下，环境是一个重要组成部分，影响人类的职业。

该模式建立在作业治疗核心理念和两个假设的基础之上：以患者为中心的理念是作业治疗的核心理念；作业活动贯穿人的一生，不同的人生阶段决定和影响作业活动。

CMOP 模式由人、环境、作业活动组成，这 3 个组成部分是作业治疗的核心内容（图 1–1）。①人：位于这个模式的中心位置，用三角形表示，在三角形各角落分别为认知、情感和身体，这 3 个内容构成了人；在三角形中央是精神，精神作为人的核心意味着人的自我本质，探寻生存的意义及对生命的了解，是人生存和发展的动力源。②环境：用最外面的圆形表示，人在环境中生存，人在环境中进行各种作业活动。环境可以划分为 4 个方面的内容，即物理、文化、制度和社会。环境以不同的方式影响人和作业，并且给个人提供作业活动的机会，环境可以有利于作业表现，也可以妨碍作业表现。③作业：是日常生活中人们所做的一切事情，用内圈表示，分为自理、生产活动和休闲娱乐作业活动范畴。它占据这个位置表明治疗师对作业活动的重视。作业活动是作业治疗的核心领域，人们通过作业活动建立人与人之间的联系，作业活动贯穿人的一生，人通过作业活动影响环境。

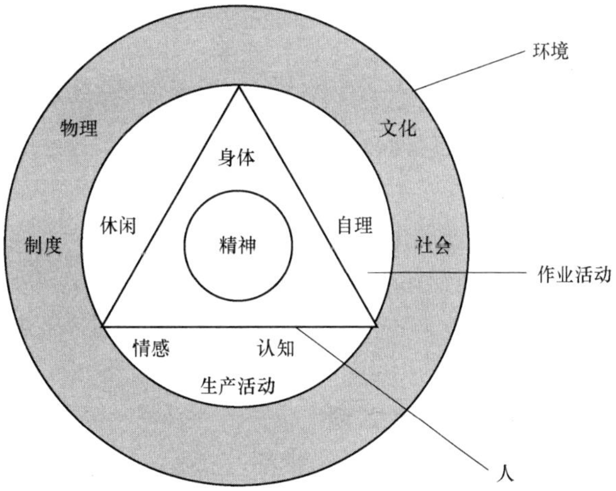

**图 1–1　CMOP 模式**

（申　岩　杨　磊）

## 第二节　作业治疗技术分类

目前，作业治疗技术尚未有确定的分类标准，本节主要按照项目、性质、功能以及目的进行分类。

### 一、按作业活动项目分类

是指根据活动项目的不同类别而进行的分类。常见分类如下：木工作业、手工艺作业、日常生活活动、编织作业、黏土作业、制陶作业、五金和金工作业、皮工和纺织作业、园艺作业、计算机作业、电气装配与维修、治疗性娱乐及游戏、书法和绘画、认知作业。

### 二、按作业活动性质分类

是指根据作业活动所体现的不同性质和作业活动对象的不同特点而进行的分类。

**1. 功能性作业活动**

是指以改善患者某种功能为目的的作业活动，如增加关节活动范围、增强肌力、增强耐力以及改善运动的协调性和精细运动能力等的作业活动。

**2. 心理及精神性作业活动**

是指主要针对患者的心理及精神障碍，改善其功能的作业活动，如轻松地消遣性活动，包括娱乐、游戏、人际交往、社会活动等。

### 三、按作业活动功能分类

是指根据作业活动所表现出的不同功能而进行的分类。

**1. 日常生活活动**

是指人们为了满足日常生活的需要而每天必须反复进行的、具有共性的基本活动。日常生活活动一般包括衣、食、住、行和个人卫生 5 个方面的内容，如穿衣、进食、如厕、洗漱、坐起、躺下、行走等活动。

**2. 生产性作业活动**

是指能创造价值的活动，通过这类作业活动能生产出一定的产品或作品。生产性作业活动一般有编织、刺绣、纺织、泥塑、制陶等手工艺及园艺等。其目的是通过这类活动获得一定的技能。

**3. 娱乐休闲性活动**

是指利用各种游戏、棋牌、书画、弹琴、郊游等娱乐休闲的活动，调节患者的精神心理状态、转移注意力和丰富患者的生活，并使患者在心情轻松、愉悦的情况下，获得功能的改善。

**4. 特殊教育性活动**

是指针对一些有发育障碍或残疾的青少年患者，进行特殊的教育和训练的活动，使他们在进行康复治疗的同时获得一些知识和技能。包括各种文化知识教育、唱歌、跳舞、体育活动及游戏活动等。

## 四、按作业治疗目的分类

是指根据改善功能障碍患者某一种功能、以达到某种治疗效果为目的而进行的分类。

**1. 减轻疼痛的作业活动**

如类风湿性关节炎患者可进行加热黏土作业、温热箱内下棋游戏等。

**2. 增强肌力的作业活动**

如粉碎黏土作业、拉线作业等。

**3. 增加耐力的作业活动**

如推磨砂板、举体操棒等。

**4. 改善关节活动范围的作业活动**

如挂线作业、打锤作业、穿梭作业等。

**5. 改善手眼协调性和平衡控制能力的作业活动**

改善协调性的作业疗法有塑型作业、黏土造型作业等；改善平衡控制能力的作业疗法有套圈作业、滚球作业、推独轮车作业等。

**6. 改善知觉技能的作业活动**

如推拉滚筒、瑞士球等。

**7. 改善视、听、触觉的作业活动**

**8. 改善记忆力、定向力、注意力、理解力等认知功能的作业活动**

如插板拼图、拧螺丝等。

**9. 增强语言表达及沟通能力的作业活动**

如三维动态情景互动等。

（郑春雪　焦志宏）

# 第三节　作业治疗师的角色、职责和工作

作业治疗师（occupational therapist，OT）是通过功能检查与评估，进行作业治疗方案设计，运用作业活动解决患者的功能障碍，促进其参与生活、提高个人及社会全体生活质量的医务服务者。作业治疗师是康复跨学科团队的重要成员，以患者为中心，运用作业治疗模式思考问题，着重于疾病、创伤及发育障碍造成的日常生活中的困难和障碍，以及适应社会生活环境的整体表现。

## 一、作业治疗师的角色

**1. 治疗者**

协助指导管理与患者作业行为和作业表现相关的个人内在因素、时间因素、作业活动、环境因素等。

**2. 教育训练者**

促进患者从事有意义、有目的的作业活动，使其更好地恢复并保持良好的功能状态。

**3. 指导者**

指导患者掌握各种作业活动所需的技能，以帮助患者完成家庭、工作、学校以及休闲娱

乐活动。

**4. 职业评定者**

探寻患者的职业潜能并为其提供选择执业的思路，恢复或改善患者的职业工作能力，对永久性残障患者，需教会其使用各种器具或调整家居和工作环境条件，以弥补其功能的不足。

## 二、作业治疗师的职责

1. 对患者进行日常生活活动能力、感觉及知觉、认知能力、家务活动能力等功能的检查及评估。

2. 指导患者进行感觉、知觉、认知功能、工艺治疗、日常生活活动能力训练等。

3. 指导患者进行家务活动能力训练，包括简单操作、减少体力消耗、避免疲劳等。

4. 指导患者使用生活辅助器具、轮椅、假手等，进行手部功能夹的制作或使用指导。

5. 指导患者进行训练（包括木工、纺织、机械等，也可由技工指导），单独或配合职业咨询师，对需改变职业工种的患者进行职业能力、兴趣评估，并做职业前咨询指导。

6. 了解及评价患者家居房屋的建设设施条件，如有对患者构成障碍之处，提出重新装修的建议。

## 三、作业治疗师的工作内容

作业治疗师的工作内容包括全面的康复评估、针对性的作业活动分析、评定结果的解读、治疗目标的确定、干预方案的制订与再评估、出院计划、必要时家访等，还包括与其他专业人士，如物理治疗师、假肢矫形师、言语治疗师、医生护士等的交流合作。大致分为以下几方面。

**1. 评估与治疗**

作业治疗师收集患者的个人信息和作业资料，对生理和社会心理功能进行评估，得出评估结果并分析作业表现，辨明功能障碍，为患者接受下一步治疗提供参考。之后，根据患者的意愿和评估结果制订治疗目标，设计和实施治疗计划。

**2. 宣教与咨询**

作业治疗师通过宣教的方式加强临床疗效，达到预防疾病、避免功能障碍发生的目的。同时，作业治疗师为个人和团体提供咨询服务，如福利政策、职业选择等，还有义务向公众宣传作业治疗的理念与科学内涵，更新与加深公众对作业治疗服务的理解。

**3. 设计与改造**

作业治疗师根据患者的个人情况进行生活辅助器具的设计与制作、家居与社区环境的改造，以及个人生活与工作方式的改造等。

**4. 教育研究**

作业治疗师需对临床作业治疗专业的学生进行教学、实践指导与监督，参与科研学术工作，发展和完善学科。

（牛　欣）

# 第四节　作业活动分析

作业活动分析（activity analysis）是在作业治疗过程中评估患者的主动性和行为构成，

是对一项治疗性活动的基本行为构成以及患者能够完成该活动所应具备的功能水平的分析认识过程。作业活动分析是在治疗过程中的评估治疗性活动，包括抛圈、磨砂板和日常生活活动等。作业活动分析的内容包括作业表现范畴、作业构成成分以及作业情景。

## 一、作业活动分析内容

### （一）作业表现范畴

**1. 日常生活活动**

（1）自我照料：包括进食活动、洗脸、刷牙、剃须、化妆、梳头、如厕、更衣、基本的起居移位等。

（2）家务活动：可以分为室内以及室外活动，室内活动可细分为轻巧的家务操作和辛苦的家务操作，具体如下。

1）轻巧的家务操作：如烹调、烹饪的准备、烹饪后的清洁打扫、杂事项的活动整理、家庭财政、理财行为等。

2）辛苦的家务操作：如扫除活动、清洁家具、洗涤、熨衣、晾晒等，也包括照顾子女的活动，如哺乳、换尿布、照看幼儿等，以及辅导类活动和照顾老年人及患者、照顾宠物等。

3）室外家务活动：包括以下几种。①购物类活动：如购买食品、衣料、生活用品等满足基本需要的活动。②去银行、政府机构处理有关事项，以及同子女外出进行活动等。③交通方面的活动：包括往返学校或工作地点等。

（3）睡眠活动：包括平时的夜间睡眠、午睡等活动，也包括间歇的休息。由于人在这段时间不做任何事情，睡眠及休息是否包含在自我照料方面仍有不同的意见。

**2. 工作与生产力活动**

（1）带薪工作：指为生活需要而进行的工作，目的在于获得经济收入，如全日制及非全日制工作、业余兼职等。

（2）无薪工作：一般指在福利机构内以志愿形式进行的工作，如当义工、参加社会活动（如小区集会、宗教活动、婚礼、丧礼、公益活动）等。

（3）学业活动：可以分为校内活动和校外活动。校内活动有上课、礼仪、打扫卫生、运动会及其他学校活动；校外活动包括完成家庭作业、家中自学、去补习班等。

**3. 休闲活动**

（1）主动式休闲：包括太极、茶道等养生活动，也包括体操、球类、跑步、游泳、游戏比赛等运动，还包括逛街、散步、钓鱼、食用茶点、下棋等放松活动。

（2）被动式休闲：包括看电视、听广播、读书、看报等，以及听音乐和看录像等欣赏活动。

（3）交际活动：包括与家人、朋友、亲属等的约会、闲聊、打电话、聚会等活动。

（4）艺术活动：包括弹琴、拉小提琴、绘画及摄影等活动。

### （二）作业构成成分

**1. 感觉运动功能**

（1）感觉：分为感觉处理和认知处理。①感觉处理：包括触觉、本体觉、前庭觉、视觉、听觉、嗅觉、味觉。②认知处理：包括实体觉、运动觉、痛觉反应、体像、左右分区、空间位置、视知觉、背景辨别觉、空间关系、地形定向。

（2）神经肌肉：涉及反射、关节活动范围、肌力、肌张力、耐力、姿势控制与对线、软组织等。

（3）运动：涉及粗大运动、精细运动、跨中线运动、侧方运动、单侧运动、双侧运动、运动控制、协调、视觉－运动整合、口腔运动控制等。

**2. 认知能力**

主要是运用高级脑功能的能力，包括清醒程度、定向力、记忆力、注意力、启动和结束活动的能力、次序能力、分类能力、解决问题的能力、认识力、学习能力、概括能力、概念化能力等。

**3. 社会心理能力**

（1）心理：涉及价值观、兴趣、自我概念等。

（2）社交：涉及角色表达、社交管理、交往技巧、自我表达等。

（3）自我管理：涉及应对技巧、自我控制、时间管理等。

### （三）作业情景

分为时间范畴和环境范畴。时间范畴包括年龄、发育时期、生命周期等，是个体的年龄、所处的发育阶段或成熟后的某个时期和人生的某个特殊时期，如为人父母、接受教育、职业生涯等，或者是失能所处的状态，如急性期、慢性期、晚期、功能正在改善或衰退期等。

环境范畴包括人们生活所处的物理环境、社会环境和文化环境。物理环境主要是指家庭、建筑、户外、家具所需的工具和其他用具；社会环境包括与个体有关的重要人物和社会团体；文化环境包括文书、信仰、行为标准、政治因素，受教育、受雇和获得经济资助的机会等。

## 二、作业活动分析方法

### （一）任务分析

主要评估患者就诊时、治疗前和治疗后的活动与行为构成、行为场景之间的关系。在评定中可以分两方面进行：一是评估活动中行为构成的作用（表 1－1）；二是评定活动中行为场景的作用（表 1－2）。

**1. 分级**

分为 4 级，具体如下。①大：完成活动时需要（或已有）较高级的功能水平，计 3 分。②中：完成活动时需要（或已有）普通的功能水平，计 2 分。③小：完成活动时需要（或已有）较低的功能水平，计 1 分。④无：完成活动时不需要（或不具有）此项功能，计 0 分。

**2. 记录方式**

通过表格记录每项功能测定结果及功能进展情况。可以统计比较活动所需功能总分与患者目前功能总分之间的差异，也可以比较一段时间内患者功能总分之间的差异。

**表 1-1　活动行为构成评估**

| 行为构成 | 活动所需功能 | | | 目前患者功能 | | | 说明<br>（如不需要可记为“无”） |
|---|---|---|---|---|---|---|---|
| | 大 | 中 | 小 | 大 | 中 | 小 | |
| （一）感觉运动构成 | | | | | | | |
| 1. 感觉 | | | | | | | |
| （1）感觉意识 | | | | | | | |
| （2）感觉过程 | | | | | | | |
| 1）触觉 | | | | | | | |
| 2）本体觉 | | | | | | | |
| 3）前庭 | | | | | | | |
| 4）视觉 | | | | | | | |
| 5）听觉 | | | | | | | |
| 6）味觉 | | | | | | | |
| 7）嗅觉 | | | | | | | |
| （3）知觉过程 | | | | | | | |
| 1）实体觉 | | | | | | | |
| 2）运动觉 | | | | | | | |
| 3）疼痛反应 | | | | | | | |
| 4）躯体辨别 | | | | | | | |
| 5）左右分辨能力 | | | | | | | |
| 6）物体辨别 | | | | | | | |
| 7）空间定位 | | | | | | | |
| 8）视遮盖分辨 | | | | | | | |
| 9）物体前后辨别 | | | | | | | |
| 10）深度感知能力 | | | | | | | |
| 11）空间关系辨别 | | | | | | | |
| 12）局部定向 | | | | | | | |
| 2. 神经肌肉骨骼 | | | | | | | |
| （1）反射 | | | | | | | |
| （2）关节活动范围 | | | | | | | |
| （3）肌张力 | | | | | | | |
| （4）肌力 | | | | | | | |
| （5）耐力 | | | | | | | |
| （6）姿势控制 | | | | | | | |
| （7）姿势定位 | | | | | | | |
| （8）软组织完整性 | | | | | | | |
| 3. 运动能力 | | | | | | | |
| （1）粗大运动协调 | | | | | | | |

续表

| 行为构成 | 活动所需功能 | | | 目前患者功能 | | | 说明（如不需要可记为“无”） |
|---|---|---|---|---|---|---|---|
| | 大 | 中 | 小 | 大 | 中 | 小 | |
| （2）越中线运动 | | | | | | | |
| （3）单侧性运动 | | | | | | | |
| （4）双侧整合运动 | | | | | | | |
| （5）运动控制能力 | | | | | | | |
| （6）改变惯性运动 | | | | | | | |
| （7）精细协调与灵活性 | | | | | | | |
| （8）手－眼协调能力 | | | | | | | |
| （9）听－运动控制能力 | | | | | | | |
| （二）认知整合与构成 | | | | | | | |
| 1. 警觉水平 | | | | | | | |
| 2. 定向定位 | | | | | | | |
| 3. 辨认 | | | | | | | |
| 4. 注意力维持 | | | | | | | |
| 5. 活动开始 | | | | | | | |
| 6. 活动终止 | | | | | | | |
| 7. 记忆能力 | | | | | | | |
| 8. 排序能力 | | | | | | | |
| 9. 分类能力 | | | | | | | |
| 10. 概念格式化 | | | | | | | |
| 11. 位置归纳能力 | | | | | | | |
| 12. 解决问题能力 | | | | | | | |
| 13. 学习能力 | | | | | | | |
| 14. 归纳能力 | | | | | | | |
| （三）社会心理功能构成 | | | | | | | |
| 1. 心理能力 | | | | | | | |
| （1）价值观 | | | | | | | |
| （2）兴趣 | | | | | | | |
| （3）自我认识能力 | | | | | | | |
| 2. 社会能力 | | | | | | | |
| （1）角色活动能力 | | | | | | | |
| （2）社会品行 | | | | | | | |
| （3）社交能力 | | | | | | | |
| （4）自我表达能力 | | | | | | | |
| 3. 自我保护能力 | | | | | | | |
| （1）应对技巧 | | | | | | | |
| （2）时间控制能力 | | | | | | | |
| （3）自控能力 | | | | | | | |

**表 1-2 活动行为场景评估**

| 行为场景 | 活动所需功能 | | | 目前患者功能 | | | 说明（如不需要可以记为“无”） |
|---|---|---|---|---|---|---|---|
| | 大 | 中 | 小 | 大 | 中 | 小 | |
| （一）时空方面 | | | | | | | |
| 1. 年龄 | | | | | | | |
| 2. 发育 | | | | | | | |
| 3. 生命周期 | | | | | | | |
| 4. 残疾状况 | | | | | | | |
| （二）环境方面 | | | | | | | |
| 1. 物质环境 | | | | | | | |
| 2. 社会环境 | | | | | | | |
| 3. 文化环境 | | | | | | | |

### （二）活动分析

进行活动分析时，需要评定的项目是在治疗师的指导下在治疗场景中完成的治疗性活动，故只需要评定活动项目的行为构成。选择一项治疗性活动时，治疗师一般要求患者目前的能力与该项治疗活动所要求的最低水平相符合，但在临床治疗过程中，也可选择比目前患者水平稍高的治疗活动，以满足治疗活动对患者的挑战性。但需要注意，在进行治疗性活动时，尽可能保证患者经过努力后能够完成，满足活动后的成就感；在治疗中也必须注意安全。对于肌肉骨骼系统及运动系统损伤的患者，可以采用生物力学的方法辅助进行作业活动分析；对于中枢神经系统损伤的患者，可依据神经发育学原理进行活动分析。可从以下 6 方面（“6W”）进行分析。

**1. 如何进行活动（How）**

分析活动的基本动作和过程，是否借助器具，要求的位置、运动、反应、认知功能如何。

**2. 什么活动（What）**

分析哪种活动适合患者的需要、能解决问题，并能引起患者的兴趣。

**3. 选择这种活动的原因（Why）**

选择的活动应与训练目的、治疗目标密切相关，不仅要满足躯体功能的需要，还要满足心理、认知和社会需要。

**4. 活动进行的场所（Where）**

作业治疗师应设法使活动在相关的环境中进行。

**5. 活动进行的时间（When）**

进行活动的时间应符合患者需要、遵循患者的生活习惯。

**6. 参与活动的人员（Who）**

除患者本人和作业治疗师外，可能还需要治疗师助理参与。

在进行分析时应注意以下几个问题。

（1）是否需要一般感觉？

（2）是否必须重复同样的动作？

（3）能否进行分级，活动量如何？

（4）是否有难以忍受的噪声？

（5）是否能引起患者的兴趣？

（6）是否有职业和教育的价值？

（钟　峰）

## 第五节　作业治疗计划及处方的制订

### 一、作业治疗计划的制订

制订作业治疗计划时要根据患者的功能评定结果，结合患者的个体情况，设定康复治疗目标，综合考虑选择作业治疗方法，以达到最佳康复效果。在实施治疗计划过程中，要定期对康复治疗的进展及效果进行评估，不断修正作业治疗计划、调整治疗方案，最终达到恢复功能、生活自理、提高生存质量、早日回归家庭、重返社会的目的。作业治疗计划的制订遵循如下步骤。

**1. 收集资料**

治疗师通过查阅患者的医疗记录、与患者本人和家属交谈等方式，收集相关资料，包括一般资料、医疗资料和特殊资料。一般资料包括姓名、性别、年龄、文化程度、职业、住址、电话等；医疗资料包括现病史、既往史、主诉、阳性体征、所接受过的治疗等；特殊资料包括患者的社会、家庭角色，患者的工作内容、工作环境、工作强度，家庭成员、有无子女，是否要做家务、个人生活有无他人照顾，文化程度、个人爱好及特长，患者的生活和居住环境等。

**2. 作业治疗评定**

在对患者有初步了解的前提下，针对患者的功能障碍情况进行各种有目的的专业评定。通过对患者感觉及运动功能、认知功能、日常生活活动能力、社会心理功能、职业能力、环境等进行评定，确定患者目前的功能水平，以便进行全面综合的分析，明确患者功能障碍和最需要解决的问题。

**3. 解决问题**

作业治疗师不仅要关注患者的功能障碍状况，以及这些障碍对于日常生活和工作的影响，还要对残存的功能进行分析，了解是否需要给予代偿帮助，明确患者需要解决的问题，以便选择适宜的作业治疗方法进行干预，并进行针对性训练。充分挖掘患者的潜能，以期最终达到功能恢复、生活自理的目的。

**4. 设定作业治疗目标**

作业治疗目标指患者经过功能训练后，所能达到的功能改善结果。一般分为短期目标、长期目标、最终目标。一般初期或短期目标不宜设定过高，要使患者感到经过康复治疗后，很快能达到效果，以增强患者的自信心。最终目标是通过多个短期或长期目标来实现的，所以短期目标应较具体。如要实现患者日常生活独立自理、回归家庭和社会的最终目标，必须要针对患者的每个日常生活活动（如进食、洗漱、穿衣、如厕、行走等）分别进行训练，使其逐一独立完成，实现若干个短期目标，循序渐进地达到日常生活的自理或独立，最终实现回归家庭和重返社会的目标。

**5. 选择作业治疗方案**

作业治疗以患者为核心，所以要根据患者的个体情况，如年龄、性别、文化程度、社会经历、生活和工作环境等，结合患者的意愿、爱好和兴趣等因素综合考虑，选择适合患者个体的作业治疗方案。选择治疗方案时，还需考虑患者所患疾病的禁忌证和注意事项；作业活动的难度要适合患者的功能水平，要求其能完成80%以上所选择的作业活动，并且完成后患者能体会到成功的喜悦；作业内容应多种多样、目标一致。

**6. 实施作业治疗计划**

作业治疗师结合自己的经验、技术水平选择最佳的治疗手段，分步骤、分阶段地实施作业治疗。在作业治疗计划的实施过程中，要定期对患者的功能恢复情况进行评定，以判断康复治疗效果。对未能达到目标、效果不佳者，要分析治疗方法与目标是否一致、治疗方法与患者的需求及能力是否相符合、选择的作业治疗方法是否适宜等。根据上述情况不断修正其治疗计划，改进作业治疗方案，以期达到康复的最佳效果。

**7. 制订出院计划和建议**

患者经过住院康复治疗后，最终的目标是回归家庭、重返社会，因此，在制订整体作业治疗计划时，要根据患者的功能恢复状况，结合患者的家庭、生活或工作环境等因素综合考虑，确保患者获得全方位的、持续的康复服务及功能恢复。患者出院后，一般要继续进行功能训练，以巩固疗效，这就需要制订一个详细的出院计划和建议，其内容应包括：患者作业治疗活动的具体方法、时间、强度、注意事项，患者的心理适应和准备，家人及朋友的理解、支持和帮助，陪护者的教育和训练指导，家庭生活环境或工作环境的评估和改造，辅助器具或转移装置的使用、维护及定期随诊等。

## 二、处方的制订

临床作业治疗处方是由康复医师开出的作业治疗处方，由康复治疗师执行。目前尚无统一的作业治疗处方，全国各地的康复机构多依据自身经验和实际情况设计康复治疗处方。一般情况下，作业治疗处方应包括患者的一般情况、功能评定、目前存在的功能障碍、康复治疗目标、治疗项目、治疗量、治疗时间和治疗次数（频度）以及注意事项等内容。

**1. 作业治疗项目**

应遵循作业治疗原则，根据患者的功能状况和作业治疗目标，选择合适的作业治疗项目，需考虑如下因素。

（1）个体差异：选择作业活动时，必须全面考虑患者的性别、年龄、工种、残疾（伤病）种类、残疾程度、个人爱好，因人而异，选择合适的作业活动方法。

（2）地域差别：选择治疗作业时，应考虑当地的设备和有利条件，就地取材。

（3）治疗目的：对活动进行分析，选择具有针对性且安全可行的活动。例如，为增强手指的精细活动能力，可选择拾珠子或豆子、拧螺丝钉、和面、捏饺子、写字、珠算、下棋、拼图、黏土塑形、木刻、编织、插钉、弹琴等活动。

（4）心理及精神状态调整：从作业活动的情感特点出发，利用心理学原理，目的在于培养正常的情感和心理。例如，为增强自信心和自我价值观，可选择生产性作业活动，如书法、编织、插花、雕塑、陶瓷制品和手工艺等。

（5）社会生活和素质训练：需要增强集体感时，可选择集体劳动、合唱等；需要培养时间观念时，可选择计时计件的活动，如捡豆子、夹弹珠等。

**2. 作业治疗量**

在制订作业治疗处方时，必须开出具体的作业治疗量。作业治疗量由作业强度、完成作业所需时间和实施频度决定。治疗师应根据患者的具体情况，按照由少量到大量、由简单到复杂、循序渐进的原则进行安排。

（1）作业强度：与作业时的体力劳动和脑力劳动强度、体位和姿势、作业的材料和用具、作业技巧、是否加用辅助器具等多种因素有关。作业强度直接决定患者能否完成治疗，选择作业强度时不仅要考虑治疗局部的活动强度，还要考虑患者全身所能承受的负荷强度，可参照作业活动的相近代谢当量（MET）来选择（表 1－3）。

**表 1－3　作业活动的相近代谢当量**

| 代谢当量 | 作业活动项目 |
| --- | --- |
| 1.5～2 | 进食、洗漱、上下床、穿脱衣物、桌上工作、电动打字、写字、玩扑克牌、缝纫等 |
| 2～3 | 手动打字、修理电视机、轻松的木工作业、简易木工、推盘游戏、弹琴等 |
| 3～4 | 清洁玻璃窗、拖地、整理房间、开车、慢速游戏、推独轮车、焊接、水泥工、机械组装等 |
| 4～5 | 打扫庭院、锄草、刷地板、油漆、木工作业、石工作业、修理汽车、打乒乓球、跳舞以及健美操等 |
| 5～6 | 园艺挖掘、铲土（轻）、钓鱼、滑冰、滑旱冰等 |
| 6～7 | 劈木头、剪草、打网球、参加羽毛球赛、滑雪、自由式游泳等 |
| 7～8 | 锯硬木、打篮球、踢足球、爬山等 |
| 8～9 | 击剑、篮球比赛、划船、铲重物等 |
| >9 | 跳绳、木材厂工作、重度劳工等 |

1）患者体位：作业活动相同但完成时的体位不同，作业强度也不同，应根据患者的情况选择相应的体位。

2）作业用具：不同的作业用具可以改变作业的内容、难度、强度和时间。

3）动作与方向：作业活动为动静结合时，动静比例、运动方向都影响患者的活动量大小。动作的方向可单方向向前后、左右、上下，也可以是多方向的对角螺旋、直线或对角线回旋。

4）辅助用具：进行作业活动时为弥补患者肌力的不足，常借助吊带、弹簧等助力装置。装置所给助力越多，患者的活动量越小。

5）作业治疗台的高度和位置：与患者的姿势有密切关系，是决定作业强度的重要因素。可采用可调式工作台，根据需要随时调整台的高度。

（2）治疗时间和次数（频度）：应依据患者的具体情况，遵照循序渐进的原则制订治疗的时间和频度。一般每日 1～2 次，每次 30 分钟左右，如果治疗中出现疲劳不适等不良反应，应减少治疗次数（频度）或缩短作业时间。

**3. 注意事项**

（1）作业治疗强调患者的主动参与，充分调动患者的主观能动性，使其尽全力。患者的主动性不足会影响治疗效果，应寻找原因，必要时调整治疗方案。

（2）应根据患者的具体情况因人而异、因地制宜地选择治疗项目。

（3）在训练过程中应有治疗师或家属在旁边指导和监护，以确保安全。

（4）治疗师为患者开出作业治疗处方的同时需告诉患者应注意哪些细节，如运动时的体位和姿势、台面高度等，尽量详尽。

（5）治疗过程中要定期评定，根据功能状况及时调整或修正治疗处方。

（6）注意与运动治疗、心理治疗等其他治疗方法密切配合，以提高疗效。

（7）作业治疗需长期坚持，直至患者恢复生活自理能力或劳动能力，重返社会。已出院的患者可在门诊作业治疗室继续进行治疗，或在家中自行练习。

**4. 作业治疗处方格式（表 1－4）**

**表 1－4　作业治疗处方格式**

×××医院康复医学科作业治疗处方

入院记录

| | |
|---|---|
| 姓名： | 出生地： |
| 性别： | 现住址： |
| 年龄： | 发病时间： |
| 民族： | 入院时间： |
| 婚姻： | 记录时间： |
| 职业： | 病史陈诉者： |

主诉：

诊断：

一、病例摘要

1. 现病史

2. 既往史

3. 个人生活史等

二、功能评定

三、主要问题（包括运动功能问题、日常生活问题、心理问题等）

四、康复目标

1. 近期目标

2. 远期目标

五、康复计划

1.

2.

3.

……

六、注意事项

康复医师：

康复治疗师：

日期：　　年　　月　　日

（王雪双）

# 第六节　作业治疗评定

## 一、评定内容

作业治疗评定针对的是在清醒状态下的个体所从事的一切有意义和有目的性的活动，包括以下几方面。①日常生活活动：如自我照料、家务活动、睡眠活动等。②工作、生产性活动：如有薪工作、无薪工作、学业活动等。③娱乐休闲活动：如主动式休闲、被动式休闲、交际活动、艺术活动等。

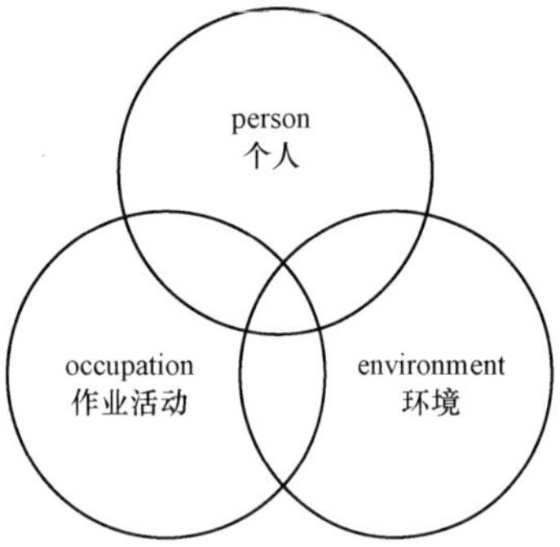

**图 1－2　PEO 模式**

作业治疗评定在关注患者的疾病、躯体结构与功能、活动参与的同时，也关注患者的社会参与及环境因素、个人因素在角色回归中的影响。依据作业治疗的基本模式，作业治疗评定可分为不同的范畴，本节以 PEO 模式为指导进行相关评估（图 1－2）。

**1. 个人因素评估**

个人因素包括患者躯体运动感觉、认知、情感等能力。躯体运动感觉包括肌力、肌张力、关节活动范围、平衡能力、感觉等；认知包括觉醒、注意、记忆、定向、思维、感知、判断等；情感包括患者的主观感受、价值观、抑郁、焦虑行为等。

**2. 作业因素评估**

主要评定患者作业活动及表现，包括基础性日常生活活动、工作和生产性活动（包括工具性日常生活活动）、教育及工作、休闲和娱乐、社会参与。

**3. 环境因素评估**

作业治疗中的环境是指患者所处的、影响其作业活动表现的环境，主要包括以下几方面。①个人环境：包括年龄、性别、教育状态等。②物理环境：包括家居物理环境、工作物理环境、社区物理环境等。③社会环境：包括家人、照顾者、朋友等。④文化环境：包括风俗、信仰、生活习惯等。⑤其他：包括人在不同时代、年纪、发展阶段所处的情景等。

## 二、与物理评定的区别

康复功能评定是用客观的、量化的方法有效和准确地评定残疾者功能障碍的种类、性质、部位、范围、严重程度和预后，包括躯体功能、精神状态、言语功能和社会功能等方面。康复功能评定既要全面，又要有针对性，应区分对待作业治疗评定和物理评定，以进行综合全面评估，两者的区别介绍如下。

**1. 评定意义**

物理评定是系统/器官水平的评定，强调发现身体功能障碍的部位及程度；作业治疗评定是个体、社会水平的评定，着重发现功能障碍对个体活动和社会交往的影响及程度，评判患者的残存功能及恢复能力，更强调患者的整体状况，尤其强调患者的生活、工作和娱乐等的独立活动状况。作业治疗评定的意义如下。

（1）反映机体的综合功能和作业能力。

（2）了解功能障碍的严重程度对作业能力的影响。

（3）为制订治疗计划提供客观依据。

（4）动态观察功能障碍的发展变化和预后。

（5）解决患者的特殊需求，及时观察治疗效果和调整治疗方案。

（6）增加患者对自身状况的了解和认识。

（7）通过环境评定了解患者的作业潜能，为治疗师提供帮助患者适应、改造环境及简化生活的依据。

（8）促进学科发展和社会对残疾的重视。

**2. 评定目的**

物理评定分为 3 个阶段，初期评定发现和确定患者的功能状况及存在的问题，判断障碍程度、康复潜力和预后，为制订康复治疗计划提供可靠的依据；中期评定是对前一阶段的康复治疗进行总结，判断障碍是否改善、改善的程度以及治疗方案有无必要调整；末期评定是判断患者康复结局，确定患者今后的活动方式和生活模型。作业治疗评定的目的在于：

（1）确立日常生活活动的独立程度。

（2）确定哪些日常生活活动需要帮助，需何种帮助以及帮助的量。

（3）确定社会参与受限程度。

（4）确定休闲娱乐受限程度。

（5）为制订环境改造案提供依据。

**3. 评定思维**

物理评定基于疾病与功能之间的联系，重视疾病造成躯体功能障碍程度并致力于改善躯体功能；作业治疗评定则通过作业表现模式，由上而下、由下而上地评估分析个案，再根据这些指导干预个案，运用不同作业角色表现策略，促进个案的角色表达和丰富。作业治疗强调以生物－心理－社会的模式（biopsychosocial paradigm）思考问题，即以最大限度地恢复躯体和心理与社会功能、增进健康、预防活动及参与能力受限、回归家庭及社会为目的，所以作业治疗评定基于 PEO 模式。3 个因素的互动过程是动态的，因情况变化而不断改变且互相影响。当个人因素、环境因素、作业因素三者相互支持越多、联系越紧密，交集就越多，资源利用也越充分，作业活动表现也越容易表达，自我展示越彻底，效能也就越显著，作业活动对自我及周围的影响也就越正性，反之亦然。

**4. 评定人员**

物理评定以临床医生、康复治疗师为主，查房时常选择内容精练、方便省时、未量化的等级评测法，用较短的时间快速筛查患者运动功能所处的阶段、现存问题等；也常采用详细评测法，以全面、详细、深入了解患者运动功能的损伤程度和障碍范围，为制订康复治疗计划、比较康复治疗效果、修订康复治疗方案奠定基础。

作业治疗评定以作业治疗师、护士为主，他们的交流合作十分重要。作业治疗师经过专业培训，着重于疾病造成的日常生活中的困难和障碍及适应生活环境的整体表现，教导患者认识疾病和自我情况、学习自我照顾的技能、使用辅助器具的技巧、进行自我管理和控制等。

**5. 评定场所**

物理评定常在医院诊室、物理治疗室完成，虽然也可进行现场评估，但不太常见。作业治疗师的工作地点十分广泛，包括医院、健康中心、社区、家庭、工作场所、学校等。作业治疗评定常在作业治疗室、接近实际生活环境条件的日常生活活动能力评定室或实际场所进行，也可对家庭环境和工作环境进行现场评估，并对每个项目的适当调整提出建议，以提高患者生活质量。

**6. 评定内容**

物理治疗评定侧重作业技能，包括感觉运动、认知和心理能力评定。作业治疗评定侧重日常生活活动能力、就业能力、创造性或工作性活动、娱乐活动、环境、社会活动能力、就业能力、生存质量等，着重于将疾病或残疾与生活进行协调，通过评估制订方案，帮助患者完成必要的日常任务，可能应用新的工具和技术。

物理治疗师更专注于评估和诊断运动功能障碍以及疾病本身。虽然作业治疗师也会有对应的评估，但是物理治疗师更倾向于诊断和治疗问题的物理性来源，如受伤的身体组织和结构等。

作业治疗师和物理治疗师都常将关节活动范围、肌力、肌张力、平衡与协调、感觉、认知、呼吸与循环、肢体运动功能等作为评定内容，但物理治疗师根据其专业的特点，常选择肌力、肌张力、关节活动范围、平衡、姿势控制、步态等功能形态障碍方面的评定量表；作业治疗师则根据其专业的特点，常选择日常生活活动、职业活动、休闲活动相关的能力障碍和影响作业活动的个人因素方面的评定量表，包括躯体、情感、认知等方面。躯体方面包括关节活动范围、感觉、反射、肌力、协调性、体能耐力等；情感方面包括主观感受、内部经验、价值观、激励、情绪、行为等；认知方面包括觉醒、注意、记忆、定向、思维、感知、判断等。

## 三、临床推理过程

作业治疗的临床推理过程是作业治疗师评估、计划、指导、执行和反思病患服务的思考过程，是制订以患者（个案）为中心的评估和治疗计划必要的步骤，体现了作业治疗专业知识和技巧的综合实践，作业治疗的临床推理分类如下。

**1. 科学性推理**

是判断患者本质及对患者存在的问题提供的最适当的介入程序，包括诊断推理和程序推理。

**2. 叙事性推理**

是作业治疗师用讲故事的方式，从患者的角度来看待病患的经验。

**3. 互动性推理**

是患者及作业治疗师之间的互动，治疗师以此推理了解患者并激发患者动机。

**4. 实用性推理**

是考虑给患者提供服务的机构或单位，是从实际层面思考问题相关因素的一种逻辑思考。

**5. 条件性推理**

是考虑患者接受介入时的情境，或其从事作业时的情境；治疗师以此进行推断，并根据未来日常需求向患者提供不同情境，以联系各种能力与作业表现。

**6. 伦理性推理**

是考虑对患者来说最理想的接入方式，所有类型的临床推理最后都应整合成为一个具有伦理的推论。

### 四、意义和作用

（一）意义

**1. 对患者的意义**

通过评定可以加深患者对自身功能和作业活动受限情况的了解，帮助患者制订合适的作业治疗目标，增强患者的主动参与动机，提高其对治疗的积极性；帮助患者完成固有角色的加强或能力改变后的角色转换，完成其社会属性，参与社会活动，提高生活质量和生活满意度。

**2. 对治疗师的意义**

作业治疗评定通过全面、系统和准确的评定，找出患者能力中的不足和优势，以制订问题清单。在评定的过程中，作业治疗师能够更全面、更及时了解患者的能力障碍和功能需求，为活动训练计划的制订做充足的准备，并能随时掌握患者的功能和能力变化。作业治疗评定的结果可反馈到作业治疗的目标设定和治疗方案计划的改进上，更好地把握作业治疗质量。

**3. 对社会的意义**

通过作业治疗评定，发现患者在适应社会环境、职业需求、社区服务等方面的问题，如社会对患者提供的资助、改进的服务质量、环境状况以及法律法规等方面的情况。针对这些情况从社会的角度为患者提供帮助和改进。

（二）作用

全面的作业治疗评定可以帮助作业治疗师更全面地掌握患者功能障碍情况，设定个体化康复目标和具体的作业治疗计划方案，并以此评价治疗效果，进一步改进治疗方案。在评定和治疗的过程中，提高精准化康复的疗效和医疗资源的使用效率。

（王 磊）

## 第七节 环境评定

### 一、环境的定义

环境（environment）是指人类生存的周围空间，它是人类赖以生存和发展的外部条件，直接或间接影响人类，包括物理环境（physical environment）、社会环境（social environment）、文化环境（cultural environment）以及影响个人在社区活动中表现的时间维度（temporal dimensions）等。

### 二、环境评定的作用

环境会影响人们在完成作业活动时的行为和作业活动的表现，主要有两方面影响。①环境阻碍：是指某一环境对患者的能力要求高于患者本身所具备的能力，从而产生的不利于患者生存及表现的影响。这些影响患者表现的介质即是环境中的障碍物。②环境支持：是指能够提高患者作业活动表现的环境因素。这些环境支持包括通过人为使用通用设计和无障碍设计、对特定环境进行环境改造或环境控制、恰当运用辅助技术而形成的支持。无论是环境阻碍还是环境支持都是作业治疗师通过评定和分析找出的，可根据患者所需，有目的地利用环境支持并改造环境阻碍，从而提高患者的作业活动表现。

环境评定是以患者为中心进行评定的方式。这种方式可以让作业治疗师更加明确患者的具体需求，从而着手进行环境改造，以减少环境对患者参与日常活动、社区活动、工作活动时的影响，并提高其参与性。

## 三、环境评定的范围

作业治疗师往往从患者的职业和角色入手，结合其生活、工作、娱乐等作业活动来评定其所需的环境。在进行患者的相关环境评定之前，作业治疗师首先评定并分析患者当前的作业表现，从而了解患者的基本能力和功能、表现技巧、表现模式、遇到的挑战以及活动完成过程中所面临的环境方面的问题，然后针对患者所处的环境进行详细的评定，从而找出患者的环境阻碍因素以及环境支持因素，再针对每一个具体的环境阻碍因素进行分析，并设计一些有效策略来消除或减少其所带来的阻碍，如对物理环境的直接改造以尽可能无障碍化，或指导使用环境支持因素（社会资源或辅助设备等）来促进患者与环境之间的融合。当作业治疗师分析患者的作业活动表现时，不仅要分析该患者与疾病障碍的融合程度，还要分析其所参与的、与其角色、生活、工作及娱乐等相关的、变化的作业活动与环境之间的融合程度。因此，作业治疗师在进行环境评定时需要完成以下两项任务：评定并鉴别对患者作业活动的完成及角色的体现有阻碍作用的环境障碍；通过评定及分析，找出对患者作业表现及作业功能性活动有促进作用的环境资源。

环境包括物理环境、社会环境、文化环境、时间维度等，但由于作业治疗师对患者的社会环境、文化环境等看不到的环境一般采用询问及观察（治疗时及家访时）的方式来获取有用的信息，因而在本节中不详细介绍，本节主要介绍家居物理环境、社区物理环境以及工作物理环境的评定。其评定主要通过家访或工作场所的探访来完成，评定结果的分析主要结合无障碍环境的要求来进行。其他相关作业活动环境可以参考这几种环境评定的方式来进行。以下介绍家居环境和社区环境评定及工作环境评定的详细内容。

### （一）家居环境及社区环境评定

家居环境及社区环境的评定可以通过询问及量表（如使用 safer home 量表进行测评）的方式来获取有用信息，也可以通过实际家居探访来了解患者的真实表现。

在进行家访之前，治疗师首先评估患者的功能状况，了解其家居环境和社区环境，包括：患者躯体及功能各个方面的情况；需要参与或进行的作业活动；通过询问的方式向患者及家属了解患者的家庭环境，包括社会环境（家人支持、社会支持、经济来源情况等）、物理环境（家居物理环境和社区物理环境等）、文化环境（有无特殊习惯）等，了解个人及家庭的特殊需求。

在实际家访的过程中，作业治疗师应评定家居环境及社区环境的相关要素，包括：患者住宅户外的环境、住宅内的环境、回家途中的无障碍环境、社区周围环境及日常参与社区活动时的无障碍环境和通用设计的运用情况。还需要观察并评估患者在室内室外的功能性移动的情况、患者在完成日常活动过程中使用的方式方法、家属照顾的方式方法及患者在参与社区活动过程中所遇到的问题等。评定的内容可以参考量表——*Westmead Home Safety Assessment*（L.Clemson，1997 年）的内容进行。需要评定的具体环境要素如下。

**1. 家居环境要素**

（1）回家沿途道路有无无障碍设施、有无台阶、道路是否平整、沿途有无障碍物、有无斜坡等。

（2）沿途有无影响安全的因素，如交通情况等。

（3）所在楼层及到达方式，包括患者所居住的公寓是电梯公寓还是楼梯式公寓、居住的楼层、到达楼层的方式。

（4）楼梯相关情况，如楼梯总阶数、单阶楼梯高度及宽度、楼梯总宽度及扶手安装情况、照明情况、楼梯边缘线等。

（5）室内外台阶的高度及宽度、扶手安装情况、台阶边缘线等。

（6）室外走廊的宽度（是否允许辅具使用者顺利通行）、照明情况等。

（7）室内外地面平坦与否、有无地砖、有无障碍物、防滑性等。

（8）各个室内家具摆放安排情况，如家具高度、预留空间大小、是否阻碍通行、是否存在安全隐患。

（9） 室内空间大小，尤其是厕所及厨房空间。

（10）各个室内照明情况，如开关高度、开关类型、亮度。

（11）各个室内地板情况，如完整与否、地砖类型、有无障碍、防滑性。

（12）室内通道情况，如通行空间的大小（是否便于辅具使用者通行及转弯）、通行途中有无杂物或障碍物、是否便于患者拿取日常生活所需物品、是否允许必需辅助器具的正常使用。

（13）室内外门的材质、开闭类型（滑动、折叠、向外开或向内开、单扇或双扇）、门宽（主要测量功能性宽度，即能够允许通行的有效宽度）、门的重量、门把门锁高度、门槛宽度及高度。

（14）室内床的类型、高度、宽度及床垫类型。

（15）室内衣橱的类型、开闭方式，衣物摆放的安排、高度等。

（16）厨房操作台的长宽高、炉灶的高度及用于放足的空间。

（17）洗漱台或水槽的高度及用于放足的空间（高度、宽度及深度）、水龙头的类型及高度、镜子的类型及高度、洗漱用品放置台高度及洗漱用品的放置安排。

（18）厕所类型，如蹲厕还是坐厕、马桶的高度、冲水类型及距离、厕纸的放置。

（19）有无扶手等。

（20）洗浴类型，如淋浴（洗浴空间及布置，如有无防水台、空间大小、喷头及调试器的类型及高度）还是浴缸（浴缸类型、浴缸的长宽高、喷头及调试器的位置及高度、有无扶手、是否防滑等）、洗浴用品的放置安排、换洗衣物的放置地点等。

（21）其他影响安全的因素，如有无障碍物、有无尖锐的家具转角、有无必要的防滑措施等。

**2. 社区环境要素**

审察社区内通行的空间是否足够、道路是否平整、有无障碍物、有无楼梯台阶、有无斜坡等。

（1）社区内有无无障碍设施。

（2）社区周围公园、商铺等地是否便于通行。

（3）了解患者住宅附近交通站的无障碍情况，如进出交通站是否便于通行，通道的宽度及地面平整性、有无安全上下交通工具等。

（4）了解附近超市及商场内的无障碍环境及通用设计运用的情况，如公用电梯的空间、按键设计，建筑物内通道的宽度及光线，公共厕所的环境布置，建筑物大门类型、重量、功能性宽度及开闭方式等。

（5）了解其他社区活动过程中的无障碍环境及通用设计运用的情况。

（6）有无影响安全的因素。

根据评估结果，分析患者活动受限的环境方面的因素，从而制订环境改造计划并实施。实施之后根据具体情况对患者进行必要的再评估及随访，了解该患者对新环境的适应情况及安全性等方面的情况。

### （二）工作环境评定

与家居环境及社区环境的评定类似，工作环境的评定也可以通过询问及量表的方式进行，必要时也通过实地工作场所探访来了解患者工作的真实情况。具体评定内容如下。

#### 1. 判断患者职业回归类型

在出院前对伤病者的职业能力进行评定，以确定患者回归原公司原岗位、原公司其他岗位还是重新就业。此次评定在工作能力训练之后完成，以了解伤病者在现阶段的躯体功能及工作能力，从而判断其适合的职业回归类型。

#### 2. 对重返工作环境的评估

根据不同的职业回归类型，对伤病者重返工作环境的评估的需求会有所差异。如果该伤病者重返原岗位，那么在其职业康复的过程中有现场工作分析及评估。通过之前的现场工作探访结果，作业治疗师可以总结出该工作环境与该伤病者工作能力之间的融合程度，从而制订环境改造计划。如果该伤病者重返其他岗位，在条件允许的情况下，可以再一次进行现场工作探访，对现场环境进行评估，从而分析出该伤病者与环境之间的问题（包括物理环境问题、社会环境问题和文化环境问题）。在对伤病者进行实际工作环境评估之前，需要从相关部门获取书面同意，以便顺利对工人及工厂进行相关评估及使用数字记录设备；准备同意书及实行计划，并与需要采访的工厂人员提前联系，以保证现场评估顺利进行；准备现场评估需要的各种资料，包括问题清单、活动清单、评定量表及工具等。具体评估内容如下。

（1）对工作内容进行描述，包括日常事务、职责、工作内容安排的顺序、工作的具体过程、时间安排、所使用的各种工具、可能存在的风险、工作复杂程度及变化等。

（2）对工厂进行实地评估，获取关于工作站及工作场地的信息，如结构、周围环境、布局、环境障碍及位置等，也包括通道宽度、有无台阶、地板有无障碍物等。

根据评估结果，分析患者工作受限的环境方面的因素，从而制订环境改造计划并实施，实施之后根据具体情况对患者进行必要的再评估及随访。

（左京京　杨　霖）

## 参考文献

［1］ Mary Vining Radomski，Catherine A，Trombly Latham. Occupational Therapy for Physical Dysfunction［M］. 7th ed. Philadelpbia：Lippincott Williams & Wilkins，2013.

［2］ Ed Giesbrecht. Application of the Human Activity Assistive Technology model for occupational therapy research［J］. Australian Occupational Therapy Journal，2013，60（7）：230–240.

［3］ Mary Law，et al. The Person-Environment-Occupation Model：A transactive approach to occupational performance［J］. CANADIAN JOURNAL OF OCCUPATIONAL THERAPY，1996，63（8）：9–23.

# 第二章　作业治疗技术的新进展

## 第一节　神经松动术

神经松动术（nerve mobilization techniques）又称神经张力手法（neural tension technique），是一种针对神经系统组织的手法治疗技术，依据神经的解剖结构和生理功能，利用神经的走行（包括中枢与周围神经系统），直接将力作用于神经组织（含其结缔组织），利用肢体的运动使神经在软组织中滑动、延展、加压和发生张力变化，促进神经血液循环、轴浆运输和神经冲动的传导，减轻神经粘连，改善神经张力和压力，并使神经系统延长，从而适应身体的运动和姿势。

### 一、概述

#### （一）原理

周围神经是由神经纤维、结缔组织及血管组成的复杂结构。神经纤维具有传递信号、在结构上连接神经细胞体与其传感器的功能，对张力及压力的变化非常敏感；神经内膜、神经束膜、神经外膜作为神经纤维外围连续的层状结缔组织，具有保护神经连续性的作用；周围神经的血液由沿着神经节段性走行进入的大血管提供，在神经外膜、神经内膜纵向走行，神经束膜斜向走行，血管之间相互吻合。由于此种结构，行神经松动术时血液从大血管流到神经外膜，又到神经束膜，再到神经内膜，最后到达神经纤维，不仅能够促进血液循环，还能改善神经压力和张力，恢复神经的正常位置，减少神经粘连，促进轴浆运输，利于有害物质的排出、营养物质的输送，使其恢复正常的生理功能。神经松动术主要有两方面的作用。①机械方面：主要改善神经张力，运动和挤压神经。②生理方面：主要促进神经内的血液流动、神经冲动的传导、轴浆的运输和降低炎性物质的敏感性。

整个神经系统是一个连续的结构，当身体运动时，神经会在体内移动或滑动，血液流向神经元。神经系统是一个封闭的连续链，彼此之间通常不会独立移动。临床上利用这一特点治疗急性病患者或术后患者非常有效。

#### （二）特点

基于神经系统的生理特点，松动身体的远端可以影响近端，如以足治颈、以足治腰等；神经松动的节奏为牵伸－放松－牵伸－放松……以交替改善纵－横－纵走行的神经血管。

#### （三）使用时机

最佳使用时机是出现以神经系统为主的症状，之前采用的治疗手法没有效果，而且产生了某种特定的异常神经张力姿势与动作模式。

（四）手法分类

神经松动术有张力、滑动两种分类，通过多关节的被动运动作用于神经。当关节运动时，凸侧关节面的张力增加，即在关节运动的反方向神经被动拉长，而凹侧关节面相对缩短，从而形成神经的滑动和张力。

**1. 滑动手法**

又称牙线手法，固定一端神经，另一端活动，使关节在活动范围内大范围的活动，目的是让邻近的相关神经结构活动，适用于减轻疼痛和增加神经的移动，该手法主要通过较小的神经张力及较大的神经纵轴移动来达到神经治疗目的，主要用于损伤的急性期。

**2. 张力手法**

在关节活动终末端活动，两端固定，多个关节同时活动。目的是调节神经的张力，改变神经的黏滞性及其生理功能，通过拉放的效果可减轻神经组织内的肿胀和增加循环。主要用于损伤的恢复期。

（五）操作方法

在关节生理活动范围内，根据患者患侧上肢疼痛或阻力增高的神经不同，实施神经松动术。

**1. 臂丛神经**

患者仰卧，头偏向健侧，术者立于患侧，一手扶患侧头面部，另一手握住患者患手，用大腿支持患侧上臂，逐渐做肩外展并外旋，并使肩外展尽量接近 90°，腕背屈，前臂旋后，伸患肘和患指，并做一定程度的肩后伸。

**2. 桡神经**

患者仰卧，头偏向健侧，术者立于患侧，一手握住患者患手，用大腿支持患侧上臂，患侧上肢内旋，伸肘并做一定程度的前臂旋前，腕关节掌尺侧屈，屈指，并逐渐做肩外展。

**3. 正中神经**

患者仰卧，头偏向健侧，术者立于患侧，一手握住患者患手，用大腿支持屈曲的患肘，逐渐做患侧前臂旋后和腕背屈，伸患肘和患指，之后逐渐做肩外展并外旋。

**4. 尺神经**

患者仰卧，头偏向健侧，术者立于患侧，一手支持屈曲的患肘，另一手使患侧腕关节桡背伸，伸手指，内旋患肩，逐渐屈肘，旋前前臂，让患手平靠同侧耳，使患指朝向患侧肩胛带并使患手拇指朝向患者的鼻。

**5. 坐骨神经**

患者仰卧，术者立于一侧，一手放于患者膝关节部，一手放于足部，将患侧腿处于膝伸位抬高，髋关节内收，踝关节背屈，直至出现阻力或疼痛。

**6. 腓总神经**

患者仰卧，术者立于患侧，一手放于患者膝关节部，一手放于足部，将患侧腿处于伸膝位抬高，髋关节内收并内旋，踝关节跖屈并内翻，直至出现阻力或疼痛。

**7. 胫神经**

患者仰卧，术者立于患侧且膝屈曲，术者一手放于患者膝关节，一手放于足部，将患侧腿处于膝伸位抬高，踝关节背屈并外翻，趾伸直，直至出现阻力或疼痛。

**8. 股神经**

患者俯卧，术者立于患侧，患者将头转向术者，术者一手持患者的足于中立位，一手下压患者的臀部，膝屈曲，大腿后伸，直至出现阻力或疼痛。

**9. 腓肠神经**

患者仰卧，术者立于患侧，一手放于患者膝关节部，一手放于足部，将患侧腿处于伸膝位抬高，踝关节背屈并内翻，直至出现阻力或疼痛。

进行神经松动术治疗时，根据张力异常的神经情况可以选择张力手法或滑动手法。操作时按照一定的顺序进行神经松动，松动过程要匀速，直至出现阻力或疼痛，每种神经松动动作持续 1～10 秒，然后放松 30 秒。

（六）适应证及禁忌证

适应证为与神经活动障碍相关的异常，如肌张力异常、姿势异常和对线不良、关节活动受限、失去选择性活动、身体局部感觉障碍、不明原因的持续性疼痛（丘脑痛、中枢性中风后疼痛、交感性持续疼痛等）、肩痛和肩手综合征、自主神经系统障碍（循环障碍、眩晕、神经错配——抗重力运动时呕吐）。

禁忌证为骨折未愈合、关节不稳定和关节炎、神经支配的皮肤创伤、神经松动后症状加重。

（七）注意事项

避免盲目追求麻木和疼痛效果导致活动范围过大；治疗师需避免体位、力度不当，以免控制力（动作的节律性）难以控制；避免过多牵伸肌腱而不是神经；避免动作过猛，忽略患者的感受。

## 二、临床常见功能障碍的神经松动技术疗法

此处主要介绍针对临床常见功能障碍的患者，包括脑卒中、颈椎病、腰椎间盘突出症及腰椎减压术后等，恢复其运动功能的神经松动技术方法。为便于理解和临床应用，简要介绍产生这些功能障碍的机制和相关临床康复治疗进展。

（一）脑卒中

**1. 改善脑卒中偏瘫上肢功能**

脑卒后临床常见上肢后遗症包括偏瘫肩、偏瘫手及肩手综合征等。偏瘫肩痛产生的原因可能与肩部失神经支配及周围肌肉松弛和痉挛的状态有关。肩胛骨肱骨规律的丧失、肱骨外旋不充分、肱骨头在关节盂内下移不充分等原因均可能引起脑卒中后肩痛。偏瘫手发生的原因可能是受长时间制动、患者上肢的屈曲痉挛模式及异常运动模式的影响，患者出现腕关节、掌指关节屈曲挛缩状态或有其他并发症。

临床应用：在关节活动的生理范围内，根据脑卒中患者患侧上肢和肩部疼痛或阻力增高的神经不同，实施上肢臂丛神经、桡神经、正中神经、尺神经松动术。利用肢体的运动，改善神经系统的微循环、轴向传输和脉冲频率等，能够有效缓解患者上肢和肩部疼痛，提高上肢运动功能和日常生活活动能力。

**2. 改善脑卒中偏瘫下肢功能**

脑卒中后，85%患者的首要康复目标是恢复下肢的运动功能，独立进行转移和步行活动，

对提高患者治疗的积极性有很大的帮助。偏瘫患者下肢肌张力异常，无论是高张力还是低张力，其下肢神经张力明显增高，尤其是肌张力过低持续存在时，这很有可能是异常的神经张力阻碍或干扰神经冲动肌肉传导的结果；由于紧张的神经结构强烈牵拉，患者下肢常见持续、刻板的姿势；同时，患者关节活动受限，与神经系统相关的软组织的活动度也必然丧失，进而造成神经系统活动受限；异常的神经张力阻碍了患者为选择性运动进行复杂运动控制所必需的神经冲动传导，特别是在步态支撑期和摆动期，都是这种粗大的共同运动模式所致。

（1）临床应用：为尽可能地恢复患者的随意运动和功能性运动，需要使用专门的治疗技术来减低神经系统异常张力并恢复其活动性。实施下肢坐骨神经、腓总神经、胫神经、股神经、腓肠神经松动术，可以有效地牵伸紧张的神经组织，降低神经组织的张力，不仅可以改善神经的传导（轴向传输和脉冲频率等），帮助患者更好地完成选择性运动，进行复杂运动控制，也可以很好地改善偏瘫患者的随意运动和功能性运动。

（2）禁忌证：生命体征不平稳、意识不清楚和不能配合训练的患者；进展型脑卒中、颅脑外伤急性期及肿瘤、并发严重心肾肝及感染等疾病；其他禁忌证。

（3）治疗进展：目前，神经松动术对脑卒中偏瘫下肢功能康复疗效显著，可以归纳为以下几点。①FMA 评分及腘绳肌、胫骨前肌肌电积分值均较治疗前明显提高，对偏瘫患者下肢运动功能的恢复具有良好的效果。②明显提高重心转移能力、步态对称性、下肢各关节活动能力。③有效改善脑卒中偏瘫患者的步行速度，提高下肢运动功能。

### （二）神经根型颈椎病

神经根型颈椎病（cervical spondylotic radiculopathy，CSR）是骨科临床常见的多发性颈椎病，约占颈椎病总病例数的 90%。颈部骨性结构框架是由 7 块颈椎组成，椎体与椎体之间通过椎间盘和关节突关节联系。椎体特定部位的骨质增生可使椎间孔狭窄，从而压迫脊神经根，引起局部血液循环障碍、神经传导阻滞，从而产生神经根型颈椎病的症状和体征，如头晕、颈肩部疼痛、肩臂部麻木及前臂的放射痛等感觉障碍，以及以颈肩和上肢部活动不利为主要表现的运动障碍。

#### 1. 临床应用

根据受压神经支配区域出现疼痛、麻木、活动不利及皮肤感觉异常等症状和体征，实施上肢臂丛神经、桡神经、正中神经、尺神经松动术。改善神经组织血液循环、促进神经组织内有害物质的输出和组织外营养物质的输入、降低神经张力，有效缓解神经卡压造成的麻木、疼痛。

#### 2. 禁忌证

颈椎有骨折、脱位、肿瘤等；严重颈椎椎管狭窄；妊娠期或哺乳期；严重骨质疏松；合并严重的呼吸系统、心脑血管疾病，颈动脉有斑块；其他禁忌证。

#### 3. 治疗进展

目前，神经松动技术对颈椎病的康复疗效可以归纳为以下几点。①疼痛分级指数（PRI）、目测类比疼痛评分（VAS）及现有疼痛强度（PPI）评分较治疗前明显降低，对颈椎病引起的颈肩部疼痛治疗具有良好的效果。②颈部后缩、伸展、旋转及侧屈较治疗前明显提高，对颈椎病引起的颈肩部关节活动障碍具有明显的康复效果。③有效减轻神经根型颈椎病的症状、体征，值得临床借鉴推广应用。

### （三）腰椎间盘突出症

腰椎间盘突出症（lumbar disc herniation，LDH）是因腰椎间盘退变，纤维环撕裂，髓核向后突出压迫脊髓、神经根或马尾神经所出现的综合征，临床表现主要为腰痛和放射性下肢痛。腰椎间盘突出症所致的坐骨神经痛的发病机制与神经根受到机械性压迫、化学性炎症刺激和突出的椎间盘自身免疫反应等因素密切相关。由于很多腰椎间盘突出症患者在疾病早期没有进行及时的治疗与休息，疾病反复发作甚至加重，其臀部及下肢疼痛的组织会发生一系列的改变，如臀部及下肢肢体血液循环不畅、局部肌肉供血不足、运动技巧水平下降、交感神经活动性增高、肌张力增高等。同时，神经动力学认为人体的肌肉、关节复合体及其结缔组织、血管和器官都是神经系统的靶组织，靶组织会因为神经系统损伤而受累，而神经系统又会因为这些靶组织的异常而出现功能障碍，因为神经系统的恢复需要其活动性和适应性延长。由于神经根受压，患者坐骨神经张力增高、出现持续的交感性疼痛，患者表现出下肢动作刻板，有膝关节屈曲和踝关节跖屈倾向，下肢腘绳肌和小腿三头肌的肌张力明显增高。

**1. 临床应用**

神经松动术对降低外周神经受压引起的神经疼痛有明显的疗效。结合腰椎间盘突出症患者的症状和体征，进行坐骨神经、腓总神经、胫神经、股神经、腓肠神经松动术，能够简便有效地松动患者腰椎神经根和坐骨神经及其分支，降低神经张力，恢复其活动性和适应性延长，减缓坐骨神经痛。

**2. 禁忌证**

不明原因造成的腰痛；具有严重的影响患者生存的原发性疾病；其他禁忌证。

**3. 治疗进展**

目前，神经松动技术对腰椎间盘突出症的康复疗效可以归纳为以下几点。①对坐骨神经及其分支进行软组织内的滑动和延展，可改变神经内部压力，改善坐骨神经微循环和神经冲动传导。②尽可能地恢复坐骨神经的生理功能，促进坐骨神经炎症消退。③对坐骨神经的靶组织修复具有积极意义，对患者的下肢感觉功能和运动功能的重建修复有一定的意义。④配合麦肯基疗法治疗椎间盘源性坐骨神经痛，可起到缓解疼痛、恢复腰椎功能的作用。

### （四）腰椎神经根管减压术后疼痛

腰椎神经根管减压术是解除骨性致压因素的基本手术方法。手术后压迫解除，神经根内压力被释放，因此临床症状明显缓解。但由于压迫所致的神经根原始损伤、手术创伤及再灌注损伤等，术后早期神经根内的水肿反而会出现暂时性增加。在神经外膜的限制下，神经根内压力可能会达到术前水平，因此临床根性疼痛症状会复现，甚至较术前更重。

**1. 临床应用**

神经松动术治疗腰椎神经根管减压术后早期根性症状复现的即时效果良好，且没有明显副作用。单次手法治疗即可出现明显临床疗效。结合腰椎神经根管减压术后患者的症状和体征，进行坐骨神经、腓总神经、胫神经、股神经、腓肠神经松动术，通过牵拉神经根改善神经根局部的血液循环，有利于减轻神经根水肿，缓解根性症状。

**2. 禁忌证**

有神经损伤者；关节炎症期；其他禁忌证。

**3. 治疗进展**

目前，神经松动技术对腰椎神经根管减压术后疼痛康复疗效可以归纳为以下几点。①通过牵拉神经根改善神经根局部的血液循环，有利于减轻神经根水肿，缓解根性症状。②有助于减少术后早期根性疼痛症状复现的发生率。③是神经根管狭窄症患者术后早期根性疼痛症状复现的良好治疗选择，安全、可靠。

（谢红志　顾华丽）

## 第二节　淋巴排水技术

### 一、概述

淋巴水肿是指人体某部分淋巴系统缺陷引起淋巴液回流受阻、反流，导致肢体浅层软组织内体液集聚，继发纤维结缔组织增生、脂肪硬化、筋膜增厚及整个患肢变粗的慢性、不可愈的病理状态。

（一）淋巴水肿分类

**1. 原发性淋巴水肿**

大多是淋巴管扩张、瓣膜功能不全（如先天发育不良）等所致，因此又称先天性淋巴水肿。根据淋巴管造影，原发性淋巴水肿分型如下。①淋巴发育不全：伴皮下淋巴缺失。②淋巴发育低下：淋巴结和淋巴管小而少。③淋巴增生：伴淋巴结和淋巴管大而多，时有扭曲和曲张。

其中，淋巴发育不全十分罕见，淋巴发育低下是最常见的类型。单纯性及遗传性淋巴水肿也属先天性。早发性淋巴水肿多见于青春期或年轻女性，于月经期症状加重，故推测病因可能与内分泌紊乱有关，占原发性淋巴水肿 85%～90%。

**2. 继发性淋巴水肿**

大部分为淋巴管阻塞引起。按发病原因，可分为炎症性、创伤性、放射治疗性。①炎症性：为反复性链球菌感染性淋巴结炎和淋巴管炎及丝虫感染引起，纤维组织修复造成淋巴管道狭窄和闭塞，导致肢体淋巴水肿。②创伤性：各种创伤（如手术和放射疗法）均可能造成局部淋巴管的破坏和周围组织纤维化，导致淋巴管阻塞，多见于恶性肿瘤组织放射疗法术后，如乳腺癌根治术后患侧上肢淋巴水肿。下肢动脉重建术、自体静脉移植术后会常出现下肢淋巴水肿。在骨骼肌术后，手术部位在关节处或屈肌位置，术后也常出现淋巴滞留、回流不畅的问题。这是因为手术过程中可能损伤了淋巴管。③放射治疗性：放射治疗在破坏恶性肿瘤细胞的同时，也损害正常细胞，引起淋巴管纤维化，影响淋巴回流，导致淋巴水肿。

（二）淋巴水肿诊断及鉴别诊断

**1. 诊断**

淋巴水肿通常表现为单侧或双侧肢体的持续性、进行性肿胀。水肿早期按压皮肤后出现凹陷，又称凹陷性水肿。此时若将肢体持续抬高，水肿可减轻或消退。若没有得到及时治疗，病情逐渐进展，可出现皮肤日渐粗糙、变硬呈团状、弹性减弱甚至消失。检查时凹陷性压窝也随皮肤弹性减弱而日渐不明显。按肢体水肿及继发性病变的程度，淋巴水肿分为 4 期。

①Ⅰ期：肢体有轻、中度肿胀，无肢体纤维化或仅有轻度纤维化。②Ⅱ期：局部水肿和纤维化明显，患肢明显增粗，两侧肢体的周长相差小于5cm。③Ⅲ期：局部水肿和纤维化明显，患肢明显增粗，两侧肢体的周长相差超过5cm。④Ⅳ期：见于严重的晚期水肿，皮肤组织极度纤维化，常伴有严重肢体角质化和棘状物生成，整个肢体异常增粗，形如象腿，又称象皮肿。

继发性淋巴水肿的临床表现可略有差别，但也有共同之处，具体如下。①从踝部开始出现并逐渐加重的柔软的凹陷性水肿，持续数月，不伴其他症状，是本病特点。②肢体直径增加使肢体重量增加，患者常主诉患肢疲劳。③随着皮下纤维化进展，肢体变硬，并发展成非凹陷性水肿，最后皮肤变硬并出现角化。

根据病史和临床表现，淋巴水肿的诊断一般不困难。

**2. 鉴别诊断**

对下肢肿胀原因不明者，为排除或区分病变原因，可以做同位素淋巴管造影和淋巴管造影检查。后者分为直接法和间接法两种：直接法是从趾蹼皮下注入亚甲蓝使淋巴管显现，经皮肤浅表切口暴露后直接穿刺注入含碘造影剂；间接法是在水肿区皮内注入可吸收造影剂，然后摄片。

淋巴水肿早期由于皮肤及皮下组织改变较轻，应与其他疾病相鉴别。

（1）静脉性水肿：多见于下肢深静脉血栓形成，以单侧肢体突发性肿胀，急性起病，伴皮色青紫、腓肠肌及股三角区明显压痛、浅静脉显露为其临床特点，足背水肿不明显。淋巴水肿则起病较为缓慢，以足背踝部肿胀较为多见。

（2）血管神经性水肿：水肿继发于外界过敏因素的刺激，起病迅速，消退也快，呈间歇性发作。淋巴水肿则呈逐渐加重的趋势。

（3）全身性疾病：低蛋白血症、心力衰竭、肾病、肝硬化、黏液性水肿等均可导致下肢水肿，一般为双侧对称性，并伴有各自的原发疾病临床表现。通常经详细的病史询问、仔细的体格检查及必要的化验检查即可鉴别。

（4）先天性动静脉瘘：可表现为肢体水肿，但以患肢长度与周径均大于健侧，皮温增高、浅静脉曲张、局部区域可闻及血管杂音、周围静脉血氧含量接近动脉血氧含量为特点。

（5）脂肪瘤：少数病变范围十分广泛的脂肪瘤或脂肪组织增生可与淋巴水肿混淆。但脂肪瘤大多呈局限性生长，病程较慢，皮下组织柔软无水肿表现，必要时可行软组织X线钼靶摄片以助确诊。

### （三）淋巴水肿预防

对于继发性淋巴水肿来说，有两类人是易患群体：一类是经历过恶性肿瘤（如乳房癌、卵巢癌、子宫癌、前列腺癌、肠癌、膀胱癌、黑色素瘤）根治手术和放射治疗的患者；另一类是经常有皮肤“丹毒”发作的患者。淋巴水肿是一种慢性进展性疾病，在得到有效的治疗后还应在日常生活中做好预防和护理，避免恶性发展，从而减轻病痛折磨。

1. 避免静态、下垂的下肢姿势摆放；坐时避免双足交叉。

2. 长时间驾车应偶尔休息或停车后将患肢支撑于车窗上。

3. 患肢避免从事激烈、重复性的活动。避免携带重物，如手提包、较重的背包，运动时穿压力衣。

4. 避免穿限制循环的衣物，如紧绷袖子或袖套；不戴戒指、手表等紧绷的饰物。

5. 监测饮食，减少钠盐的摄入，维持理想体重。

6. 避免热环境或使用局部热疗。

7. 避免在患侧测量血压或注射。

8. 平时休息时注意抬高患肢，应高于患者心脏水平线，但不能太高，以患者感觉适宜即可。

9. 局部加压，患肢应穿戴医用弹力套或弹力袜。

10. 禁止针灸、拔罐、泡足、温泉、桑拿、推拿等治疗。

11. 皮肤护理具体如下。①维持皮肤干洁：使用不含香味的保湿液。②避免感染、蚊虫叮咬、烧烫伤及外伤。③保护手足：穿戴尺寸合适的鞋袜、手套。④避免接触刺激性的清洁剂。⑤剪指甲时要小心，女性可使用电动刮胡刀去除腿毛或腋毛。⑤避免会升高核心体温的热浴。

## 二、技术疗法

### （一）禁忌证

**1. 绝对禁忌证**

急性炎症期，如细菌、病毒、真菌或化学药物引发的局部或全身性急性炎症；花粉及食品过敏引起的过敏反应期；下肢急性深静脉血栓；心脏功能不全者的禁忌与水肿区域有关，即足、足踝、小腿和腹股沟部不能进行手法治疗；恶性肿瘤复发或转移，虽然目前研究并没有发现该治疗对癌细胞有促进转移或扩散作用，但仍不建议采用，避免增加风险。

**2. 相对禁忌证**

①低血压：徒手淋巴引流会降低血压。建议根据患者症状来决定治疗时间和次数，以患者无恶心反应为标准。②甲状腺疾病：一般手法治疗会从颈部开始，但该类疾病患者，在进行治疗时不能从颈部开始，只能从枕骨后部开始治疗。治疗时间相应缩短。③女性经期：须避免该手法治疗。④妊娠期：不足 4 周者不建议该手法治疗。如有妊娠并发症，建议使用简单的妊娠徒手淋巴引流术进行治疗。⑤支气管哮喘：由于支气管受副交感神经调控，治疗产生的副交感神经阻滞效果会刺激淋巴系统，因此手法治疗时应缓慢，每次治疗时间不超过 45 分钟。⑥慢性炎症：为避免引发急性反应，可以采取短期的手法治疗，并从炎症末端开始。对于癌症术后导致的淋巴水肿，治疗师必须进行 4 周的手法淋巴引流/淋巴水肿综合消肿治疗。⑦为避免皮肤过敏，痣周围不建议做治疗。⑧牙痛：治疗会减轻感冒或其他疾病引起的牙痛，但如果下颚感染，则牙痛会加重。如果已有坏死的肉芽肿产生，使用徒手淋巴引流技术会激发牙痛。如果牙痛感染但未及时消炎处理，手法治疗会加重病症。

### （二）常用淋巴排水手法

可归纳为画圈式、勺式、泵式、旋转式和拇指环绕式。

**1. 画圈式和圆周式**

画圈手势适用于面部和颈部，双手并列完成，指骨和掌指关节伸直，尽量固定腕关节，保持稳定。圆周手势适用于肘部与肩部，双手并拢固定，沿同一方向画圈式一周。

（1）放松轻触阶段：治疗师的整个手指或手放在肢体的 0 点处作为开始位置，由于 0 点处张力很大，治疗师手指关节自然张开并轻触皮肤。

（2）推压递增阶段：手指或手轻轻接触开始位置后，手指用推压的方式沿淋巴流动的方向画圈走行。到达止点前，推压的力量逐渐增大。

（3）推压递减阶段：手指从止点返回到开始位置时逐渐减少推压力量。

**2. 勺式**

适用于四肢，单手或双手交替完成。以前臂为例进行叙述。治疗师四指并拢，手指伸直，掌心朝下，拇指与其余 4 指并拢，类似于蚓状肌抓握。

（1）放松轻触阶段：在患者的起始位置，治疗师不施加任何压力，因为起始位置是 0 点处，手与皮肤接触面积最大。治疗师一手抬起部分前臂，如果治疗师手臂旋前位，手腕做尺偏动作；如果手臂旋后，手腕做桡偏动作。以下以治疗师手臂旋后位为例。手腕保持尺侧与患者皮肤接触，用手腕带动手掌移动。

（2）推压递增阶段：手腕做桡偏动作（手掌做类似屈伸的动作），同时横向拉伸皮肤（横向推），直到手掌再次最大面积地接触皮肤。

一旦全手掌再次接触前臂，向示指方向做螺旋动作，同时做背伸动作和纵向推动作。治疗师摇动伸展的手指从远端到近端方向，注意不是在皮肤上滑动。手腕不要抬起，皮肤在手下轻微推动，重复动作。

**3. 泵式**

适用于四肢，单手或双手交替或一同完成。

（1）放松轻触阶段：治疗师手指并拢，手背伸直，全手掌覆盖在大腿背面的 0 点处，手与皮肤接触，但不施加任何压力。治疗师的手放在起始位置期间，手部肌肉放松，暴露的腿部肌肉不受任何压力。

（2）推压递增阶段：治疗师手掌屈曲，无压力地接触皮肤。治疗师继续保持手掌屈曲姿势，以便手腕尺偏时，手掌可以充分接触腿部皮肤。做桡偏运动，向前移动，同时，用拇指掌指关节的一侧到其余指的掌指关节一侧做横推动作，直至手掌最大面积地接触皮肤。推进的方向指向治疗台。继续横推，对大腿皮肤采用纵向推压力（纵推）。直至大、小鱼际充分接触大腿，再下沉手腕。要求横推和纵推动作流畅地同时进行。

（3）推压递减阶段：继续推压直到为 0。手始终尽最大可能地接触皮肤。在整个治疗中，治疗师的手始终带动患者皮肤运动。

**4. 旋转式**

适用于较平坦的皮肤表面，接触面积较大，可以单手或双手交替或一同进行。下面以腰背部为例进行介绍。

（1）放松轻触阶段：治疗师双手伸直手心朝下，平行放在背部脊柱旁。拇指 90° 外展，双手放松不施加压力。

（2）推压递增阶段：在起始位置开始，手向前移动（指尖方向），同时向外（向小手指）方向，拇指做外展运动，画椭圆形图案。逐渐增加推压的力量。

（3）推压递减阶段：拇指与其余 4 指分离至最大距离时，拇指作为固定支点并做内收动作，其余 4 指向内侧画圈聚拢。拇指与示指方向大体一致。手掌需要抬离皮肤，但拇指与其余 4 指伸直的指尖仍紧贴背部。然后指尖沿脊柱轻触皮肤不施加压力向前滑动约 2 指宽度。

（4）放松轻触阶段：当示指与拇指成 90° 时，手伸直放在患者背部新的起始位置，手轻触皮肤并不施加压力。然后再次以推压阶段开始。

要求手抵达 0 点处前，借助手掌做轻微的尺偏来完成画圈并缩减画圈范围。治疗师的手总是伸直状态。运动的是整个手，手掌与手指伸直作为一个掌面进行工作。

**5. 拇指环绕式**

是画圈式的演变技术，由拇指完成该手势，适用于除脸部和颈部的任何部位，可以双手交替或共同完成。下面以手背为例。

（1）放松轻触阶段：将拇指放在手背上起始位置，并指向淋巴回流的方向。拇指向 90°外侧移动。

（2）推压阶段：拇指一边横推带动手背皮肤移动，一边向内环转。拇指到达 0 点处时，治疗师用拇指外侧轻微滑动手背皮肤。

（3）重复：手腕移动拇指到起始位置，不施加压力。换手再次开始上述运动。

### （三）上肢淋巴排水技术

手法引流通过对浅表淋巴管的有序按压刺激，促进淋巴循环以及静脉回流；同时，有序的按压使组织间隙胶体渗透压随之降低，不仅加速组织间隙的蛋白质移出，也增强了淋巴管的输送功能，促使患肢组织间隙的水肿积液由肢体远端流向近端（向心性按摩的效果），从而有效控制和减轻肢体水肿。有研究证明，手法淋巴引流对淋巴液的回流有明显的促进作用，可以改善外周血液流变学及微循环。

进行引流的第一步是激活淋巴结、清除身体近端淋巴管内的淋巴液，建立一个蓄水池，使受影响肢体的水肿得以减轻。近端的淋巴组织激活后，开始对受影响的肢体进行部分引流。上肢分为 5 部分：腋窝区域、上臂、肘窝、前臂、手。

**1. 引流步骤**

以下 9 步是一个完整的上肢淋巴引流步骤，自我引流时，切不可随意更改治疗顺序。第一步：激活颈部淋巴结。第二步：激活健侧腋窝淋巴结。第三步：在胸前沿腋窝连线做静止圆和激活患侧腋窝淋巴结。第四步：沿腋中线向下做静止圆或按压肋间隙，激活肋间隙淋巴结。第五步：激活腹部淋巴结。第六步：行上臂淋巴引流。第七步：行肘窝淋巴引流。第八步：行前臂淋巴引流。第九步：行手部淋巴引流。

**2. 作业方法**

（1）颈部治疗：具体如下。①侧面：具体操作如下。轻抚：五指伸直，4 指与拇指成扇形分布，缓慢地从胸骨外侧开始，沿锁骨结束。全部流程重复 2～3 次。颈部屈肌到末端：采用画圈式手法，起于枕骨，沿颈背中间线下行，止于颈屈肌止点；重复 5 次。枕骨到末端：采用画圈式手法，起于颈屈肌，沿颈部中线上行，止于枕骨处；重复 5 次。下颌到颈屈肌群再到末端：采用画圈式手法，中指和无名指以下颌为起始位置，朝向下颌角、向下至颈屈肌再到末端；重复 5 圈。叉子技术：采用画圈式手法，示指放在耳前，其余手指放在耳后。然后慢慢滑向屈肌，再到末端中点处；重复 5 圈。②后面：患者采取俯卧位。治疗师站在患者左侧。具体操作如下。轻抚：采用旋转式，从胸椎开始，到颈椎；进行 1 次。从颈伸肌到末端：采用画圈式，从颈伸肌开始，向下至末端；重复 5 圈。从枕骨到末端：采用画圈式，从枕骨开始，向下至末端；重复 5 圈。

（2）面部治疗：患者采取仰卧位，治疗师站在患者头顶方向，具体操作如下。①轻抚：双手分于患者脸颊两侧，穿过下唇、上唇、面颊和前额。进行 1 次。②颚区：采用画圈式手法，从下唇中心线开始，到下颌角；重复5次。采用画圈式手法，从上唇中心线开始，到下颌角；重复5次。采用画圈式手法，从颈屈肌下端开始，到末端，在末端示指放松轻触皮肤。

1）眼部治疗：采用画圈式手法，使用1或2根手指在泪囊处施加一般压力。一次画5圈，重复3次。

上拉双侧，用示指从鼻根开始向上外侧拉；重复3次。用拇指和示指的指腹重复推压眉毛；一次5圈，重复3次。用拇指在鼻根部向内沿眉毛无压力环绕；一次画5圈，重复3次。

2）眉部治疗：采用画圈式手法，在双眉之间用示指画圈，然后逐渐添加其余手指；一次画5圈，重复3次。

3）前额治疗：采用画圈式手法，手指指腹从前额中点开始，到太阳穴；一次画5圈，重复3次。

（3）头后部治疗：患者采取俯卧位，治疗师站在患者头边，采用画圈式，沿颈项线画圈；3个位置，重复5次。向身体方向推动，沿小指方向画圈；重复3次。采用画圈式，头后部有两条线；每条线重复3次。

（4）手臂治疗：患者采取仰卧位，治疗师站在患者体侧，对患者手臂的内侧和外侧进行治疗。

1）上臂：具体操作如下。①勺式手法：双手交替完成。一手放在前臂内侧开始运动，另一手在前面略抬起前臂；每圈时长约6秒，重复3次。②画圈式手法：用手指指腹，类似于洗手动作，将三角肌放在双手中，从手掌开始施加压力，经过掌心，再到指尖；重复3圈。治疗上臂淋巴结时，8根手指伸直平扶在上臂内侧，指尖朝向腋淋巴方向。朝腋淋巴方向推压画圈；重复5次。③泵式手法：在前臂外侧，从肘关节开始到三角肌，前臂可以略抬高进行；重复3次。

2）肘关节：采用拇指环绕式手法，在外侧踝区域有2条线，每条线经过约5秒。前部转向上面，拇指从内测到外侧用环绕方法经过肘横纹。

3）前臂：采用勺式手法，一手做勺式动作，从前臂旋后转向旋前，前臂双侧都需治疗；重复3次。

（5）手治疗：包括手腕和手背治疗。

1）手腕：拇指环绕交替进行，穿过手腕背部有3条线，每条线时长约6秒。

2）手背：拇指环绕交替进行，穿过手背（从小指侧开始）有3条线，每条线时长约6秒。

（6）胸部治疗：患者采取仰卧位，治疗师站在患者右侧。

1）轻抚：采用旋转式手法，用拇指从胸骨开始，到腋下区域，持续约5秒，进行1次。

2）左侧治疗：①采用画圈式手法：手指伸直，画胸肌外侧区域；重复3圈。治疗肋肩部，手指伸直分开，成扇形分布，从胸骨开始，施加轻微压力，朝向指尖；重复5圈。②交替画圈式手法：在同一位置持续画圈约6秒；重复3次。③交替泵推式手法：穿过胸部，到达腋下，重复3次；从乳房下部，穿过胸腔部。

3）右侧治疗：同上。

（7）腹部治疗：对胃肠道蠕动有促进作用。患者采取仰卧位，治疗师站在患者右侧。

1）轻抚：采用旋转式手势，从趾骨开始，到胸骨剑突；完成1次即可。

2）腹腔神经丛：双手伸直平铺在腹部，拂过腹腔神经丛；重复5次。

3）结肠治疗：沿降结肠，轻抚下行，双手交替进行；重复 3 次。在升结肠、乙状结肠和降结肠组成的三角区域，沿降结肠—升结肠—乙状结肠的顺序，手轻抚该区域；重复3次。

（8）肩部治疗

1）泵式手法：从外侧开始到内侧，穿过三角肌。时长约5秒，重复3次。

2）“兔子”技术：治疗师站在患者左侧，采用泵式手法，沿顶骨，双手向末端交替推压移动。拇指与其余4指分开，跨过颈部；时长约6秒，重复3次。

（9）背部治疗：患者采取俯卧位，治疗师站在患者左侧。

1）轻抚：采用旋转式手法，双手并排同时进行，从肩部三角肌起点周围开始，持续约3秒；从背部中段开始，持续约5秒；从腰骶部开始，持续7秒。

2）右侧背部：①旋转式手法：穿过右侧背部，从近端开始，沿着背部外侧线，然后返回；持续6秒，重复3次。大画圈手势，在背的一侧，朝腋下推压移行；3个位置，重复5次。②画圈式手法：在上臂处，朝腋下方向画圈；重复5圈。③拇指环绕式：治疗师换到对侧在斜方肌肌肉边缘交替进行。从外侧开始到内侧，右手手指做蚓状抓握；重复3次。

3）左侧背部：治疗同上。

（10）脊柱伸肌治疗：采用旋转式手法，沿脊柱伸肌，双手并列按一定节奏，左右手交替重复进行。

（11）肩胛带间三角带治疗

1）采用环绕式手法，双手拇指并列同时进行；时长约5秒，重复3次。

2）采用环绕式手法，双手拇指交替进行。从脊柱到一侧肩胛带有3条线；重复3次；另一侧相同。

### （四）下肢淋巴排水技术

患者采取仰卧位，治疗师站在患者体侧，治疗整个下肢，从腿部远端到近端完成1组。

#### 1. 大腿

可采用泵式手法，在大腿前面交替完成。由靠近远端的手先开始，然后靠近外侧的手再进行。重复3次。①内侧：位于下侧的手做泵式运动，上侧的手指做推的运动；重复3次。②前面：位于下侧的手做泵式运动，与上侧的手指交替进行。使用拇指做环绕式或旋转式，重复3次。③外侧：位于下侧的手做泵式运动，与上侧的手指交替进行。使用拇指做环绕式或旋转式，重复3次。④腹股沟淋巴结：手指伸直平铺在收肌管，有3个位置，每个重复5圈。指尖斜对角向上，向指尖方向推动，到达收肌管头部；重复3次。

#### 2. 膝关节

①推压式：拇指与其余手指呈钳样（蚓状抓握）但不握住。用靠近近端手的拇指绕推压前行，双手交替进行；重复3次。②腘窝：双手伸直平抚在腘窝处，但指尖不接触，然后连续螺旋式经过膝关节后侧。时长约5秒，由外侧至内侧，重复3次。③髌骨面：在髌骨界面拇指环绕环圈，时长约5秒，重复3次。④泵式：靠近内侧的手抚过关节，外侧手支撑股骨末端，时长约5秒，重复3次。

#### 3. 小腿

治疗师站在患者小腿侧，采用泵式和勺式。治疗师把患侧小腿放在治疗床边，膝关节屈曲。胫骨用泵式手法，腓骨用勺式手法；时长6～8秒，位于外侧的拇指放松，重复3次。

也可采用勺式交替技术，治疗师站在足的旁边，一只手的拇指位于小腿内侧，另一只手的拇指位于小腿外侧，在腓骨上进行，时长 6～8 秒。

（五）足部继发性淋巴水肿徒手治疗技术

患者采取仰卧位，跟腱采用拇指环绕和泵式技术，足底采用泵式技术和拇指环绕技术交替进行或同时进行。整条腿的治疗要从近端开始，从内侧向外侧推压。然后采用旋转式手法从髂胫束到腋窝淋巴进行引流。整个腿进行向上的淋巴引流，在小腿的下 1/3 处采用雨刷式技术，沿外侧面推压，并紧沿髂胫束向上推行，经过臀尾部，到达腋淋巴区域分水岭。然后适当采用绷带包扎。

（于露雨　张红玉）

## 第三节　中西医结合作业治疗技术

中西医作业治疗技术以满足患者需要为导向，结合中医康复和西方康复的理论体系和治疗技术，经过治疗师精心评估或辨证论治，选择具有针对性的作业活动，目的是维持和提高患者功能，预防功能障碍和残疾加重，提高患者生活质量，有以下几种途径和方式。①在西方康复医学理论指导下进行具体的中医作业治疗，如在全面康复的理论指导下，为中风患者进行具体的中医康复治疗。②同①，但康复治疗技术采用中医作业治疗技术与西医康复技术相结合的办法，如脑卒中恢复期的患者，采用西方评定量表确定有抑郁等心理障碍，在作业治疗过程中，既采用西方心理疗法，也采用中医五行音乐疗法。③在中医理论指导下结合西方康复评定，进行具体的中医作业治疗，或同时结合西方作业治疗活动，如脑卒中恢复期的患者，通过中医辨证论治，采用西方评定量表确定有抑郁等心理障碍，选择适合患者的中医五行音乐。

20 世纪 80 年代初期，引进西方现代康复医学后，传统的中国康复疗法与西方现代康复疗法经历了一个相互借鉴、相互渗透的过程。

传统中医康复疗法虽没有作业疗法一说，但相关内涵贯穿其中。中医重视环境对人体的影响，认为“人与天地相应也”，人类的生存依赖自然万物，自然界的变化直接或间接地影响人体。人生活在社会中，政治、经济地位的变化等社会因素都可影响人体的健康。医家王冰记叙了其发病机理：“神屈故也，贵之尊荣，贱之屈辱，心怀眷慕，志结忧惶，故虽不中邪，病从内生，血脉衰减，故曰脱荣。”对于社会因素导致的疾病的治疗，古代医家主张用社会、家庭的力量最大限度地减少社会不良因素对患者精神的刺激。

西方作业疗法认为人与生存环境密切相关，治疗时要考虑生理、心理、社会等方面因素，有目的性的活动可以影响人的健康，作业活动关注的是生物－心理－社会范畴。这与中医康复理念有异曲同工之处。如今，现代的康复治疗正朝着一个崭新的中西医结合康复治疗体系发展，结合了中西各自的优势和特点。

### 一、治疗原则与目的

中西医结合作业治疗采用西方作业治疗评定标准和（或）中医整体观、辨证论治的理论思想，根据患者的体力、兴趣、病期、生活和工作需要选择治疗内容，让患者主动参与有目的和有意义的活动，以达到最大限度地恢复身体、心理和社会方面的功能，增进健康，预防能力丧失和残疾发生，以发展为目的，鼓励他们参与并贡献社会。治疗师在治疗过程中以“全人”的观念，不单纯考虑疾病，而着重疾病造成患者在日常生活中的困难和障碍及适应生活环境的整体表现，以作业活动作为治疗媒介和治疗方法及治疗目的。

## 二、分类

### 1. 五行音乐疗法

音乐疗法作为艺术疗法的一种，在心理治疗上的作用已毋庸置疑。中医学认为，五脏可以影响五音，五音可以调节五脏，五音五行调和搭配，就形成了一套五行音乐疗法。这五个音阶对应的五行属性为：木（角）、火（徵）、土（宫）、金（商）、水（羽）。百病生于气，止于音，音乐可以深入人心，中医心理学认为，音乐可以感染、调理情绪，进而影响身体。在聆听中让曲调、情志、脏气共鸣互动，达到动荡血脉、通畅精神和心脉的作用。西医学认为，当音乐振动与人体内的生理振动（心率、心律、呼吸、血压、脉搏等）相吻合时，就会产生生理共振、共鸣。这就是“五音疗疾”的身心基础。每个人的身体结构不同，五脏的脏气有差异，配合不同的音乐，就可以防病、养身。

五行音乐疗法并不是用某个音去调理某个脏器，而是运用五行原理，使它们相生、相克，又相互制约，五音搭配组合，适当突出某一种音来调和身体。音乐与药物一样，有归经、升降浮沉、寒热温凉的特性，而且音乐需要炮制，同样的乐曲，可以使用不同的配器、节奏、力度、和声等，彼此配伍，如同中药处方中的君臣佐使。用音乐治疗，也有正治和反治。让情绪兴奋者听平和忧伤的乐曲，是最常用的方法；还可以将乐曲与情绪同步，帮听者宣泄过多的不良情绪，如以如泣如诉的乐曲带走悲伤、以快节奏的音乐发泄过度兴奋的情绪。

### 2. 园艺疗法

园艺疗法起源于英美，是利用植物栽培与园艺操作活动从人的社会、教育、心理及身体诸方面进行调整的方法。园艺疗法让人们在种植植物的过程中，看着植物在自己的努力下生根、发芽、开花、结果，感受着蓬勃的生机，既锻炼了身体，又获得了精神上的喜悦与平静。

园艺疗法使参加者的身体得到运动，呼吸新鲜空气，消除紧张疲劳，了解有生命的植物，并与环境融为一体。既是一种综合性活动，又是一种日常性活动。园艺疗法的效用可归纳为以下几点：消除不安与紧张；实现自身的一种表现；能够控制自身行为的活动；培育适当的忍耐性；培养正确的判断力、计划、准备能力；评价自身行动及恢复自信。

中国古代虽没有园艺治疗的说法，但园艺疗法的精神却贯穿于中国传统文化的始终。周敦颐《爱莲说》“予独爱莲之出淤泥而不染，濯清涟而不妖，中通外直，不蔓不枝，香远益清，亭亭净植，可远观而不可亵玩焉”就是很好的例证。受“天人合一”的观念影响，古人十分注重顺应自然，用自然景物来陶冶情操，如梅、兰、竹、菊被称作“四君子”，认为它们具有高尚的品质，用其来调节自己的情志。看到它们，其实就是提醒自己要“恬淡虚无”，从物欲中解脱出来。

中医学认为，一草一木、一花一叶，都有其各自的特性，中西医结合园艺疗法可以结合中药药性（四气、五味、五色、升降沉浮、归经、有毒无毒），有选择地种植植物。如玫瑰花，味甘、微苦，性温，入肝、脾二经，其色紫红、鲜艳，香气浓郁，其气清而不浊，其性和而不猛，柔肝醒胃，行气活血，宣通窒滞而绝无辛温刚燥之弊，实属理气解郁之良药，可将玫瑰花应用于抑郁、易生闷气的患者。

（1）治疗作用：具体如下。①生理方面：增强肌力和耐力，改善关节活动范围，提高平衡和协调能力，缓解疼痛，改善心肺功能，调节血压等。②心理方面：缓解情绪，改善心理状态，提高注意力，培养创造激情、增加活力，增强行动的计划性，增强责任感，增强自信心。③职业方面：提高职业技能，培养良好的职业习惯，促进再就业。④社会方面：美化环境，净化空气，提高社交能力，增强公共道德观念，增强重返社会的信心，促进社会对伤残人士的了解和尊重等。

（2）注意事项：园艺场地可能不平整、有障碍物，训练时要防止摔倒，平衡功能欠佳者尤须注意。部分工具较锋利，使用时注意避免造成伤害。有自伤和伤人史者慎选此活动。初学者和情绪控制欠佳者不宜选择名贵花卉进行训练，以免造成不必要的损失。

**3. 传统健身活动**

在中西方不同的体育健身观念影响下，逐渐形成了两个发展方向不同的体育健身方式，突出表现为西方的体育健身方式外显张扬，中国的健身养生运动方式内向含蓄。西方体育健身方式中适合作为作业治疗活动的有：足球、篮球、排球、台球、体育舞蹈等；中国传统的健身养生方式中适合作为作业治疗活动有：传统导引养生、太极拳、易筋经、八段锦。

（1）中国传统导引养生：是在“体悟”的认知方式下进行的，注重对人体“系统整体性”的影响，要求在意念的引导下，“以心会意、以意调气、以气促形、以形合神”，通过“柔、静及刚柔相济”的动作方法达到对身体的整体调节。它融肢体运动、呼吸体操、松弛治疗和保健按摩于一体，对老年病、慢性病患者的身心保健和康复有良好的效果，尤其对心身疾病患者，保健效果更为显著。

（2）太极拳：康复治疗多用杨式简化太极拳，其拳式开展、动作柔和，具有身心同练、保健康复的作用。在身体活动功能方面，太极拳能改善身体姿势、运动平衡性、关节灵活性及肌肉柔韧性；在精神方面，能缓解精神压力（应激）、改善注意力、保持情绪平稳、减轻或避免过分激动。以上作用对防治风湿病颈肩腰腿痛、心脑血管疾病，以及改善老年人精神卫生和预防老人跌倒，均有积极作用。

（3）易筋经：意为改变筋骨，它以中医理论为基础，具有丰富的内容和应用价值。通过正确的练习，能疏通经络，调和阴阳，从而改善身体状况。其能使习练者挛缩的筋肉逐渐舒展开，使局部气血通畅，“通则不痛”，疼痛的症状及压痛的体征随之改善，活动受限的症状得到好转，由疼痛导致的失眠症状亦随之减轻。如十二式中的摘星换斗势、九鬼拔马刀势、青龙探爪势通过身体的扭曲、伸展等运动，提高腰背颈肩部肌肉力量，改善人体各关节的活动功能；三盘落地势通过下肢的屈伸活动，增强腰腹及下肢力量，起到强腰固肾的作用；卧虎扑食势通过身体的后仰、胸腹的伸展等运动，调养任脉，起到强健腰腿的作用；打躬势及掉尾势通过头、颈、胸、腰、髓的逐节牵引屈伸等运动，充分锻炼背部的督脉，充足阳气，强健腰腿。

（4）八段锦：动作简单易行，整套动作连续性强，流畅柔和，松紧结合，动静兼顾，刚柔相济，圆活连贯，久加习练，可加强血液循环，使人体气血通活，起到柔筋健骨、养气壮力的功效。习练八段锦可缓解疲劳、安神助眠。习练时配合腹式呼吸法，健身效果更明显。

（5）注意事项：选择动作时根据患者实际身体情况而定，所用场地要符合其使用需求，训练时注意监护和保护，以防摔倒、碰伤。

**4. 文艺活动**

（1）书法疗法：书法是以汉字为表现对象，以毛笔及各类硬笔为表现工具的一种线造型艺术，是中华民族特有的传统文化，源远流长，博大精深，是中华文化的宝贵财富。现代书法包括硬笔、软笔和篆刻三大类，按字体分为楷书、隶书、行书、魏碑、篆书、草书。

1）治疗作用：具体如下。①生理方面：提高手的灵活性和手眼协调性，增强手腕部肌力，扩大上肢关节活动范围，增强耐力，改善平衡协调能力。②认知心理方面：提高结构组织能力，改善注意力，调节情绪及心理状态，增强独立感和自信心，促进重返社会和提高生活质量。不同字体有不同的治疗作用，如楷书使人心绪平稳、镇静，治烦躁、浮夸之气；隶书使人心情沉实稳定，抑制过于兴奋激动的情绪；行书、草书使人心情活泼兴奋，抗抑郁沉闷。

2）注意事项：采取正确的身体姿势和持笔姿势，避免长时间处于不良姿势。毛笔书法训练时注意保持纸和治疗场所的清洁，训练前后均应对毛笔进行清洗，以保证书法质量。

（2）绘画疗法：绘画活动包括欣赏和自由创作两方面，按使用素材分为中国画、油画、壁画、版画、水彩画、水粉画、素描等。绘画的六要素为线条、平面、体积、明暗、质感、色彩。

1）治疗作用：①生理方面：提高手的灵活性和手眼协调性，增强手腕部肌力，扩大上肢关节活动范围，增强耐力，改善平衡协调能力。②认知心理方面：提高结构组织能力和颜色识别能力，改善注意力，调节情绪及心理状态，增强独立感和自信心，促进重返社会和提高生活质量。

2）注意事项：注意绘画和持笔姿势正确，避免长时间处于不良姿势。使用颜料时注意保持纸和治疗场所的清洁，使用安全无污染的材料和颜料进行制作。

（3）诵读疗法：属读书疗法的一种，但中国传统的读书疗法强调用朗诵法读书，所读文章、诗词或小说内容能使患者读后明理解惑、抒情怡悦，并可改善患者的言语能力。此外，中国古代读物，如诗词、三字经、百家姓等，都有一定的节律，读起来抑扬顿挫、朗朗上口，搭配肢体动作，如迈步等，对调节患者的运动节律有非常好的效果。

（4）风筝疗法：可通过望远而明目，寄情高远而心旷神怡，随风送意而舒泄郁闷，主要属心理作业疗法。

（5）弄球疗法：以一手操 2 个小球（直径 4～5cm，可用玉石球或精制空心钢球，或核桃）在手掌中反复搓弄，以五指拨动旋转，对手腕及手指有舒筋活络作用，益气活血、健脑安神。

（6）盆景疗法：制作、欣赏盆景既可锻炼两手精细活动功能，又能引起患者对自然景物的兴趣，改善情绪。

**5. 中国传统民间益智游戏**

此类游戏来源于民间百姓的智慧和生活经验，蕴含极大的趣味性和技巧性，其流行和发展建立在大众的喜好上，具有极强的可接受性和民间活力。与现有治疗性游戏相比，中国民间游戏群众基础广泛而深厚，更易于被我国患者接受。

中国传统民间益智游戏以开发智力、刺激大脑为主，除具有娱乐功能之外，还具有一定的逻辑性、数理性和竞技性。比较有代表性的有九连环、七巧板、华容道等，西方将它们统称为“中国的难题”。利用这些益智游戏，可以在锻炼思维能力的同时，改善手的精细活动、手眼协调性及平衡功能等。

（1）九连环：是用 9 个圆环相连成串，以解开为胜。形式多样，规格不一，其解法多样，可分可合，变化多端；得法者需经过 81 次上下才能将相连的 9 个环套入一柱，再经过 256 次才能将 9 个环全部解下，也可套成花篮、绣球、宫灯等状。治疗中根据实际情况使用不同规格质地的玩具，用于训练不同损伤程度的人群，可在环上进行改造，如增大摩擦，用不同质地物质包裹，以降低手指操作难度和进行感觉刺激，锻炼患者的抓握、关节活动能力。游戏可分不同难易程度，适合不同思维发育程度的人群，以提高使用者的兴趣。如改装减少环的数量或使用可拆卸的金属环以降低难度。

注意事项：该游戏对手的精细活动和思维能力有一定要求，在进行游戏教学时要尽量选用适合患者规格和质地的玩具，引导其探索。

（2）鲁班锁和鲁班球：鲁班锁由 6 根内部有槽的长方体木条、按横竖立三方向各 2 根凹凸相对咬合一起，形成一个内部卯榫相嵌的结构体；鲁班球由 6 块半圆形木块组成。玩具有不同的规格，可在木条数量上进行增减，也可更换为金属等其他质地。治疗师在运用此类玩具时可自行安排，也可让运用此玩具较好的患者对初学者进行教学，训练方法多样。患者的上肢运动功能、手眼协调、认知和交流能力可在游戏中得到锻炼。对于有较好数学空间思维能力的患者，这类游戏具有极强的吸引力。

注意事项：从有 4 根木条的最简单玩具开始，令患者观察熟悉其结构，而后可由易到难逐步增加难度。在熟练拆装较简单的玩具之后，可令患者发挥想象自由进行组装。

（3）七巧板：可设计不同的颜色及大小以适合不同的患者，具有极好的训练效果。在制作时可自行选用纸板、木板或塑料，制作简单；也可在七块板的基础上，制作十二块板、十五块板等；可制作大号的七巧板，让患者利用四肢大关节进行摆放，水平位及垂直位都可操作。七巧板可操作性强，玩法多样，灵活运用可起到不同的效果，在作业治疗中患者可发挥想象力，不断活动上肢，摆放出不同图案，进行多种能力训练，如形状概念、视觉分辨、认智技巧、视觉记忆、手眼协调，鼓励开放、扩散思考及创作。

（孔得宇　黄羽诗）

# 第四节　新 Bobath 技术

Bobath 技术是由英国物理治疗师 Bobath 夫妇根据运动发育控制理论，经过多年康复治疗实践而形成的。1991 年 Bobath 夫妇辞世后，很多医生和治疗师都以自己掌握的知识为基础，吸收最新的神经生理学、脑科学、神经系统理论、运动学理论，不断丰富和发展这一技术和理念，并付诸临床治疗与实践，从而逐渐形成了现代的新 Bobath 技术。本节简单介绍有关作业治疗方面的新 Bobath 技术。

## 一、概述

国际 Bobath 指导教师协会（IBITA）成立于 1984 年，1995 年为 Bobath 概念做出了最新的定义：针对中枢神经系统损伤，存在姿势张力、运动和功能障碍者进行评定与治疗的技术。治疗目标是通过促通技术来改变姿势控制与选择运动，从而最大限度地引出运动功能。这一定义的确立标志着新 Bobath 技术的诞生。

**1. 主要特点**

新 Bobath 技术以神经生理学、神经发育学、生物力学、运动发育学为理论依据，其治疗目标是由“促通”改善姿势控制及选择性运动，最大限度地引出中枢神经疾病患者的潜在能力。“促通”是主动学习的过程，由治疗师诱导患者完成功能性运动学习。时至今日，众多指导教师都致力于发展 Bobath 治疗内容，主要介绍如下。

（1）引入临床推理与个案学习：新 Bobath 技术的发展依赖于引入小组中的临床推理与临床实践中的个案学习的讨论与洞察。例如，要解决患者步行时下肢及上肢功能障碍的主要问题，需要研发并普及诱导姿势控制的稳定性及引出四肢分离运动的精致治疗手法技术，从而要求治疗师具有临床洞察力。

为充分引出患者的可塑性，需要在临床实践中进行个案学习，在实践中进行讨论，从实践证明其意义。同时，研究个别患者的评定、治疗、预后是否合适，运用“临床推理”的方法深思治疗内容的创造性与有效性。

（2）先行性姿势调整功能在临床中的应用：Bobath 夫妇提到，中枢神经系统疾病患者的核心问题是存在姿势肌张力。姿势肌张力是抗重力肌群对抗重力并维持身体垂直的能力。姿势肌张力反映了脑的易变性，也是脑的可塑性的重要因素。目前可从神经源性与非神经源性来解释。

Bobath 夫人就正常的自律性姿势反应予以解释。在此处“反应”一词可反映时代变化。反应是脑反馈机制的用词，表示前馈的脑作用，5 个翻正反应并不能解释清楚可先快速的恢复平衡的精细姿势的调整控制，所以平衡反应不仅是反馈反应，也包含了前馈反应作用。目前上述用词可作为姿势控制的同义词。目前使用先行性姿势调整功能、反馈、前馈、核心稳定、核心控制等用词来说明。

（3）感觉的选择性导入与复合导入：目前 Bobath 治疗中为调整运动功能而以本体感觉为基础已逐渐成为主流。但在完成课题时选择给予感觉信息的方式很重要。弛缓的上下肢运动调整需施加感觉信息的刺激，与此同时，由感觉内反馈主流的本体感觉刺激输入可提高姿势肌张力。上肢手治疗中应用对手掌及指掌的摩擦触觉，目的是由上肢手的定向（手的接触指向性反应，contactual hand orienting response，CHOR）、立体感觉、个别手指分离活动引入丰富的感觉与恢复识别。此时摩擦触觉从脊髓丘脑束到躯体感觉区形成手指肌群运动，即“本体感觉系统”。

步行中足底机械感受器（mechanoreceptor）发挥作用形成地面反作用力。治疗师在减轻足部水肿、矫正足部内翻垂足的基础上予以负重。机械感受感觉与肌腱本体感觉一起通过脊髓小脑束上行至小脑，调整小脑内步行节奏发生器与脊髓内步行模式发生器。步行中足底机制感受感觉也定位于“本体感觉系统”。

吞咽治疗中对受体床整体进行感觉导入，促通吞咽反射恢复。味道厚重的饮食可促通吞咽反射，味觉会对吞咽运动等连续肌肉收缩作用有影响，故吞咽运动中口腔运动对口腔内刺激与上下肢神经肌肉活动也可称为“本体感觉系统”。

Stillman 将以上手、足、口均可见到的感受特征总称为“本体感觉系统”，是由肌梭及高尔基腱器之外的表浅性感觉转为本体感觉作用于肌肉的状态，是上肢及下肢精细运动中有效的感觉信息。

为取得骨盆及躯干的抗重力姿势，姿势控制也通过桥网状脊髓束发挥基本作用。外扰乱为达到高度平衡，以内脏为主的重量觉及前庭系统联合起作用。

脑卒中后遗症患者治疗中，感觉方面调整以本体感觉为主，尤其是以姿势控制为核心。上肢、手及下肢康复治疗中，应考虑内反馈的信息输入强度、予以刺激的位置、反复时间及频率，在完成课题时应向整合多方式感觉系统方向发挥作用。治疗中应考虑感觉方式选择导入、复合导入及导入顺序。

（4）系统理论与学习理论的应用：学习现代的 Bobath 技术应注意将运动控制中的系统理论与运动学习理论进行实际应用。神经肌肉可塑性尤其是脑的可塑性是运动学习的背景。可塑性有肯定性与否定性作用。脑卒中后不使用瘫痪侧手则形成失用的学习。脑的运动学习也可在患者日常非治疗时进行，以形成低效的扭曲非对称姿势与努力性低效代偿运动。

为有效使用学习理论，应提高稳定姿势定向的姿势控制能力。在此基础上与患者及家属共同分担主要功能障碍问题，帮助患者主动参加治疗。治疗师需设定患者关注的目标，制订个体治疗计划。有必要时进行 24 小时管理与治疗。

（5）功能性人类运动：治疗师为完成治疗，可在正常人身上体会功能性人类运动（functional human movement including biomechanics）致全身性姿势控制。在重新体会立位平衡、步行、坐位至仰卧位过程、端坐位至立位过程、上肢手够取与坐位平衡的过程中可形成高效姿势及运动构成因素的训练。为解决非中枢神经系统损害引起的骨折及腰痛等所致的动作左右差异、姿势排列扭曲等问题，治疗师可通过亲身体会将可形成正常姿势运动构成因素的训练应用于治疗中。

**2. 治疗原则**

（1）强调患者学习运动的感觉：Bobath 认为运动的感觉可通过后天的反复学习、训练而获得。反复学习运动的方式及动作可促进患者获得正常运动的感觉。为了学习并掌握运动感觉，需进行无数次各种运动感觉的训练。治疗师须根据患者的情况及存在的问题，设计训练运动，这些活动不仅诱发有目的的反应，而且可以为患者提供相同运动重复的机会。只有反复刺激和重复动作才可促进和巩固动作。

（2）强调患者学习基本姿势与基本的运动模式：每一种技能活动均是以姿势控制、翻正反应、平衡反应及其他保护性反应、抓握与放松等基本模式为基础而发生的。依据人体正常发育过程，抑制异常的动作模式，同时通过关键点控制诱导患者逐步学会正常的运动模式，诱发出高级神经系统反应，使患者克服异常动作和姿势，逐渐体验和实现正常的运动感觉和活动。

（3）按照运动的发育顺序制订训练计划：患者的训练计划必须与患者的发育水平相适应。在测定的过程中，应从发育的观点对患者进行评价，沿发育顺序进行治疗。正常的运动发育是按照从头到足、由近及远的顺序，具体运动发育顺序一般是从仰卧位→翻身→侧卧位→肘支撑卧位→坐→膝跪位→双膝跪位→立位等。

（4）将患者作为整体进行治疗：Bobath 强调训练时要将患者作为一个整体进行训练。不仅要治疗患者的肢体运动功能障碍，还要鼓励患者积极参与治疗，掌握肢体在进行正常运动时的感觉。在训练偏瘫患者的下肢时，要注意抑制上痉挛的出现。总之，要防止患者身体的其他方面出现障碍，把患者作为一个整体制订治疗计划和训练方案。

## 二、常用技术与治疗手法

**1. 控制关键点**

关键点是指对身体其他部位或肌张力具有重要影响的某些特定部位。人体关键点包括中央关键点，如头部、躯干、胸骨中下段；近端关键点，如上肢的肩峰、下肢的髂前上棘；远端关键点，如拇指和踇趾。

**2. 反射性抑制**

是用来抑制肌张力和姿势的一种有效方法，可以防止异常的感觉输入。

**3. 调正反应**

属于静态反应。是指当身体偏离正常姿势时，人体会自发性地出现恢复正常姿势的动作，即头部位置、头部对躯干位置、四肢对躯干位置等恢复正常的一系列反应。

**4. 平衡反应**

属于动态反应。是比调正反应更高级的维持身体平衡的反应。当人体突然受到外界刺激引起重心变化时，四肢和躯干出现自动运动，以恢复重心至原有稳定状态。

**5. 感觉刺激**

（1）加压或负重：通过施加压力与阻力来增加姿势性张力与减少不自主运动。

（2）放置及保持：放置是将肢体按要求放在一定的位置上；保持是指肢体在无帮助的情况下停留在某一位置。二者常一起使用。

（3）轻推：包括压迫性轻推（即挤压关节，用来增加肌张力）、抑制性轻推和交替性轻推。

## 三、适用对象

### （一）脑瘫患者

Bobath 认为，脑瘫患儿和正常小儿不同，存在精细运动和随意运动等多方面障碍，因而表现出复杂离奇的动作和各种异常姿势。这种异常不仅是运动功能障碍，还有语言、性格、视觉、听觉、智力等多方面不同程度的障碍。在一个脑瘫患儿身上常同时存在两个以上障碍，称为“脑损伤综合征”。在治疗脑瘫时随着运动功能改善，其他伴随障碍也有不同程度的改善，因此 Bobath 认为治疗脑瘫必须从多方面入手，按照小儿生长发育的规律进行治疗。

**1. 治疗阶段**

（1）第一阶段：使肌张力恢复或接近正常状态，可抑制异常紧张性姿势反射，如非对称性紧张性颈反射和紧张性迷路反射，逐渐获得正常的肌张力。

（2）第二阶段：促进立直反射与平衡反射发育，多在无意识当中、在各种姿势下、在失平衡状态下促进立直反射与平衡反射的发育。如乘车时突然停车，无意识地向前迈出一步以保持平衡的动作；向前、向后、向左、向右推动患儿，使其在失去平衡的情况下迈出第一步。促进平衡动作是一种无意识的自动反射，是人体最重要的功能之一。

（3）第三阶段：是向随意动作移行的阶段，治疗时不给患儿摆好动作，而是通过设计的场面，引导患儿出现正常的动作姿势，体会正常运动的感觉，使痉挛减轻，逐渐引出自发的随意动作，按翻身、四爬、坐、站立等顺序进行。

**2. 治疗方法**

（1）反射性抑制手法：包括反射性抑制伸展姿势手法与反射性抑制屈曲姿势手法两种。

1）反射性抑制伸展姿势手法：适用于手足徐动型脑瘫与痉挛型脑瘫，表现为头背屈、全身呈明显的伸展姿势，或呈非对称性紧张性颈反射姿势，严重者呈角弓反张。

操作手法：使患儿呈自然的仰卧状态，训练师跪坐在患儿足下方，用一手先屈曲后头侧的下肢于腹部，然后再屈曲前头侧的下肢于患儿的腹部，使患儿两下肢屈曲后固定在训练师胸前。训练师再用双手握住患儿双手，并内收内旋后固定于患儿胸前，然后训练师用一手托起患儿后头部，用另一手固定患儿双手，使患儿呈坐位，坐在训练师的双侧大腿上，这时患儿头前屈，膝关节、髋关节屈曲，形成一个全身屈曲状态，然后训练师将患儿双侧下肢伸展，外展，使股角逐渐扩大。训练师用双足压在患儿伸展、外展的双腿上，用双手握住患儿拇指，使患儿上肢屈曲、伸展、向上、向下，调节头部位置，使头部调节成直立正中位。

反射性抑制伸展姿势手法在抑制伸展姿势的同时，也促进了屈曲、保持对称的姿势，因而全身伸展或角弓反张的异常姿势得到了纠正，利于上肢功能动作的形成。由于头部、颈部躯干前屈，上肢内收内旋固定于胸前，屈髓、屈膝，恰似球形，Bobath 称其为抱球姿势。

2）反射性抑制屈曲姿势手法：用于全身呈屈曲姿势的脑瘫患者，或头前屈、脊柱弯曲成拱背状，或受紧张性迷路反射（TLR）影响，臀高头低、脊柱伸展不充分的患者。

操作手法：首先使患儿呈俯卧位，双上肢向前方伸展，使头与脊柱形成一条直线，为了加强效果，训练师可用双手按在患儿背部，一手向头部方向，一手向骶尾部方向按压晃动，使患儿脊柱得到充分伸展。然后训练师移到患儿身体一侧（以右侧为例），将右手从患儿胸前伸到左上肢处，并握住左上肢，轻轻拖起，训练师的左手放在患儿臀部上方，起固定作用，这时右手轻轻摇动，左手用力按压，使屈曲的躯干逐渐伸展。当患儿脊柱充分伸展后，训练师移到患儿头上方，使患儿用肘关节支撑，抬高头部，使脊柱充分伸展，促进抗重力肌发育，然后用一侧肘支撑，一侧上皮向上伸展，训练师可轻轻上下抖动向上伸展的上肢，两侧交替进行。这种手法利于脊柱伸展和头部调节，也利于抗重力肌的发育。如果患儿不能抬头，需训练师辅助：训练师一手固定患儿上臂，同时用中指支撑患儿下颌，使其抬头，反复进行，使患儿体会抬头的感觉。

脊柱伸展是对屈曲姿势的最有力的抑制。为了加强效果，可使患儿仰卧。在腰部或骶尾部放上圆滚，可使躯干得到充分的伸展，纠正屈曲姿势。

抑制全身屈曲的基本手法就是用肘和手支撑体重的抬头姿势。在俯卧位用双肘和双手支撑体重的抬头姿势，恰似小犬俯卧时的姿势，因此又称小犬姿势。这种姿势利于头部调节，抑制屈曲，可充分伸展脊柱。

（2）关键点调节：训练师针对患者身上的关键点进行调节，使患者痉挛减轻，促进正常姿势和运动。效果最好的关键点在身体的近位端，以下介绍主要的关键点调节。

1）头部关键点调节：①使头部前屈、全身屈曲，可抑制全身伸展，促进全身屈曲姿势及屈曲运动。②使头部背屈、全身伸展，可抑制全身屈曲，促进全身伸展姿势及伸展运动。

③使头部左右回旋，可破坏与抑制全身屈曲与全身伸展姿势，促进脊柱旋转动作，利于四肢外展、外旋与内收内旋姿势的形成。

如果患儿痉挛严重或有间歇性痉挛，要避免直接在头部操作，应改在其他部位上进行调节。

2）肩部、上肢关键点调节：使肩关节前屈，以利于全身屈曲姿势的形成，同时抑制头背屈、抑制全身伸展姿势。使肩关节后伸，以利于全身伸展姿势的形式，可抑制头前屈及全身屈曲姿势，促进抗重力伸展。

调节方法如下。①利用上肢调节肩关节，避免在头部进行调节，以防止发生痉挛。②使肩关节外展、上肢上举，利于脊柱、髋关节、下肢伸展，抑制全身屈曲姿势。③使上肢外展、外旋，向脊柱后方伸展，可抑制屈肌痉挛，特别是颈部肌群与胸肌群，促进手指自发性伸展，可在坐位与立位下进行。④使前臂外旋，利于拇指外展及全手指伸展。

3）骨盆、下肢关键点调节：屈曲下肢，促进髓关节外展外旋、踝关节背屈。使下肢伸展外旋，促进双下肢外展、外旋，开大股角，纠正下肢交叉及剪刀步态。使足背屈，抑制下肢伸肌痉挛。促进踝关节背屈。使骨盆后倾，坐位时骨盆后倾，由于上部躯干代偿向前而促进屈曲姿势；立位时骨盆后倾，可促进全身伸展姿势。使骨盆前倾，坐位时骨盆前倾可促进躯干伸展；立位时骨盆前倾可使脊柱向前，促进全身伸展姿势。

4）躯干关键点调节：①使躯干前屈，可抑制全身伸展姿势，使全身成屈曲姿势，因而促进全身屈曲姿势及屈曲运动。②使躯干后仰（屈），则形成全身伸展姿势，抑制屈曲姿势，促进脊柱伸展姿势与伸展运动。

5）各种体位下关键点调节

俯卧位：①头部、上肢、肩关节的伸展可促进躯干与髋关节的伸展。②头部背屈、上肢水平外展、肩关节后伸，可促进脊柱伸展、手指伸展及下肢外展。③头部背屈并向一侧旋转，可促进颜面侧下肢屈曲外展并向上肢方向移动。

仰卧位：①上肢向前方，肘关节伸直，两手在胸前合拢。下肢外展，屈膝于腹部，可促进姿势对称。②屈髋、屈膝，可利于足背屈、纠正尖足。

坐位：①下肢外展，两下肢伸展成坐位（长坐位或伸腿坐位），髋关节充分屈曲，可促进脊柱伸展和头部伸展。②上肢内收内旋，可使肩关节稳定，在拉起时或仰卧时便于头部的调节。③拉起时，手在前方按压胸骨使胸椎后突呈圆背状，可抑制颈部与肩关节后退。④调节头部和上肢向前，抑制过度伸展的异常姿势，用于重度痉挛患者。

立位：①调节上肢向前、肩关节前屈、上胸部前屈，可抑制全身伸展，用于抑制手足徐动型脑瘫的伸肌痉挛。②上肢外展外旋，在躯干后方合拢，可抑制痉挛型脑瘫躯干、髋关节、下肢的痉挛，促进脊柱伸展，髓关节与下肢外展、外旋及伸展。

在实际应用时，须明确患儿的障碍情况，找出主要问题，在关键部位给予调节以诱导出正确反应，抑制异常反应。随着治疗深入，从被动调节到主动运动，促进小儿自主运动形成，发挥患儿主动调节能力。

（3）姿势反射促进手法：促进姿势反射对恢复人体的基本运动、再现正常的姿势反射具有重要作用。促进姿势反射的手法很多，作用的部位也不相同，以下介绍临床最常用的从头部操作开始的颈立直反射的促进手法。

出发姿势：患者取仰卧位，训练师位于患儿头部上方，左手固定患儿下颌部（以左手为例），右手固定患儿的后头部。

操作手方法：训练师双手缓慢上提后头部，使背部抬高离开床面，下颌抵胸，使颈部周围肌群同时收缩并波及肩部及腹部，训练师手中的头部有变轻的感觉后，继续上提头部，使头部向左侧回旋，肩部、上肢、躯干、髋关节、下肢也按顺序向左旋转形成侧卧位。

从侧卧位，继续牵引头部向左侧旋转形成俯卧位。

形成俯卧位后，训练师两手位置不变（一手固定下颌，一手固定后头部），左右旋转头部，小儿用肘关节或手支撑，前胸离开床面，训练师继续牵引头部，左右旋转并向前牵拉，诱导出一侧下肢屈曲向前方移动。该手法多用于痉挛性双瘫患者，促进其双下肢交替向前的移动运动。

当患儿用双手支撑后，继续左右旋转躯干，使骨盆从床面上抬起，形成四爬位。此时训练师缓慢牵引头部向上，使重心向后移动，借髋关节与躯干的抗重力伸展而形成膝立位。

形成膝立位后，训练师移动患儿侧方，仍用手固定头部，使重心移向一侧膝部（训练师侧）并继续旋转头部向训练师侧，另一侧下肢向前伸出形成单膝立位，训练师仍固定患儿头部，位于患儿前方，用力诱导使体重压在向前伸出的足底上，并逐渐地支撑体重，训练师继续用双手固定头部，向上牵引，患儿髋关节伸展，并向另一侧旋转头部，此时患儿站起用双侧足底支撑体重，诱导出立位姿势。

颈立直反射是无意识的动作，是人类基本运动功能的基础。治疗时可以配合口头指示，调动患儿的主观能动性。该促进手法可从头部操作，也可从肩部操作，选择时要根据患者的实际情况，以能诱导出正常的姿势反射为准。

（4）叩击法：又称叩打法或轻叩法，是对浅表感受器及固有感受器的刺激手法。目的是提高患者某一部位肌肉的肌张力，丰富患者的感觉运动经验。根据叩击作用的目的，叩击法分为以下 4 种方法。

1）抑制性叩击：目的是刺激浅表感受器与固有感受器，使颈部、躯干部、四肢的姿势张力增强。通过小范围的反复轻轻叩打，激活痉挛肌的相反肌群，使痉挛拮抗肌产生相反的抑制。如肱二头肌痉挛肘关节屈曲时，训练师可一手在肘部下方支撑，另一手叩击患者前臂，使肱二头肌的拮抗肌——肱三头肌收缩，使肘关节由肱二头肌收缩导致的屈曲状态变为伸展状态。

腓肠肌痉挛时，可使患者采取俯卧位，膝关节屈曲、小腿抬高，此时叩击足底，可使腓肠肌的拮抗肌——胫前肌被激活，由于胫前肌收缩，下肢伸展，抑制了腓肠肌痉挛。临床上多用于痉挛性脑瘫。

2）压迫性叩击：多用于对抗重力、保持姿势、增大姿势张力作用，适用于手足徐动型脑瘫或共济失调型脑瘫，表现为不随意运动、活动范围过大、稳定性差而不能维持一定姿势。治疗时患者多取坐位，两手在前方支撑，训练师可在患者后方，从肩部向下给予压迫性叩击，先向下压迫，然后再松开，一压一松反复进行，使肩关节肌肉收缩、维持对称的姿势。压迫性叩击可在各种体位下进行。

3）交互性叩击：是利用相反神经支配刺激建立平衡反射的手法。治疗时训练师用一手轻推身体一定部位，使身体向前、向后、向左、向右失去平衡，然后再用一手轻推使之又恢复平衡。交互性叩击适用于手足徐动型脑瘫平衡功能障碍的患者。

4）轻抹叩击：沿着想要诱导出运动的方向，在一定肌肉相对应的皮肤上给予轻抹（扫）刺激，使这个特定肌群产生收缩运动，使主动肌与拮抗肌发生协同作用。如俯卧位上肢支撑做抬头训练时，当患者抬头时，在下颌处停止轻抹叩击，而当患者低头时立即用手轻抹叩击下颌，使小儿头部上抬，保持头正中，促进抗重力肌发育。对上肢屈曲的患者，训练师可用双手在上肢的两侧，从近位端向远位端做轻抹叩击，可使肱三头肌收缩，出现上肢伸展的效果。

在治疗前要根据患者病情选择适当的叩击手法，治疗时要观察患者反应，过强的叩击可引起异常反应，而过弱刺激往往达不到治疗效果，治疗时如出现异常肌紧张，应停止叩击，查找原因。叩击疗法在开始时，反应多不明显，这是因为刺激未达到阈值，坚持下去就可出现效果。

### （二）脑卒中患者

#### 1. 患侧上肢手的 bobath 治疗

（1）治疗原则：脑卒中后遗症患者易在不稳定尤其是迟缓致核心控制差的立位及步行中，发生上肢手屈肌挛缩的联合反应。有功能的偏瘫侧上肢手易受联合反应影响，形成非功能化与变形挛缩，故治疗偏瘫侧上肢手的前提是改善姿势控制。

脑卒中后遗症患者的躯干受损伤半球致同侧性桥网状脊髓束影响，双侧躯干、腰腹部、骨盆均易发展为迟缓，故在两侧核心控制恢复的前提下，展开偏瘫侧上肢手的治疗。利用偏瘫侧上肢手的够取运动及滞空反应重新获得上举，予以保持。

在拇长屈肌、指深屈肌及指浅屈肌有缩短及敏感的脑卒中后遗症患者治疗中，强力抓握会先在腕关节及手指关节产生屈肌痉挛模式。对这样的病例治疗师应避免在偏瘫侧上肢手进行够取运动的最后抓握运动时做强力抓握，以免手指屈肌痉挛增高。

上肢手的够取运动是基于动机的运动。够取运动包括以视觉、身体图式为基础的前馈控制及小脑修正错误的反馈，由二者完成运动。够取运动由 2 个相构成：第一相是起初判定目标距离，然后沿轨道启动手的前馈；第二相是进行握持及抓握前的最后调整的缓慢够取运动，主要接受小脑的反馈。

（2）治疗方法

1）肩胛骨的调整：偏瘫侧上肢手的功能恢复的前提条件是肩胛骨的稳定。上肢手进行够取运动时，近端肩胛骨须保持稳定，须在上肢活动前形成动态稳定性，因此须深入评定肩胛骨的功能。

2）诱导够取运动的过程中肌梭等的运动感觉很重要，在够取运动开始与结束时应强调明确刺激关节感受器。

3）肩胛带上肢的滞空反应：使肩胛带周围肌群同时活动，偏瘫侧上肢可自动停住而能自动完成肩胛带稳定与上肢上举，再由治疗师使用关键点来诱导患者偏瘫侧上肢跟随。

#### 2. 改善日常生活活动能力

治疗师治疗脑卒中后遗症患者时，需要从 ICF 的身体结构与功能、活动、参与 3 个方面来考虑（图 2－1）。从身体结构与功能方面来说，平衡能力及上下肢选择运动障碍受中枢神经系统损伤致相反神经支配的影响，为姿势张力及运动模式改变所致。从活动方面来说，妨碍日常生活活动（activity of daily living，ADL）的原因有立位及坐位姿势保持的平衡能力下降及上下肢选择运动障碍。从参与方面来说，脑卒中后遗症患者进行发病前的兴趣与团队活动等会受限，并且生活相关活动也会受限。可以看出，身体结构与功能、活动、参与是密切相关的。

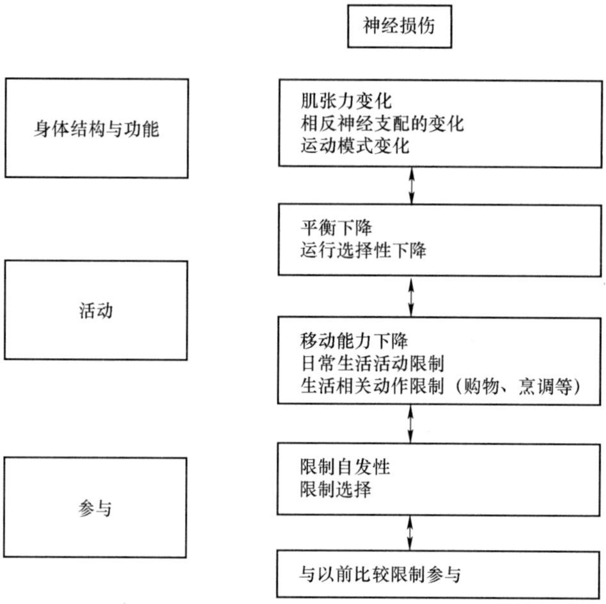


**图 2-1　ICF 的身体结构与功能、活动、参与示意**

（1）姿势运动控制：一般脑卒中患者发病初期坐位平衡下降，身体呈现向患侧方倾倒样坐位，腹部姿势张力重度弛缓，患侧肩胛带呈现翼状肩胛，肩胛骨调整差，上肢缺乏随意性。患侧骨盆较健侧骨盆下降，躯干屈曲，导致胸廓失去位置关系，使患侧上肢和健侧上都受影响，导致进食动作等健侧上肢的 ADL 及头部控制缺乏，影响咀嚼功能，可见进食时食物从口边漏下。

平衡是基于动态适应性对线的感觉运动的相互作用，提供个体抗重力或重力下的运动能力，其目的是在受内、外因素影响时保持在正中位且手足自由，形成日常生活的基础。姿势控制是为了稳定及定向这两个目的而调整空间中的身体位置。姿势运动是确切维持与运动课题相关的多个节段间关系以及身体与环境间关系的能力，姿势稳定性（平衡）是通过与基地面关系来控制身体重心的能力。

运动控制是为让关节产生合适的运动，选择性调整姿势张力，以进行和保持目的运动和姿势而控制并管理运动神经系统的能力，即中枢神经系统根据目的动作进行必要的调整并管理肌肉骨骼系统的能力。

身体从环境收集感觉信息，由腹内侧系统与背外侧系统控制为适应日常生活而产生的运动。

构成桥网状脊髓束作用核心的是核心稳定，依赖腹斜肌、腹横肌、多裂肌的腰腹部肌群的作用。近来已将此概念扩大到肩胛带、骨盆带及头、四肢控制。姿势控制是伴随姿势改变，为了保持姿势用反馈来控制躯干四肢。另一方面在完成前已由前馈予以控制。这称为先行性姿势调整（anticipatory postural adjustments，APAs），对完成 ADL 很重要。

（2）评定与治疗：ADL 与感觉、知觉、认知（记忆、思维、行为）相关，是姿势运动控制的重要背景。ADL 中因环境因素、课题内容及个人因素即使是同样课题也会变化。所以人们会从以往的经验选择最有效的好方法去实施。根据环境信息使用各种系统选择合适的运动程序。在进行课题前为有效实施而激活核心稳定，必须形成姿势定向（postural orientation）及手指构形（pre-shape）的 APAs。

ADL 治疗必须从治疗师的上手（hand on）过渡到放手（hand off），必须辅助患者以减轻家属及护工的辅助为目标。为达到更有效的功能评定要考虑以下几点。

1）评定 ADL 必需的姿势运动控制。这是对连接中枢与周围的核心稳定的评定，也评定发病后代偿模式（战略）是如何进行的。

2）更衣、洗漱、如厕穿脱裤子时，患侧上下肢拿取动作，伴随着坐位、立位姿势定向的评定。

3）ADL 现实情景的评定。这是对如何处理实施家庭及周围环境的信息的评定。

4）24 小时管理（团队工作）。为将治疗成功内容继续下去（终身持续），护理等职业团队的工作很重要，这也是促进患者运动学习的重要环境因素。

（朱文静　刘少兴）

## 第五节　神经训导治疗技术

目前国内外传统的康复技术治疗偏瘫、脑瘫、截瘫等中枢神经系统损伤患者有一定疗效，但传统康复治疗技术多用于发病后的稳定期，而神经训导治疗技术可用于发病后急、慢性期、经其他方法不能改善的患者，这使我国的康复治疗水平迈上了一个新的台阶。

神经训导是根据功能康复的需要，逐渐添加方法、研制设备，通过反复的分析获得的。神经训导将康复疗法分为 3 个阶段：第一阶段是使方法转变成功能；第二阶段是运用运动程序重建技术，使细胞之间建立密切联系，从而协调有序地工作；第三阶段是把前期的运动成果转换成支配肢体运动的实际能力。只要方法得当、适应证选择合适、训练时间符合要求，即能获得较好的临床效果。

### 一、基本原理

神经训导遵循“用进废退”原理。在 3 个阶段的方法中，坚持“尽早找到用脑支配肢体主动运动的方法，恢复脑功能”的指导思路，以达到更好的效果。在康复训练的过程中，使用神经训导的方法，不仅是进行简单的主动运动训练，而是在导引的应用下，通过营造没有危险的危急状态、言语激励和鼓舞及不断超越目标的强化主动运动，促进神经潜能的开发和利用。通过潜能开发、站立和步行等训练，重症患者在使用中学习方法、开发潜能；不能进行主动运动训练、难以恢复功能的患者，能够进行必要的训练并有利于功能的恢复。

神经训导康复治疗体系的第一、二阶段为基础训练阶段，目的是恢复肌肉的自主神经支配，重建反射弧。此阶段患者要一直坐轮椅，避免行走，目的是消除异常运动模式，以重新建立正常运动程序的运动中枢。第三阶段是将第一、第二阶段训练成果转换成日常生活能力，并采用中医导引、主动和被动功能训练相结合的神经训导式运动疗法（PT）和作业疗法（OT）

技术加强和促进肢体自主运动的能力和灵活性，采用潜能训导设备，运用中医的引导技术，促进脑潜能开发，提高肢体的自主运动能力。OT 和 PT 的区别在于 OT 的目标是改善关节活动功能和各种精细协调动作，提高日常生活活动和工作能力，强调实际工作和生活动作以及任务的完成，需要患者注意力集中；而 PT 的目标是改善肌力、耐力、增加关节活动范围，为 OT 做准备，强调训练靶器官的处方性活动，如运动方式、强度、时间和频率。PT 和 OT 虽然有些训练内容相似，但是存在本质上的不同。

## 二、相关仪器

### 1. 潜能训导设备

分为上肢潜能开发和下肢潜能开发设备，可以营造一种没有危险的危机状态，训练正常细胞代替损伤区细胞发挥功能。在原有运动模式或生活习惯不去除的情况下，新模式的建立是非常困难的，所以在进行异常模式矫正的过程中，除了限制患者错误地行走，还需要进行脑潜能开发和运动模式的重建训练，逐渐过渡到独立行走，因此不是越早开始行走效果越好。从基础做起，建立起“新”的正常步态，才能获得较好临床效果。

对于上肢潜能开发训练来说，该设备主要适用于中枢神经系统损伤和骨关节损伤后病情稳定的患者，如偏瘫、脑瘫、小儿脑瘫、截瘫以及骨关节肌肉等功能障碍等，主要目的是恢复患者的自主功能运动及防止肌肉萎缩。下肢潜能开发训练设备除具有上述效果外，还可以改善下肢运动功能和运动协调能力，可以很好地将单关节运动和多关节运动结合在一起，对于协调训练十分有效，适用于使用传统康复治疗方法但未见下肢功能改善的患者。

### 2. 站立床及减重步行训练系统和减重步态训练器

减重步行训练可通过吊带控制，根据需要减轻患者步行中体重，保证行走安全。可帮助骨关节、神经系统疾病引起的下肢无力、痉挛、疼痛的患者尽早进行步态训练。站立床最主要的功能是帮助使用者维持被动直立状态，使其各个系统处于正常生理状态。可根据患者情况进行角度调节，可以在某一角度停留。如脊髓损伤的患者在初期阶段可能会出现直立性低血压，不能直接到直立阶段，可以用站立床进行过渡。康复站立床的功能很多，可以预防骨质疏松，防止病理性骨折、预防压疮、增加关节活动范围，预防关节挛缩、改善血液循环功能、改善消化功能、改善呼吸功能、帮助使用者回归家庭和社会等，并且有助于调节患者心血管的应急能力，为下一步康复计划奠定基础。使用减重步态训练器进行训练时，一般减重的重量从患者体重的 1/8～1/5 开始，履带的转动速度从 0.22m/s 开始，训练一段时间之后，患者的步行能力提高后，可以适当增加步行机的速度。在训练的过程中，治疗师需要指导患者按照履带上的步态标记进行训练，以保证步态模式正确。

一般情况下，在患者可以使用减重步态训练器的训练阶段时，治疗师可以根据患者情况尽量要求患者在没有辅助的条件下进行实际运动训练，即训练中尽量避免使用轮椅和拐杖等。

## 三、适用范围

使用神经训导技术进行作业治疗要求患者具有主动参与的意愿，否则难维持训练，容易半途而废，起不到治疗效果；其次，患者需要有明确的赶超目标，这是开发潜能、恢复和提高功能的重要手段，将目标渗透于日常生活和生产劳动之中，使患者时刻想要提高自己。对于康复训练的患者来说，设立即时、明确的赶超目标更为实用，但是注意设定的目标一定要合理，防止目标太高、急于求成，避免患者产生不利于康复的悲观情绪；还需注意，患者需要进行主动运动，要保证训练难度循序渐进并时刻关注患者的身体状态。

作业疗法的适应证十分广泛。凡需要改善手的运动功能（特别是日常生活活动和劳动能力）、身体感知觉功能、认知功能，改善情绪心理状态，适应住宅、职业、社会生活条件者，都适宜用作业疗法进行训练。目前，作业疗法多用于以下几个方面。①内科和老年病：如脑血管意外后遗症、关节疾病、老年性认知功能减退等。②骨科：如骨关节损伤后遗症、手外伤、截肢后、脊髓损伤、周围神经损伤等。③儿科：如肢体残疾、发育缺陷、学习困难或残疾、类风湿关节炎等。④精神科：如精神分裂症康复期、焦虑症、抑郁症、情绪障碍等。作业疗法的处方内容包括：作业种类、治疗目的、分量及次数、注意问题。作业治疗室内有沙磨板、滚筒、平衡板、肩抬举训练器、分指器、套圈、沙袋、矫形器、螺丝、腕部功能训练器、OT 桌等多种作业治疗设备，能够对各种功能障碍和瘫痪进行相关作业治疗和训练。

### 四、注意事项

在通过神经训导方式进行训练的过程中需要注意以下几点。①训练应该循序渐进，不可急于求成，如果患者在完成动作的过程中表现得比较困难，应适当降低训练的难度，防止患者产生挫败感；例如，治疗师在设计训练的过程中，初次进行 3 个关节的活动，患者不能完成，治疗师可以将训练改为 2 个关节参与的训练，随着训练的次数增多，患者能力的提高，再适当增加训练难度。②在训练的过程中，注意防止产生不必要的关节活动，在训练初期，患者为了完成指定的训练动作可能会出现不必要的代偿，这个时候为了矫正异常的运动模式，可以使用减重训练器或运动模式塑形器协助训练。③注重训练中提高皮质运动中枢功能，而不是为了刻板地完成某一动作。④训练中治疗师应根据患者的情况灵活设定训练内容，防止训练过于单一或难度太大，这是治疗师必备的素质之一。

对于意愿较强和恢复较好的患者来说，可以在日常生活中通过便携式神经训导虚拟实际训练系统和多功能训练带进行自我锻炼。患者可以自行选择训练内容和训练方法，然后开始训练，如选用循经导络六步法进行全身各关节和躯干的训练。

（于洪侠　吴娱倩）

## 第六节　肌内效贴技术

近年来，肌内效贴技术在康复领域发展迅速，应用广泛，越来越多地应用于运动损伤、骨科疾病、神经疾病、儿童疾病的康复治疗中，成为有效的辅助手段。肌内效贴由日本人加濑建造（Kenso Kase）于 1973 年发明，是一种带有极佳弹性的超薄透气胶带。布基采用防水弹力布，胶水为医用亚博士克力胶，胶面呈波纹状不完全覆盖在布基上（胶面宽度 3.75px，间隙 8.75px，波长 150px，振幅 40px）。它不含乳胶及药性，延展性强，可达原始长度的 120%～140%，并对皮肤产生一定的压力。肌内效贴的厚度与透气性均类似于人体的皮肤，可用于减轻水肿、改善循环、支持、训练、放松软组织、减少炎症反应、降低疼痛；肌内效贴在未施加拉力或在拉力范围内时，贴布具有持续的自然弹性，可提供持续有益的感觉输入。

## 一、原理

目前肌内效贴的作用机制并不明确，但根据发明者加濑建造博士以及临床试验和贴扎效果分析，肌内效贴的作用假说主要集中在以下5方面。①改善肌肉状态：通过加强薄弱肌肉促进关节和肌肉的重新调整，改善肌肉收缩功能，或者通过抑制肌肉活动，起到减轻肌肉紧张和疲劳程度的功效。②消肿：通过增加皮肤和皮下结缔组织之间的间隙，改善血液及淋巴循环，消除局部组织液滞留，改善肿胀淤血现象。③缓解疼痛：通过减小疼痛感受器的压力，活化内在的镇痛系统，提高痛阈，进而起到减轻疼痛的效果。④矫正姿态：通过减轻异常肌张力，重新调整关节，帮助重建筋膜和肌肉功能，起到筋膜和力学纠正效果。⑤增强感觉输入：通过对皮肤机械感受器的刺激，增加贴扎区域周边的感觉反馈，加强本体感觉输入，达到调控神经和骨骼肌活动的目的。由于肌内效贴的形状不同，其作用功效的侧重点也不同。

## 二、分类

### （一）按形状分类

肌内效贴的形状有I型、Y型、X型、O型、爪型、灯笼型等（图2-2）。I型可引导筋膜、促进肌肉收缩及支持软组织，可针对痛点促进血液循环，还可提供最大固定效果。根据中段贴布的拉力不同，对关节活动范围或拉伤的软组织做不同程度的固定。Y型的2个分支尾端贴布的长度及夹角会影响固定端的回缩分力，贴布能调整肌张力，促进血液循环代谢，适用于放松紧绷肿胀的肌肉，或促进肌肉收缩，引流效果较I型更佳。X型4个分支的尾端贴布回缩朝向中间的固定端，可促进固定端位置的血液循环及新陈代谢，起到镇痛效果，又称痛点提高贴布。O型中段的贴布能维持肌张力，促进循环代谢，可减少软组织因长期固定而发生的萎缩或失用等不良反应，适用于骨折及软组织挫伤。爪型可将组织液引入最近的淋巴结来改善组织液滞留，以重叠交叉的网状贴来强化引流效果。灯笼型中间为多分支，中段散状型贴布能促进淋巴引流，适用于局部水肿或瘀血等。

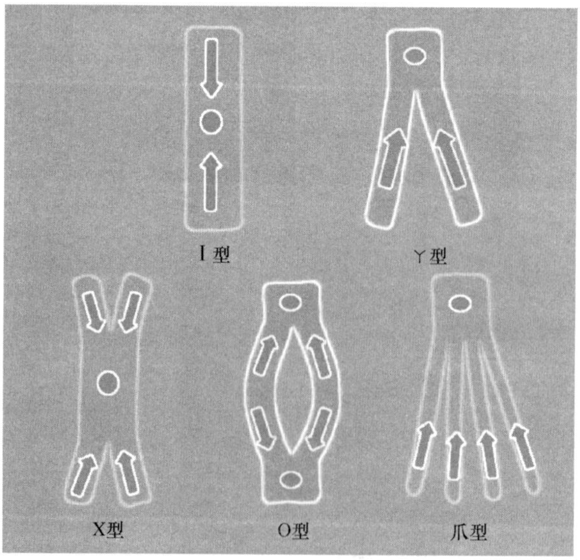


图2-2　肌内效贴形状示意

### （二）按功能分类

肌内效贴按功能大致可分为力学矫正、筋膜矫正、间隙矫正、韧带和肌腱矫正、功能性矫正、淋巴系统矫正。

**1. 力学矫正**

①组织不牵拉，贴布牵拉至 75%～100%，产生压力，改变肌肉收缩的支点，帮助减轻疼痛。②将关节固定于适中或缩短位置（组织不牵拉），贴布牵拉至 75%～100%。

**2. 筋膜矫正**

①组织不牵拉，贴布牵拉至 25%～50%，可协助肌肉收缩，协助肌肉放松。②经过关节的地方，组织牵拉，贴布不拉，产生张力，将皮肤抬起，增加皮下空间。

**3. 功能矫正**

关节向欲辅助的动作方向摆位（组织不牵拉），贴布中段牵拉至 75%～100%，贴布两端不牵拉贴于关节两端，关节向欲辅助的动作反方向拉开到底（组织与贴布一同牵拉），将贴布中段固定贴上。

**4. 淋巴系统矫正**

将贴布剪成多条，组织牵拉，促进淋巴循环。

## 三、应用

**1. 骨科疾病**

减轻预防肿胀、缓解疼痛是骨科疾病治疗的重点。过度肿胀对肢体结构及神经肌肉兴奋性可造成不利影响，并与疼痛一起加剧患者运动功能障碍。正确使用肌内效贴可达到减轻疼痛、消除肿胀、促进肢体功能康复及增进运动等效果。肌内效贴减轻疼痛的机制主要集中于两方面：一是“淋巴贴扎”可增加皮肤与肌肉之间的间隙，促进血液及淋巴回流，减少疼痛物质的刺激；二是肌内效贴本身具有伸缩性，使皮肤痛觉感受器产生冲动兴奋脊髓后角神经胶质细胞，形成关闭闸门效应，起到缓解疼痛的作用。此外，肌内效贴在不同的贴扎方向下会对皮肤和筋膜产生不同方向的作用力，利用其张力放松紧张的肌肉或支持疲劳的肌肉。当肌内效贴方向与肌肉收缩方向一致时，可起到促进肌肉收缩的效果；当肌内效贴的方向与肌肉收缩方向相反时，则促进肌力恢复，加快康复进程。肌力增强还可能是由于肌内效贴的弹性刺激皮肤，肌肉贴扎区域周围的感觉反馈加强本体感觉输入。

**2. 中枢神经系统损伤**

肌内效贴可加强皮肤的感觉输入，从而募集更多运动单元，提高肌肉收缩效能；调整控制姿势肌群张力，促进肌肉协调收缩，提高肩袖肌对肩关节的稳定作用；肌内效贴在牵拉皮肤的同时，也能保护肩关节周围软组织，减轻运动时肌肉负担；另外，其弹性强，可使患肢活动不受限制，避免传统运动贴布引起的关节活动受限、异常痉挛模式等副作用。有研究发现，采取运动疗法结合肌内效贴扎方法治疗脑卒中后偏瘫患者患侧手肿胀，运动疗法+肌内效贴组较运动疗法+假贴扎组患者手肿胀程度明显减轻，治疗后各时期观察组肿胀程度明显低于对照组，证明脑卒中患者患手肿胀使用肌内效贴治疗具有较好疗效。Jarac-zewska 等综述使用各种方法促进脑卒中患者的上肢功能运动，发现肌内效贴在辅助治疗脑卒中偏瘫患者上肢功能的恢复中至关重要；作为一种辅助治疗的手段，它可以增加关节稳定性，减轻肿胀、缓解疼痛，抑制或促进肌肉功能，增加本体感觉的输入来实现和维持期望的身体对线。

**3. 儿童康复**

近年来，肌内效贴开始应用于脑瘫儿童康复中，由于其在改善姿势控制、强化或放松肌肉、调整肌张力、稳定关节、增加本体感觉输入等方面的潜能，得到越来越多儿童康复治疗师的关注。由于肌内效贴不含有任何药物成分，具有低过敏性，使用的同时不影响正常的治疗活动，因而为众多家长所接受。Yasukaw 等探讨脑瘫患儿、后天残疾患儿住院期间使用肌内效贴辅助康复训练的疗效，采用墨尔本评分评估上肢功能。结果显示，患儿上肢功能在肌内效贴的辅助治疗下得到明显改善。Simsek 等的研究中，观察脑瘫患儿在采取肌内效贴治疗后对坐姿、粗大运动功能和功能独立性水平的影响，提示肌内效贴对独立性活动和粗大运动功能影响不明显，但对坐姿有积极影响，这可能与贴扎方法及技术熟练程度有关。由此可见，肌内效贴在儿童康复中研究质量较高、效果明显。

## 四、禁忌证

绝对禁忌证为恶性肿瘤、感染、蜂窝织炎、开放性伤口、深静脉血栓；相对禁忌证为糖尿病、肾病、充血性心力衰竭、颈动脉杂音、皮肤病、妊娠。

（黄羽诗）

## 参考文献

[1] 罗勇，张新斐，冯重睿. 神经松动术对脑卒中偏瘫患者上肢功能恢复的影响［J］. 世界最新医学信息文摘，2017，17（80）：43－45.

[2] 黄先平. 神经松动术对恢复后期偏瘫患者手运动功能康复的影响［J］. 医疗装备，2017，30（12）：13－15.

[3] 李威，李丹，许立俊，等. 神经松动术对脑卒中偏瘫肩痛的疗效观察［J］. 中国康复理论与实践. 2015，10.（10）：1197－1120.

[4] 赵军，张通，芦海涛，等. 脑卒中偏瘫步态分析的临床应用［J］. 中国康复理论与实践，2013（7）：655－657.

[5] 裴飞，王艳. 周围神经松动术的研究进展［J］. 中国康复，2012，27（6）：462－464.

[6] 王明弘，李雨桐. 神经松动术对改善脑卒中偏瘫患者下肢功能的研究［J］. 中国农村卫生事业管理，2018，3（1）：118－119.

[7] 施加加，孙莹，李周. 神经松动术对偏瘫患者下肢运动功能的影响［J］. 中国康复，2013，28（1）：20－21.

[8] 孙武东，马明，宋鹏飞，等. 神经松动术联合麦肯基力学疗法治疗神经根型颈椎病的疗效观察［J］. 中华物理医学与康复杂志，2014，36（2）：948－950.

[9] 刘鹏宇，郑健刚. 针刺夹脊穴治疗颈、腰椎病临床研究进展［J］. 长春中医药大学学报，2012，28（1）：178－180.

[10] 黄霄汉，赵娟，杨培培. 神经松动术联合针刺治疗神经根型颈椎病的临床疗效观察［J］. 中国医学工程，2017，25（4）：73－75.

[11] 施加加，刘尊武，蒋丽琴. 神经松动术对腰椎间盘突出症坐骨神经痛的疗效［J］. 中国

康复理论与实践，2013，19（8）：759－761.
［12］李正军，顾培洪，王洪杰，等. 张力性神经松动术对腰椎间盘突出症患者的影响［J］. 中国康复，2014，8（29）：319－320.
［13］孔洋，史传道. 神经松动术结合麦肯基疗法治疗椎间盘源性坐骨神经痛疗效观察［J］. 临床医药文献杂志，2017，4（87）：17061.
［14］赵成毅，刘少喻，李青，等. 神经根管减压术治疗腰椎神经根管狭窄症［J］. 临床骨科杂志，2012，15（1）：1－3.
［15］范少地，罗卓荆，杨卫红，等. 高压氧对颈椎管狭窄术后脊髓再灌注损伤及神经根性水肿的预防与治疗作用［J］. 中华物理医学与康复杂志，2005，27（5）：280－282.
［16］裴飞，王艳. 周围神经松动术的研究进展［J］. 中国康复，2012，27（6）：462－464.
［17］蒋学永，刘守国，伊文超，等. 神经松动术结合推拿治疗腰椎间盘突出症［J］. 中国康复，2012，27（3）：188－190.
［18］安丙辰，吕海生，沈海敏，等. 神经松动手法对腰椎神经根管减压术后早期疼痛复现的疗效观察［J］. 中国康复，2014，29（1）：47－48.
［19］蔡晓阳，吕海生，谢幼专. 早期神经松动术对微创椎间植骨融合术后根性疼痛复现的影响［J］. 上海交通大学学报（医学版），2017，37（4）：510－512.
［20］汤新安，王人卫. 肌内效贴的研究现状及展望［J］. 南京体育学院学报，2013，12（6）：45－48.
［21］赵承坤，曲峰. 肌内效贴在运动生物力学领域应用研究进展［J］. 北京体育大学学报，2015，6（34）：609－613.
［22］赵力生，王建文. 肌内效贴对脑卒中偏瘫患者肩关节半脱位的效果［J］. 中国康复理论与实践，2017，10（23）：1200－1202.
［23］石建伟，唐智柳，蔡美玉，等.2008－2012 年我国女性乳腺癌流行状况的系统性综述［J］. 中国妇幼保健，2014（10）.
［24］王珊珊. 护理干预对控制乳腺癌术后淋巴水肿发生的效果研究［J］. 中国医学科学院，2013（31）.
［25］王颖，曹旭晨. 乳腺癌术后上肢淋巴水肿的研究进展［J］. 中华临床医师杂志（电子版），2009，3（1）：116－122.
［26］姚伟，丁光宏，沈雪勇，等. 淋巴循环动力学模型研究［J］. 生物医学工程学杂志，2008，25（4）：831－834.
［27］卓大宏. 康复治疗的中西医结合渠道和发展前景［J］. 中国康复医学杂志，1994，9（4）：145－148.
［28］卓大宏. 中西医结合的物理治疗和作业治疗［J］. 中国康复理论与实践，2001，7（3）：101－103.
［29］郑晓燕. 从中医特色浅析园艺疗法［J］. 中国民族民间医药，2014，5（8）：31－33.
［30］张晨，董洪英. 中国传统民间益智游戏在作业疗法中的作用［J］. 中国康复，2011，26（5）：382－383.
［31］魏胜敏. 中国传统导引养生术的方法论特征及其当代价值［D］. 福建：福建师范大学，

2012.

［32］蔡祥碧. 健身气功－新编易筋经治疗腰椎间盘突出症下腰痛的研究［D］. 南京：南京中医药大学，2009.

［33］Lundbor G，Richard P. Bunge memorial lecture. Nerve injury and repair-a challenge to the plastic brain［J］. J Peripher Nerv Syst，2003，8（4）：209－226.

［34］Oskay D，Meriç A，Kirdi N，et al. Neurodynamic mobilization in the conservative treatment of cubital tunnel syndrome：longterm follow-up of 7 cases［J］. J Manipulative Physiol Ther，2010，33（2）：156－163.

［35］Kavlak Y，Uygur F. Effects of nerve mobilization exercise as an adjunct to the conservative treatment for patients with tarsal tunnel syndrome［J］. J Manipulative Physiol Ther，2011，34（7）：441－448.

［36］Villafañe JH，Silva GB，Fernandez-Carnero J. Short-term effects of neurodynamic mobilization in 15 patients with secondary thumb carpometacarpal osteoarthritis［J］. J Manipulative Physiol Ther，2011，34（7）：449－456.

［37］Villafañe JH，Silva GB，Bishop MD，et al. Radial nerve mobilization decreases pain sensitivity and improves motor performance in patients with thumb carpometacarpal osteoarthritis：a randomized controlled trial［J］. Arch Phys Med Rehabil，2012，93（3）：396－403.

［38］MorrisPE, HerridgeMS. Early Intensive Care Unit Mobility:Future Directions[J]. Critical CareClinics，2007，23（1）：97－110.

［39］Petrek JA，Heelan MC. Incidence of breastcarcinoma-relatedlymp hedema［J］. Cancer，1998，83（12）：2776－2781.

［40］Michael Mason.The treatment of lymphoedema by complex physical therapy［J］. 1993（1）：43.

# 第三章　脑卒中的康复

## 第一节　概　述

脑卒中（stroke）又称中风、脑血管意外（cerebrovascular accident，CVA），是指突然发生的、脑血管病变引起局限性或全面性脑功能障碍，并持续超过 24 小时或引起死亡的临床综合征。

正常成人的脑重约 1500g，占体重的 2%～3%，每分钟流经脑组织的血液为 750～1000ml，占每分心输出量的 20%，表明脑血液供应非常丰富，代谢极为旺盛。脑组织耗氧量占全身耗氧量的 20%～30%。能量来源主要依赖于糖的有氧代谢，几乎无能量储备，因此脑组织对缺血、缺氧性损害十分敏感，无论氧分压明显下降或血流量明显减少都会出现脑功能的严重损害。如果脑组织的血供中断，2 分钟内脑电活动停止，5 分钟后出现严重的不可逆性损伤。

由于脑组织的血流量分布并不均一，灰质的血流量远高于白质，大脑皮质的血液供应最丰富，其次为基底核和小脑皮质，因此，急性缺血时大脑皮质可发生出血性脑梗死（红色梗死），白质易出现缺血性脑梗死（白色梗死）。

不同部位的脑组织对缺血、缺氧性损害的敏感性亦不相同。大脑皮质（第 3、4 层）、海马神经元对缺血、缺氧性损害最敏感，其次为纹状体和小脑浦肯野细胞，脑干运动神经核的耐受性较高。因此，相同的致病因素在不同的部位可引起程度不同的病理损害。

### 一、流行病学

根据中国人群脑卒中发病率、病死率的研究结果，脑卒中是中国目前的第一死亡原因，在城市人口死亡中所占比例为 20%，农村为 19%。我国现有脑卒中患者 7000 万人，每年新发脑卒中 200 万人，每年脑卒中死亡人数为 165 万人，每 12 秒即有一个中国人发生脑卒中，每 21 秒就有一个中国人死于脑卒中，每年因脑卒中而死亡的中国人占所有死亡人数的 22.45%。

脑卒中导致的死亡多发生在 40 岁以后，50 岁以后病死率明显上升，且各年龄组的病死率依次升高，各年龄段男性病死率明显高于女性。

我国东北地区脑卒中发病率最高，而华南地区发病率较低。研究显示，黑龙江省脑卒中发病率最高，而浙江省和广西壮族自治区发病率最低。

## 二、脑卒中的病因

### （一）常见病因

许多全身性血管病变、局部脑血管病变及血液系统病变均与 CVA 的发生有关，其病因可以是单一的，亦可为多种病因联合所致，如动脉硬化、血管炎、先天性血液病、外伤、药物、各种栓子及血流动力学改变都可引起急性或慢性脑血管疾病。根据解剖学结构和发病机制，可将病因归为以下几类。

**1. 血管壁病变**

以高血压性动脉硬化和动脉粥样硬化所致的血管损害最常见，其次为结核、梅毒、结缔组织疾病和钩端螺旋体感染等所致的动脉炎，先天性血管病（如动脉瘤、血管畸形和先天性狭窄）和各种原因（外伤、颅脑手术、插入导管、穿刺等）所致的血管损伤，以及药物、毒物、恶性肿瘤等所致的血管病损等。

**2. 心脏病和血流动力学改变**

如高血压、低血压或血压的急骤波动，以及心功能障碍、传导阻滞、风湿性或非风湿性瓣膜病、心肌病及心律失常，特别是心房纤颤。

**3. 血液成分和血液流变学改变**

包括各种原因所致的高黏血症，如脱水、红细胞增多症、高纤维蛋白原血症和白血病等，以及凝血机制异常，特别是使用抗凝剂和避孕药、发生弥散性血管内凝血和各类血液性疾病等。

**4. 其他病因**

包括空气、脂肪、癌细胞和寄生虫等栓子，脑血管受压、外伤、痉挛等。

### （二）危险因素

流行病学调查发现，许多因素与脑卒中的发生发展有着密切的关系，这些危险因素主要有如下几种。

**1. 高血压**

是最重要和独立的脑卒中危险因素。

**2. 心脏病**

包括冠心病、心脏瓣膜疾病等。

**3. 糖尿病**

与微血管和大血管病变、高脂血症有密切关系。

**4. 短暂性脑缺血（TIA）与卒中病史（TIA）**

发病愈频繁，卒中风险愈高；有卒中史者卒中复发率较一般人群高 4 倍。

5. 吸烟和酗酒。

6. 高脂血症。

7. 高同型半胱氨酸血症。

**8. 其他**

包括体力活动减少、饮食不当（如盐、动物脂肪摄入过多）、超重、药物滥用、口服避孕药、感染、眼底动脉硬化、无症状性颈动脉杂音、抗磷脂抗体综合征、血液病及血液流变学异常所致的血栓前状态（prethrombotic state）、血液黏度增高等。此外还有高龄、性别、种族、气候、卒中家族史等。

## 三、临床常见的脑卒中类型

脑血管疾病有不同的分类方法，具体如下。①依据神经功能缺失症状持续的时间，将不足 24 小时者称为短暂性脑缺血发作，超过 24 小时者称为脑卒中。②依据病情严重程度，可分为小卒中、大卒中和静息性卒中。③依据病理性质，可分为缺血性卒中和出血性卒中。前者又称为脑梗死，包括脑血栓形成和脑栓塞；后者包括脑出血和蛛网膜下腔出血。

**1. 脑梗死**

包括动脉粥样硬化性血栓性脑梗死、脑栓塞（可为心源性、动脉源性）、腔隙性脑梗死、出血性脑梗死、无症状性脑梗死。

**2. 脑出血**

包括高血压脑出血、继发于梗死的出血、肿瘤性出血、血液病引起的脑出血、淀粉样脑血管病引起的脑出血、动脉炎引起的脑出血、药物引起的脑出血、脑血管畸形或动脉瘤引起的脑出血。

**3. 蛛网膜下腔出血**

包括动脉瘤破裂蛛网膜下腔出血（可见于先天性动脉瘤、动脉硬化性动脉瘤及感染性动脉瘤等）、血管畸形引起的蛛网膜下腔出血、颅内异常血管网症引起的蛛网膜下腔出血。

## 四、临床诊断与鉴别诊断

### （一）诊断要点

**1. 脑血栓形成**

多在安静时发病，以中老年多见，随年龄渐增，中年以上高血压及动脉硬化患者突然发病，数小时至数日内出现局灶性脑功能缺损，并归因于颅内动脉闭塞综合征，临床应考虑急性脑梗死可能。有明显感染或炎症性疾病史的年轻患者在病因上也须考虑动脉炎的可能。

**2. 脑栓塞**

发病状态不定，动静态都有可能发生，动态时略多。可发生在任何年龄，青壮年多见，骤然起病，出现偏瘫、失语等局灶性功能缺损，可伴癫痫性发作，数秒钟至数分钟达到高峰，有心源性等栓子来源，可做出临床诊断，如合并其他脏器栓塞更支持该诊断。

**3. 脑出血**

多在活动时或情绪激动时发作，以中老年多见，如中老年高血压患者在活动或情绪激动时突然发病，迅速出现局灶性脑功能缺损，以及严重的头痛、呕吐、意识障碍等，常高度提示脑出血可能。

**4. 蛛网膜下腔出血**

起病急，用力或激动是诱因。表现为突然剧烈头痛、呕吐，伴脑膜刺激征、血性脑积液，半数出现程度不同的意识障碍，偶有偏瘫。

### （二）鉴别诊断

缺血性卒中和出血性卒中临床表现常有重叠，小量出血似梗死，大面积梗死似出血，有时还需要和颅内占位病变、炎症、脱髓鞘病变、全身性中毒及代谢性疾病鉴别。应根据病史、临床表现、实验室检查进行综合分析，CT 或 MRI 检查常可提供确诊依据。普通 CT 对出血诊断较敏感；灌注 CT（PCT）、脑血流容积（CBV）、MRI 为早期或超早期缺血提供更高的诊断价值，核磁弥散灌注失配（DWI/PWI）常提示半暗带。

（彭彦霞）

## 第二节　功能障碍

功能障碍是指损伤或其他原因导致人体原有功能无法正常执行或出现偏差。由于损伤部位和严重程度的不同，患病后可出现不同严重程度及类型的功能障碍，既可单独出现一种功能障碍，也可同时出现多种功能障碍。

### 一、运动功能障碍

脑卒中发生后，由于中枢神经受损，人体发生上运动神经元性瘫痪，大脑皮质运动区锥体细胞及锥体束受损，其对下运动神经元的抑制调控作用减弱，造成一系列的运动功能障碍，一般表现为单瘫、偏瘫或四肢瘫。

#### （一）肌张力异常

肌张力是肌肉组织在静息状态下的不随意的、持续的、微小的收缩，正常的肌张力有赖于完整的神经系统与肌肉功能。

肌张力的本质是肌肉的牵张反射，受上位神经或反射弧变化的影响。当骨骼肌受到重力影响，梭内肌受到刺激引起梭外肌反射性地轻度收缩产生一定肌张力；在高位中枢的调控下，$\gamma$ 运动神经元的部分冲动传到梭内肌引起收缩并产生刺激传导至脊髓，通过 $\alpha$ 神经元及传出纤维使梭外肌收缩产生一定肌张力，此反射弧称为“$\gamma$–袢”；大脑皮质的布罗德曼（Brodmann）第 4 区和第 6 区通过锥体系和广义的锥体外系的作用，调节肌张力，最终形成正常肌张力。正常肌张力可以完全抵抗肢体重力和外来阻力、外力变化时可以维持姿势不变、平衡原动肌与拮抗肌之间的关系、可以转换人体姿势等，可分为静止性肌张力、姿势性肌张力和运动性肌张力 3 种。

**1. 静止性肌张力**

维持人体姿势的肌张力，如休息状态下维持人体坐、站等姿势。

**2. 姿势性肌张力**

使人体能够有效地变化姿势，在过程中不出现卡顿或无法转换等问题，如协调地完成翻身、坐到站等。

**3. 运动性肌张力**

肢体运动过程中的肌张力。

肌张力可受到体位和肢体位置、中枢神经系统功能状态、心理因素、药物和环境温度等多种因素的影响，这些因素均可造成肌张力升高、降低或障碍。

#### （二）肌无力

肌力是肌肉为维持姿势、启动或控制运动而产生一定张力的能力，简单地说，肌力是肢体随意运动时肌肉收缩的最大力量。

产生肌力的高位中枢神经位于第一躯体运动区的中央前回和中央旁小叶前部。第一躯体运动区能够接收来自对侧骨骼肌、肌腱和关节等产生的本体感觉冲动，以感受身体当前位置、姿势和运动，并通过锥体束控制对侧骨骼肌的随意运动；该区还通过神经纤维连接至丘脑和基底神经节等，与联合运动和姿势动作协调相关。锥体系与锥体外系通过运动神经纤维对肌肉形成支配，形成肌力。

肌力受到多种因素的影响，主要包括运动单位募集率和神经冲动发放频率、肌肉的横截面积、肌纤维的类型和肌肉收缩形式等。

**1. 运动单位募集率和神经冲动发放频率**

一个运动单位是一条运动神经纤维和其支配的所有肌纤维，运动单位募集越多，肌肉收缩能力越强，肌力越大。研究证实，神经冲动发放频率越高，肌力越大。

**2. 肌肉的横截面积**

肌力是肌纤维收缩产生的力量的和，因此肌纤维数量越多、每根肌纤维越粗，肌力也越大。肌纤维数量的增多和肌纤维的粗大均使肌肉横截面积变大，因此，肌肉横截面积可以在一定程度上反映肌力的大小。对成年人而言，肌肉横截面积的增大主要为每根肌纤维变粗大引起，肌纤维数量并没有明显变化。

**3. 肌纤维的类型**

骨骼肌纤维主要分为白肌纤维和红肌纤维。白肌纤维以无氧供能为主，产生的收缩力量较大但耐力较差，又称快肌纤维；红肌纤维以有氧供能为主，产生的收缩力量较小但耐力较强，又称慢肌纤维。两种肌纤维均广泛分布于人体，肌力的大小主要由白肌纤维占比决定。

**4. 肌肉收缩形式**

肌肉收缩以离心收缩产生的肌力最大，向心收缩产生的肌力最小。

肌无力是一块肌肉或肌群产生张力的能力下降或消失，脑卒中患者中枢神经受损后，肌力的产生及控制存在障碍，最终造成肌无力。肌无力对患者日常生活（如进食、穿衣、转移等基本动作）和工作等造成严重影响，限制了患者进行作业活动的能力。除中枢受损直接引起的肌无力外，患者由于脑卒中后长期卧床、对无力肌肉或肌群进行代偿运动，相关肌肉可出现失用，进而出现继发性肌肉萎缩，导致肌无力进一步加重。这也提示在康复治疗过程中，康复医生及康复治疗师应在患者条件允许的前提下，尽早开展规范的康复治疗工作。

### （三）平衡功能障碍

平衡是人体重心偏离稳定位置时恢复稳定的能力，正常平衡功能的维持有赖于感觉传导通路、中枢控制系统和运动器官的完好。平衡分为静态平衡、动态平衡和反应性平衡 3 种模式：静态平衡是人体不动时维持身体姿势的能力；动态平衡是运动过程中控制身体姿势稳定的能力；反应性平衡是受外力干扰时人体维持或重新建立平衡的能力。

正常情况下，由视觉提供的周围环境、身体运动和方向等视觉信息与皮肤触、压觉及本体感觉提供的躯体感觉信息以及前庭系统提供的前庭觉，共同构成平衡的感觉输入系统；由脊髓、前庭核、内侧纵束、脑干网状结构、小脑及大脑皮质等神经中枢进行多层级调控，形成运动方案；关节、肌肉等运动器官按照中枢控制系统下达的运动指令对人体姿势进行调整，主要通过踝关节机制、髋关节机制和跨步机制三种特殊平衡调节机制，身体重心与质心重合，重新建立平衡。

脑卒中后，由于不同位置不同程度的高位中枢损伤，视觉、前庭觉、本体感觉、神经传导通路、中枢控制系统和运动器官等各个平衡功能模块出现障碍，造成平衡功能障碍。另外，脑卒中后，肢体肌失用性萎缩和姿势异常可引起肌张力异常增高等肌肉功能障碍，亦可造成脑卒中后平衡功能障碍。

脑卒中患者平衡功能水平低于正常人群，稳定极限缩小，容易跌倒；重心摆动范围增大且向健侧倾斜，甚至完全在健侧摆动；当患者某一功能受损，并禁止使用其他模式代偿时，患者难以维持平衡或维持平衡困难。部分患者出现“瘫痪倾斜综合征”或臀中肌无力代偿性反应等特殊情况时，会出现身体向患侧倾斜的现象。

### （四）协调功能障碍

协调运动是与特定动作或运动相关的肌群，在中枢神经系统控制下以一定的时空关系共同作用，产生的平稳、准确、可控的运动。锥体系主要由皮质脊髓束和皮质脑干束两部分组成，主要作用是直接控制躯体随意运动、调节精细动作、保持运动协调，是精细协调运动的基本。锥体系任何部位的损害都会造成随意运动功能减退或丧失。锥体外系广义上是除锥体系以外的所有躯体运动传导通路，主要包括皮质－纹状体系和皮质－脑桥－小脑系。锥体外系的主要功能是调节肌张力和协调肌肉活动，使锥体系可以进行精细动作。部分活动一旦成为自律性运动时，可以从锥体系转移至锥体外系管理。锥体外系损伤会造成肌肉无法保持适当的紧张程度和交互协同及抑制，使锥体系无法完成协调运动。肢体无力、肌张力异常、关节活动范围受限和感觉障碍等也可导致协调功能障碍。对于脑卒中患者而言，协调功能障碍通常表现为随意运动失常、不随意运动和共济失调。

#### 1. 随意运动失常

主要表现为协同障碍或辨距障碍等，患者进行指鼻试验等时，无法有效转换动作或指尖接触位置不准确。

#### 2. 不随意运动

主要表现为震颤等，患者静息或进行动作时，肢体出现不自主颤动。

#### 3. 共济失调

在肌力未减退的前提下，肢体运动的协调动作失调，运动幅度和协调发生紊乱，无法维持躯体姿势和平衡。此时，患者随意运动的平稳性、速度、范围、力量、持续时间出现异常，上肢较下肢异常明显，远端较近端异常明显，精细动作较粗大动作异常明显。

### （五）步行功能障碍

直立行走是人类进化的标志，通过直立行走，上肢获得解放，从而能够进行更为复杂、精细的活动。为保持步行功能正常，中枢神经系统、周围神经系统和肌肉骨骼系统功能需要保持正常与协调工作。步行时存在一定的姿态与参数，主要分为运动学参数、动力学参数、时空间参数等，这些参数均在不同领域反映了人体的步行能力情况。

脑卒中患者存在多种步行功能障碍，如臀大肌无力步态、臀中肌无力步态、胫前肌无力步态、共济失调步态和偏瘫步态等，以偏瘫步态最为常见。偏瘫步态的患者因脑卒中发生后肢体运动功能障碍，无法将各种运动随意组合，造成了运动刻板。典型的偏瘫步态患者患侧上肢摆动时肩、肘、腕及手指屈曲、内收；患侧下肢髋伸展、内收并内旋，膝伸展，踝跖屈、内翻。患者步行时速度严重降低，步长显著缩短；患侧支撑相时间缩短，健侧支撑相时间延长；膝关节因下肢伸肌张力增高而几乎没有屈曲；迈步时患侧肩关节下沉，骨盆抬高，髋关节外展、外旋，下肢经身体外侧画出一个半圆弧以便前进。

（六）手功能障碍

生活中穿衣、进食、外出、工作和娱乐等活动都需要手的参与，因此手功能是人体最为重要的运动功能，是一个人日常生活活动能力、生活质量和社会参与能力的决定性因素。在日常生活和工作中，手的基本功能主要是良好的抓握功能。脑卒中发生后，患者由于随意运动障碍和肌张力异常等，手无法执行功能性活动，存在不同程度的失用。

## 二、感觉障碍

感觉按照分布和功能分为一般感觉、特殊感觉和内脏感觉。一般感觉指浅感觉、深感觉和复合感觉，特殊感觉包含视觉、听觉、嗅觉和味觉等。①浅感觉：包括温度觉、痛觉、触觉和压觉，感受器位于皮肤和黏膜，可以感受皮肤和黏膜表面上施加的刺激，是皮肤和黏膜的感觉。②深感觉：又称本体感觉，包括关节位置觉、关节运动觉、振动觉，是肌肉、肌腱、骨膜等本体感受器产生的感觉。③复合感觉：又称皮质感觉，是大脑整合、加工后产生的感觉，包括实体觉、两点辨别觉、重量觉等。

感觉障碍经常发生在丘脑、脑桥和内囊等部位损伤后，由于正常的感觉传导通路受到不同程度的破坏，脑卒中患者可发生不同程度和类型的感觉障碍。

感觉障碍按照病变性质可分为刺激性症状和抑制性症状，前者主要包含感觉过敏、感觉倒错、感觉异常和疼痛等，后者主要包含感觉减退和感觉消失等。浅感觉、深感觉和复合感觉在脑卒中后均能呈现刺激性症状或抑制性症状。①感觉过敏：是指对患者施加轻微的刺激时引起强烈的感觉。②感觉倒错：是指对患者施加非疼痛刺激时引起患者疼痛。③感觉异常：是指患者未受到外界刺激却产生麻木感、沉重感和针刺感等感觉。④疼痛：任何传导通路上的病灶刺激均可引起疼痛。⑤感觉减退：是指对患者施加较大刺激才可以引起感觉。⑥感觉消失：是指对患者施加任何程度的刺激均无法引起任何感觉。

脑卒中患者最为常见的感觉障碍类型为偏身感觉障碍，表现为受损伤侧脑控制的一侧肢体存在浅、深、复合感觉一项或多项障碍，可以呈现刺激性症状，亦可呈现抑制性症状。对于脑卒中后合并感觉障碍的患者，在康复过程中，尽量避免对感觉系统的过度刺激和过度抑制，争取帮助患者恢复正常的感觉功能。感觉减退或感觉消失的患者无法有效感觉疼痛、冷、热等，在进行艾灸等温热疗法时容易被烫伤，出现意外受伤后自己无法感知疼痛而造成伤口感染等问题。存在刺激性症状的患者可能因为治疗师的触碰而诱发剧痛等不良感觉。因此，康复工作者在与感觉功能障碍的患者讨论感觉障碍时解释应更清楚明了，在康复过程中更加严谨细心，确保患者了解自身感觉障碍的各种信息，让患者学会自我保护与进行感觉脱敏或增敏训练。

## 三、语言和吞咽功能障碍

语言和吞咽功能障碍是脑卒中后常见的功能障碍之一，根据损伤部位的不同，发生率为35%～70%，可能发生失语症、构音障碍、吞咽障碍、失写症、失读症和失语法等功能障碍，其中以失语症、构音障碍和吞咽障碍最为常见。

## （一）失语症

失语症是脑损伤引起的语言能力障碍，失语症患者在无意识障碍、视觉受损、听觉受损、构音器官功能障碍的前提下，出现对语言和文字的异常运用，造成无法正常视、听、说、写或与他人交流。目前，失语症的主要分类如下。

### 1. 运动性失语

损伤位于大脑优势半球额下回后部。患者能够理解他人所说的话或写出的文字，但却无法说话，部分患者可以发音，却无法构成正常语言。

### 2. 感觉性失语

损伤位于优势半球颞上回后部和听觉联络区。患者能够模仿他人说话但较为困难，能听到他人说的话却无法理解其意义；患者说话时词汇、语法错乱，常答非所问，自己或他人无法理解其话语。

### 3. 传导性失语

损伤位于优势半球缘上回或深部白质内的弓状纤维。患者复述不成比例和错语为该类型失语的特点，表现为找词困难、语音错语较多、谈话经常出现停顿思考。

### 4. 经皮质运动性失语

损伤位于优势半球布罗卡（Broca）区的前、上部。患者不能说出有组织的语言，但复述功能和口语理解保留较好，可以复述较长的句子。

### 5. 经皮质感觉性失语

损伤位于优势半球颞、顶叶分水岭区。患者命名障碍严重，对语言和文字理解均出现障碍，复述能力保留较好，可以朗读文字但无法理解其意义。

### 6. 经皮质混合性失语

为优势半球分水岭区的大面积损伤引起。患者自发语严重障碍，无法表达自我想法，文字理解和语言理解存在困难，复述能力保留较好。

### 7. 完全性失语

损伤位于优势半球外侧裂周围的语言区域。患者全部语言功能受损，部分患者能理解极少数词语或唱歌。

### 8. 命名性失语

损伤位于优势半球颞中回后部或颞枕交界区。患者存在找词和命名功能障碍，但其他语言功能保留较好；患者在遇到无法说出的词语时，经常以类似词语或描述性语句代替。

### 9. 其他失语

主要包括皮质下失语、纯词聋、纯词哑、交叉性失语等。

## （二）构音障碍

脑卒中引起的构音障碍主要为神经、肌肉功能障碍所致，患者主要表现为完全不能说话、发声异常或构音异常等，不包括失语症等因素引起的发音异常。运动性构音障碍是脑卒中患者最为常见的构音障碍，主要包括痉挛型、迟缓型、失调型、运动过强型、运动过弱型和混合型构音障碍。

### 1. 痉挛型

构音器官存在自主运动异常、肌张力增高和反射亢进等功能障碍，患者表现为说话费力，音量、音调变化范围大且速度快等症状。

**2. 迟缓型**

构音器官存在肌力下降、肌肉萎缩、肌张力降低和反射减弱等功能障碍，患者表现为辅音错误、鼻音减弱等。

**3. 失调型**

构音器官存在运动协调减退、肌张力降低和震颤等功能障碍，患者表现为韵律失常、声音的强度呆板震颤、初始发音困难和发音中断等异常。

**4. 运动过强型**

构音器官存在异常的不随意运动等功能障碍，患者表现为费力音、鼻音重等。

**5. 运动过弱型**

构音器官存在运动范围和速度受限等功能障碍，患者表现为发音音量、音调单一等。

**6. 混合型**

存在上述两种及两种以上运动性构音障碍类型，患者症状亦出现混合。

### （三）吞咽障碍

正常的吞咽功能分为3个时期：口腔准备期、咽期和食管期，脑卒中发生后，吞咽过程中的任何一期出现障碍均可导致吞咽障碍发生。急性脑卒中后吞咽障碍的发生率为64%～78%，吞咽障碍发生后，由于下颌、双唇、舌、软腭、咽喉、食管等吞咽器官结构或功能异常，无法将食物安全有效地送入胃内。脑卒中后吞咽障碍患者主要表现为误吸，患者在食用流质、半流质和固体食物或吞咽口水等时，由于吞咽生理机制受损，摄取的物体由声门进入气道，造成患者误吸，恐惧进食。误吸引起的吸入性肺炎是导致脑卒中患者康复过程中发生死亡的重要原因之一。

## 四、视觉和知觉障碍

### （一）视觉障碍

信息通过折光系统和感光细胞，经过视网膜神经网络处理后，经视神经向中枢传递，其中一半视神经纤维将信息传递至同侧丘脑外侧膝状体，另一半交叉至对侧，将信息大部分传递至外侧膝状体，之后由视辐射线将信息传递至初级视皮质，然后再向高级视中枢传递信息，形成视觉；还有小部分信息传递至上丘，使视觉信息与本体感觉信息和听觉信息相结合。视觉形成通路上的任意环节出现损伤，均可导致视野缺损、视物模糊等视觉障碍。

单纯视觉障碍中眼球运动障碍是脑卒中患者最为常见的视觉障碍，可表现为复视、水平共轭凝视受损、眼球震颤、扫视障碍等。

### （二）知觉障碍

知觉是客观事物直接作用于感官，人脑将感官产生的各种感觉进行综合加工以产生对事物的整体认识。知觉一般可分为简单知觉与综合知觉两类，前者包括视知觉、听知觉、触知觉、嗅知觉和味知觉等，后者包括时间知觉、空间知觉和运动知觉等。

知觉障碍是指在神经传导系统完整的情况下，大脑皮质联合区对感觉刺激信息的加工处理出现障碍。知觉障碍是高级脑功能障碍，应与肌无力、肌张力异常、协调障碍和言语障碍等功能障碍进行区别。由于脑损伤的部位和程度不同，知觉障碍表现不同，脑卒中患者常见的知觉障碍有躯体构图障碍、空间关系障碍、失认症和失用症等。

**1. 躯体构图障碍**

躯体构图是将视觉、触觉、前庭觉和本体感觉等各种信息整合后形成人体各部分关系及与外部环境关系的认识。躯体构图障碍主要包括单侧忽略、左右分辨障碍、躯体失认、手指失认和疾病失认等。

（1）单侧忽略：是脑卒中后最常见的知觉障碍，患者无法对大脑损伤侧的对侧身体或空间出现的刺激做出反应，此类患者初级感觉可以没有任何损伤。单侧忽略可以分为单侧空间忽略和单侧身体忽略，前者又可分为知觉性单侧忽略和再现性单侧忽略。知觉性单侧忽略的患者仅能感知健侧事物，对于患侧的事物无任何感知，表现为行走时患侧肢体撞击门框、读书看报时从中线偏患侧开始等；再现性单侧忽略的患者进行想象时，仅能感知健侧事物，无法感知患侧事物，表现为患者想象其在家中，当面朝门口时，能够准确描述其健侧事物，无法描述患侧事物，而当背朝门口时，依然能够描述其健侧事物，无法描述患侧事物。单侧身体忽略的患者无法感知其患侧身体，表现为穿衣时仅穿健侧、洗漱时仅清洁健侧等。

（2）左右分辨障碍：患者对左右的理解、区别和利用出现障碍，无法命名或指出左、右。

（3）躯体失认：患者无法识别自己或他人身体各个部位，也无法理解各部位之间的关系，经常与其他知觉障碍共同存在。

（4）手指失认：感觉存在时，患者无法按指令识别自己或他人的手指。

（5）疾病失认：患者的初级感觉系统功能正常，但无法表现出与之相应的知觉，否认、忽略或不知道其患侧肢体存在。

**2. 空间关系障碍**

空间知觉是视觉、触觉、本体感觉等多种感觉系统协同活动的结果，是物体的空间特性在人脑中的反映。脑卒中患者的空间关系障碍主要表现为图形背景辨别困难、空间定位障碍、空间关系障碍、地形定向障碍、形态恒常性识别障碍、距离与深度知觉障碍、结构性失用和穿衣失用等。

（1）图形背景分辨困难：患者无法忽略无关的视觉刺激信息并选择必要的信息，因此无法从背景中区分不同形状，如患者无法从衣服上找到扣子。

（2）空间定位障碍：患者无法理解和判断物体之间的方位关系，缺乏方位相关概念，如让患者把手放到桌子上时，患者无法理解指令。

（3）空间关系障碍：患者无法判断物体之间的空间位置关系以及物体与自身的空间位置关系，如患者无法按照示意图完成空间连线任务。

（4）结构性失用：患者无法理解整体与局部的关系，无法将组合型活动完成，如患者无法完成拼图。

**3. 失认症**

是在特定感觉正常的情况下，患者无法通过该感觉识别事物，但可用其他感觉进行识别，是大脑皮质功能障碍的结果。失认症依照感觉方式的不同可分为视觉失认、触觉失认和听觉失认。

（1）视觉失认：患者无法识别视觉刺激的意义，可以表现为物体失认、面容失认、同时失认和颜色失认。物体失认的患者无法通过视觉刺激识别出物体，但可通过触觉等识别；面容失认者无法识别熟悉的面孔，但可通过声音、姿势、性格等特征识别；同时失认者无法识别一个完整的图像；颜色失认者无法选择要求的颜色或说出颜色的名称。

（2）触觉失认：患者的浅感觉、深感觉、本体感觉等感觉正常，却无法通过触摸识别物体的意义，也无法对其进行命名。

（3）听觉失认：患者听觉正常，但无法识别声音的意义，分为言语性失认和非言语性失认。言语性失认患者仅言语声音的理解存在障碍，写作、阅读和自发语功能正常；非言语性失认的患者无法识别声音的性质并将其与发声物体相关联。

**4. 失用症**

是患者在未发生瘫痪的情况下无法正确运用后天习得的运动技能。根据产生机制的不同，失用症可分为意念性失用和意念运动性失用。

（1）意念性失用：患者意念或概念形成障碍，导致其对于完成一件事的目的和方法缺乏正确理解，无法将分解的动作组合成一套完整的动作，但可完成模仿动作。

（2）意念运动性失用：患者储存运动记忆的左半球顶下小叶与制订运动计划的前运动皮质失去联系，导致其无法主动进行动作，仅能自动、反射地完成动作。

## 五、认知障碍

认知障碍是脑损伤引起的知觉、记忆、思维等认知功能的损害，主要表现为记忆障碍、注意障碍和执行功能障碍等。对于脑卒中患者发生的认知障碍，需要注意区分是器质性损害引起还是精神心理因素引起。

### （一）记忆障碍

记忆是过去经历的事物在头脑中的反映，主要由前额叶、边缘系统和基底核等区域形成和调节，可分为瞬时记忆、近时记忆和长时记忆。①瞬时记忆：又称感觉记忆，是直接通过感官获得的信息，一般保存 0.25～2 秒。部分瞬时记忆内容受到注意的影响，可进入短时记忆阶段，剩余大部分信息则很快消失。②短时记忆：是维持 1 分钟以内的记忆，是瞬时记忆和长时记忆的中间阶段。在此阶段，短时记忆将瞬时记忆中的重要信息通过编码、复述转移至长时记忆储存，同时“删除”无效或没有必要的信息；短时记忆亦可根据当前需要，从长时记忆中提取信息服务当前活动。③长时记忆：是维持 1 分钟以上的记忆，其储存的信息经过大脑处理并且储存量大，可分为情节记忆、语义记忆和程序性记忆。情节记忆是患者对亲身经历的事件和重大实践的信息的记忆，涉及事物的时间、地点、内容等信息；语义记忆是患者对有关常识、概念及语言信息的记忆；程序性记忆的信息回忆不依赖认知和意识过程并操作表达，无需语言参与。

记忆障碍是病理性或情境性原因引起的永久性或暂时性的无法记住或回忆信息、技能的状态，是脑卒中患者最常见的症状之一，脑卒中的记忆障碍与注意障碍紧密相关。对于脑卒中患者，记忆障碍主要表现为记忆减退、遗忘和虚构 3 种类型。记忆减退可表现为近期记忆减退和远期记忆减退，对日期、年代、术语、概念等回忆出现困难；遗忘可为记忆的任意过程受损引起，发生遗忘的患者整体智力和短时记忆基本正常，程序性记忆保留，可有顺行性遗忘或逆行性遗忘；虚构是一种对记忆的扭曲，患者以不真实或奇怪的答案回答提问，也可以过往的经历回答当前的问题。

### （二）注意障碍

注意是心理活动集中于关键事物同时忽略或抑制无关事物的能力，是一切意识活动的基础，与皮质觉醒程度相关。注意分为主动注意和被动注意，主动注意是自觉的、有目的性的使注意转移至特定对象；被动注意是没有自觉目的、不加任何努力、不自主的注意。脑卒中患者出现的注意障碍主要包括觉醒状态低下、注意范围缩小、保持注意障碍、选择注意障碍、转移注意障碍和分配注意障碍。

**1. 觉醒状态低下**

患者对视、触、听、痛等刺激反应迟钝，无法迅速做出正确反应。

**2. 注意范围缩小**

患者注意狭窄，主动注意减弱，无法把注意集中于某一事物并保持较长时间。此类障碍患者在听治疗师讲解动作、阅读、执行康复动作时无法有效执行下一个指令。

**3. 保持注意障碍**

患者被动注意兴奋性增强，但注意的对象不断转移，无法持久，易受外界干扰，无法有效完成阅读等活动。

**4. 选择注意障碍**

患者无法有目的地选择当前需要的刺激或无法有效剔除无关刺激，从复杂环境中获取有效信息的能力下降。此类患者处于复杂环境时，无法有效进行康复活动。

**5. 转移注意障碍**

患者的注意稳定性增强，无法根据需要从当前的注意目标中脱离并转向新的需要注意的对象。此类患者在进行康复训练时，治疗师发出指令后，往往无法有效地从上一个动作转换至下一个动作。

**6. 分配注意障碍**

患者同时利用多种有效信息的能力下降，无法“一心二用”。脑卒中患者因损伤后的各种因素发生肢体运动能力下降、平衡功能障碍、动作协调性下降等，导致原本已掌握的技能水平下降，脑卒中患者无法行走的同时向他人挥手便是分配注意障碍的一种表现形式。

### （三）执行功能障碍

目前对于执行功能没有一个统一而明确的定义，本节以执行功能认知复杂性和控制理论为基础对执行功能进行介绍。执行功能是人类对思想和行动进行有意识的控制的过程，主要包括问题表征、计划、执行和评价 4 个过程。执行功能的正常发挥有赖于前额叶皮质和边缘系统等皮质区的功能正常，并与心理、语言和记忆等功能的正常密不可分。

**1. 问题表征**

是在头脑中对问题信息进行记载、理解和表达的方式，包括问题的初始状态、问题的目标状态、改变问题的操作和对操作的约束等因素。问题表征可分为语言表征和表象表征两种。语言表征是用语言的方式在头脑中对问题表征，表象表征是用图形表象需要处理的问题。语言表征和表象表征在处理不同问题时各有优劣，选择的适当性可影响问题解决的难易程度。脑卒中患者该功能受损后表现为无法认识存在的问题，在进行活动时无法意识到任何出现的错误；分析问题时无法区分解决问题的要素，对问题的理解片面，无法形成抽象概念。

**2. 计划**

是在一个问题空间里寻找一个可能有效计划的过程，有效的计划可以使问题得到解决。脑卒中患者该能力发生障碍时，表现为无法制订切合实际的计划或选择无效方案等，造成时间与精力的浪费。

**3. 执行**

是将计划付诸实践的过程。执行能力发生障碍时，患者无法将计划转化为行动并且付诸实践。

**4. 评价**

是确定问题是否已得到解决及修正解决所遇到的错误的过程。脑卒中患者评价能力发生障碍时，无法检验解决问题的办法是否令人满意，无法结合以往的经验发现和纠正错误，无法发现解决问题过程中出现的错误。

问题解决能力的降低或丧失是执行功能障碍的重要表现，可对患者日常生活的各个方面造成影响。例如，康复治疗时患者不知道如何配合治疗、出门时不知该如何搭配着装、工作时不知如何处置等，最终导致患者无法融入生活。

## 六、日常生活活动能力降低

日常生活活动（activities of daily living，ADL）是指人们为独立生活而每天必须反复进行的、最基本、具有共性的活动，即衣、食、住、行、整理个人卫生等基本活动，可分为基础性日常生活活动和工具性日常生活活动。①基础性日常生活活动：是人维持生存和基本生活所必需的每日反复进行的活动，包括自理活动和功能性移动两类。自理活动包括进食、洗漱、穿衣、如厕和交流等，功能性移动包括床椅转移、行走和上下楼梯等。②工具性日常生活活动：是人维持独立生活所必需的活动，包括洗衣、购物、炊事、理财、使用交通工具、参与休闲活动等。工具性日常生活活动具有社会属性，是脑卒中患者回归社会的基础。

日常生活活动能力降低是脑卒中患者康复过程中需要解决的重要问题，也是患者最为关注的领域。日常生活活动能力降低不仅给患者本人带来极大的不便和心理负担，也给患者家属和社会造成沉重的心理和经济负担。如何尽早、尽可能地恢复脑卒中患者的日常生活活动能力仍然是康复治疗的重要课题。大部分脑卒中患者的日常生活活动能力降低表现为日常生活动作部分环节存在障碍，导致该动作无法有效完成或需要他人帮助，如脑卒中患者在沐浴时无法清洗健侧上肢；部分日常生活活动能力降低者表现为自己有能力做却不愿做，如患者因觉得自己穿衣服太麻烦而让陪护人员帮忙穿衣；患者能够行走，但因有子女或保姆照顾，或因自我感觉劳累而放弃行走。康复过程中对此类患者需特别注意，应对其进行宣教，鼓励其进行力所能及的活动并告知其相应的危害。

## 七、社会心理障碍

脑卒中发生后，由于身体一系列的改变和功能障碍的出现，患者或多或少会面临心理和社会的影响。

### （一）心理影响

脑卒中患者经常经历 5 个心理阶段：震惊期、否定期、抑郁和焦虑期、反对独立期和适应期。各时期的持续时间受患者的心理调整能力和对疾病的认识程度等因素影响而不尽相同，短则数分钟，长则一直停留于适应期前的某个时期。在脑卒中患者的康复过程中，除应注意患者本人的心理变化外，也应注意其家属的心理变化。针对患者和家属不同时期的心理变化及早开展心理干预，促进患者尽早康复。

**1. 震惊期**

震惊是脑卒中发生后患者的即刻反应，由于对脑卒中的发生毫无预期，患者无法直视和接受一系列功能障碍带来的精神打击，心理尚未做出调整与适应。此期患者常表现为茫然失措或惊呆状态，对下一步行动没有计划。

**2. 否定期**

患者拒绝承认疾病所带来的身体、环境后果及影响，是对脑卒中导致的多种功能障碍的心理防御机制，多为患者对疾病缺乏认识或对疾病的康复抱有能够恢复到病前水平的侥幸心理造成。否认疾病可以暂时起到保护患者免受情感痛苦、抵御巨大心理落差的作用，使患者能够逐渐接受脑卒中及其带来的一系列功能障碍这一事实。

**3. 抑郁和焦虑期**

随着对病情及预后认识的增加，患者开始担心各种功能障碍无法彻底恢复，造成终身残疾，生活不能自理，生活质量下降等；情绪控制能力下降，产生悲观失望情绪，此时患者易伤感、无故忧虑；对家庭关系、人际关系和事业等感到恐惧和不安，出现强迫症状、惊恐发作、焦虑等。本时期持续数周至数月不等，严重者可出现自杀念头。

**4. 反对独立期**

随着对自身残疾认识的深入，患者出现心理和行为倒退，对康复不抱希望，意志力减退，表现为不愿参加康复治疗、过分依赖他人帮助、力所能及的事情也依赖他人完成、一旦失去他人帮助便产生孤立无援感等。此期患者过度依赖他人，缺乏积极独立生活的心理和行动。

**5. 适应期**

经过上述时期后，患者身体逐渐恢复，对自身功能障碍有了进一步的认识，心理上也逐渐适应和接受，能够理性地思考问题。此期患者能够承认自己的功能障碍，积极参加康复治疗，努力独立生活，积极回归社会。

### （二）社会影响

脑卒中对患者的社会影响与其活动能力和心理状态息息相关，主要包括对人际关系、工作经济、娱乐、环境和社会参与等方面的影响。应以“生物－心理－社会”理论模式为基础，从患者融入社会的角度出发，将残疾视为社会性问题，分析脑卒中本身及其带来的后遗症所造成的心理和社会影响，以便抓住重点，促进患者早日重新回归社会。

**1. 人际关系**

是人与人在交往过程中所形成的心理关系，包括亲属、朋友、同学、同事等关系，良好的人际关系有助于生活幸福、心理健康和身体健康。脑卒中发生后患者的人际关系改变是双向的，既可以疏远，也可以更加亲密。例如，脑卒中患者的家属积极参与患者的康复治疗活动，对患者进行鼓励和适当的帮助，使得患者与家庭成员的关系更加亲密；患者的同事因患者住院康复，与患者较长时间没有任何交流，造成人际关系疏远。

**2. 工作经济**

是脑卒中患者个人社会价值的体现，可以对患者自身、家庭及社会做出贡献。工作包括有偿和无偿两种形式，既可以是获得劳动报酬的工作，也可以是家务管理等家庭性生产活动。脑卒中患者的工作经济受患者恢复水平和工作意愿、工作技能等因素影响。

**3. 娱乐**

娱乐休闲活动能够为脑卒中患者带来轻松愉悦或惬意感，娱乐的表现形式受年龄、性别、个人爱好等因素影响，可以表现为体育运动、种花、养鸟、旅游等。脑卒中患者的娱乐休闲活动受功能障碍的影响普遍减少。但是，康复治疗师可以通过协助患者改善功能障碍和进行环境改造，使患者重新开展娱乐休闲活动，尽可能地满足其娱乐休闲需求。

**4. 环境**

包括经济环境、政治环境、物理环境、自然环境等，因具体的背景不同可造成积极或消极的影响。

**5. 社会参与**

是患者参加经济、文化、政治等各种活动的行为或意识。

## 八、继发障碍

脑卒中造成的功能障碍及在治疗过程中出现的失用、误用，可以引起多种继发障碍，常见的有骨质疏松、肩痛、肩手综合征、肩关节半脱位、关节挛缩、深静脉血栓、跌倒等。这些继发障碍多为长期卧床、康复训练和护理不当等原因造成，给患者带来了不必要的痛苦、延缓康复进程、影响康复效果。

**1. 骨质疏松**

脑卒中后由于患者经常卧床、负重减少，其患侧易发生继发性骨质疏松，导致易骨折、预后差等。

**2. 肩痛**

是脑卒中患者常见的并发症之一，引起肩痛的原因有滑囊炎、肌腱炎、不当肩关节运动等。肩痛可影响患者休息，导致悲观情绪，疼痛本身也会抑制肌肉收缩，造成主动运动困难，降低患者生活能力。

**3. 肩手综合征**

又称反射性交感神经营养不良，主要表现为疼痛、感觉异常、水肿、出汗等。失当的肩关节被动活动导致肩关节受伤是引起肩手综合征的重要原因，其他原因还有上肢体液回流受阻、血管运动功能障碍和腕关节损伤等。

**4. 肩关节半脱位**

是脑卒中常见的并发症之一。早期表现为肩关节周围肌肉肌张力低下、关节囊松弛、肩胛骨下沉下旋，肩关节失去正常锁定机制，X 线片显示肩峰与肱骨头间出现 14mm 以上的差距。

**5. 关节挛缩**

脑卒中后运动功能障碍持续存在，受累关节活动范围减小，表现以肩关节外旋、前臂旋后、腕和指伸展、髋内旋和踝背屈受限最为常见。

**6. 深静脉血栓**

深静脉血栓形成于脑卒中发生后的制动期间，血流缓慢、静脉壁损伤和高凝状态是深静脉血栓形成的三大因素。如未及时处理，可演变成血栓形成后遗症，破坏患者肢体结构与功能，降低患者生活能力和生活质量，严重者可能引发肺栓塞危及生命。

**7. 跌倒**

大部分脑卒中患者存在运动障碍，跌倒风险较高，约 40%的脑卒中患者在发病后 6 个月内出现过跌倒。跌倒可直接导致患者身体出现损伤，还可使患者出现严重的恐惧感，影响康复效果。

（魏龙飞）

# 第三节　功能评定

## 一、日常生活活动能力评定

日常生活活动能力是人们在家庭、医疗结构和社区中活动的最基本的能力，因而是脑卒中评定中最基本和最重要的内容。

### （一）评定内容

脑卒中患者日常生活活动活动能力障碍可表现为运动、自理、交流及社会认知等的能力减退，故评价范围较广。例如，可通过评价床上体位及活动能力、坐起及坐位平衡能力、行走能力及使用交通工具能力等评价运动能力；可通过评价更衣、进食及整理个人卫生的能力等评价自理能力；可通过评价与他人交流、使用辅助交流工具、阅读、书写及理解能力等评价交流能力；可通过评价社会交往、解决问题及记忆能力等评价社会认知能力。ADL 能力评定可帮助了解患者是否能独立生活及独立的程度及预后，对制订康复计划、评定康复疗效均具有重要意义。

### （二）评定方法

要准确了解患者实际的日常生活活动能力，最好的方法是设立多项指标、使用多种评定标准，一般评定标准包括时间因子、独立程度、动作安全性、熟练度、疲劳度等。医院常用的 ADL 能力评定方法是让伤、残、病者实地进行每一个项目，而不是仅询问能够完成或不能完成什么项目。

**1. 直接观察法**

在患者实际生活环境中或在功能评定室进行评定，由检查者直接观察日常生活活动的完成情况。此方法易取得准确结果，但较为费时。由于病者体弱易倦，需分次检查，但结合实际生活环境，对准确制订康复计划具有切实意义，符合 ICF 结构。

**2. 间接评定方法**

有些不便完成或不易按指令完成的动作，如穿脱紧身衣裤、大小便、沐浴等，可通过询问患者或家属进行间接评定。此法虽较简单，但准确性不如直接观察法。

### （三）评定过程

由于每一项日常生活活动均由一系列动作所组成，必然遇到影响该项活动完成的具体环节，所以，在实际评定过程中，通常采用活动分析法（task analysis approach），把日常生活活动分解为不同步骤进行评定，然后结合评定时间、独立程度、熟练程度等指标综合评定。只有了解活动中的具体环节，找出困难环节和原因，特别是细微的变化，才能采用有针对性的方法，制订合理的训练方案。下面简述一些常见的基本 ADL 活动评定过程。

**1. 进食活动**

可分解为：握住筷子（或匙羹）→夹住（或舀起）食物→将食物送向口部→将食物送入口中。评定时需要考虑手眼能否协调完成进食活动，是否需借助碗碟固定器或自助器。

**2. 更衣活动**

独立完成更衣动作往往需要上下肢并用，或借助背部活动。衣服的伸缩性、光滑程度、大小和形态及是否使用自助具均可对更衣活动的完成产生影响，评价时需注意。

（1）穿裤子：站位穿裤子可分解为：双手抓住裤腰→单足站立→两足前后交替伸入裤筒→将裤腰上拉。坐位穿裤子可分解为：双手抓住裤腰→双足伸入裤筒然后伸直腰部→将裤腰上拉。卧位穿裤子可分解为：双手抓住裤筒→双足伸入裤筒→左右交替向上拉裤筒。

（2）穿上衣：一般取坐位，并需借助背部运动。穿对襟开衫可分解为：一只手臂伸进衣袖→将衣服兜至背后→对侧手臂伸进衣袖。如患者两侧上肢的关节活动障碍和麻痹程度有明显差别，应仔细斟酌先穿何侧，这对效果有很大影响。穿套头衫可分解为：穿两袖→穿头；或穿头→穿两袖；或穿一只袖子→穿头→再穿另一只袖子。可依个人习惯进行选择和评价。

**3. 如厕和入浴活动**

二者包含共同的要点，以如厕活动为例，可分解为：从床上起身→移动至厕所→进如厕所→坐上便器→宽衣→排便后穿衣。

**4. 生活关联活动**

作为家庭和社会成员的人，在家庭中和社会上起某种作用时需要进行一些活动，称为生活关联活动，如料理家务、外出办事等。这些活动并非每人每日必须进行，与基本日常生活活动不同。家务活动包括炊事、洗涤、清扫、缝纫和育儿等活动，外出活动包括户外移动、上下楼梯、上下坡、交通工具利用、出入公共建筑物以及与他人接触等活动。每种活动又包含一系列动作，如炊事可以分解为：采购→清洗→烹饪→布置餐桌→饭后清理等。

**5. 综合性功能活动**

借助活动分析法，以配戴矫形支具的偏瘫患者准备沏茶为例进行具体分析。一般分析包括以下方面。①主动性：因口渴想喝茶而不愿喝其他饮料。②相关因素：如年龄、性别、平时爱好、所处文化背景和社会活动（如平时是否喝茶）。③时间：遵照平时的生活习惯。④安全性：直到有潜在的危险，如用热水沏茶，茶满水将溢出等。⑤情绪：平时愿意做。⑥社会性：为两人准备。⑦文化性：为客人服务。

### （四）分级标准

日常生活活动能力分级是对伤、残、病者的独立生活能力及功能残损状况进行定性或定量分析。不同级别可表明不同的功能水平及残损程度，级别的变化可反映功能的进步或恶化。

**1. 五级分级法**

按独立程度将日常生活活动能力分为五级（表 3-1），是最基本的活动分级方法，记录方式简单明了，便于临床应用。需注意，在各级中若辅以（轮椅、矫形器、拐杖等）辅助装置，需注明辅助装置名称。

**表 3-1 五级分级法**

| 分级 | 评价标准 |
|---|---|
| 1 级 | 能独立活动，无需帮助、指导 |
| 2 级 | 能活动，但需指导 |
| 3 级 | 需具体帮助方能完成活动 |
| 4 级 | 无活动能力，需他人抬动或操持代劳 |
| 5 级 | 该项活动不适于患者 |

**2. 八级分级法**

根据伤、残、病者日常生活的独立程度，将日常生活活动能力更详细地分成八级，级别越高、功能越好（表 3-2）。

**表 3-2 八级分级法**

| 级别 | 评价标准 |
|---|---|
| Ⅰ级 | 全部生活需服侍 |
| Ⅱ级 | 部分日常生活需要帮助：床上和轮椅活动、自理活动 |
| Ⅲ级 | 辅助下进行轮椅活动、穿衣，由轮椅上汽车需要帮助；独立完成床上活动、进食 |
| Ⅳ级 | 在辅助下把轮椅放入汽车，在平行木上站立及行走；独立完成床上活动、轮椅活动、自理活动、由轮椅上汽车 |
| Ⅴ级 | 在辅助下把轮椅放入汽车，站立 30～60 秒，室内行走 9m，登上台阶高 7.6cm、带扶手的阶梯，独立完成床上活动、轮椅活动、自理活动、由轮椅上汽车 |
| Ⅵ级 | 在辅助下站立 30～60 秒，室外行走 12m，登上台阶高 7.6～20cm、带扶手的阶梯，登上高 5～15cm 的路边石阶，从地板上站起；独立完成床上活动、轮椅活动、自理活动、由轮椅上汽车、把轮椅放入汽车、室内行走 12m |
| Ⅶ级 | 在辅助下室外行走 12～25m，1 分钟行走 18m，登上高 30～35cm 的公共汽车台阶，登上高 20cm 的路边石阶，在健身房内卧倒并站起；独立完成床上活动、轮椅活动、自理活动、由轮椅上汽车或走进汽车、登高上轮椅、上床、如厕，站立 30～60 秒，5 次，室内行走 12～25m，行走 18m 分别用 2 分钟、1 分钟、30 秒、12 秒，登上台阶高 20cm、带扶手的阶梯 10～12 阶，登上 10～20cm 高的健身房内镶边石阶，从地板上站起 |
| Ⅷ级 | 独立完成全部日常生活活动（包括用轮椅和行走），站立 30～60 秒，5 次，连续行走 25～37m，绿灯亮时，于 18 秒内通过 18m 宽的街道（包括登上路边石阶），登上梯阶高 20cm、带扶手的阶梯 12～15 阶，在地板上卧倒并站起，自驾车或乘公共汽车旅行 |

### （五）常用量表

ADL 有许多种评定方法，躯体 ADL（PADL）评定常用巴氏（Barthel）指数；工具 ADL（IADL）评定常用功能独立性评定（Functional Independent Measurement，FIM）。

**1. 巴氏指数**

由美国学者 Mahoney 和 Barthel 于 1965 年设计并应用于临床，有 10 个评定项目，是国际康复医疗机构常用的方法，被称为“评估神经肌肉或肌肉骨骼异常患者自我照顾能力的简单的独立指数”。巴氏指数评定简单、可信度高、灵敏度高，应用广泛，可用于预测治疗效果、住院时间和预后（表 3-3）。

**表 3－3　巴氏指数项目及评分**

| 项目 | 自理 | 稍依赖 | 较多依赖 | 完全依赖 |
|---|---|---|---|---|
| 进食 | 10 | 5 | 0 | 0 |
| 沐浴 | 5 | 0 | 0 | 0 |
| 修饰（洗脸等） | 5 | 0 | 0 | 0 |
| 穿衣（包括系鞋带） | 10 | 5 | 0 | 0 |
| 控制小便 | 10 | 5 | 0 | 0 |
| 控制大便 | 10 | 5 | 0 | 0 |
| 如厕 | 10 | 5 | 0 | 0 |
| 轮椅转移 | 15 | 10 | 5 | 0 |
| 行走（平地 45m） | 15 | 10 | 5 | 0 |
| 上下楼梯 | 10 | 5 | 0 | 0 |

Barthel 指数评分结果：满分 100 分，60 分以上者为良，生活基本自理；40～60 分者为中度功能障碍，生活需要帮助；20～40 分（包括 40 分）者为重度功能障碍，生活依赖明显；20 分（包括 20 分）以下者为生活完全依赖。巴氏指数得分 40 分以上者康复治疗的效益最大。

**2. 功能独立性评定**

是美国康复医学会、美国物理医学与康复学会制定的一项旨在评估功能障碍严重程度的方法，主要用来评估患者实际完成的能力，而不是其能否完成的潜能，现已成为美国医学康复统一数据库的重要组成部分。经过广泛的检验和临床应用，FIM 在世界各地具有较好的信度和效度，成为目前国际上最流行的功能评定方法，有望成为世界统一的残疾功能评定量表。FIM 量表不仅评定了生活自理活动，还评定了言语、认知和社会功能，适用于脑卒中（表 3－4、表 3－5）。FIM 评定量表有专门的使用指南和使用说明录像带。FIM 评定人员需要经过严格、统一的培训，遵循标准化的操作步骤和详细的使用说明，各平定者之间的评定结果输入数据库后具有可比性。

**表 3－4　功能独立性评定评价项目**

| 评价项目 | | 入院 | 出院 | 随访 |
|---|---|---|---|---|
| 自理活动 | 进食 | | | |
| | 梳洗 | | | |
| | 沐浴 | | | |
| | 穿上衣 | | | |
| | 穿裤子 | | | |
| | 如厕 | | | |
| 括约肌控制 | 大便控制 | | | |
| | 小便控制 | | | |
| 体位转移 | 床、椅、轮椅转移 | | | |
| | 进出厕所 | | | |
| | 进出浴室（浴盆、淋浴） | | | |

续表

| 评价项目 | | 入院 | 出院 | 随访 |
|---|---|---|---|---|
| 行走 | 平地行走/轮椅 | | | |
| | 上下楼梯 | | | |
| 交流 | 理解 | | | |
| | 表达 | | | |
| 社会认知 | 社会交往 | | | |
| | 解决问题 | | | |
| | 记忆力 | | | |

**表 3-5　功能独立性评定评分标准**

| 功能水平 | 评分标准 | 评分 |
|---|---|---|
| 完全独立 | 活动中不需要帮助，所有作业活动能规范、安全地在合理时间内完成，不需修改和辅助设备 | 7 |
| 不完全独立 | 活动中不需要帮助，但可能有以下情况：活动中需要辅助设备、活动时间比正常长、需考虑安全 | 6 |
| 不完全依赖 | | |
| 监护 | 帮助者与患者没有身体接触，需帮助患者准备必需用品，或帮助其配戴矫形器 | 5 |
| 最小帮助 | 患者用力 75%以上 | 4 |
| 中等帮助 | 患者用力 50%以上 | 3 |
| 完全依赖 | | |
| 最大帮助 | 患者用力 25%以上 | 2 |
| 完全帮助 | 患者用力 25%以下 | 1 |

## 二、运动功能评定

脑卒中后常见的运动功能障碍是病变半球对侧肢体的中枢性偏瘫，表现为肌张力增高（发病早期或软瘫期可以降低）、腱反射亢进（发病早期或软瘫期可以减弱）、病理反射阳性，可有踝阵挛；肢体运动时出现粗大的病理模式或协同运动，表现为上肢以屈肌张力增高为主、下肢以伸肌张力增高为主。运动功能评定包括以下几方面。

### （一）肌张力

肌张力表现为被检查者按压或被动活动肢体时所呈现的阻力。痉挛是牵张反射兴奋性增高所致的以速度依赖性肌张力增高伴有腱反射亢进为特征的运动障碍，属于上运动神经元综合征的表现之一。

**1. 检查方法**

（1）问病史：详细询问是否发生痉挛，以及发生的频率、受累的肌肉及数量、痉挛的利弊、引发痉挛程度改变的原因等。

（2）视诊：仔细观察患者有无肢体或躯体的异常姿势、刻板运动模式、自发运动缺失等。

（3）触诊：感受肌肉的硬度来判断肌张力。

（4）反射检查：应特别注意检查患者是否存在腱反射亢进等现象。

（5）被动活动检查：可观察肌肉对牵张刺激的反应，检查者用手来感受肌肉的抵抗是常用的检查方法。通过被动活动检查可发现是否存在肌张力增高或减低、阵挛，并与挛缩进行比较和鉴别。

（6）摆动检查：以一个关节为中心，使远端肢体快速摆动，摆动时主动肌和拮抗肌交互快速收缩，观察其摆动幅度的大小。肌张力减低时，摆动幅度增大；肌张力增高时，摆动幅度减小。

**2. 评价标准**

正常肌肉应具有特定的外观形态和一定的弹性；跨同一关节的主动肌与拮抗肌进行有效的收缩使关节固定，将肢体被动地放在空间的某一位置上，突然松手时，肢体保持肢位不变，可以维持主动肌与拮抗肌的平衡；具有随意使肢体由固定姿势向运动状态转变的能力，在需要时，能够完成某肌群的协同动作，具有某块肌肉独立运动的能力。检查者根据被动活动肢体时所感觉到的肢体反应或阻力将肌张力分为0～4级（表3－6）。

**表3－6　肌张力分级**

| 等级 | 肌张力状态 | 评价标准 |
|---|---|---|
| 0 | 软瘫 | 被动活动肢体无反应 |
| 1 | 低张力 | 被动活动肢体反应弱 |
| 2 | 正常 | 被动活动肢体反应正常 |
| 3 | 轻、中度增高 | 被动活动肢体有阻力反应 |
| 4 | 重度增高 | 被动活动肢体有持续阻力反应 |

Ashworth痉挛量表（Ashworth spasticity scale，ASS）是目前临床上最常用的评价痉挛的量表，将肌张力分为0～4级（表3－7）。如果在1级和2级之间增加一个级别则称为改良Ashworth痉挛评定量表（modified Ashworth scale，MAS）。

**表3－7　改良Ashworth痉挛评定量表**

| 等级 | 评定标准 |
|---|---|
| 0级 | 无肌张力增加，被动活动患侧肢体在整个运动范围（ROM）内均无阻力 |
| 1级 | 肌张力增加，被动活动患侧肢体到末端时有轻微的阻力 |
| $1^+$级 | 肌张力稍增加，被动活动患侧肢体时在ROM的前1/2有轻微的“卡住”感，后1/2有轻微的阻力 |
| 2级 | 肌张力轻度增加，被动活动患侧肢体在大部分ROM内有阻力，但仍可以活动 |
| 3级 | 肌张力中度增加，被动活动患侧肢体在整个ROM内均有阻力，活动比较困难 |
| 4级 | 肌张力高度增加，患侧肢体僵硬，阻力很大，被动活动十分困难 |

**3. 注意事项**

影响肌张力的因素很多且肌张力呈动态变化，因此临床上同一患者的同一肌肉或肌群的肌张力在不同情况下会发生变化，在肌张力的评定过程中需注意以下事项。

（1）被动牵伸的速度不同，痉挛肌肉发生反应的角度也不同，所以在比较痉挛评定结果时，需确保被动运动的速度相同。

（2）痉挛量化评定的可信度还受患者努力程度、情感、环境温度、评定时并存的问题（如尿路结石、感染、膀胱充盈、便秘、压疮、静脉血栓、疼痛、局部肢体受压等可使肌张力增高）、患者的整体健康水平（如发热、代谢和电解质紊乱对肌张力的影响）、药物、患者的体位等因素的影响。因此，进行痉挛量化评定时，必须使评定的程度严格标准化。

（3）再次评定时，应注意尽量选择相同的时间段和其他评定条件。

### （二）平衡功能

对早期坐位平衡能力的评定可采用 Fugle－Meyer 运动功能评定中的平衡功能部分（表 3－8）。对具有站立平衡能力的患者，可以采用 Berg 平衡量表来评定（表 3－9），有条件也可以用平衡测试仪检测。

**表 3－8　Fugle－Meyer 运动功能评定中关于平衡功能的测试及标准**

| 测试 | 评定标准 |
|---|---|
| 无支撑坐位 | 0 分：不能保持坐位 |
| | 1 分：能坐但少于 5 分钟 |
| | 2 分：能坚持坐位 5 分钟以上 |
| 健侧“展翅”反应 | 0 分：肩部无外展、肘关节无伸展 |
| | 1 分：反应减弱 |
| | 2 分：反应正常 |
| 患侧“展翅”反应 | 评分同健侧“展翅”反应 |
| 支撑站立 | 0 分：不能站立 |
| | 1 分：他人最大支撑时可站立 |
| | 2 分：他人稍给支撑时能站立 1 分钟 |
| 无支撑站立 | 0 分：不能站立 |
| | 1 分：不能站立 1 分钟或身体摇晃 |
| | 2 分：可以不扶持站立 1 分钟以上 |
| 健侧站立 | 0 分：不能维持 2 秒 |
| | 1 分：平衡站立达 4～9 秒 |
| | 2 分：平衡站立超过 10 秒 |
| 患侧站立 | 评分同健侧站立 |

**表 3－9　Berg 平衡量表**

姓名：　　　　性别：　　　　年龄：　　　　评定者：　　　　诊断：

| 项目 | 评分（年　月　日） | 评分（年　月　日） | 评分（年　月　日） |
|---|---|---|---|
| 独立坐 | 4/3/2/1/0 | 4/3/2/1/0 | 4/3/2/1/0 |
| 由坐到站 | 4/3/2/1/0 | 4/3/2/1/0 | 4/3/2/1/0 |
| 独立站立 | 4/3/2/1/0 | 4/3/2/1/0 | 4/3/2/1/0 |
| 由站到坐 | 4/3/2/1/0 | 4/3/2/1/0 | 4/3/2/1/0 |
| 床－椅转移 | 4/3/2/1/0 | 4/3/2/1/0 | 4/3/2/1/0 |
| 闭眼站立 | 4/3/2/1/0 | 4/3/2/1/0 | 4/3/2/1/0 |

续表

| 项目 | 评分（年　月　日） | 评分（年　月　日） | 评分（年　月　日） |
|---|---|---|---|
| 双足并拢站立 | 4/3/2/1/0 | 4/3/2/1/0 | 4/3/2/1/0 |
| 站立位上肢前伸 | 4/3/2/1/0 | 4/3/2/1/0 | 4/3/2/1/0 |
| 站立位从地上拾物 | 4/3/2/1/0 | 4/3/2/1/0 | 4/3/2/1/0 |
| 转身向后看 | 4/3/2/1/0 | 4/3/2/1/0 | 4/3/2/1/0 |
| 转身一周 | 4/3/2/1/0 | 4/3/2/1/0 | 4/3/2/1/0 |
| 双足交替踏台阶 | 4/3/2/1/0 | 4/3/2/1/0 | 4/3/2/1/0 |
| 双足前后站立 | 4/3/2/1/0 | 4/3/2/1/0 | 4/3/2/1/0 |
| 单腿站立 | 4/3/2/1/0 | 4/3/2/1/0 | 4/3/2/1/0 |
| 总分 | /56 | /56 | /56 |

注：完成全部评定大约需要 20 分钟，满分 56 分，低于 40 分表明有摔倒的危险

### （三）步行能力

脑卒中患者常表现为典型的偏态步态，即下肢伸肌紧张导致步态周期中髋、膝关节痉挛，髋内旋，膝关节不能屈曲，足内翻下垂。行走时患腿在迈步相向前迈步时常经外侧回旋向前，又称回旋步或划圈步；上肢常出现屈曲内收，停止摆动。

步行能力的评定主要是通过临床观察，让患者以自然方式重复行走，观察步态周期中不同时相的表现。常用的量表有 Hoffer 步行能力分级（表 3－10）、Holden 步行功能分类（表 3－11）、"站起－走"计时测试（time "up&go" test）等，是一种相对精细和半定量评定。有条件可以采用步态分析系统测试。

"站起－走"计时测试是临床上最常用的测试方法。该方法测量患者在固定距离内行走的时间，方法简单且信度及效度良好。具体方法：患者坐在靠背椅上，测试者发出"开始"指令后，患者站起并向前行走 3m，越过 3m 标线立刻转身，走回靠背椅，再转身坐下，测试者记录患者背部离开椅背到坐下重新靠到椅背上所用时间，通常测试 3 次取平均值。

**表 3－10　Hoffer 步行能力分级**

| 分级 | 意义 | 评定标准 |
|---|---|---|
| Ⅰ级 | 不能行走（nonambulator） | 完全不能行走 |
| Ⅱ级 | 非功能性步行（nonfunctional ambulator） | 借助膝－踝－足矫形器（KAFO）、手杖等能在室内行走 |
| Ⅲ级 | 家庭性步行（household ambulator） | 借助踝－足矫形器（AFO）、手杖等能在室内自如行走，但在室内不能长时间行走 |
| Ⅳ级 | 社区步行（community ambulator） | 借助 AFO、手杖或可独立在室内和社区内行走、散步、去公园、去诊所、购物等活动，但时间不能持久，如需要离开社区步行时仍需要轮椅 |

**表 3－11　Holden 步行功能分类**

| 级别 | 意义 | 评价标准 |
|---|---|---|
| 0 级 | 无功能 | 患者不能行走，需要轮椅或 2 人协助才能走 |
| Ⅰ级 | 需大量持续性的帮助 | 需使用双拐或需 1 人持续搀扶才能行走及保持平衡 |

续表

| 级别 | 意义 | 评价标准 |
| --- | --- | --- |
| Ⅱ级 | 需少量帮助 | 能行走但平衡不佳，不安全，需 1 人在旁给予持续或间断的接触身体的帮助或需要使用 KAFO、AFO、单拐、手杖等以保持平衡和保证安全 |
| Ⅲ级 | 需监护或言语指导 | 能行走，但不正常或不够安全，需 1 人监护或言语指导，但不接触身体 |
| Ⅳ级 | 平地上独立 | 在平地上能独立行走，但在上下斜坡、不平坦的地面上行走或上下楼梯时仍有困难，需他人帮助或监护 |
| Ⅴ级 | 完全独立 | 在任何地方都能独立行走 |

### （四）整体运动功能

了解患者对整体运动的控制能力，常用的有 Brunnstrom 运动功能恢复分期（表 3－12）和 Fugl－Meyer 运动功能评定，后者是在前者基础上更为细化的中风患者运动功能评定量表，但因其内容较多，在此不进行详细叙述。

**表 3－12 Brunnstrom 运动功能恢复分期**

| 阶段 | 特点 | 上肢 | 手 | 下肢 |
| --- | --- | --- | --- | --- |
| Ⅰ | 弛缓，无随意运动 | 弛缓，无随意运动 | 弛缓，无随意运动 | 弛缓，无随意运动 |
| Ⅱ | 引出联合反应或极少共同运动；开始出现痉挛 | 仅出现极少共同运动或部分成分，不一定引起关节运动 | 没有或仅有极少的主动屈指 | 仅有极少的共同运动或部分成分 |
| Ⅲ | 随意引出共同运动；痉挛显著 | 可随意引起共同运动并一定有关节运动 | 能全指屈曲，钩状抓握；无主动伸指或有反射性伸指 | 在坐和站立位上，有髋膝踝的共同性屈曲 |
| Ⅳ | 共同运动模式打破；开始出现分离运动；痉挛开始减弱 | 出现脱离共同运动的分离运动；肩 0°、肘屈 90°的条件下，前臂可旋前、旋后；肘伸直的情况下，肩可屈曲 90°；手臂可触及腰骶部 | 能侧捏及拇指带动松动；手指有半随意的小范围伸展 | 在坐位上，可屈膝 90°以上，足可向后滑动；在足跟不离地的情况下，踝能屈曲 |
| Ⅴ | 肌张力逐渐恢复，有分离精细运动 | 能完成更复杂的分离运动：肘伸直时肩可外展 90°，前臂旋前；肘伸直、肩前屈或外展 90°时，前臂可旋前旋后；肘伸直、前臂中立位时，上肢可举过头 | 可手掌抓握、球状和圆柱状抓握，但不熟练；能随意全指伸展，但范围大小不等 | 健腿站，患腿屈膝，髋伸或接近伸；患腿向前迈半步，在伸膝时，踝可屈曲 |
| Ⅵ | 运动接近正常水平，痉挛消失 | 运动协调正常或接近正常，但速度可能比健侧慢 | 各种抓握均能完成；可全范围的伸指；可单指活动但准确性比健侧差 | 可站立位使髋外展并超过抬该侧骨盆所能达到的范围；坐位下髋可内外旋伴踝内外翻 |

## 三、其他评定

### （一）感知功能评定

感知功能障碍包括偏身感觉障碍、一侧偏盲和感知觉障碍、实体感缺失、失认症、失用症等。常规的神经系统检查基本包括了感知功能评定。

### （二）认知功能评定

脑卒中患者的认知功能障碍主要表现在记忆、注意、定向、思维、解决问题的能力等方面。常用简易精神状态检查量表（MMSE）（表 3－13），也可选用韦氏智力量表（WAIS）和韦氏记忆量表（WMS）。

**表 3－13　简易精神状态检查量表**

| 评价项目 | 评　分 | |
|---|---|---|
| 1. 今年的年份 | 1 | 0 |
| 2. 现在是什么季节 | 1 | 0 |
| 3. 今天是几号 | 1 | 0 |
| 4. 今天是周几 | 1 | 0 |
| 5. 现在是几月份 | 1 | 0 |
| 6. 你现在在哪一省（市） | 1 | 0 |
| 7. 你现在在哪个县（区） | 1 | 0 |
| 8. 你现在在哪个乡（镇、街道） | 1 | 0 |
| 9. 你现在在哪一层楼上 | 1 | 0 |
| 10. 这里是什么地方 | 1 | 0 |
| 11. 复述：皮球 | 1 | 0 |
| 12. 复述：国旗 | 1 | 0 |
| 13. 复述：树木 | 1 | 0 |
| 14. 100－7 | 1 | 0 |
| 15. 93－7 | 1 | 0 |
| 16. 8－7 | 1 | 0 |
| 17. 79－7 | 1 | 0 |
| 18. 72－7 | 1 | 0 |
| 19. 辨认：铅笔 | 1 | 0 |
| 20. 复述：四十四只石狮子 | 1 | 0 |
| 21. 按卡片闭眼 | 1 | 0 |
| 22. 用右手拿纸 | 1 | 0 |
| 23. 将纸对折 | 1 | 0 |
| 24. 放在大腿上 | 1 | 0 |
| 25. 说一句完整句子 | 1 | 0 |
| 26. 回忆：皮球 | 1 | 0 |
| 27. 回忆：国旗 | 1 | 0 |
| 28. 回忆：树木 | 1 | 0 |
| 29. 辨认：手表 | 1 | 0 |
| 30. 按样作图 | 1 | 0 |

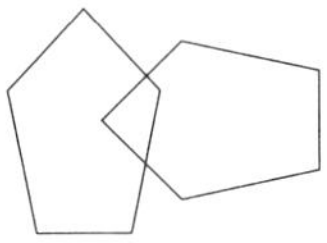

注：得分≤17 分为痴呆，≥17 分而<20 分为文盲，≥20 分而<24 分为小学水平，≥24 分为中学以上水平

## （三）言语功能评定

### 1. 失语症评定

常见的有运动性失语、感觉性失语、命名性失语、传导性失语、皮质性失语等。可用汉

语失语症检查法、波士顿失语症检查法或西方失语症检查法评定，具体见第四章第三节。

**2. 构音障碍评定**

表现为发音异常和构音不清，早期常伴吞咽功能障碍，其评定包括构音器官功能检查和仪器检查。

（1）构音器官功能检查：主要通过听患者说话的声音特征，观察患者唇、舌、颌、腭、咽、喉部在静止和说话时的运动情况及呼吸状态，让患者做各种言语肌肉的随意运动来确定有无异常。最方便常用的构音器官功能检查方法是英国布里斯托尔市 Frenchay 医院的 Pamela 博士编写的评定方法。该方法分为 8 个部分，包括反射、呼吸、唇、舌、颌、软腭、喉、言语可理解度，影响因素包括听力、视力、齿、言语、情绪、体位等。我国修订的中文版 Frenchay 评定方法能为临床动态观察病情变化、诊断分型和评定疗效提供客观依据，并对治疗有较肯定的指导作用。评价内容具体如下。①反射：通过观察患者的咳嗽反射、吞咽动作和流涎情况来判断。②发声器官：观察患者在静坐时的呼吸情况，是否用嘴呼吸，说话时是否气短；口唇、颌、软腭、喉和舌静止状态时的位置，鼓腮、发音和说话时动作是否异常。③言语：通过读字、读句及会话评定发音、语速和口腔动作是否异常。

（2）仪器检查：依靠现代化的仪器设备，对说话时喉、口腔、咽腔和鼻腔的情况进行直接观察，对各种声学参数进行实时分析，并进行疗效评价。仪器检查包括鼻流量计检查、喉腔气动力学检查、纤维镜和电子喉镜检查、电声门图检查、肌电图检查、电脑嗓音分析系统。

**3. 吞咽障碍评定**

包括功能性吞咽障碍和神经性吞咽障碍。可以采用临床吞咽检查法、透视录像吞咽检查法以及内镜下吞咽检查法评定。理解吞咽的正常生理机制对于发现吞咽障碍的发生原因和部位以及制订相应的治疗措施非常重要。仔细观察口的开合、下颌运动、口唇闭锁、舌的运动、有无流涎、软腭上抬、吞咽反射、呕吐反射、构音发声等状况可对患者的进食情况和口腔功能做出初步评定。

（1）荧光吞钡造影录像（videofluroscopy）：是目前唯一能够准确评测吞咽过程的方法，是最可靠的误咽评价法。吞咽瞬间发生的动作往往在 1 秒内，通过造影录像可反复观察，做出全面评估。根据吞咽功能评分标准（swallow function scoring system）可确定患者能吞咽何种稠度的食物而不会引起误咽（表 3－14）。

**表 3－14　吞咽功能评分标准**

| 评分 | 能安全吞咽的液体稠度 | 临床提示 | 吞咽障碍分级 |
|---|---|---|---|
| 0 | 任何食物都不安全（唾液也会误咽） | 没有固体或液体安全 | 重度 |
| 1 | 唾液 | 没有固体或液体安全 | 重度 |
| 2 | 布丁、面糊 | — | 较重 |
| 3 | 甜性质地均一物 | — | 中度 |
| 4 | 甘甜饮料类食物 | — | 中度 |
| 5 | 稀薄液体（奶油、汤） | 不要饮茶、咖啡、水 | 轻度 |
| 6 | 水 | 所有液体皆可饮用 | 正常 |

（2）反复唾液吞咽测试（repetitive saliva swallowing test）：患者取坐位或卧床放松体位，

检查者将示指放于患者甲状软骨上缘，嘱其做吞咽动作。喉头随吞咽动作上抬越过示指后复位即完成一次吞咽反射。若患者感难以吞咽可在舌上滴少许水以利于吞咽。嘱尽快反复吞咽并记录完成吞咽次数，老年患者在 30 秒内达到 3 次吞咽即可。一般有吞咽困难患者，即使第一次吞咽动作顺利完成，随后的动作也会变得困难，或喉头尚未充分上举就已下降。

（3）洼田饮水试验：患者取舒适体位，按习惯喝下 30ml 温水，观察饮水经过并记录时间。根据饮水结果进行分级（表 3－15）。判断标准如下。①正常：1 级 5 秒之内。②可疑：1 级 5 秒以上或 2 级。③异常：3、4、5 级。

**表 3－15　洼田饮水试验等级及判断标准**

| 等级 | 判断标准 |
| --- | --- |
| 1 级 | 能不呛地一次饮下 30ml 温水 |
| 2 级 | 分两次饮下，能不呛饮下 |
| 3 级 | 能一次饮下，但有呛咳 |
| 4 级 | 分两次以上饮下，有呛咳 |
| 5 级 | 屡屡呛咳，难以全部咽下 |

注：若≥3 级，禁止经口进食，留置胃管或肠管

### （四）心理精神评定

脑卒中患者的心理精神障碍主要变现为抑郁症或焦虑症。临床上多采用汉密尔顿抑郁量表（HAMD）、汉密尔顿焦虑量表（HAMA）或症状自评量表（SCL－90）进行评定。

## 四、预测预后

一般认为脑卒中发生后运动功能的恢复可在发病后数日开始，1～3 个月内可达最大程度恢复，因此，在发病后 3 个月内进行康复训练效果最好。根据我国“九五”公关课题组关于“急性脑卒中早期康复的研究”报告，将发病 14 天以内的患者 1027 例分为康复组（511 例）和对照组（516 例），观察至 28 天时进行比较，发现康复组在神经功能缺损评定中运动功能和日常生活活动评分均明显优于对照组，继发并发症的发生率明显低于对照组，在康复组中无一例患者因康复训练而病情加重。在康复治疗 45 天与 28 天进行比较时发现，45 天组上述评分明显优于 28 天组。因此提出，脑卒中的早期康复是安全的，最好在发病 14 天内开始，康复活动时间一般不少于 45 天。同时应加强社区康复，使患者回归家庭后，能继续得到康复治疗。但也有学者认为，在康复治疗 6 个月内 90%的患者恢复达到顶点，其中第一个月 50%的患者上肢的恢复达到高峰，以后急剧减少。国内有研究表明，脑卒中发病 1 年后进行康复仍可取得一定进步。据世界卫生组织报告，脑卒中康复后第一年末，约 60%的患者日常生活活动不需帮助，20%的患者复杂活动（如沐浴）需帮助，15%的患者需他人较多帮助，5%的患者完全依赖他人帮助，30%的患者在患病 1 年后恢复工作。影响康复治疗效果的因素很多，如病情轻重（损伤部位与范围大小）、年龄、并发症、合并其他神经功能缺损和康复治疗的早晚、质量与持续时间以及患者参与康复的积极性等。至于脑出血与脑梗死的康复效果比较，意见不一致，但康复效果是肯定的。目前一般认为下肢恢复比上肢好，而肩又比手恢复较好，

拇指恢复最慢，应加强对上肢康复的研究。有学者提出手与下肢步行能力恢复的预测，可供参考（表 3－16、表 3－17）。

**表 3－16　脑卒中后手功能预测**

| 手指能在全 ROM 内完成协调屈伸时间 | 手功能恢复程度 |
|---|---|
| 发病当天就能完成 | 几乎可以完全恢复为实用手 |
| 发病后 1 个月内完成 | 大部分恢复为实用手，少部分为辅助手 |
| 发病后 1～3 个月内完成 | 少部分恢复为辅助手，多数为失用手 |
| 发病后 3 个月仍不能完成 | 全部为失用手 |

**表 3－17　脑卒中后下肢步行能力预测**

| 测试方法 | 独立步行（%） | 辅助下步行（%） | 可以步行（共%） | 不能步行（%） |
|---|---|---|---|---|
| 仰卧、患髋能屈 45%，膝在 10%～15% 的范围内屈伸 | 60～70 | 20～30 | 90 | 10 |
| 仰卧，患腿能主动直腿抬高 | 45～55 | 35～45 | 90 | 10 |
| 仰卧，能屈髋屈膝，将患膝直立于床上 | 25～35 | 55～65 | 90 | 10 |
| 上述均不能完成 | 33 | 33 | 60 | 33 |

（张伟东　张洪鹏）

# 第四节　作业治疗

脑卒中的作业治疗是采用有目的、有选择性的日常生活活动、工作、劳动和文娱活动等，使患者在作业活动中获得功能锻炼，以最大限度地促进患者身体、精神和社会参与等各方面障碍的功能恢复，提高患者独立生活和工作能力，是其回归家庭和社会的重要途径。

## 一、治疗目的

主要是通过参与作业治疗活动，改善和恢复脑卒中患者的生活自理、学习和劳动能力，使其能够作为家庭和社会成员过有意义的生活。作业治疗也能体现患者自身价值，使患者获得改善生活质量的生活方式，并从中得到身心上的满足。

## 二、治疗内容

**1. 上肢功能训练**

包括增强肌力、改善关节活动范围、减轻疼痛、增强耐力和协调性训练。

**2. 手功能训练**

包括握力和捏力训练、手部关节活动范围训练、灵活性训练、感觉训练等。

**3. 感知训练**

包括失认症训练、失用症训练以及触觉、实体觉、本体感觉、感觉运动觉的训练。

**4. 认知训练**

包括注意力、记忆力、理解力、判断力、组织能力等训练。

**5. 日常生活活动训练**

包括穿衣、进食、个人卫生、如厕等训练。训练伤病残者用新的生活方式完成日常生活活动；训练其在家务活动中，如烹调、洗衣、清洁时学会省力，减少家务活动的能量消耗。

**6. 辅助器具选配和使用训练**

为有需要的患者制作或选购必要的辅助用品，如轮椅、助行器具、生活自助具等。当伤病残者完成日常生活动作有困难时，如梳洗、穿鞋袜、进食等，帮助指导他们借助自助具完成日常生活动作。

**7. 矫形器及压力衣制作**

帮助制作低温材料矫形器及压力衣。

**8. 其他**

如职业技巧训练、工艺训练、园艺训练、游戏训练等。

## 三、治疗特点

**1. 目标明确**

帮助患者掌握日常生活技能，适应新的家庭生活和社会工作。

**2. 综合训练**

根据脑卒中患者日常生活、家庭生活、社会和职业生活方面的需要，选择有目的的活动进行治疗和训练，如日常生活活动训练、认知功能训练、感知功能训练、上肢功能训练等，改善患者身体及心理的功能障碍。

**3. 功能适应**

在患者身体功能不能完全代偿的情况下，利用各种辅助器械、工具，以补偿功能不足，用新的方式完成日常生活和劳动，如选择和应用自助器、环境改造等。

## 四、治疗作用

脑卒中的作业治疗可从躯体、心理、职业和社会等方面对患者产生影响，使患者获益，具体作用如下。

**1. 躯体方面**

（1）增强肌力：可进行木工、金工、飞镖、制陶、泥塑、投篮、舞蹈、通过特殊传感器控制的电子游戏（如 E－Link）等。

（2）增强身体耐力：可进行木工、金工、制陶、泥塑、篮球、舞蹈、足球、绘画、书法、轮椅竞技、园艺、缝纫、郊游、爬山等。

（3）改善关节活动范围：可进行制陶、泥塑、篮球、乒乓球、舞蹈、绘画、书法、编织、通过特殊传感器控制的电子游戏、橡皮泥作业、编织、纺织等。

（4）减轻疼痛和缓解症状：可通过进行棋类游戏、牌类游戏、绘画、书法、泥塑等活动及听音乐转移注意力；也可在热疗下进行作业或利用热的媒介（加热陶土）进行作业。

（5）改善灵活性：可进行棋类游戏、牌类游戏、绘画、书法、泥塑、编织、折纸、镶嵌等作业，可改善手的灵活性。

（6）改善平衡协调性：可进行篮球、舞蹈、足球、编织、套圈、保龄球、园艺、飞镖、投掷游戏等。

（7）促进感觉恢复：可利用不同材料进行手工艺制作、进行棋类游戏和牌类游戏等。

（8）提高日常生活活动能力：可进行日常生活活动训练、穿衣比赛、家务活动等。

**2. 心理方面**

（1）增强独立感，建立信心：可进行绘画、书法、泥塑、编织、折纸、镶嵌、手工艺制作等。

（2）提高成就感、满足感：可进行木工、金工、制陶、泥塑、绘画、书法、编织、折纸、镶嵌、手工艺制作等可生产出产品的作业。

（3）调节精神和转移注意力：听音乐，进行棋类游戏、牌类游戏、绘画、书法、泥塑、编织、折纸、镶嵌、电子游戏等。

（4）调节情绪，促进心理平衡：木工、捶打、剪纸、泥塑等宣泄性活动可使患者合理宣泄，促进心理平衡。

（5）改善认知、知觉功能：进行棋类游戏、牌类游戏、电子游戏、绘画、书法等活动及听音乐，可提高患者的注意力及解决问题的能力。

**3. 职业方面**

（1）提高劳动技能：可进行木工、金工、打字、手工艺制作、园艺等。

（2）提高职业适应能力：棋类游戏、牌类游戏、球类活动等集体性活动可增强竞争与合作意识，促进人际交往、改善人际关系，提高职业适应能力。

（3）增强患者再就业的信心：通过木工、金工、制陶、泥塑、绘画、书法、编织、折纸、镶嵌、手工艺制作等治疗性作业活动生产出产品，可增强患者再就业的信心。

**4. 社会方面**

（1）改善社会交往和人际关系：可进行园艺、棋类游戏、牌类游戏、音乐等。

（2）促进重返社会：生产性活动、竞技性活动、游戏性活动等可促进患者适应社会环境，利于他们早日重返社会。

（3）增强社会对伤残人士的了解和理解：伤残人士通过治疗性作业活动生产出精美的工艺品，残疾人在体育运动中所表现出的拼搏精神，以及残疾者的自强不息精神无疑会促进社会对伤残人士的理解和尊重。

## 五、治疗原则

脑卒中的作业治疗应遵循早期介入、循序渐进、持之以恒、医患合作、系统管理、健康教育的原则。

**1. 早期介入**

一般在脑卒中患者生命体征稳定、原发神经病学症状无加重时及早介入康复措施。有研究显示，最佳康复开始时间为脑卒中后 14 天以内。预防性康复措施的早期介入，不仅有助于改善脑卒中患者受损的功能，减轻残疾的程度，还可以防止各种并发症的发生，提高生活质量。

**2. 循序渐进**

脑卒中的康复是个持续过程，作业治疗贯穿于脑卒中康复治疗的全过程，既要达到一定的强度，又要持续一定的时间。在此过程中应量力而行，治疗时间逐渐增加，强度逐渐加大，辅助逐渐减少，患者的主动参与逐渐增多。

**3. 持之以恒**

脑卒中后偏瘫侧上肢和手功能的恢复较偏瘫侧下肢相对滞后，作业治疗从脑卒中发病开始早期介入，直至患者的功能达到最大限度的恢复。

**4. 医患合作**

制订、实施作业治疗措施时，作业治疗师应充分考虑到患者原有的知识水平和职业特点，设计科学、合理、有趣、患者易于接受的训练方案，以便调动患者的积极性，使之能够坚持训练。同时争取脑卒中患者家属的积极配合，采用正确的方法对患者进行有效的监督和指导，使训练成果尽可能多地应用到患者日常生活中。

**5. 系统管理**

脑卒中的康复是一个漫长而艰难的过程，作业治疗的实施应有计划、有步骤地进行，制订切实可行的近期目标，从而让患者看到远期目标完成的希望。治疗师应观察患者及家属的情绪反应、睡眠、饮食等情况，及时了解有无焦虑、抑郁情绪出现，及时和康复医师沟通，可通过心理疏导及药物治疗改善异常情绪，使康复治疗得以顺利进行。同时，需要指导患者家属社区医院的康复中心进行定期随访、指导，以促使患者早日康复。必要时，对患者家庭环境进行相应的改造，以利于患者尽快融入家庭生活。

**6. 健康教育**

对患者及其家属进行相关知识的宣传教育及心理指导，使其正确认识疾病，了解作业治疗的过程和目的，这是实施有效康复治疗的保证。因此，与疾病相关的健康教育应贯穿整个康复治疗过程。

## 六、治疗实施要点

**1. 患者主动参与**

选择患者感兴趣和有意义的活动以充分调动其积极性，鼓励患者尽可能独立完成任务。患者自己的独创性非常重要。

**2. 合理环境设置**

床、普通座椅和轮椅，以及所有衣物、被服和生活用品应放在适当的位置；当确定物品位置时，尚须考虑视觉和感知问题。

**3. 确保安全**

安全是确保伤病残者能否坚持参加作业治疗的关键因素之一。特别是患者稳定性差时，轮椅应随时锁住，防止跌倒；在治疗时，治疗人员应指导伤病残者将上肢和下肢摆在适当的体位，避免创伤，同时注意体能障碍训练。

**4. 注重认知与感知训练**

认知和感知能力对伤病残者的参与能力和生活自理能力有很大影响，所以在日常训练中应注意其定向力、注意力、判断力和计划问题、解决问题能力。

**5. 合理使用辅助器具**

不用辅助器具能够独立进行活动是最理想的，但许多病残者只能借助某些特殊器材独立。所以，训练时可从借助辅助器具开始，逐步取消辅助器具。如装一个扶手或一个插勺的C型袖套来改善截瘫患者进食，当腕的力量和稳定性不够时，加用一个背侧或腹侧腕托；用一个盘子防护裙改善偏瘫患者自主进食。

**6. 注意事项**

作业疗法虽然简便易行，但要取得明显效果，需要注意以下几点。

（1）根据患者的特点选择作业内容：即选择对躯体、心理和社会功能起到一定治疗作用的方法，故具有鲜明的目的性。

（2）作业内容要有实用性：作业疗法是从临床、康复治疗向职业劳动过渡，因此，所选择的各种作业活动应具有实用性，不宜过多地超越客观条件，不必照搬发达国家的治疗模式。

（3）集体治疗：强调采用集体治疗的形式，以增加患者与周围人的接触，有助于患者参加更多的社会活动。

（4）个性化：在一定范围内允许患者自己挑选某一作业治疗方法，以提高作业治疗的趣味性，促使患者更积极地自觉参加。但也不应无原则迁就，随意更换作业治疗内容。

（5）循序渐进：作业治疗应遵守循序渐进的原则，根据实际情况，对作业时间、强度、间歇次数进行灵活调整。

（6）正向反馈：对作业治疗成果要给予充分肯定，特别是具有实用性的产品，还应根据劳动难度情况，给予一定的经济补助或奖励。

（7）做好记录：必须详细记录作业治疗的医嘱、处方、患者完成能力、进度、反应及产品情况等。在处方中还应注明与其他康复治疗方法的配合等。

## 七、治疗方法

### （一）保持正确的肢体位

由于脑卒中患者卧位或坐位时间相对较长，保持正确的卧位、坐姿和肢体位置，能有效预防或对抗痉挛姿势的出现和发展。所以，早期必须确保患者始终采取正确的、有利于今后机体功能恢复的姿势和肢体位。

**1. 保持正确的卧姿**

可患侧卧位、健侧卧位、仰卧位3种姿势轮换，但以患侧卧位最为重要，尽量少用仰卧位。

（1）患侧卧位：头部患侧置于高度适中的枕头上，上颈段稍微前屈，躯干稍向后旋；后背用枕头稳定支持；患肩前伸，上肢前伸与躯干的角度不小于90°，肘关节伸直，前臂旋后，掌心向上，腕背伸，手指伸展散开；患侧下肢髋关节伸展，膝关节微屈，踝背伸，足面与小腿尽量保持垂直。健侧上肢自然放在身上，健侧下肢屈髋、屈膝呈迈步位，置于体前支撑良好的垫枕上，以免压迫患侧。患侧卧位可以增加患侧的感觉输入刺激，并使患侧被动拉长，有助于抑制痉挛，健侧手可以自由活动。

（2）健侧卧位：枕头高低适中，躯干与床面保持直角，不能呈半俯卧位。患肩前伸，向头顶方向上举 100°，肘、腕、指各关节均保持伸展放置于胸前的枕垫上，使肩及上肢保持外展位；患侧下肢完全由枕头垫起，髋、膝自然屈曲，踝略背伸，足不能内翻。健侧肢体在床上取舒适自然位放置。健侧卧位是患者感觉比较舒适的体位，有利于患侧的血液循环，可减轻患侧肢体的痉挛和水肿，便于偏瘫侧的治疗性操作。

（3）仰卧位：头正中位或面向患侧。枕头高低适中，勿使患者采取半卧位，以免诱发异常肌张力。患侧上臂应放在体旁的枕头上，肩胛骨应尽量前伸，肩外展外旋 45°，肘伸展、前臂旋后、腕背伸、手指伸展及拇指外展；患侧臀部和大腿下放置软枕支撑，使骨盆前伸、髋关节稍内旋，防止患腿外旋，膝下放置一小枕使膝关节微屈曲，踝关节保持中立位，患足平放于床上，足底不放置任何物品。

**2. 保持正确的坐姿**

有效的坐姿要求骨盆提供稳定的支持，躯干保持直立位。不论何种方式的坐位都必须掌握两侧对称的原则。

（1）床上长座位：须用大枕垫于身后以保持患者躯干端正、背部伸展，确保髋关节屈曲 90°；双上肢对称地放置于身前的小桌上，使患者上肢始终位于患者的视野之内。为避免膝关节过度伸展，可以在膝下垫一小垫。避免半卧位。

（2）轮椅坐位：选择适合患者体型的轮椅，保持躯干伸展，患者上肢放置在轮椅板上并处于一个良好的姿势体位，患侧下肢侧方垫海绵垫以避免患侧髋关节外展、外旋。轮椅桌板以可拆卸的透明板为佳，长度及宽度须保证患者的双侧上肢放置在轮椅板上时能够对称、充分地向前伸展，患侧前臂采取旋后位或中立位。

（3）普通座椅坐位：坐在普通的靠背椅子上时，骨盆直立，髋、膝、踝关节保持 90° 屈曲位，小腿垂直下垂、双足底着地；保持头、颈、躯干及双肩左右两侧对称，躯干伸展。患侧手可以放在大腿上。

### （二）维持和改善关节活动范围

治疗小组中的所有成员，包括患者家属和护理人员，都应鼓励和指导患者采取正确的方法，进行自主辅助性练习，以改善肢体的血液循环，预防关节僵硬和挛缩。

**1. 被动运动**

应早期开始，每天对患侧肢体进行各关节的被动活动，活动顺序从近端至远端关节，各方向、全范围活动 3～5 次，动作宜舒缓而有节律，避免突然用力或加大活动度。一般每日 2 次，直至患肢恢复主动活动。

**2. 主动辅助性训练**

恢复初期肩关节往往缺乏自发的随意运动，需要由健手或他人进行诱导，诱发患侧上肢尽早出现分离运动。

（1）Bobath 握手；两手十指交叉相握，患侧拇指在外，由健侧带动患侧上肢进行自助被动运动。上举或前伸上肢时，患侧肘关节要充分伸展、前臂略旋前，克服患肢的屈曲，肩部充分前伸。动作要缓慢、到位，反复进行。可以在卧位、坐位下进行。

（2）磨砂板：患者坐在治疗台前，根据患者上肢功能水平调节治疗台的角度。用健侧手掌按压在患侧手背上，保持患侧手指的伸展，前伸上肢以达到屈曲肩关节、伸展肘关节的目的。

（3）滚筒：治疗师站在患者患侧，嘱患者 Bobath 握手，利用健侧上肢带动患肢完成肩关节屈曲、肘关节伸展、前臂旋后、腕关节背伸的运动，治疗师可协助患手做促进肘关节伸展的动作。

### （三）进行上肢和手的治疗性活动

在进行患侧上肢、手的功能性活动之前，应抑制痉挛、进行分离运动训练。

#### 1. 抑制痉挛

对于肌痉挛，首先是预防痉挛的发生，其次让患者逐渐了解、掌握控制痉挛的方法。

（1）预防肌痉挛：训练中应避免急速、过度用力的动作；患侧上肢痉挛比较明显时，避免过度使用健侧手，避免做对健手抓握功能要求较高的动作。

（2）减少患侧上肢肌痉挛：训练中针对痉挛可采用牵拉、挤压等方法。如以抗痉挛模式负重，利用负重练习在负重状态下进行作业活动，降低患侧上肢的肌痉挛。患者坐在治疗床上，患侧上肢伸直，掌面放在体侧稍后的床面上，手指向外后方展开。这种负重可以促进患侧肩胛骨上提、肘伸直、腕背伸和手指伸展。

（3）抑制手指屈曲痉挛：治疗师用 4 指紧握患者的大鱼际，将拇指外展；另一手固定肘关节，将患肢前臂旋后，停留数秒，痉挛的手指可自动伸展。

#### 2. 分离运动训练

患侧肢体各关节丧失了独立运动的能力，所以在活动中无法进行关节的分离运动和选择性运动。作业治疗的目的是打破这种协同运动模式，逐步确立各个关节的分离运动，如上肢持球、持棒训练。

### （四）上肢和手功能训练

在进行功能性作业活动时，应逐步增加上肢、手的运动控制能力及协调性训练，为进行日常生活活动创造条件。

#### 1. 上肢运动控制训练

遵循“由近到远，由粗到细”的恢复原则，可进行上肢持球训练、地面上推动大巴氏球的活动。

#### 2. 双手协调性训练

选择由患侧手起固定等辅助作用，以健手进行操作为主的活动，如双手配合搬运物品、木钉盘、拼图等作业活动。

#### 3. 手指抓握及精细运动训练

棋牌游戏、木钉盘等活动既有娱乐作用，又可训练手指对粗细、大小、方圆等不同规格、不同形状物体的抓握能力。可进行捡豆子、编织、粗线打结及打字等活动针对手指精细活动训练。

### （五）改善认知功能

脑血管疾病可使部分患者发生认知功能障碍，表现为记忆力减退、执行功能障碍，严重者可发生痴呆，治疗中需加以重视并合理治疗。在国外，60 岁时痴呆的患病率为 10%，80 岁时为 25%；在我国北方以血管性痴呆为主。痴呆可导致注意力下降、新事物学习困难，难以参加完整的康复训练，因此主要加强支持疗法，给予适当的生活照顾，常与患者交谈，让患者多与社会接触、多参加社会活动等。

（六）感觉恢复训练

在康复评定的基础上，感觉障碍的康复治疗应与运动康复治疗同步进行。脑血管疾病发生后，在功能障碍发展的过程中，感觉障碍往往显著影响运动功能和平衡功能的恢复，还易造成烫伤、创伤及感染。感觉的恢复和重建是一个缓慢的过程，需要长期反复训练，因此必须重视感觉功能训练，将感觉训练和运动训练统一规划。

**1. 基本原则**

（1）向患者做好康复的宣教，取得患者的全力合作，是感觉障碍训练的重要环节。

（2）同一动作或同一种刺激需要反复多次，注意不能频繁更换训练用具。

（3）纠正异常肌张力使其正常化；抑制异常姿势和病理性运动模式。

（4）施加感觉刺激时，必须防止由于刺激出现的痉挛加重。

（5）训练患者在治疗和日常生活中，养成用视觉代偿感觉的习惯，防止造成外伤。

（6）根据患者感觉障碍的性质和程度选择适当的训练方法和训练器具，训练要循序渐进、由易到难、由简单到复杂。

**2. 训练内容**

（1）偏盲训练：为让患者了解自身的缺陷，可进行双侧活动的训练；还可用拼版、拼图进行左右注视训练；用文字删除法反复训练。

（2）体觉训练：让患者用触觉辨认一个物体。先让患者注视要辨认的物体，在其注视下治疗师将物体移动，然后再让患者用健手触摸和移动此物体，反复几次后再让患者闭目进行。用这种方法让患者移动过几个物体后，把这些物体放入暗箱中，让患者用手触摸辨认出正确的物体。成功后可加入新的物品，也可以让患者看物体的图片在暗箱中找出相同的物体。

（3）深感觉训练：深感觉障碍分为位置觉障碍和运动觉障碍。在训练时必须将感觉训练和运动训练结合起来。先由治疗者通过被动运动引导患者患侧做出动作并体验正确的动作；然后指示患者用健侧去引导患侧完成这些动作；再进一步通过双手端起较大物品，间接引导患侧上肢做出正确动作。可以运用木质的大立方体，也可以运用硬纸板或泡沫塑料。总之，通过拿放不同重量的物体，调节训练的难易程度。书写练习也是一项有效训练内容，按要求画线，先画圆滑的曲线，再画直线（直线较曲线难画，要注意由易而难）。

（七）知觉功能训练

知觉功能训练是促进知觉功能障碍者改善触觉整合功能和单侧空间忽略，建立代偿，帮助其回归家庭和社会的训练技术。颜色拼图、拼板、照片、图片、训练用纸、笔、计算机辅助设备砂纸、日常用品等均可作为训练工具。根据患者失认与失用的程度选择合适的训练内容和方法。

**1. 失认症训练**

（1）视觉失认的训练：训练患者的垂直位；反复辨认左、右方的物体；让患者说出各手指的名称；可用拼板玩具训练患者的形状失认。

（2）视觉空间失认的训练：让患者自己画钟面、房屋图形等；让患者辨认、排拼、配对各种色调图片和拼版；让患者做各种日常生活活动的动作。

（3）视觉单侧忽略的训练：重点训练患者把注意力集中于他所忽略的一侧，方法是：站在患侧与患者说话；用色彩鲜艳的物品放在患侧提醒患者对患侧的注意等；要求患者用健手去拿放在患侧的物品；阅读时可在忽略侧的一端放上颜色鲜艳的尺子给予提醒等。

**2. 失用症训练**

训练时应注意，需将一个动作先进行分解学习，逐步完成一个完整动作；先练习粗大活动，再练习精细活动。向患者发出的言语命令应清晰、缓慢、简短，并可向患者进行示范。用触觉、视觉和本体觉暗示患者。对于不同的失用症患者采用不同的训练方法。

（八）认知功能训练

认知功能训练是针对认知一个或多个成分功能异常所实施的训练技术，目的是改善一项或整体认知功能，促进患者回归家庭和社会。基本认知训练主要包括注意和记忆力训练，分述如下。

**1. 注意训练**

①信息处理训练：如兴趣法、示范法、奖赏法、电话交谈等。②以技术为基础的训练：如猜测作业、时间作业、顺序作业等。③分类注意训练：通过书面作业或根据录音带、电脑中的指令，进行连续性、选择性、交替性和分别性注意训练。

**2. 改善记忆力训练**

①助记术：如图像法、层叠法、联想法、故事法、现场法、倒叙法、关键词法、数字分段记忆法等。②PORST 练习法：通过预习、提出问题、再次仔细阅读、复述和测验来促进记忆。③环境适应：使环境有序简洁，物品固定放置，突出要记住的事物等。④训练患者有效使用外在记忆辅助工具，如记事本、计算机、时间安排表、定时器、闹钟、标志性张贴等。⑤在相应的计算机软件上进行针对性练习。辅助记忆康复训练的方法有使用教育性、专门性训练软件，利用多媒体技术，强化记忆训练等。

根据患者的功能水平，在实验室训练的同时，指导其在日常生活活动中进行注意训练或采用记忆代偿方法。

（九）日常生活活动能力训练

日常生活活动能力训练是作业疗法最基本的内容之一，训练内容包括日常生活活动的各个方面，如衣、食、住、行、转移、整理个人卫生等。下面以偏瘫患者日常生活活动能力训练为例进行叙述。

**1. 穿脱衣服**

（1）衣服的选择：尽量选择宽松、有弹性、开衫式上衣，扣子改用尼龙搭扣或拉链，为减少扣健侧抽扣带来的麻烦可穿无袖衬衣或无扣衬衣；选腰部有松紧带、宽松的裤子，男裤开裆处用尼龙搭扣；选择套头鞋或搭扣式、带扣式鞋，最好不选有鞋带的鞋子。

（2）穿脱上衣

1）穿衬衣和前方开口衣服：先穿患侧后穿健侧，脱衣顺序相反，先脱健侧后脱患侧。具体方法为：患者取坐位或站立位，先将患侧上肢穿入衣袖，健手绕过头部拉好衣领部并穿入健侧上肢，整理好衣服并扣好纽扣，脱衣顺序相反。

2）穿套头衣：顺序是患肢→健肢→套头→整理。具体方法为：患者取坐位，先将患侧上肢穿入衣，再穿健侧上肢，然后将衣服从头部套入，最后整理。脱套头衫时，用健侧手向后上方拉衣领后方，退出头部，再退出健肢和患肢。

（3）穿脱裤子：穿裤子时，患者取坐位，先将患腿交叉置于健腿上，穿好患侧裤腿至膝上部，放下患腿，然后穿好健腿并尽量上提裤子，最后站立将裤子上提至腰部并系好裤带、拉好拉链；脱裤子时，与上述动作顺序相反，先脱健侧，再脱患侧。

（4）穿脱鞋袜：患者取坐位，将患侧下肢抬起置于健侧膝关节上方，用健手为患足穿袜子或鞋，然后放下患肢，重心转移至患侧，再将健侧下肢放在患侧下肢上方，穿好健侧的袜子或鞋子；脱时顺序相反。

**2. 进食**

（1）工具的选择：可选用防洒碗和改造的筷子或加粗手柄的勺子。

（2）非利手侧偏瘫患者进食：患者的利手仍可持筷夹菜，但非利手不能把碗送到嘴边。改进方法是在饭碗下放一块防滑垫或湿布把碗固定，再用筷子或勺子将饭送到嘴里。

（3）利手侧偏瘫患者进食：如果利手失去功能，患者必须改变利手，即用非利手执筷子或勺子，如果患手有部分功能，可试用适宜或改进的筷子。

**3. 卫生和梳理活动**

（1）洁面：在水盆内清洗毛巾，单手或健手协助患手拿毛巾洗脸；拧毛巾时可把毛巾绕在水龙头上用单手拧干。

（2）清洁口腔：刷牙时用手挤牙膏管把牙膏挤到牙刷上；用带吸盘的牙刷固定后清洁义齿；面瘫患者进食后食物易残留在口腔，每次饭后应先漱口然后清洁口腔，防止食物滞留。

（3）剃须：可使用电动剃须刀，既安全又方便。

（4）沐浴：患者坐在洗椅或凳子上，先用健手调试水温，然后用水冲洗身体。沐浴过程中可利用带套环的毛巾或长把海绵刷，将其涂上肥皂后擦身。肥皂可置于挂在脖子上的布袋里或专用的肥皂手套里，防止从手中滑落。

（5）手指的清洁：用固定在桌上的指甲剪剪锉指甲，用固定在台子上的刷子清洗指甲。

（6）如厕：使用坐便器较安全，可用增高垫来调节高度；蹲式便器可加用坐厕架或坐厕椅。

**4. 家务活动**

（1）单手切菜：用板上有若干个不锈钉的特制砧板固定肉、菜或食物，便于单手切割。砧板下要放置防滑垫，防止移动和滑落。

（2）单手打鸡蛋：在手掌中轻轻抓住鸡蛋，用鸡蛋的中心部敲击碗缘打破，再用拇指和示指把蛋清和蛋壳分开。

（3）单手开启罐头：单手抓住罐头瓶，用固定在墙上的开听器打开罐头。

（4）使用电动器具：使用食品搅拌器、超级食品切割器等帮助进行家务活动。

（5）单手扫地、拖地：长把扫帚和撮箕较好，可用受累手和躯干夹住撮箕，再用健手持扫帚将垃圾扫入撮箕；拖地时，先把拖把杆固定在臂下，然后用健手转动拖把拧干，再慢慢把地拖干净。

**5. 交流**

单手写字时，宜用重物固定纸，有时可将患臂置于桌上被动地固定纸。看书时，可用持书器固定书，有认知或言语障碍者可使用交流板进行交流。

（十）游戏治疗

由于长期罹患疾病，患者遭受了较大打击，许多患者在身体功能、心理和社会活动方面都出现了不同程度的障碍。游戏治疗可以使以上 3 方面都得到较好的改善，因此应尽量开展一些有趣的游戏。本节就室内游戏的方法和设计要点举例加以说明。

**1. 以训练上肢精细动作为主的治疗游戏**

多采用棋类游戏，如象棋、跳棋等。对于不同的功能障碍，可通过改造棋子形状和棋子的提取方式而达到治疗目的。由于患者具有不同程度的功能障碍，在评价的基础上，将下棋活动分为若干级别，如棋盘格子由大到小、棋子由轻到重、等级从易到难进行设计。通过完成手持、运送和放置棋子到规定位置的过程，可以训练患者手的精细动作，改善手、眼协调性，提高患者的耐力，同时改善患者的心理状态和人际关系。

**2. 以训练上肢粗大运动为主的治疗游戏**

投掷沙包、套圈、皮球投篮等游戏都是以上肢粗大运动为中心的训练，使上肢与躯干进行协调运动，改善身体平衡功能。投掷沙包时，在一块贴有尼龙搭扣反面的木板上画出大小不等的动物图案，作为投包的靶目标。做若干个大小不等的布包，表面缝上尼龙搭扣的正面。要求患者将沙包投向靶，以击中动物的大小和多少计分。此游戏可以根据患者功能情况分级进行，难易程度可以通过靶的距离及布包的重量做调整。通过取下靶上贴着的布包和捡起地下散落的布包可以训练上肢关节活动范围、下肢肌力和躯干的旋转、屈曲以及身体的平衡功能。

**3. 以训练上下肢和躯干为主的治疗游戏**

地滚球是用木制的球撞击站立的木瓶，类似简易的保龄球。推盘游戏是用带有横板的木棒推撞类似冰球的橡胶盘状球，将球打入不同分数段的区域内。将功能近似的患者编成小组进行竞赛。此项游戏的要点在于根据患者上肢的功能，包括关节活动范围、肌力、动作的协调能力设计弹子棒的长度、重量、把手的粗细和形状；根据下肢肌力、步态、身体的平衡能力等设计场地大小、击球线到死线的距离等。竞赛规则不必过于拘泥，可以根据患者的身体功能和心理状态等因素灵活掌握。此外，立式棋盘或将棋盘置于地面均可用于训练躯干的运动控制、上下肢粗大运动及协调能力以及平衡功能。

**4. 计算机游戏**

计算机游戏题材丰富、有趣，可用于认知和知觉功能障碍、手眼协调性障碍以及手功能障碍的训练。

## 八、注意事项

为了达到预期的训练效果，应严格掌握适应证和禁忌证。除此之外，不同的作业治疗方法还应注意一些特别的问题。

**1. 日常生活活动训练**

在进食期间患者应保持坐位，餐具用防滑垫固定。脑卒中患者患侧上肢可放在桌上，有助于稳定肘部。如有可能，可训练患者用患手使用餐具，必要时应提供进食辅助用具。进食或饮水过程中若持续发生呛咳，应进行详细的吞咽功能评估。卧床患者在床上应取半卧位，用有盖的小壶或双耳杯或吸管饮水比较容易。

**2. 转移训练**

床椅转移训练时，床和椅应成45°放置，使偏瘫患者的健侧接近转向的目标，必要时对患者予以帮助，但要避免牵拉患侧上肢。将辅助用具或卫生用品放置在患者伸手易取的地方，必要时使用转移辅助用具。进行如厕、入浴训练的患者还应具备一定的站起转身能力，进出浴缸时，健侧身体先进出，避免烫伤、滑倒，浴室内的地板尽可能保持干燥，使用防滑垫、安装扶手等。

**3. 手功能训练**

根据患者的需求和手部力量情况选择合适的训练方法，尽量选择具有实用性和趣味性的活动进行训练。手部肌腱损伤早期（6周内）、手部不稳定骨折、软组织损伤早期、前臂损伤早期等不适宜进行力量训练。操作过程要求姿势和体位正确，避免代偿，工作台及工具符合人体工程学要求。

**4. 认知功能训练**

从安静的环境开始，逐渐过渡到接近正常和正常环境，教会患者主动观察周围环境，识别引起注意力不集中的因素并主动排除，让家属了解护理技巧，并在非治疗期间督促和纠正患者的行为。严重记忆障碍者使用的记事本要放在固定的位置，养成随身携带并定时查阅的习惯。注意患者的主动性，每次给予口令、建议、提供信息或改变活动时应确认患者已经注意或让其复述指令。

## 九、肩部并发症处理

脑卒中所致上肢运动功能障碍的患者可出现肩部并发症，最常见的有肩关节半脱位、肩手综合征、肩痛等。这些并发症不仅对患者上肢运动功能恢复造成不良影响，而且给患者带来痛苦，影响其康复积极性，因此应给予足够的重视，早期预防，及时诊断并治疗。

### （一）肩关节半脱位处理

肩关节半脱位是偏瘫常见的并发症。肩胛带肌中肩胛下肌、冈上肌、冈下肌和小圆肌分别经过肩关节的前方、上方和后方，与关节囊紧贴，形成肌腱袖。这些肌肉的收缩可保持肱骨头与肩胛骨关节面的接触。尤其冈上肌对防止半脱位有重要作用。改善以上肌群的功能，是防止半脱位的主要环节，如肩胛带肌处于弛缓状态，半脱位无法避免。半脱位并不会造成肩关节疼痛，但是由于肩关节稳定性差，错误的手法训练引起损伤或配戴吊带将关节固定在错误的解剖位置上，是造成肩关节肿胀和疼痛的主要原因。

**1. 特征**

肩胛带下降，肩关节腔向下倾斜；肩胛骨下角的位置比健侧低；病侧呈翼状肩。

**2. 治疗**

（1）体位控制：患者床上卧位要保持良肢位；坐位时应在背后垫高，腰充分伸展，髋关节屈曲90°，膝关节伸展，面前放置床头桌，双手对称置于桌面，双上肢肩胛骨充分前伸，双手交叉，患侧拇指在上方。这种体位可以有效地缓解痉挛，抑制屈肌联带运动。

（2）上肢负重：患者取椅坐位时，双侧全足底着地，踝、膝、髋关节90°屈曲，躯干伸展，头位于正中线上，上肢置于床面，两侧充分支撑。立位时躯干对称，双下肢同等负重。双上肢在桌面上对称支撑。这样可以促使肌张力正常化，有利于改善半脱位。

（3）患侧躯干牵张训练：偏瘫患者常表现出患侧躯干侧屈，这种异常姿势是患侧腰背肌肌张力增高所致，影响骨盆和肩胛骨的正常运动。治疗师要设计卧位、坐位和立位的控制训练，使用 Bobath 提出的反射性抑制模式。持续的被动牵张不仅可以缓解近端的肌张力增高，对远端也会带来良好的影响，改善患者身体的对线关系，促使肌张力正常化。

（4）肩胛骨主动运动训练：在上述肩胛胸廓关节诱发训练的基础上进行肩胛骨主动运动的训练，增强肩胛骨的运动能力，如患者取坐位，桌前摆放一只篮球，患手控制篮球，肘关节伸展，做向前、向后滚动篮球的训练，完成肩胛骨的内收与外展的控制，然后双侧上肢在躯干两侧自然下垂，做患侧耸肩动作，完成肩胛骨的上提与下降动作。最后患者取仰卧位，肩关节屈曲 90°，肘关节伸展，做上肢向屋顶的垂直向上动作，完成肩胛骨的内收、外展抗阻力运动。

（5）冈上肌刺激手法：冈上肌弛缓患者取坐位，患侧手掌支撑床面，肘关节伸展，治疗师一手固定患手，另一手叩击冈上肌，促进其收缩。行此手法时要防止上肢远端痉挛。

（6）上肢反射性抑制运动模式诱发训练：偏瘫患者的肩关节大多出现使肩胛骨向下方旋转的菱形肌、提肩胛肌和背肌痉挛，影响肩胛骨的正常解剖关系，导致上肢关节活动受限，甚至出现半脱位。为使肩胛骨恢复正常位置、改善半脱位、扩大肩肱关节的活动及诱导患侧上肢出现选择性运动，必须将上肢肩胛骨的运动重点设计为向前方运动。训练时患者取坐位，颈部及脊柱伸展，治疗师一手握患肢的肘关节，另一手控制患手，使其完成上肢外旋、肘伸展、前臂旋后、腕关节伸展、拇指外展、手指伸展的运动。在治疗师协助下，完成以上运动的同时屈肌痉挛也将被抑制。

### （二）肩手综合征

肩手综合征是指在原发病恢复期间，患侧手突然水肿、疼痛，患侧肩疼痛，使手的运动功能受限制，严重时可出现手及手指变形、手功能完全丧失。因此，应对肩手综合征给予足够的重视并及早治疗。

**1. 病因**

包括长时间的腕关节强制性掌屈、过度腕关节伸展（可产生炎症样水肿及疼痛）、长时间患侧手背静脉输液、患侧手受伤。

**2. 临床表现**

可分为 3 期，具体如下。

（1）第一期：患者的患侧手突然水肿，并很快导致运动范围明显受限。水肿主要出现在患侧手的背部，包括掌指关节、拇指及其他 4 指。皮肤失去皱褶，特别是指节、近端及远端的指间关节。水肿触及有柔软感和膨胀感，常止于关节及其近端。手肌腱被掩盖。手的颜色发生改变，呈橘红或紫色，特别是手处于下垂状态时。水肿表面有微热及潮湿感。指甲逐步发生变化，与健手相比表现为苍白、不透明。同时，伴患侧上肢肩及腕关节疼痛，关节活动范围受限，特别是前臂被动外旋、腕关节背屈更为显著。如做超过腕关节活动范围的被动屈曲时，患者有明显疼痛感，甚至在做患侧负荷体重的治疗时也可引起疼痛。指间关节明显受限，突出的指骨因水肿而完全看不出。手指外展严重受限，使健侧手指难以插入患侧手指间，两手相互交叉抓握非常困难，近端指间关节变硬，仅能做稍稍屈曲动作，不能完全伸展，若被动屈曲该关节，患者有疼痛感；远端指间关节可伸展，但几乎不能屈曲。如果该关节轻度屈曲略变硬，进行任何被动屈曲都会产生疼痛及运动受限。

第一期持续 3～6 个月，如出现症状立即开始治疗，常可控制其发展并且治愈；如治疗不及时可很快转入第二期。

（2）第二期：手的症状更为明显，手及手指难以忍受的压痛加重，肩痛及运动障碍，手的水肿减轻，但血管通透性发生变化，如皮肤温度增高、发红，可见于绝大多数患者。患侧手皮肤、肌肉明显萎缩，手掌呈爪形，手指挛缩。X 线检查可见患侧手骨质疏松样变化。肉眼可见在腕骨间区域的背侧中央和掌骨与腕骨结合部出现坚硬隆起。

第二期持续 3～6 个月，预后不良，为把障碍减到最低程度，必须积极治疗。

（3）第三期：水肿完全消失，疼痛也完全消失，但未经治疗的手的活动能力永久丧失，形成固定的有特征性的畸形手，表现为腕屈曲偏向尺侧，背屈受限制，掌骨背侧隆起、固定、无水肿，前臂外旋受限，拇指和示指间部分萎缩、无弹性，远端及近端的指间关节固定于轻度屈曲位，即使能屈曲也是在很小的范围内，手掌扁平，拇指和小指显著萎缩，压痛及血管运动性变化也消失。

第三期是不可逆的终末阶段。患侧手完全失用，成为终身残疾。

**3. 治疗**

包括防止腕关节掌屈、向心性缠绕压迫手指、冰水浸泡法、冷水和温水交替浸泡法、主动运动、被动运动等。总之，肩手综合征的治疗原则是早期发现、早期治疗，发病 3 个月内是治疗最佳时期。一旦转为慢性，没有任何有效的治疗方法。

（卢　哲　姜　波）

# 第四章　颅脑损伤的康复

## 第一节　概　述

颅脑损伤是发生于头颅部位尤其是脑组织的创伤，严重危害人类生命健康，是青年主要的意外死亡原因。医疗水平的提高使存活率升高，然而，不少患者伤后遗留躯体、智力、心理及社会残疾，影响患者的经济收入、家庭生活和工作。因此除临床采用积极的治疗措施外，配合使用有效的康复措施具有深远的意义。

颅脑损伤的作业治疗是指利用各种作业手段，对脑损伤患者身体、精神、职业上的功能障碍进行训练，消除或减轻功能缺陷，最大限度地恢复正常或较正常的生活、劳动能力并参加社会活动。

### 一、流行病学

在我国，颅脑损伤年发病率为55.4/10万人口。仅次于四肢创伤，其中发病年龄以10～29岁最高，占62%，男性发病率多于女性，二者比例为2∶1。随着交通日益发达，事故愈发频繁，脑损伤的发病率有日益增高的趋势，病死率居首位，且老年患者死亡率高。在美国，颅脑损伤年发病率为100/10万人口。

### 二、病因

颅脑损伤主要见于各种交通事故、工矿事故自然灾害爆炸、火器伤、坠落以及各种锐器、钝器对头部的伤害，常复合身体其他部位的严重损伤。

不同类型的颅脑损伤发病机制不尽相同，但均表现为脑组织及脑血管的直接或间接病理生理改变，如神经纤维断裂神经通路传导障碍、神经细胞功能丧失及脑缺血、颅内血肿、脑水肿、颅内压增高等。脑组织遭受撞击后，电子显微镜下可见神经元线粒体变化、ATP酶消失、血脑屏障通透性变化等现象，局部碰撞点见灰质及表面出血，轴突在髓鞘内出现广泛分散的肿胀、撕裂，并伴毛细血管和小血管出血。脂质过氧化反应引起血管完整性破坏、脑微循环血流紊乱、细胞膜通透性改变、细胞肿胀等，从而产生脑水肿，进一步引起颅内压升高，引起脑移位，甚至脑疝。

### 三、分类

颅脑损伤的类型繁多，不同的致伤条件可造成不同类型的颅脑损伤。

### （一）按临床应用分类

可分为开放性颅脑损伤和闭合性颅脑损伤。前者是指头皮、颅骨和硬脑膜 3 层同时破损，脑组织与外界沟通；后者是指头皮、颅骨和硬脑膜的任何一层保持完整，脑组织不与外界沟通。

**1. 头皮损伤**

包括头皮血肿、头皮裂伤、头皮撕脱伤、头皮挫伤、头皮擦伤。

**2. 颅骨损伤**

按骨折部位，颅骨损伤可分为颅盖骨骨折、颅底骨骨折；按颅盖骨骨折形态，可分为线性骨折、凹陷性骨折、粉碎性骨折；按骨折是否与外界相通，可分为开放性颅骨骨折、闭合性颅骨骨折。

**3. 开放性脑损伤**

包括非火器性和火器性颅脑损伤。开放性脑损伤的临床表现、诊断及处理原则与闭合性脑损伤没有显著区别。其中，火器性开放性脑损伤病情多较重、较复杂，死亡率及致残率较高。

**4. 闭合性脑损伤**

包括脑震荡、脑挫裂伤、脑干损伤、轴索损伤、下丘脑损伤。闭合性脑损伤有创口，可发生失血性休克，易导致颅内感染，需清创、修复硬脑膜。

（1）脑震荡：主要表现为伤后立即出现短暂的意识障碍或完全昏迷，但一般意识障碍的时间不超过 30 分钟，醒后对受伤当时情况或伤前一段时间内的情况不能记忆。

（2）脑挫裂伤：发生脑挫伤时，脑组织遭受破坏较轻，软脑膜尚完整；脑裂伤是指软脑膜、血管及脑组织同时破裂，伴蛛网膜下腔出血。临床上多同时存在，不易区分，故称脑挫裂伤。

（3）原发性脑干损伤：受伤当时立即出现意识障碍，昏迷程度深、时间长。瞳孔大小多变、不等、极度缩小，眼球位置不正或同向凝视。出现交叉性瘫痪，病理反射阳性，生命体征严重紊乱，相当一部分患者预后不良，部分损伤较轻的患者昏迷可达数月，也有一部分最后形成植物状态。

（4）弥漫性轴索损伤：属于惯性力所致的弥漫性脑损伤，由于脑的扭曲变形，脑内产生剪力或牵拉作用，造成脑实质广泛性轴索损伤。病变主要分布于中线部位，大脑半球皮质下、胼胝体、小脑、脑干。

（5）下丘脑损伤：多与弥漫性脑损伤并存，表现为伤后早期意识和睡眠障碍、高热、低温、尿崩症、水电解质紊乱、消化道出血、急性肺水肿等。如以上症状在伤后晚期出现，则为继发性脑损伤所致。下丘脑是自主神经系统重要的皮质下中枢，因此临床表现复杂。

### （二）按病理生理分类

颅脑损伤可分为原发性（包括局部和弥漫性脑损伤）和继发性脑损伤。

**1. 局部脑损伤**

颅脑损伤以直接暴力最为常见，其次为间接暴力。暴力的方向为加速、减速或旋转，暴力的大小决定了脑原发性或继发性损伤的程度，脑组织呈凝胶状，因此惯性作用可引起脑组织移位，直至被硬脑膜间隔或颅骨挡住为止。

**2. 弥漫性脑损伤**

对脑的旋转与震荡力可导致弥漫性损伤，引起严重的广泛的白质退行性变化；白质弥漫性损伤的临床表现为患者深度昏迷，两上肢呈异常的伸展姿势，常伴有自主功能障碍，植物状态可持续数周至数月；弥漫性脑损伤在 CT 表现为散在出血灶或出血点。

**3. 继发性脑损伤**

是原发性脑损伤的直接后果，包括颅内压升高、脑缺血、脑水肿、低血压、低钠血症、颅内感染、脑积水等。

#### （三）按伤情轻重分类（国内修订）

**1. 轻型**

指单纯性脑震荡伴或不伴颅骨骨折，表现为：昏迷 0～30 分钟；仅有轻度头昏、头痛等自觉症状；神经系统和脑脊液检查无明显改变。

**2. 中型**

指轻度脑挫裂伤、有或无颅骨骨折及蛛网膜下腔出血，无脑受压，表现为：昏迷在 12 小时以内；有轻度神经系统阳性体征；体温、呼吸、脉搏、血压有轻度改变。

**3. 重型**

指广泛颅骨骨折、广泛脑挫裂伤及脑干损伤或颅内血肿，表现为：深昏迷，昏迷在 12 小时以上，意识障碍逐渐加重或出现再昏迷；有明显神经系统阳性体征；体温、呼吸、脉搏、血压有明显改变。

**4. 特重型**

指重型中更急更重者，表现为：脑原发伤重，伤后深昏迷，有去大脑强直或伴有其他部位的脏器伤、休克等；已有晚期脑疝，表现为双瞳散大、生命体征严重紊乱或呼吸已近停。

#### （四）按昏迷程度分类（Glasgow 昏迷计分法）

**1. 轻型**

得分为 13～15 分，伤后昏迷在 30 分钟内。

**2. 中型**

得分为 9～12 分，伤后昏迷在 30 分钟至 6 小时。

**3. 重型**

得分为 3～8 分，伤后昏迷在 6 小时以上，或在伤后 24 小时内意识恶化再次昏迷 6 小时以上者；有人将其中的 3～5 分者列为特重型。

### 四、诊断及鉴别诊断

#### （一）诊断

1. 需在较短时间内了解一般情况、意识、生命体征、眼部、运动感觉障碍、合并伤等。分析颅脑损伤的机制有利于诊断定性和定位。注意影响伤情判断的因素，如酒后受伤、服用镇静剂、脑脊液漏、强力脱水之后、休克等。颅内不同部位的血肿常有不同的临床表现，可采用 X 线、CT、MRI 等辅助检查。

2. 必须仔细分析病史、受伤机制、伤后意识及瞳孔变化。

（1）伤后意识变化：伤后有持续昏迷史，应考虑脑挫裂伤可能；有昏迷后清醒再昏迷者，应疑有颅内血肿存在；伤后昏迷后转为清醒者，脑震荡诊断可成立。

（2）瞳孔变化：双侧瞳孔缩小者应该考虑中、延脑损伤；单侧瞳孔大者，提示同侧有硬膜下、外血肿；椎体束征存在（失语、痉挛性瘫痪、腱反射亢进、引出病理反射）提示脑挫裂伤、颅内血肿；去大脑强直考虑存在脑干损伤。

3. 持续性植物状态（persistent vegetative state，PVS）：在重型颅脑损伤中占10%，是大脑广泛性缺血性损害而脑干功能仍然保留的结果。PVS诊断标准如下。①认知功能丧失，无意识活动，不能执行指令。②保持自主呼吸和血压。③有睡眠–觉醒周期。④不能理解和表达言语。⑤能自动睁眼或刺痛睁眼。⑥可有无目的性眼球跟踪活动。⑦丘脑下部及脑功能基本保存。以上7项持续1个月以上可诊断。

4. 颅脑外伤出现休克，尤其在外伤后6小时逐渐出现休克，应怀疑多发伤的存在；肢体出现肿胀、畸形、假关节、骨擦音及功能障碍，考虑可能存在骨折；急性颅脑损伤可有短暂呼吸变慢，如有持续呼吸时间延长，出现呼吸窘迫或呼吸困难应考虑有胸腔脏器或呼吸器官损伤；伤后很快出现腹部膨胀，腹部肌紧张或伴有呼吸困难，应疑有腹内脏器出血可能；颅脑损伤后同时有四肢运动功能障碍，则要考虑脊柱或脊髓损伤可能。

### （二）鉴别诊断

临床上颅脑损伤与脑卒中有很大区别，尤其是在康复治疗方面的侧重点不同（表4–1）。

**表4–1　颅脑损伤与脑卒中鉴别**

| 鉴别要点 | 颅脑损伤 | 脑卒中 |
|---|---|---|
| 发病原因 | 外伤 | 脑出血、脑栓塞、蛛网膜下腔出血 |
| 基础病变 | 无 | 高血压、动脉硬化、脑血管畸形、心脏病 |
| 病变性质 | 多为弥漫性、多灶性损害；原发和继发并发症发生率非常高 | 有较局限的好发部位；局部脑血供障碍和脑组织受压 |
| 症状 | 障碍多种多样，常有精神、情感异常和认知及行为障碍 | 常有典型偏瘫 |
| 康复治疗 | 以认知功能训练为主的综合康复治疗 | 以运动疗法为主的综合康复治疗 |

（韩秀丽）

## 第二节　功能障碍

### 一、运动功能障碍

运动障碍具有多样性和复杂性的特点，由于脑部弥漫性损伤后难以将运动障碍的模式与特定的脑内解剖结构联系起来，功能障碍可以表现为几个肌群瘫、单肢瘫和几个肢体瘫或全身瘫痪。

#### （一）偏瘫

是颅脑损伤直接累及单侧皮质脊髓束所致，也可因缺血、缺氧或其他继发损伤产生。颅脑损伤累及额叶常见，表现为单肢瘫，或下肢重、上肢轻，明显不同于基底节病变所致的偏瘫。双侧偏瘫则是累及双侧肢体及躯干，为双侧皮质脊髓束损伤的结果，双侧损伤程度可以不对称。

### （二）肌张力异常

是一种不自主的、持续的、有固定模式的肌肉收缩引起的重复性旋转样动作或异常姿势。其表现多种多样，可伴随震颤或肌阵挛样运动，可在安静时出现，但更多是在意向性运动时出现或加剧。多见于重度颅脑损伤患者锥体外系损伤，常表现为单侧性。

### （三）震颤

是轻中度颅脑损伤患者锥体外系损伤的最常见症状之一，常表现为大幅度的姿势性和意向性震颤，影响运动功能。震颤一般不是独立的症状，常与其他障碍同时存在。

### （四）平衡障碍

表现为身体重心偏向健侧，姿势僵硬而不能随意、充分地向各个方向进行重心转移；或保护性平衡反应被破坏，不能进行姿势调整。重症患者不能在坐位或站立位时伸手向不同方向取物，不能弯腰取物，不能转头，甚至影响步行能力，轻症患者可能仅在体育或娱乐活动中表现出来。

## 二、感知觉障碍

颅脑损伤常可造成患者感知觉障碍，多发生于右侧大脑半球受损时，左侧大脑半球受损时也可见。损伤部位和程度不同，知觉障碍的表现亦不相同。临床上常见的主要障碍有躯体构图障碍、空间关系障碍、失认证及失用症，主要障碍分型见表 4－2。

**表 4－2　主要障碍分型**

| | |
|---|---|
| 1. 躯体构图障碍 | 3. 失认症 |
| 躯体失认 | 视觉失认 |
| 单侧忽略 | 听觉失认 |
| 左右分辨障碍 | 触觉失认 |
| 手指失认 | 4. 失用症 |
| 疾病失认 | 意念性失用 |
| 2. 空间关系障碍 | 意念运动性失用 |
| 图形－背景分辨 | 结构性失用 |
| 恒常性 | 穿衣失用 |
| 空间关系 | 步行失用 |
| 地形失定向 | |

### （一）单侧忽略

又称单侧不注意、单侧空间忽略及单侧空间失认。单侧忽略患者的各种初级感觉（可以）完好无损，但却不能对大脑损伤灶对侧身体或空间呈现的刺激（视觉、躯体感觉、听觉以及运动觉刺激）做出反应。单侧忽略的症状表现轻重不一。症状轻者可以不影响功能活动，仅在检查中发现，表现为对刺激无反应或反应缓慢。患者可以单独对来自对侧的刺激做出反应，但在接受同时来自双侧的刺激时就会出现问题。右侧半球损伤引起的单侧忽略症状常比左侧半球损伤引起者严重。严重者不仅检查时明显可见，日常生活和学习活动如进食、穿衣、洗漱、走路、阅读等也受到显著影响。患者可表现为单侧空间忽略或单侧身体忽略。以左侧忽略为例，患者进餐时，忽略患侧上肢，患侧的手可能会在不注意的情况下放到左边的汤碗或菜碗里；吃完盘中右侧的饭菜，剩下盘中左侧的饭菜，症状严重者，进食时将整个身体远离患侧向右倾斜并逐渐将盘子推向右边；穿衣或洗漱时，不注意或不使用放在左侧视野内的物品；驱动轮椅或行走时，会撞到位于左边视野的门框或家具上；在与他人交流时，尽管可以听见和听懂谈话，但并不注视坐在左边与其谈话的人；阅读时常从页面的中线开始阅读而不是从左边开始；坐位时，头、眼和躯干明显向健侧倾斜；穿上衣时，只穿健侧的袖子，不穿患侧袖子便接着去做其他事；梳洗时，仅梳右半边头发，刮右半边胡子。

（二）左右分辨障碍

损伤灶位于左侧顶叶，患者不能命名或指出自身或对方身体的左、右侧，从而影响日常生活能力，如不认路或穿衣服时左右颠倒；不能分辨坐在对面的人的左、右侧；不能准确模仿他人动作等。患者会出现与语言能力受到损害有关的表现，患者不能执行含有“左－右”概念的口令，如“在十字路口向左拐”。

（三）躯体失认

患者缺乏人体结构的概念，不能按指令识别、命名或指出自己和检查者身体的各个部位以及各部位之间的相互关系。该症状在临床上并不常见，较少独立存在，多与其他认知障碍同时存在，如疾病失认、失用症、言语困难等。一般认为，损伤部位在优势半球顶叶或颞叶后部。

（四）手指失认

指在感觉存在的情况下不能按照指令识别自己或他人的手指，包括不能命名或选择手指，不能指出被触及的手指。可表现为单手失认或双手同时失认。无论左利手还是右利手，损伤均位于左侧半球顶叶角回或缘上回。手指失认很少单独出现，多与失语症或其他认知障碍合并存在。双侧手指失认同时合并左右分辨障碍、失写、失计算即为格斯特曼（Gerstmann）综合征。

（五）结构性失用

是组合或构成活动障碍，表现为不能复制和根据口令图画，不能组装二维或三维的模型或结构。结构性失用是顶叶后部病变引起的涉及视空间功能的运用技巧障碍，但完成这些活动也需要运动技能和运用功能，因此，虽然临床上以右半球损伤多见且症状较重，但脑其他部位如左半球（包含运动技能和运动功能）损伤的患者也可能出现有关空间结构任务的困难。右脑损伤所致的结构性失用被认为是视空间知觉障碍的结果；左脑损伤所致的结构性失用是执行或概念障碍的结果。

（六）穿衣失用

指患者辨认不清衣服的上－下、前－后及里－外，因而不能自己穿衣服。穿衣失用是视空间关系障碍，可以是结构性失用、躯体构图障碍或单侧忽略的结果。损伤部位常见于右侧大脑半球顶叶或枕叶。

（七）意念运动性失用

指患者能理解命令的含义，却不能传达到动作执行器官的一种状态，即不知怎样才能完成的一种状态。患者不能准确执行曾习得的运动动作，其特征是在其无意识状态下可充分进行的运动，在指令条件下确无法完成或无法模仿。

（八）视觉失认

指不能识别视觉刺激的意义。患者能看见视觉刺激（目标）但不能赋予其意义，即不知其是什么。包括物体失认、面容失认、同时失认及颜色失认。物体失认是失认症中最常见的症状，指在视力和视野正常情况下，患者不能通过用眼来识别常用物品。多数患者有双侧损害，表现为能看见呈现在面前的物品但不进行识别。患者虽然不能用眼识别常用物品，却可以通过其他感觉如触、听觉识别出该物品。面容失认指脑损伤后不能识别以往熟悉的面孔。患者可以分辨不同的面部表情，但不能分辨她/他是谁。患者仅通过脸部特征不能认出熟人，必须依赖其他提示如说话的声音、步态、服装等才能认识。症状严重时，甚至不能识别亲朋好友，不能从镜子里认识自己。同时失认指对于复杂的情景画面的各部分能够理解，但对整体是什么却不能理解，即每部分的视知觉是正常的，但其部分之间的关系却不能把握，其结果是不知道整体的意义；另一种情况是在两种物体同时刺激时，患者只能认知一种刺激物体，这种情况也被称作同时失认。颜色失认指患者能感觉和区别两种不同的颜色，但不能将颜色分类，即不能选择或指出检查者命名的颜色，是颜色信息的提取障碍。

## 三、认知障碍

认知障碍是颅脑损伤患者最常见的症状之一，临床表现多种多样，以记忆、注意、执行障碍最为突出。

（一）记忆障碍

是颅脑损伤后认知障碍中最为常见、持久的认知缺陷，是许多患者躯体功能恢复后影响其生活质量和社会适应的主要因素。轻度颅脑损伤主要表现为伤后立即出现短暂的意识障碍，常有记忆障碍，呈顺行性遗忘，常与意识障碍的程度和时间长短有关，一般在数日、数周或数月后恢复。中重度颅脑损伤患者的意识恢复后，可能存在严重、全面的记忆障碍，不能牢固地记住所感知的印象，尤以新近事物最易遗忘，患者往往以虚构或错构的人和事来填补所遗忘的情况，来掩盖自己的记忆缺失。研究发现，颅脑损伤患者常见外显记忆受损而内显记忆保存。

（二）注意障碍

颅脑损伤后可出现多种注意障碍，即持续性、选择性、分配性及转移性注意障碍，主要表现在信息加工速度、注意广度、集中/选择性注意、持续性注意、注意监管控制等方面。也有研究发现，颅脑损伤患者的注意分配能力受损，抗干扰能力下降，而选择注意相对完整。注意障碍影响患者的学习、记忆、交流、阅读、书写、执行功能及日常生活活动能力的恢复，持续注意、视觉选择注意及分配注意障碍与患者的平衡功能、日常生活活动能力、跌倒风险等显著相关。

（三）执行障碍

研究发现，颅脑损伤患者中额叶受损的发生率最高，尤其前额叶，因此执行功能障碍尤为多见，即使在轻度颅脑损伤后，也可能会出现执行功能异常。额叶损伤的严重程度与执行功能障碍之间存在正相关。前额叶受损后所产生的各种障碍，促使人们提出了多种额叶功能理论，近期的理论主要强调额叶在执行控制中的作用，且不同的行为由不同的部位调节：眶额叶损伤引起行为和社会情感失控；辅助运动皮质与随意运动的发生和抑制有关；背外侧前额叶及扣带皮质参与更高级的认知和注意活动的调控。执行功能障碍多发生在新的或不熟悉的环境中，患者不能适应非常规的思维和行为，不能应对突发事件或纠正错误。患者表现为抽象能力缺失或下降；在自我意识、遇见问题、分析形势、计划解决方案等方面存在问题，在实施过程中不具有灵活性、不能进行自我监控（即发现和纠正错误，接纳他人的反馈）等。情感淡漠、意志缺乏或运动不能性缄默症，仅满足进食、水等基本需求，对社会和职业活动无兴趣，可表现为冲动、好斗和反社会行为；为调节和控制情绪的能力丧失或下降，当经历情感事件时，患者情绪极不稳定。上述表现反映出执行功能障碍者思维、情感和行为的自我调节障碍。

## 四、性格、情绪、精神和社会心理障碍

### （一）性格障碍

**1. 反应性问题**

焦虑、抑郁、神经过敏、不相信他人、绝望、无援、发怒、恐惧、不愿参加社会活动等。

**2. 神经生理问题**

易冲动、妄想、焦躁、情绪不稳定、出现不符合社会表现的议论或动作、幼稚行为、对缺陷缺乏自知力、误解他人的意图或动作、明显的缺乏主动性，难以唤醒。

**3. 性格方式问题**

强迫性或超乎寻常的行为、不可靠、多疑、不愿内省自身和讨论个人问题、乐于使别人烦恼、乐于依赖他人、常表现抗议或挑战。

### （二）情绪障碍

**1. 抑郁**

抑郁在颅脑损伤中是非常常见的，对功能和社会心理结局有显著的影响。抑郁可能来自神经和社会心理因素，脑外伤中弥漫性轴索损伤导致神经递质系统的破坏和神经递质的损耗，特别是去甲肾上腺素能和血清素系统，可能导致急性抑郁症状。Jorge 等发现一类“短暂抑郁”的亚群患者，症状在 3 个月内消除。短暂抑郁患者经常伴有左前额或皮质损害。严重抑郁与左前额皮质侧部的灰质容积减少及执行任务受损相关。伤前就有精神障碍史的人群较一般人群更易发生创伤后抑郁，但抑郁与脑损伤部位的相关性及损伤程度对情绪障碍的预测价值尚缺乏足够的临床证据。

**2. 焦虑**

广泛性焦虑、特发性恐惧症、惊恐障碍等在颅脑损伤患者中比较常见。受伤前存在焦虑的患者更有可能发展为创伤后焦虑。

**3. 急性应激反应和创伤后应激障碍**

早期的观点认为颅脑创伤后不会出现创伤后应激障碍，因为意识丧失或创伤后失忆可免除患者对创伤的再体验或回避。但 Hibbard 等采用更详细的创伤后应激障碍评估方法却得到不同的结果，发现有急性应激反应的颅脑创伤患者的创伤后应激障碍发生率高，而部分对事件“失忆”但实际上有“岛状”创伤记忆的患者会患创伤后应激障碍。对创伤事件（创伤过程或住院经历）有记忆的患者出现创伤后应激障碍的风险更高。

**4. 躁狂**

颅脑损伤后躁狂发作的患者可能在病程的不同阶段出现抑郁的表现，但缺乏大规模流行病学研究。有学者认为颅脑损伤后躁狂与创伤后癫痫有关；而另外一些学者则认为颅脑损伤后躁狂明显与颞叶、基底节损伤相关，与颅脑创伤的类型或严重程度、躯体或认知受损程度、精神病家族史或个人史及创伤后癫痫无关。

（三）精神障碍

主要表现为幻听、被害妄想、关系妄想、嫉妒妄想、行为异常等。一些患者急性期就可以出现精神症状，如在原发性昏迷逐渐好转时，可出现谵妄、幻觉、运动性兴奋、狂躁不安等，但经过治疗在短期内逐渐恢复；慢性期则主要表现为各种妄想、幻觉、癔症性发作等。

（四）社会心理障碍

是脑损伤后最严重和致残的障碍，患者可能因此很难维持受伤前的人际关系或建立新的人际关系。这归因于神经行为障碍间的相互影响、发病前的独特个性和损伤后的适应性反应，尤其是前额执行功能、交流和行为控制区损害，可使患者长时间陷入社会问题。回顾颅脑损伤后社会心理障碍的文献，Morton 和 Wehman 指出 4 种常见的障碍表现。①友情和社会支持减少，导致不能自发改善社会隔离。②由于活动范围受限（如失业、不能驾驶），缺乏新的社会接触机会。③没有能力参与受伤之前的休闲活动。④抑郁会进一步减少社会主动性和增加社会孤立。

（张　鹏）

# 第三节　功能评定

## 一、感知觉障碍评定

（一）失认症评定

**1. 触觉评定**

患者闭目触摸不同形状、质地的材料（纸张、布料等），不能正辨者阳性。

（1）辨质觉：用形状、大小相同的不同材料让患者闭目触摸。

（2）形态觉：用木制的不同形态模型让患者闭目辨认。

（3）实体觉：用大小、形状、质地不同的物品让患者闭目触摸后说出名称。

**2. 听觉评定**

（1）无意义声音配对：让患者为无意义的声音配对。

（2）音乐：让患者辨别熟悉的音乐。

（3）语声：让患者辨别不同类型的语声。

（4）环境音：让患者辨别录制好的环境音。

**3. 视觉评定**

（1）颜色失认：包括颜色的匹配、形廓着色、按照指令呼名或口令指物、按照指令使用物品。

（2）形状失认：将圆形、正方形、三角形塑料片各 2 片混放在患者面前让其分辨，错误者为阳性。

（3）物品失认：包括相同物品匹配、按物品用途分组、呼名或按口令指物、按指令使用。

（4）面容失认：可用知名人物或熟悉的人物的照片让患者辨认，或让患者将照片配对，错误者为阳性。

（5）视空间失认：①询问患者或家属日常有无常碰撞物体、跌倒或方向迷失的现象。②重叠图试验：让患者在重叠图中找出重叠在一起的物品。

**4. 单侧忽略评定**

包括 Albert 划杠测验、删字测验（Diller 测验）、绘画测验、平分直线测验、高声朗读测验、书写测验。

**5. 体像评定**

包括身体部位识别及命名测试、手指识别及命名测试、拼图、画人像、动作模仿、左右分辨、双手操作等。

（二）认知评定

**1. 视跟踪、辨认测验及删字母测验**

（1）视跟踪：受试者目光跟随光源做左、右、上、下移动。每一方向计 1 分，正常为 4 分。

（2）辨认测验：受试者临摹垂线、圆形、正方形和 A 字形各一图。每项计 1 分，正常为 4 分。

（3）删字母测验：受试者用铅笔以最快速度划去字母列中的 C 和 E。100 秒内划错多于 1 个为注意有缺陷。

**2. 词和数字辨别**

（1）听认字母测试：在 60 秒以内以每秒 1 个字的速度读无规则排列的字母，其中有 10 个为指定的同一字母，听到此字母时举手，举手 10 次正常。

（2）背诵数字：以每秒 1 个字的速度读给患者听，并让其立即背诵。两位数开始至不能继续为止。背诵少于 5 位数为异常。

（3）词辨认：向患者播放录音，10 个词为指定同一词，要求听到此词时举手，举手 10 次为正常。

**3. 听跟踪**

在闭目的受试者的左、右、前、后及头上方摇铃，要求指出摇铃的位置。每个位置计 1 分，少于 5 分为异常。

**4. 声音辨认**

（1）声音辨认：向患者播放一段声音，要求听至“号角声”时举手。号角声出现 5 次，举手少于 5 次为异常。

（2）在杂音中辨词：测验内容及要求同词辨认，但录音中有喧闹集市背景等，举手少于 8 次为异常。

（三）记忆障碍评定

**1. 韦氏记忆量表（WMS）**

韦氏记忆量表是应用较广的成套记忆测验，也是神经心理测验之一。可用于 7 岁以上儿童及成人。有甲乙两式，便于前后比较。测试内容包括 10 项分测验，分测验 A～C 测长时记忆，D～I 测短时记忆，J 测瞬时记忆，MQ 表示记忆的总水平。本测验也有助于鉴别器质性和功能性记忆障碍（表 4－3）。

**表 4－3　韦氏记忆测验**

| 测试项目 | 内容 | 评分方法 |
| --- | --- | --- |
| 1. 经历 | 5 个有关个人经历的问题 | 每回答正确一题计 1 分，最高 5 分 |
| 2. 定向 | 5 个有关时间和空间的问题 | 同上 |
| 3. 数字顺序关注 | | |
| （1）顺数从 1 到 100<br>（2）倒数从 100 到 1<br>（3）累加从 1 起每次加 3 至 49 | 限时记错，记漏或退数次数，扣分<br>同（1）<br>同（1） | 分别按计分公式算出原始分<br>同（1）<br>同（1） |
| 4. 再认 | 每套积分卡片有 8 项内容，呈现给受试者 30 秒后，让受试者再认 | 根据受试者再认内容与呈现内容的相关性分别计 2、1、0 或–1 分，最高分 16 分 |
| 5. 图片回忆 | 每套图片中有 20 项内容，呈现 1 分 30 秒后，要求受试者说出呈现内容 | 正确回忆计 1 分，错误扣 1 分，最高得分为 20 分 |
| 6. 视觉提取 | 每套图片有 3 张，每张上有 1～2 个图形，呈现 10 秒后让受试者画出 | 按所画图形的准确度计分，最高为 14 分 |
| 7. 联想学习 | 每套卡片上各有 10 对词，读给受试者听，然后呈现 2 秒后，停 5 秒，再读每对词的前一词，要求说出后一词 | 5 秒内正确回答 1 词计一分，联想中有困难和容易两种，3 遍测验的容易联想分相加后除以 2，与困难联想分之和即为测验总分，最高分为 21 分 |
| 8. 触觉记忆 | 使用一副槽板，上有 9 个图形，让受试者蒙着眼用利手、非利手和双手分别将 3 个木板放入相应的槽板中。再睁眼，将各木板的图形及其位置默画出来 | 计时并计算正确回忆和位置的数目，根据公式推算出测验原始分 |
| 9. 逻辑记忆 | 3 个故事包含 14 个、20 个、30 个内容。将故事讲给受试者听，同时让其看卡片上的故事，念完后要求复述 | 回忆每 1 内容计 0.5 分。最高分分别为 25 分和 17 分 |
| 10. 背诵数目 | 要求顺背 3～9 位数，倒背 2～8 位数 | 以能背诵的最高位数为准，最高分分别为 9 分和 11 分，共计 20 分 |

**2. 临床记忆量表**

临床记忆量表主要用于成人（20～90 岁），有甲乙两套，测试内容包括 5 个分测验：指向记忆、联想学习、图像自由回忆、无意义图形再认、人像特点回忆。评定方法是将 5 个分测验的粗分分别查等值量表分换算其量表分，相加即为总量分表。根据年龄查总量表分的等值记忆商（MQ），记忆商的等级和百分数见表 4－4。

**表 4－4　记忆商的等级和百分数**

| 记忆商 | | 130 以上 | 120～129 | 110～119 | 99～109 | 8～89 | 7～79 | 69 以下 |
| --- | --- | --- | --- | --- | --- | --- | --- | --- |
| 等级 | | 很优秀 | 优秀 | 中上 | 中等 | 中下 | 差 | 很差 |
| 有文化 | 百分数 | 1.9 | 8.0 | 18.0 | 46.4 | 17.1 | 5.9 | 2.6 |
| | 人数 | 26 | 107 | 242 | 619 | 228 | 78 | 34 |

续表

| 记忆商 | | 130 以上 | 120～129 | 110～119 | 99～109 | 8～89 | 7～79 | 69 以下 |
|---|---|---|---|---|---|---|---|---|
| 等级 | | 很优秀 | 优秀 | 中上 | 中等 | 中下 | 差 | 很差 |
| 无文化 | 百分数 | 2.4 | 8.1 | 15.1 | 49.1 | 17.9 | 5.7 | 1.7 |
| | 人数 | 19 | 65 | 122 | 396 | 145 | 46 | 14 |

## 二、运动、情感、言语和吞咽障碍评定

### （一）运动障碍评定

采用颅脑损伤患者运动功能评估量表（表 4－5）和运动评分标准（MAS）（表 4－6）。9 项中全身肌张力不列入总分，只作参考，每项得分为 0～6 分，8 项总分为 48 分，分数越高，运动功能越好：＞33 分为轻度运动障碍，17～32 分为中度运动障碍，0～16 分为重度运动障碍。

**表 4－5　运动功能评估量表**

| 姓名　　　　性别　　　　年龄　　　　住院号 | | 诊断 | | | | |
|---|---|---|---|---|---|---|
| 项目 | 评分标准 | 日期 | | | | |
| | | | | | | |
| 从仰卧位到健侧卧位 | 1 分：自己牵拉侧卧 | | | | | |
| | 2 分：下肢主动横移，且下半身随之移动，上肢留在后面 | | | | | |
| | 3 分：健侧上肢将患侧上肢提过身体，下肢主动移动且身体随之移动 | | | | | |
| | 4 分：患侧上肢主动移到对侧，身体其他部位随之移动 | | | | | |
| | 5 分：移动上下肢并翻身至侧位，但平衡差（肩前倾，上肢前屈） | | | | | |
| | 6 分：在 3 秒内翻身侧卧（不用手） | | | | | |
| 从仰卧位到床边坐位 | 1 分：侧卧，头侧抬起，但不能坐起（帮助患者侧卧） | | | | | |
| | 2 分：从侧卧到床边坐（治疗师帮助患者移动，患者能控制头部姿势） | | | | | |
| | 3 分：从侧卧到床边坐（治疗师准备随时帮助患者将下肢移至床边） | | | | | |
| | 4 分：从侧卧到床边坐（不需帮助） | | | | | |
| | 5 分：从仰卧到床边坐（不需帮助） | | | | | |
| | 6 分：在 1 秒内从仰卧到床边坐（不需帮助） | | | | | |
| 坐位平衡 | 1 分：必须有支持才能坐（帮助患者坐起） | | | | | |
| | 2 分：无支持能坐 10 秒（不用扶，双足双膝靠拢，双足可着地） | | | | | |
| | 3 分：无支持能坐，体重能很好前移且分配均匀（头胸伸展，两侧均匀持重） | | | | | |
| | 4 分：无支持能坐并可转动头部及躯干向后看（双足着地，双腿不外展或双足不移动，双手放在大腿上） | | | | | |
| | 5 分：无支持能坐且向前触地后返回原位（双足着地，不许抓物，腿和双足不移动，必要时支持患臂，手至少触到足前 10cm） | | | | | |
| | 6 分：无支持坐在椅子上，触侧方地面，并回到原位（要求姿势同上） | | | | | |

续表

| 项目 | 评分标准 | 日期 | | | | |
|---|---|---|---|---|---|---|
| | | | | | | |
| 从坐到站 | 1分：需要他人帮助站起（任何方法） | | | | | |
| | 2分：可在他人随时给予帮助下站起（体重分布不均，用手扶持） | | | | | |
| | 3分：可站起（不允许体重分布不均，用手扶持） | | | | | |
| | 4分：可站起，并伸直髋和膝维持5秒（不允许体重分布不均） | | | | | |
| | 5分：坐–站–坐不需要别人监护（不允许体重分布不均，完全伸直髋和膝） | | | | | |
| | 6分：坐–站–坐不需要别人监护，在10秒内重复3次（不允许体重分布不均） | | | | | |
| 步行 | 1分：能用患腿站，另一腿向前迈步（髋关节必须伸展，可随时给予帮助） | | | | | |
| | 2分：在他人随时给予帮助下能行走 | | | | | |
| | 3分：不需帮助能独立行走（或借助器具）3分钟 | | | | | |
| | 4分：不用辅助器具15秒内能独立行走5m | | | | | |
| | 5分：不用辅助器具25秒内能独力行走10m，然后转身拿地上1个小沙袋并且走回原地 | | | | | |
| | 6分：35秒上下4级台阶3次（可用辅助器具，但不能扶栏杆） | | | | | |

**表4–6　运动评分标准**

| 项目 | 评分标准 | 日期 | | | | |
|---|---|---|---|---|---|---|
| | | | | | | |
| 上肢功能 | 1分：卧位，上肢上举伸展肩带（治疗师置臂于要求位置并支持，使肘伸直） | | | | | |
| | 2分：卧位，保持上肢伸2秒（治疗师置臂于要求位置，患者必须使其外旋） | | | | | |
| | 3分：位置同上，屈伸肘部使手掌触及和离开前额（可帮助前臂旋后） | | | | | |
| | 4分：坐位，使上肢伸直前屈90°保持2秒（保持稍外旋及伸肘，不允许过分耸肩） | | | | | |
| | 5分：位置同上，维持10秒后还原（保持稍外旋及伸肘，不许内旋） | | | | | |
| | 6分：站立，手抵墙，身体转向墙时维持上肢位置（上肢外展90°，手掌平压墙） | | | | | |
| 手的运动 | 1分：坐于桌边，前臂置桌上，手掌握圆柱物（请患者伸腕离开桌面，不许屈肘） | | | | | |
| | 2分：坐位，腕桡侧偏（前臂尺侧放，处于中立位，拇指与前臂呈一线，伸腕手握圆柱体，要求抬离桌面，肘关节不许前屈或旋前） | | | | | |
| | 3分：坐位，肘置身旁，旋前旋后（不要支持肘，处于直角，3/4范围即可） | | | | | |
| | 4分：手前伸，双手举起直径14cm的大球，并放下（双臂完全神直） | | | | | |
| | 5分：从桌上拿起一塑料杯，放于另一侧桌上（不能改变杯子形状） | | | | | |
| | 6分：连续用拇指与各手掌对指，10秒做14次 | | | | | |
| 手的精细活动 | 1分：向前伸臂捡起钢笔帽，放在身边桌上 | | | | | |
| | 2分：从杯里捡出一颗糖，放于另一杯里 | | | | | |
| | 3分：画几条平行线止于垂直线，20秒内画10次（至少5条碰到垂直线） | | | | | |
| | 4分：用铅笔在纸上连续快速点点（像写字一样拿笔，至少2点/秒，连续5秒） | | | | | |
| | 5分：把一匙液体送入口中（不许液体溢出，不许低头迎匙） | | | | | |
| | 6分：用梳子梳后头部的头发 | | | | | |

续表

| 项目 | 评分标准 | 日期 | | | | |
|---|---|---|---|---|---|---|
| | | | | | | |
| 全身肌张力 | 1 分：迟缓无力，移动身体部分时无阻力 | | | | | |
| | 2 分：移动身体部分时可感觉到一些阻力 | | | | | |
| | 3 分：变化不定、无力、正常、张力高交替出现 | | | | | |
| | 4 分：持续正常 | | | | | |
| | 5 分：50%的时间出现肌张力高 | | | | | |
| | 6 分：肌张力持续增高 | | | | | |

## （二）情感障碍评定

采用抑郁自评量表（SDS）（表 4-7）和焦虑自评量表（SAS）（表 4-8）。

**表 4-7　抑郁自评量表**

| 评测项目 | 很少 | 有时 | 经常 | 持续 |
|---|---|---|---|---|
| 1. 我觉得闷闷不乐，情绪低沉 | | | | |
| 2. 我觉得一天早晨最好 | | | | |
| 3. 我一阵阵地哭出来 | | | | |
| 4. 我晚上睡眠不好 | | | | |
| 5. 我吃得和平常一样多 | | | | |
| 6. 我与异性接触和以往一样愉快 | | | | |
| 7. 我感觉体重在下降 | | | | |
| 8. 我有便秘的苦恼 | | | | |
| 9. 我心跳比平常快 | | | | |
| 10. 我无缘无故感到累 | | | | |
| 11. 我的头脑与平常一样清楚 | | | | |
| 12. 我觉得经常做的事情没有困难 | | | | |
| 13. 我觉得不安而平静不下来 | | | | |
| 14. 我对将来有希望 | | | | |
| 15. 我比平常容易生气 | | | | |
| 16. 我觉得做出决定是容易的 | | | | |
| 17. 我觉得自己是有用的人 | | | | |
| 18. 我的生活过得有意思 | | | | |
| 19. 我认为我死了别人好过些 | | | | |
| 20. 平常感兴趣的事情我仍然感兴趣 | | | | |

表 4-8 焦虑自评量表

| 评测项目 | 1 级 | 2 级 | 3 级 | 4 级 |
| --- | --- | --- | --- | --- |
| 1. 我觉得比平常容易紧张 | | | | |
| 2. 我无缘无故感到害怕 | | | | |
| 3. 我容易心里烦乱 | | | | |
| 4. 我觉得我可能快发疯 | | | | |
| 5. 我觉得一切都好 | | | | |
| 6. 我手足发抖 | | | | |
| 7. 我因为头疼而苦恼 | | | | |
| 8. 我觉得容易累 | | | | |
| 9. 我觉得心平气和 | | | | |
| 10. 我觉得心跳很快 | | | | |
| 11. 我因为头疼而苦恼 | | | | |
| 12. 我有晕倒发作 | | | | |
| 13. 我呼气吸气很容易 | | | | |
| 14. 我的手足麻木刺痛 | | | | |
| 15. 我因为胃疼而烦恼 | | | | |
| 16. 我常常要小便 | | | | |
| 17. 我的手足经常干燥温热 | | | | |
| 18. 我脸红发热 | | | | |
| 19. 我容易入睡并且一夜睡得很好 | | | | |
| 20. 我做噩梦 | | | | |

**1. 抑郁自评量表**

（1）计分方式：很少、有时、经常、持续依次计 1、2、3、4 分；第 2、5、6、11、12、14、16、17、18、20 题反向计分，即很少、有时、经常、持续依次计 4、3、2、1 分。

（2）评分方法：总分为 20 个项目所得分之和，标准 T 分 = 原始总分 × 1.25（四舍五入取整数）。

（3）评分标准：按症状出现频度评定，分 4 个等级：1 级为没有或很少时间，2 级为少部分时间，3 级为相当多时间，4 级为绝大部分或全部时间。若为正向评分题，依次评为粗分 1、2、3、4；反向评分题，则评为 4、3、2、1。评定时间为过去 1 周内，把各题的得分相加为粗分，粗分乘以 1.25，四舍五入取整数即得到标准分。抑郁评定的领临界值为 T = 53，分值越高，抑郁倾向越明显。中国常模：分界值为 53 分，53～62 为轻度抑郁，63～72 为中度抑郁，72 分以上为重度抑郁。需注意，量表总分值仅作为参考而非绝对标准，应根据临床（要害）症状来划分；对严重阻滞症状的抑郁患者评定有困难。

**2. 焦虑自评量表**

（1） 计分方式：按 4 级评分：1 级为很少有，2 级为有时有，3 级为大部分时间有，4 级为绝大多数时间有。

（2）评分方法：总分为 20 个项目所得分之和，标准 T 分＝总分×1.25（四舍五入取整数）。

（3）评分标准：采用 4 级评分，主要评定项目为所定义的症状出现的频度：1 级为没有或很少有时间有；2 级为少部分时间有；3 级为相当多时间有；4 级为绝大部分或全部时间都有。评定时间为过去 1 周内，把各题的得分相加为粗分，粗分乘以 1.25，四舍五入取整数即得到标准分。焦虑评定的临界值为 T＝50，分值越高，焦虑倾向越明显。

### （三）言语障碍评定

#### 1. 常用评定方法

（1）西方失语成套测验（western aphasia battery，WAB）：是目前广泛用于国际的失语症检查方法之一。因其内容受语言和文化背景影响较小，稍做修改即可用于我国。具体项目如下。

1）自发言语：含信息量、流畅度和语法能力及错语 2 个亚项。①信息量检查：提出 7 个问题，其中前 6 题就患者本人姓名、住址等简单提问，第 7 题则要求描述所示图画内容。根据回答结果评 0～10 分。②流畅度、语法能力和错语检查：根据上述 7 题对这些功能进行评估，评为 0～10 分。

2）听觉理解：包含是非题、听词辨认和相继指令 3 个亚项。①是非题：包括姓名、性别、住址等简单问答 20 题，每题 3 分，共 60 分。②听词辨认：包含实物、绘出的物体、形状、身体左右部等 10 个内容，最高 60 分。③相继指令：在患者前方桌上按一定顺序摆放几种物品（如笔、梳子和书），然后要求患者完成依次发出的指令，共 80 分。

3）复述检查：让患者复述各项内容，每项可重复一次。满分为 100 分。

4）命名检查：包括物体命名、自发命名、流畅度、完成句子和反应命名 4 个亚项。①物体命名：向患者出示 20 件物体让其命名，最高 60 分。②自发命名：让患者在 1 分钟内尽可能多地说出动物名称，最高为 20 分。③完成句子：让患者完成检查者说出的不完整的分段句子，满分为 10 分。④应答性命名：要求患者用物品名回答问题，满分为 10 分。

（2）北京医科大学汉语失语成套测验（aphasia battery of Chinese，ABC）：是主要参考 WAB 并结合我国国情经修改后拟定的，自 1988 年开始应用于临床。①检查用具：有梳子、铅笔、钥匙、火柴等实物；洗衣图及居室图各 1 张；5 种物品、5 种图形、5 种颜色的图各 1 张；积木 4 块、图案 4 张。②检查内容：包括 5 大项，分别为口语表达（谈话、复述和命名）、听理解（是/否题、听辨认和执行口头指令）、阅读（视读、听词辨认、朗读词并配画，朗读指令并执行和选词填空）、书写（写姓名地址，抄写、系列书写、听写、看图写和写病史）、其他神经心理学检查（意识、注意力、定向力、记忆力、视空间功能、计算、额叶运动功能）及利手测定等。

#### 2. 失语症评定

根据 WAB 法各项指标的得分及表现特征，结合表 4－9，并参考患者头颅 CT 病灶部位，基本可对失语症类型做出诊断；ABC 法诊断过程类似。评定注意事项如下。①向患者及家属阐明言语评定的目的和要求，以取得理解与配合。②测验时尽量使患者放松，避免引起患者窘迫、紧张。③评定时患者如连续答错，可将分测验拆散分解，先易后难，设法提高患者参与的兴趣。④当患者不能作答时，检测者可做示范。⑤尽可能借助录音或复读设备，方便检测者准确判断言语障碍的程度和性质。⑥评定尽量在 1.5 小时内完成。患者若疲劳或极端不配合，最好分几次完成检查，并选择患者状态较佳时检测。

**表 4－9　失语症的类型及评分**

| 类型 | 流畅 | 理解 | 复述 | 命名 |
|---|---|---|---|---|
| 布罗卡（Broca）失语 | 0～4 | 4～10 | 0～7.9 | 0～8 |
| 韦尼克（Wernicke）失语 | 5～10 | 0～6.9 | 0～7.9 | 0～9 |
| 传导性失语 | 5～10 | 7～10 | 0～6.9 | 0～9 |
| 完全性失语 | 0～4 | 0～3.9 | 0～4.9 | 0～6 |
| 经皮质运动性失语 | 0～4 | 4～10 | 8～10 | 0～8 |
| 经皮质感觉性失语 | 5～10 | 0～6.9 | 8～10 | 0～9 |
| 经皮质混合型失语 | 0～4 | 0～3.9 | 5～10 | 0～6 |
| 命名性失语 | 5～10 | 7～10 | 7～10 | 0～9 |

### 3. 构音障碍评定

构音障碍的分类及表现见表 4－10。

**表 4－10　构音障碍的类型及表现**

| 类型 | 常见原因 | 神经肌肉病变 | 言语特征 |
|---|---|---|---|
| 迟缓型 | 延髓麻痹、低位脑干卒中、脑干型小儿麻痹症、延髓空洞症、重症肌无力、面神经麻痹 | 松弛型瘫痪，肌张力低下，肌肉萎缩，舌肌震颤 | 伴有呼吸音，鼻音过重，辅音不准确，单音调，音量降低，鼻漏（空气由鼻孔逸出）而使语句短促 |
| 痉挛型 | 脑性瘫痪、脑卒中、假性延髓麻痹（脑炎、外伤、肿瘤） | 痉挛性瘫痪，活动范围受限，运动缓慢 | 辅音不准确，单音调，刺耳音，紧张窒息样声音，鼻音过重，偶见音词中断，言语缓慢无力，音调低，语句短 |
| 共济失调型 | 脑卒中、肿瘤或外伤性共济失调、脑性瘫痪、感染中毒致弗里德赖希（Friedreich）共济失调 | 不协调运动，运动缓慢，肌张力低下 | 不规则的言语中断和音调、响度与辅音不规则，发元音不准确，刺耳音，所有音节发同样的重音，音节与字之间的间隔延长 |
| 运动减少型 | 帕金森病 | 运动缓慢，活动受限，活动贫乏，肌强直，丧失自主运动 | 单音调，重音减弱，辅音不准确、不恰当的沉默，刺耳音，呼吸音，语音短促，速度缓慢 |
| 运动过多型 | 舞蹈症、手足徐动症 | 迅速的不自主运动，肌张力异常，扭转或扭曲运动，运动缓慢 | 语音不准确，异常拖长，说话时快时慢，刺耳音；辅音不准确，元音延长，变调，刺耳音，语音不规则中断，音量变化过度或声音中止 |
| 混合型（痉挛迟缓共济失调） | 肌萎缩性侧索硬化、脑外伤、多发性硬化 | 无力、运动缓慢、活动范围受限，多样化(肌无力、张力高)，反射亢进，假性延髓麻痹 | 速率缓慢低音调，紧张窒息音，鼻音过重，鼻漏，音量控制障碍，刺耳音，呼吸音重音改变 |

对各构音器官的运动功能进行评价，揭示受损功能及程度、指导治疗、反映不同类型构音障碍言语特征变化。分析哪些功能障碍是主要影响因素，如呼吸、肌张力、运动协调性等，以制订治疗计划、观察疗效。

可采用由河北省人民医院康复中心修改的 Frenchay 构音障碍评定法。该测验检查内容包括反射、呼吸、唇、颌、软腭、喉、舌、言语 8 大项，每项又分为 2～6 细项，共 28 细项。如唇项中 5 细项包括观察静止状态、唇角外展、闭唇鼓腮、交替发音、言语 5 种情况下唇的外形与运动情况。每细项按严重程度分为 a～e 五级，a 为正常，b 为轻度异常，c 为中度异常，d 为明显异常，e 为严重异常。可根据正常结果所占比例（a 项/总项数）简单地评定构音障碍的程度。

（四）吞咽功能评定

详见第三章第三节。

## 三、日常生活活动能力评定

（一）评定目的

1. 确定患者在日常生活活动方面是否独立。
2. 确定患者在日常生活活动方面的独立程度，分析不能独立的原因。
3. 拟定合适的治疗目标，确定针对性的治疗方案。
4. 评价治疗效果、判断预后。
5. 比较治疗方案的优劣，促进学术交流。
6. 进行投资 – 效益的分析。

（二）评定过程

**1. 评定前要考虑的因素**

（1）了解患者一般情况，如年龄、家庭、婚姻、个人嗜好、生活习惯、文化层次、宗教信仰等。

（2）了解对患者的病情，以确立评定的重点。

（3）了解患者对疾病的态度和心理状态。

（4）了解患者的既往病史和功能状况。

（5）了解患者的家庭环境、家庭经济状况。

（6）了解患者的其他情况：病情处于急性期还是慢性期，有无肌力、肌张力、关节活动范围的异常，有无感觉、感知及认知障碍。

（7）了解患者是否已经使用辅助具、支具；未使用者，有无使用辅助具、支具的潜在能力。

**2. 评定方法**

（1）检查者提出评定活动内容（根据患者的功能障碍部位突出评定的重点）。

（2）直接评定：要求患者逐一自己完成每项活动；询问患者不能完成的程度和理由；给予帮助下观察患者完成活动的情况；询问使用辅助器具对活动的影响。

（3）间接评定：可以从家人和患者周围的人获取患者完成活动的信息；通过电话或书信获取患者完成活动的信息；通过康复医疗小组讨论获取患者完成活动的信息。

（4）评定可以一次性或分几次完成，在完成第 1 次评定的 3 天内可以进行修改。

**3. 评定注意事项**

（1）根据患者的病情和需要决定采取何种方法进行评定，避免强制评定。

（2）在评定中注意加强对患者的保护，避免发生意外。

（3）评定患者的活动能力是指其现有的实际能力，而不是潜在能力。

（4）评定的时间不宜过长，重复次数不要过多，以不引起患者疲劳为度。

（5）尽量采取直接评定方法，只有在病情不允许（昏迷、出血早期）或患者能力不具备（理解障碍）时用间接评定。

（6）对动作不理解时可以由检查者进行示范。

（7）尊重患者，注意保护患者的隐私，不要在询问中讥笑和挖苦患者。

（8）注意调动患者的主观积极性，取得患者的积极配合。

## 四、预测预后

### 1. 综合评定量表

由我国学者提出，该量表最低分为 7 分，最高分为 36 分。7～19 分为预后不良；20～24 分为不能判定；≥25 分为预后良好（表 4－11）。

**表 4－11　综合评定量表**

| 内容 | 评分 | 内容 | 评分 |
|---|---|---|---|
| Ⅰ. GCS 评分 | 3～15 | B. 体温 | |
| Ⅱ. 脑干反射 | | 正常 | 3 |
| A. 额－眼轮匝肌反射 | 5 | 38～39℃ | 2 |
| B. 垂直性眼反射 | 4 | ＞39℃ | 1 |
| C. 瞳孔对光反射 | 3 | C. 脉搏 | |
| D. 水平头眼反射 | 2 | 60～120 次/分钟 | 3 |
| E. 眼心反射 | 1 | ＞120 次/分钟 | 2 |
| Ⅲ. 运动姿势 | | ＜60 次/分钟 | 1 |
| A. 正常 | 2 | D. 血压 | |
| B. 去皮质强直 | 1 | 正常 | 3 |
| C. 去大脑强直或弛缓性麻痹 | 0 | ＞150/90mmHg | 2 |
| Ⅳ. 生命体征 | | ＜90/60mmHg | 1 |
| A. 呼吸 | | Ⅴ. 年龄 | |
| 正常 | 2 | 0～20 岁 | 3 |
| ＞30 次/分钟 | 1 | 21～40 岁 | 2 |
| 病理性呼吸 | 0 | 41～60 岁 | 1 |
| | | ＞60 岁 | 0 |

### 2. 临床预测

影响颅脑损伤的预后因素很多，可以依据症状、体征、电生理检查结果及临床用药情况等方面推测颅脑损伤患者的预后（表 4－12）。

表 4-12　影响颅脑损伤预后的临床因素

| 影响因素 | 预后较好 | 预后较差 |
|---|---|---|
| 昏迷时间 | ＜6 小时 | ＞30 天 |
| PTA | ＜24 小时 | ＞30 天 |
| GCS | ≥8 分 | ≤5 分 |
| 损伤范围 | 局灶性 | 弥漫性 |
| 颅内压 | 正常 | 增高 |
| 颅内血肿 | 无 | 有 |
| 脑室大小 | 正常 | 扩大 |
| 脑水肿 | 无 | 有 |
| 颅内感染 | 无 | 有 |
| 伤后癫痫 | 无 | 有 |
| 冲撞所致凹陷性骨折 | 无 | 有 |
| 脑电图 | 正常 | 异常 |
| 诱发电位 | 正常 | 异常 |
| 抗癫痫药物的使用 | 无需使用 | 需长期使用 |
| 影响精神药物的使用 | 无需使用 | 需长期使用 |

## 五、结局评定

### （一）格拉斯哥结局量表（Glasgow outcome scale，GOS）

根据患者能否恢复工作、学习、生活能否自理等指标将残疾严重程度分为 5 级（表 4-13）。

表 4-13　格拉斯哥结局量表

| 分级 | 简写 | 特征 |
|---|---|---|
| 死亡（death） | D | 死亡 |
| 持续性植物状态（persistent vegetation state） | PVS | 无意识、无言语、无反应，有呼吸心搏，在睡眠觉醒周期的觉醒阶段偶有睁眼，偶有呵欠、吸吮等无意识的动作，从行为判断大脑皮质无功能；特点：无意识，但能存活 |
| 严重残疾（severe disability） | SD | 有意识，但由于躯体或精神残疾，躯体尚不能自理生活；记忆、注意、思维、言语均有严重残疾，24 小时需要他人照顾；特点：有意识，但不能独立 |
| 中度残疾（moderate disability） | MD | 仍有记忆、思维、言语和性格障碍，以及轻偏瘫、共济失调等，可勉强利用交通工具，在日常生活、家庭中尚能独立，可在庇护性工厂中参加一些工作；特点：残疾，但能独立 |
| 恢复良好（good recovery） | GR | 能重新进入正常社交生活，并能恢复工作，但可遗留各种轻微的神经学和病理学缺陷；特点：恢复良好，但仍有缺陷 |

### （二）残疾分级量表（disability rating scale，DRS）

主要用于中度和重度残疾的颅脑损伤，目的是评定功能状态及其随时间的变化情况。残疾分级量表包括 6 项内容（表 4-14），评分标准：0 分为无残疾、1 分为轻度残疾、2～3 分为部分残疾、4～6 分为中度残疾、7～11 分为中重度残疾、12～16 分为重度残疾、17～21 分为极重度残疾、22～24 分为植物状态、25～29 分为极度植物状态、30 分为死亡。

表 4-14　残疾分级量表

| 项目 | 评分 | 项目 | 评分 |
|---|---|---|---|
| Ⅰ. 睁眼反应 | | Ⅳ. 进食、如厕、修饰方面的认知能力 | |
| 自发 | 0 | 完好 | 0 |
| 对言语刺激有反应 | 1 | 部分完好 | 1 |
| 对疼痛刺激有反应 | 2 | 极少 | 2 |
| 无反应 | 3 | 无 | 3 |
| Ⅱ. 言语反应 | | Ⅴ. 功能水平 | |
| 定向 | 0 | 完全独立 | 0 |
| 错乱 | 1 | 在特定环境中独立 | 1 |
| 不恰当 | 2 | 轻度不能自理 | 2 |
| 不可理解 | 3 | 中度不能自理 | 3 |
| 无反应 | 4 | 重度不能自理 | 4 |
| Ⅲ. 运动反应 | | 完全不能自理 | 5 |
| 按指令 | 0 | Ⅵ. 受雇能力 | |
| 局部性 | 1 | 不受限 | 0 |
| 回撤性 | 2 | 可选择一些竞争性工作 | 1 |
| 屈曲性 | 3 | 可从事非竞争性工作，在庇护工厂中工作 | 2 |
| 伸展性 | 4 | 不能受雇 | 3 |
| 无反应 | 5 | | |

（王雪双　顾振宇）

# 第四节　作业治疗

## 一、治疗目的

维持现有的功能状态，最大限度地发挥残存功能；根据患者的需求，为患者设计及制作与日常生活活动相关的各种辅助用具，提高日常生活活动能力；提供患者职业前技能训练，促进工作能力恢复，建立回归家庭、重返社会的信心和能力，最终帮助其融入社会。

## 二、治疗方法

### （一）运动功能障碍的作业治疗

**1. 急性期**

（1）体位摆放和床上训练

1）早期床上良肢位摆放：头的位置不宜过低，以利于颅内静脉血回流，预防屈肌痉挛出现。

2）床上训练：进行翻身训练，通过转动患者的头和躯干，帮助完成翻身活动，然后协助完成从床坐起活动。

3）坐位训练：包括以下几方面。①坐位平衡：重点对躯干肌进行力量及稳定性训练，以改善躯干平衡，提高坐位平衡控制。②诱发平衡反应：治疗师从前、后、左、右推患者，突然破坏他的平衡状态，然后使患者重新调整重心，以维持平衡。③跨步躯干前倾：在治疗师或患者自身健侧的帮助下，通过躯干前倾和向前方倾斜来诱导躯干平衡能力。④躯干旋转：站立位患者自主进行躯干旋转，治疗师也可以双手分别放在患者肩峰上，让患者目视前方，肩向右侧旋转时，头向左侧旋转，左右交替地缓慢动作。利用躯干－颈－上肢模式，交替产生肩部屈肌、伸肌的共同运动，利用紧张性颈反射、紧张性腰反射诱发及促进躯干旋转。⑤头颈运动：患侧上肢放在治疗桌上，治疗师一手控制肩峰，另外一只手控制肘关节，让患者做耸肩运动。⑥肩关节活动：在治疗师的引导下进行肩部运动，以维持肩关节活动范围，预防肩痛。⑦屈髋肌群收缩训练：取仰卧位或坐位，患者躯干前倾和后倾以诱发屈髋肌的反应性收缩。

（2）关节活动范围训练：颅脑损伤后偏瘫患者的患侧上肢向肩关节屈曲、外展、外旋的运动受到限制，有时还伴有关节挛缩和肌肉疼痛，也容易产生肘关节、腕关节活动受限、掌指关节伸展挛缩、拇指内旋位挛缩。在维持和扩大患侧上肢关节活动范围训练中可采用砂磨板的作业活动、桌上的擦桌子作业及套圈等作业活动。在患侧肩不够稳定的阶段，可以通过Bobath 握拳（两手交叉握拳，注意患侧拇指在外），让患者坐在椅子上，双手在此状态下进行滚筒作业。在作业活动中治疗师一手固定肩关节，另一手固定肘关节，帮助患者伸展，防止造成和加重肩关节半脱位。也可用健侧手带患侧手进行套圈作业，诱导患者肩胛骨上提。进行砂板磨、桌面上的简单游戏时，都可以用健侧手掌按压在患侧手掌上面，保持患侧手指外展，同时前伸上肢，以达到屈曲肩关节、伸展肘关节的目的。可以根据需要调节磨砂板倾斜角度，也可以在训练时配戴分指板和腕关节背伸、拇指外展的矫形器，练习促进上肢及手的分离运动，并保持手指伸展。

（3）进食训练

1）进食体位：采取坐位，头端正，躯干伸直、略向前倾，髋、膝、踝关节均保持屈曲90°，保持坐位稳定。

2）口部功能的控制：运用下颌控制技术对患者口腔、舌进行运动控制练习，用手指对患者下颌施以柔和而稳定的向上推力，并保持一段时间。

3）纠正流涎：用手指敲击或轻叩患者的上唇数次，向左右侧方轻轻牵伸唇部肌肉，帮助患者进行闭嘴活动。

4）增加口唇及舌的力量：在患者上下唇放上甜性或黏性、类似于蜂蜜的食物让其舔食，以改善患者下颌与口部运动的发展。

5）饮水：可使用有盖子或吸管的杯子饮水，用以控制每次进水量。每次少量、缓慢地喝水，一口一口咽下。

6）独立进食：选取香肠、香蕉、薯条、饼干等便于抓握的食物让患者自行进食，以训练其眼手协调、手口协调、抓握与放开、咬切、合唇、吞咽和咀嚼等功能。根据不同患者手的抓握情况，选择适当的勺子。

（4）如厕训练：择有扶手、有靠背、患者坐上去双足可平放到地面上的便器。训练患者手握扶手向下蹲坐在便盆上，训练患者手抓握能力，髋、膝、踝关节的协调能力，从站到蹲的重心转移能力等。训练患者在便盆上的坐位平衡，训练患者便盆上起立。

（5）穿脱衣训练：如果能平稳地端坐在床上、椅子上，可以开始进行袜子、裤子的穿脱练习，由患侧穿再由健侧脱下。帽衫可以先从肩部脱起，如遇到困难也可以从头颈上拉脱下来，再逐渐过渡到由患肢脱下。衣服的纽扣应较大，扣眼也应与纽扣相适应，拉链可进行改造，加装拉锁环（即穿入拉锁舌孔内的环），以便手指精细的抓捏功能欠佳的患者将手指伸入环内使用。

（6）转移动作训练

1）床→轮椅：转移之前，轮椅与床摆放成 45°，刹住手闸，向两侧旋开足托，患者利用健手、健腿站起，将健手扶在轮椅外侧扶手上，以健腿为轴转动身体躯干使臀部正对轮椅平稳坐下。

2）轮椅→床：患者将轮椅驱动至床旁，与床成 45°，刹住手闸，向两侧旋开足托，利用健手、健足站起，健手支撑于床面上，以健腿为轴转动躯干，使臀部正对床平稳坐在床上。

3）如厕动作训练：患者驱动轮椅至坐厕旁，使之与坐厕成 30°～40°，刹住手闸，向两侧旋开足托，用健足站起，弯腰，用健手抓对侧扶手（如无扶手，可抓远侧的坐厕的盖圈），以健腿为轴转动躯干，使臀部正对坐厕坐下，返回轮椅时按相反的顺序进行。

（7）上肢训练

1）将患侧前臂支撑于桌面，健手带动患手进行一些作业活动，可利用滚筒等作业工具抑制痉挛。

2）促进前臂旋转分离性运动，可选择炒菜、玩纸牌、翻书、翻转木块等。强化患者屈肘 90°、伸腕、前臂旋前旋后动作。

（8）抑制痉挛：在针对痉挛期患者的治疗过程中，首先是预防，应注意日常生活中的姿势。

1）在训练中放松和休息，避免快速的、过于用力的动作。

2）在患侧上肢肌张力增高的阶段，避免做手指的抓物、握拳等诱发肌张力增高的动作。

3）避免过度使用健侧手，以免加重患侧肢体的痉挛程度，影响患侧的恢复。

4）作业活动中应用对抗痉挛的体位：①使用对抗痉挛的支具。②作业活动中控制活动量。③使用感觉刺激技术：采用温热刷擦、牵拉、挤压、快速磨擦等方法降低患侧上肢的张力。④利用负重练习或在负重状态下的作业活动降低患侧上肢的肌痉挛。

**2. 恢复期**

（1）手法被动运动：由于患者的痉挛程度通常较高，很大程度上影响日后上肢的运动功能，患侧肩关节的被动关节活动范围训练就很重要。作业治疗师可将患者的肩胛骨被动活动充分，使患者在进行肩关节的屈曲、伸展、内收、外展、旋内、旋外和环转等方向被动运动时可以逐渐扩大关节活动范围并抑制因运动或疲劳而产生的肌张力。

1）患者双手交叉（患侧拇指在健侧上），双手置于滚筒上面并向前方进行上肢的屈伸运动。需要注意的是在双上肢未充分伸展时不可将躯干前屈。如图 4－1 所示。

2）作业师用手法进行围绕肩关节的被动活动运动，将肩关节各方向的运动结合起来，主动辅助诱发肩关节的各项活动动作，不断大量运动重复这一作业活动，并降低肌张力的作用。

3）患者进行患侧的侧方持重，训练效果也较理想。患者患侧上肢充分伸展并旋后，拇指分开放于与坐高相同的平面上，将身体重心转移至患侧，支撑时间由患者情况决定，通常可以从 2～3 分钟开始逐步延长。若患侧肘关节稳定性较差可以让患者以健侧手扶住，然后过渡到患侧独立支撑。如图 4－2 所示。

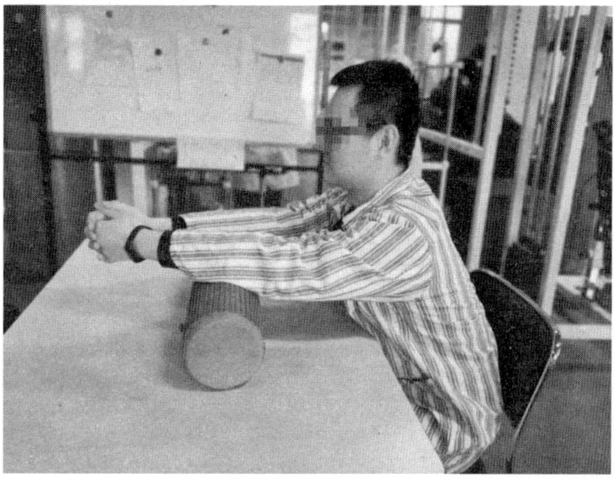

图 4－1　双手交叉滚筒练习

（2）患侧上肢伸展位支撑时套圈：将患侧手掌放于体侧与坐高相同的平面上，进行侧方持重训练，同时用健侧手将藤圈套往患者对面的套圈架上，运动中躯干要充分完成旋转动作，使身体重心转移到患侧。如图 4－3 所示。

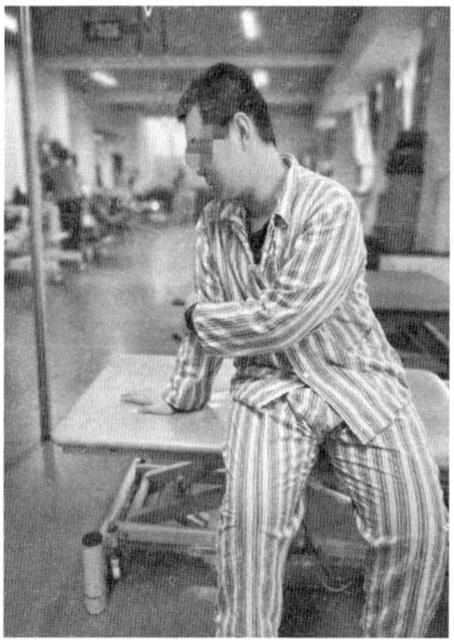

图 4－2　患侧侧方持重练习

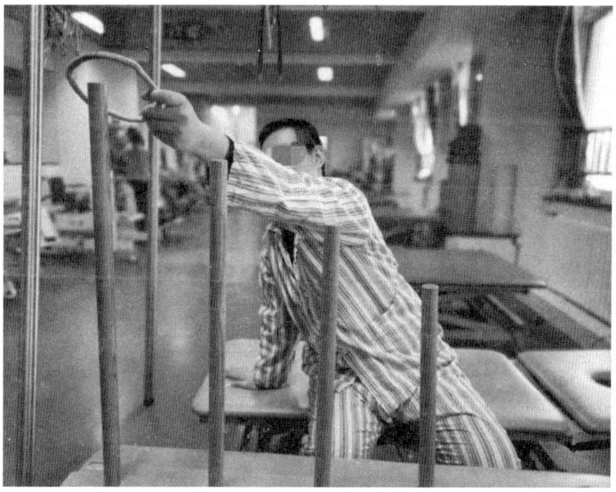

图 4－3　患侧上肢伸展位支撑时套圈

（3）砂板磨作业：为了改善手臂和手腕的分离运动模式，可进行砂板磨作业训练。双手型磨具适于前臂旋前位、旋后位和中立位，单手型磨具适于中立位。在训练中使用双手型磨具注意双上肢要尽量对称，单手型则要注意避免躯体的代偿动作，运动的速度要慢，减少运动中出现腕关节屈曲的倾向，保证肘关节伸展和腕关节背伸的运动模式。如图 4－4 所示。

（4）引导分离运动

1）肘关节屈/伸分离运动：患者取坐位，将肘置于面前的桌上，然后进行肘关节的屈伸活动。治疗师托住患侧肘关节使上肢水平侧伸，要求患者用手触摸对侧肩部再将其回复到上肢伸展位。如图 4－5 所示。

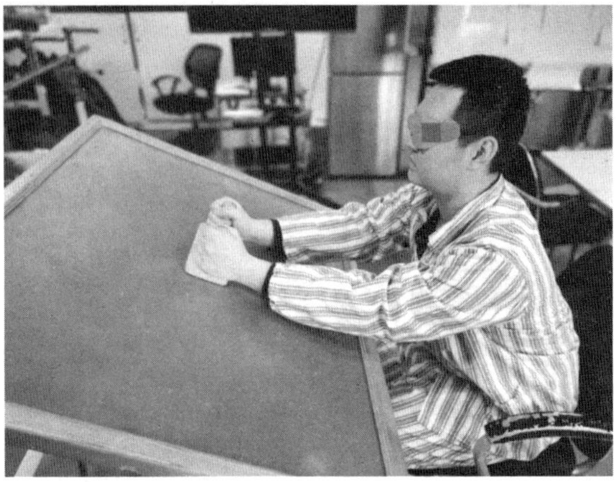

图 4-4　砂板磨作业训练

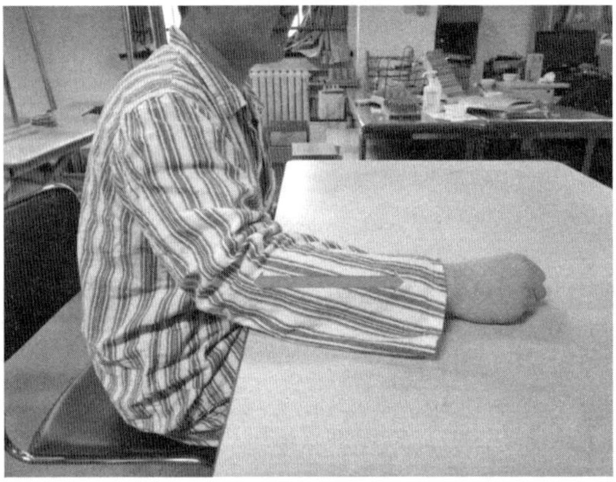

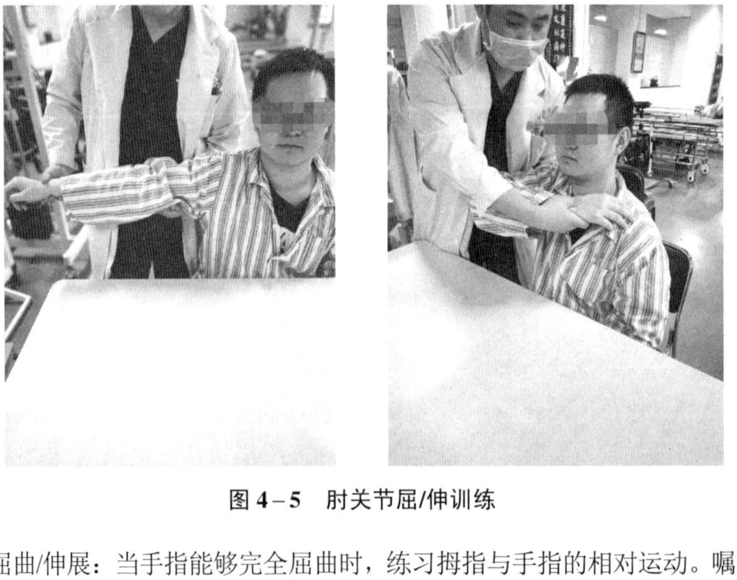

图 4-5　肘关节屈/伸训练

2）手指屈曲/伸展：当手指能够完全屈曲时，练习拇指与手指的相对运动。嘱患者握拳，拇指在 4 指外，然后拇指向小指方向滑动；也可将 4 指伸开，用拇指分别沿 4 指的指尖划向指根；

或将 4 指伸展，然后保持指间关节的伸展，练习独立屈曲和伸展掌指关节。如图 4－6 所示。

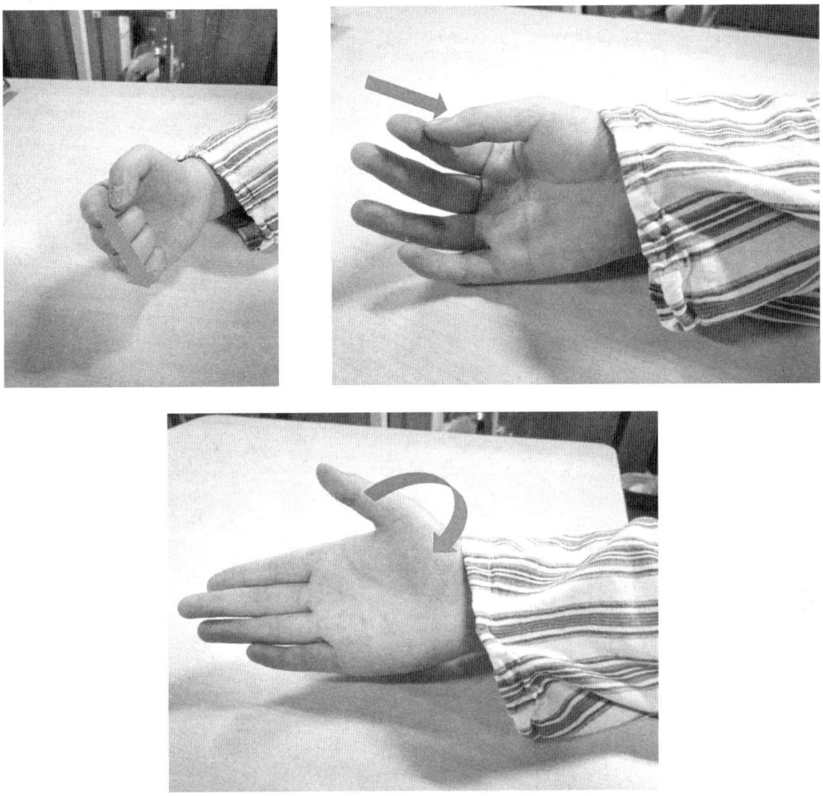

**图 4－6　手指屈曲/伸展训练**

3）下肢屈曲/伸展：患者在双杠内取站位，练习小幅度的膝关节屈曲和伸展；也可以嘱患者在患腿摆动时练习踝关节背屈和跖屈。

（5）步行训练

1）辅助步行：治疗师站在患侧，与患者手交叉握住，另一只手放在患者腋窝，托住患肩，与患者一起步行，同时辅助患者进行重心转移，控制步幅及步行节奏。

2）独立步行：患者借助平衡杠、扶手及拐杖等进行独立步行训练。

3）指导步行：在患者步行时，指导患者如何控制重心、起步、步幅及纠正膝过伸等。

（6）日常生活动作练习：包括用患手梳头，上肢伸展内收时旋转门把手，将外衣搭在前臂上，患手握包，患手拿杯、托碗等，书写时用患手固定纸，患手穿衣袖，利用患侧上肢和躯干夹住物体等。

1）淋浴训练：痉挛型患者选择俯卧位，以抑制其伸肌痉挛；迟缓型患者选择半卧位，给予其头部、颈部和躯干足够的支持；手足徐动型患者选择坐位，配合使用躯干加固带。对于平衡能力和手功能尚可的患者，训练其独自沐浴。可在浴盆周围安装扶手、防滑垫及特殊装置，保证安全。

2）剪指甲训练：将普通的大号指甲钳进行改造，扩大操作面，利用患侧的粗大运动完成剪健侧指甲的动作。

3）洁面动作训练：可将带吸盘的刷子固定于洗手池旁，手指在刷子上来回刷洗。此法尤其适用于肌张力较高的患者，用单手完成刷洗动作。洁面的毛巾应较小以便单侧手抓握。

（7）手功能训练：对于手指的屈肌痉挛，Bobath 主张首先将其拇指被动外展，然后前臂旋后，维持数秒，腕关节和手指的屈肌就会松弛，伸展的动作就容易完成。手指出现主动运动时就应进行抓捏训练，练习时应考虑物体的大小、形状、重量以及滞空时间等。由于上肢肢体的稳定性是将来手部精细动作的基础，因此从训练初期至后期对上肢负重支撑是非常必要的。开始在辅助下（包括健侧手）进行手指粗大的抓握动作，逐步减少辅助程度，直至独立完成这些动作。

1）大号木钉的抓放：前臂呈中立位时抓握木钉，要求前臂、手、腕起固定作用，然后进行前后运动将木钉对准木钉盘的凹孔，摆放进去。如图 4－7 所示。

2）小号木钉的插放：将放于盒内的小号木钉逐一插入木钉盘的凹孔内，并可按要求把木钉排列成排或行，提高手指的技能和手眼协调能力。如图 4－8 所示。

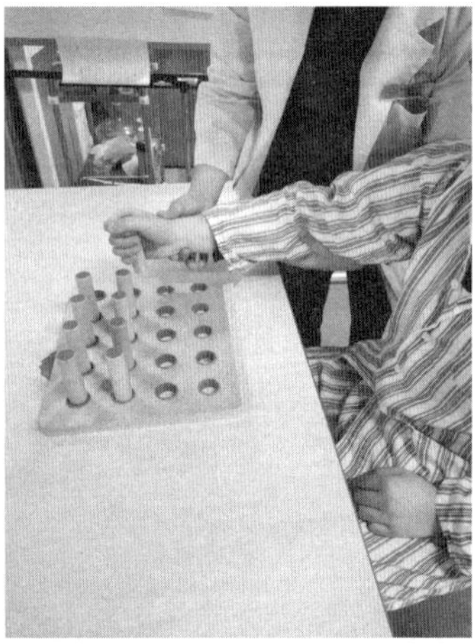

图 4－7　大号木钉抓放练习

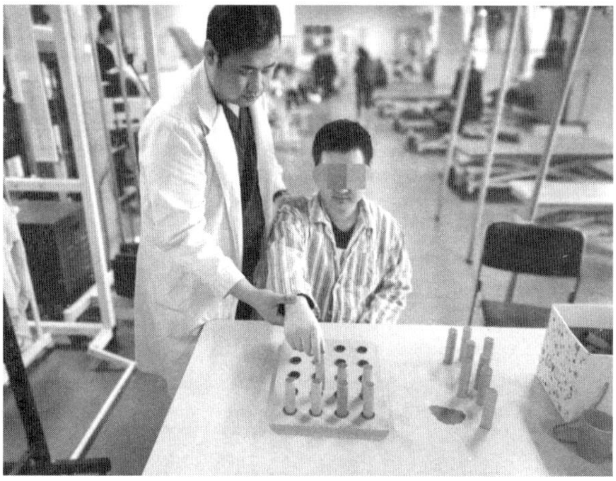

图 4－8　小号木钉抓放练习

3）拿起东西训练：将患者拇指外展、腕关节背屈并施加一定的压力。如图 4－9 所示。待患者手伸展后，把玩具放到其手中，并稍用力握其手，促进其拿住玩具。如图 4－10 所示。

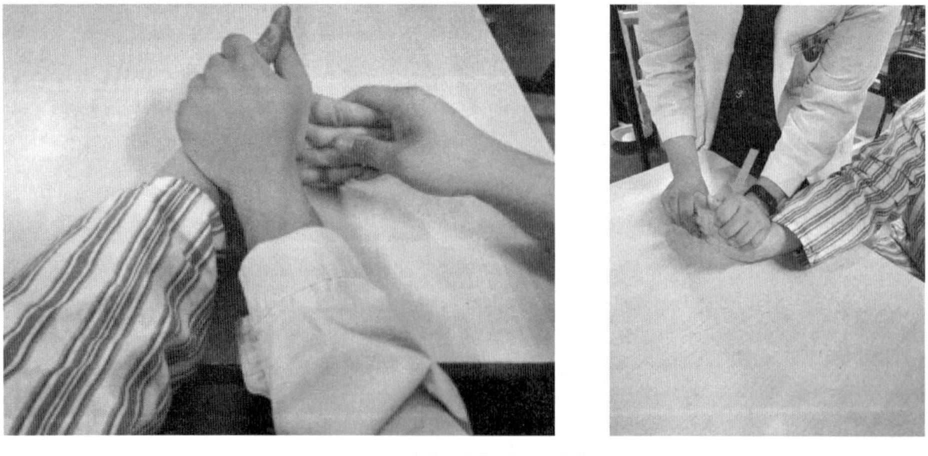

图 4－9　患侧手指外展腕背屈

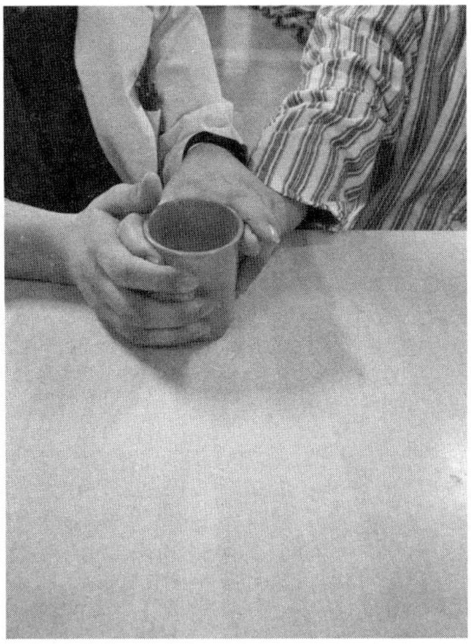

图 4－10　抓握杯练习

4）放下东西训练：将患者手抬高至头以上，并使肘关节伸直、腕关节掌屈，促进手的伸展，如图 4－11 所示。也可轻轻敲击其手臂指总伸肌腱，并由腕部向手指方向轻擦，同时配合口令促进手的伸展。如图 4－11 所示。

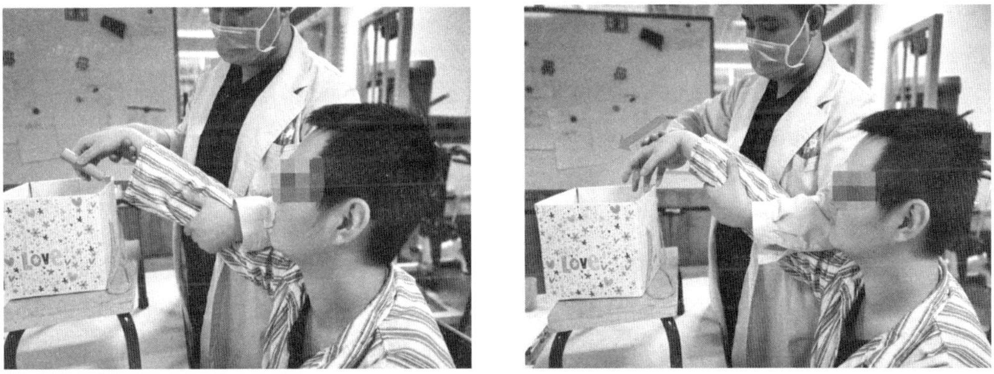


图 4－11　放下物品练习

5）拿起、放下东西训练：通过投掷沙袋、套圈游戏等进行训练。

6）手指动作训练：捏大头钉、彩色小塑料块进行指尖捏物训练，捏黄豆、捏葡萄干、黏土作业等进行指腹捏物训练。如图 4－12 所示。

7）投掷与打击动作训练：投掷小沙包、敲击乐器、蹦跳玩具等进行训练。

8）双手协调性训练：搭积木、拼插大块塑料、拼图等进行双手粗大协调性训练；拧螺丝、拆装拼图工具等进行双手精细协调训练。如图 4－13 所示。

9）可训练在腕关节背伸下伸展手指，进行各种抓握和捏的作业活动。如抓握或捏起各种形状、大小、重量的物体，进行拧螺丝作业等。抓握训练一般从容易抓握的物体开始逐渐过渡到抓握更大或更小的物体。捏的训练一般从侧捏开始逐渐过渡到对指捏、指尖捏。拇指外展练习可以通过抓握粗木棒、大方木块以及在球面上进行，主要是进行患指的精细运动以及双手协调性训练，进一步提高速度、协调性和准确性。很多日常活动、文体娱乐活动等都需要捏、握、插、拔、拧等手指功能，因此可以根据患者的爱好，选择其感兴趣并能够长时间进行的活动，在病房或家中与家庭成员一起完成，如使用各种儿童玩具、橡皮泥、棋类、扑克、麻将牌等，练习手指前屈、伸展、外展、内收、对指功能。

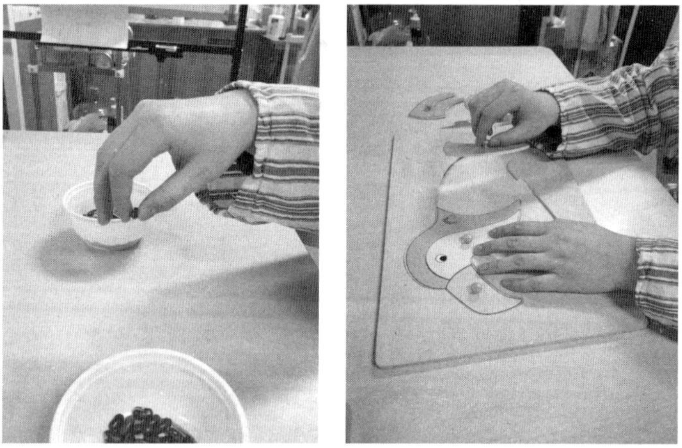

图 4－12　双手动作训练

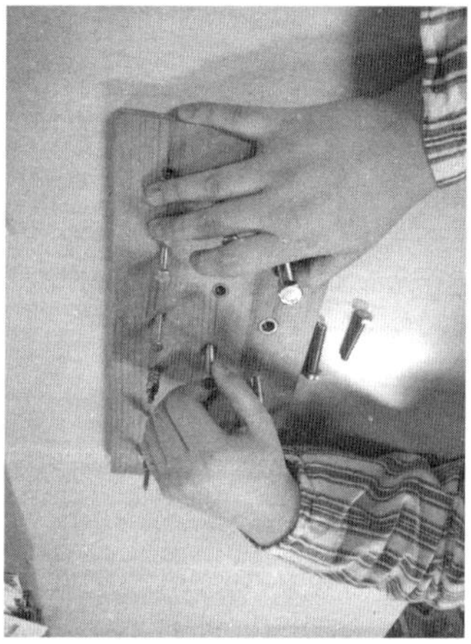

图 4－13　双手协调性训练

10）书写和使用筷子也是很好的手精细功能训练，书写练习一般从使用较粗的笔画直线、给图画涂颜色开始，逐渐过渡到画曲线、书写基本笔画和偏旁、写自己的名字和数字、抄写句子和文章等，通常书写文字由大到小，由毛笔到硬笔，由易到难，由简单到复杂，逐步达到实用功能。实用筷子训练可以从练习夹泡沫或海绵等轻而不易滑掉的物体开始，逐渐过渡到夹花生豆、玻璃球等，由木筷到涂漆筷子，逐渐增加难度。对于手功能较差者应进行辅助手的训练，以使患手具有一定的固定能力。指导患手把这些能力用于日常生活，如写字时用患手固定纸张、切菜时固定蔬菜等。还要鼓励和指导患者在日常生活中尽可能使用患手或双手完成各种活动，养成使用患手的习惯，以最大限度地发挥患手的残存功能。如为利手瘫痪且难以恢复到较为实用的功能时，可以考虑利手转换，即反复练习用健侧手（非利手）进行有一定难度的精细动作等。

（8）改善肩臂功能的作业活动：Brunnstrom 将偏瘫进程分为Ⅰ（软瘫）期、Ⅱ（痉挛）期、Ⅲ（共同运动）期、Ⅳ（部分分离运动）期、Ⅴ（分离运动）期、Ⅵ（正常）期，根据患者所处的时期分别采取以下方案。

1）Brunnstrom Ⅰ～Ⅱ级：主要进行桌面上的作业活动，以改善肩胛骨前伸、后缩，肩关节屈伸、内收外展，肘关节屈伸；训练重心转移，增加躯干肌的控制能力，改善坐位平衡。如让患者坐在椅子上，双手在 Bobath 握手状态下进行推单柄磨砂板或干毛巾作业或进行滚筒作业。在作业活动中治疗师一手固定肩关节，另一手固定肘关节，帮助患者伸展，防止造成和加重肩关节半脱位。也可以进行健手套圈作业，诱导患者肩胛骨上提。

2）Brunnstrom Ⅲ级：可在床边坐位或桌边站立位进行抑制患侧上肢屈肌痉挛，诱导肩胛骨前伸后缩、肩肘屈伸和前臂的分离活动，如木钉板作业、滚筒作业、球类作业活动、前臂滑行板作业、橡皮泥作业等。

3）Brunnstrom Ⅳ～Ⅴ级：重点为进一步诱导分离活动，可用单手进行控制球作业、滚筒作业、手掌滑行板作业、患手中立位或双手旋后位磨砂板作业等。

4）Brunnstrom Ⅵ级：可进行双手举球等作业活动，进一步增强肩臂的控制能力。

（9）改善腕关节功能的作业活动

1）Brunnstrom Ⅰ～Ⅱ级：在日常训练中拍打、挤压腕关节，诱导腕关节肌肉收缩。

2）Brunnstrom Ⅲ级：主要采取抗痉挛体位抑制腕关节掌曲痉挛。

3）Brunnstrom Ⅳ～Ⅴ级：利用抓握体操棒、木钉盘、杯子等训练腕关节主动背伸及尺桡侧偏等。

（10）改善手指功能的作业活动

1）Brunnstrom Ⅰ～Ⅱ级：可以在治疗师的帮助下刷擦手指背侧，诱发手指的分离运动。

2）Brunnstrom Ⅲ级：主要抑制手指前屈痉挛，诱导手指伸展。抑制手指前屈痉挛的方法有多种，如关键点控制的手法（治疗师用力按压患手大鱼际肌处使其拇指外展，另一只手固定其肘关节于伸展位并使前臂旋后位停留数秒）；也可以采取抗痉挛体位或配戴手夹板等方法。当痉挛得到控制后进行患手的主动作业活动。

3）Brunnstrom Ⅳ～Ⅴ级：可训练在腕关节背伸下伸展手指，进行各种抓握和捏的作业活动。如抓握或捏起大小不等的木钉等作业活动。抓握训练一般从易到难，从抓握大的物体到小的物体，捏的训练一般从侧捏到对指捏、指尖捏。可以通过抓握粗的体操棒进行拇指外展练习，也可以在球面上进行分离运动练习。

4）Brunnstrom Ⅵ级：主要进行手指的精细运动以及手的协调性训练，提高协调性、速度、准确性。可以根据患者的喜好，选择其感兴趣并能够坚持的活动，改善日常活动能力。看书、写字和使用筷子也是很好的手精细功能训练。

对于手功能较差者应进行辅助手的训练，以使患手具有一定的固定能力。如练习翻书，手工艺、雕刻等作业活动。指导患手把这些能力用于日常生活，如写字时用患手固定纸张，切菜时注意辅助菜，鼓励患者在日常生活中多使用双手一起完成家庭活动，养成使用患侧手的习惯，最大限度地能发挥手的残存功能。如利手瘫痪难以恢复到实用功能，可以考虑用另外一只利手转换为常用手，反复练习用健侧手（非利手）进行日常牛活活动的精细动作等。

**3. 后遗症期**

（1）上肢基本动作训练：生活中的很多活动都是由一系列独立的动作组合而成的，多数患者刚开始都很难完成一系列的连续动作，必须将活动的各个步骤分解开来，指导患者逐一练习，最终实现完成连续动作的目标。临床上训练手的抓握能力的活动可以和日常生活中的动作相结合。使用设计合理的方案，所有的日常活动、文体娱乐活动都可以用于上肢及手的功能训练上。可以选择各种规格的木钉盘或大小不等的圆球等，拿在手中并将其上下或前后翻转，能够改善手的灵活性。生活中，很多儿童成套玩具，含有手的捏、插、拔、拧、转等多方面的功能。棋类、扑克、围棋等活动既有娱乐的作用，又可训练手指对粗、细、大、小、方、圆等不同规格、不同形状物体的功能活动。可根据患者病后 3 个月患手的功能状态进行双手交换训练。

（2）手部运动：对于手指的屈肌痉挛，Bobath 主张首先将其拇指被动外展，然后前臂旋后，维持数秒，腕关节和手指的屈肌就会松弛，伸展的动作就容易完成。手指出现主动运动时就应进行抓捏训练，练习时应考虑物体的大小、形状、重量等。

在练习手的动作中，上肢肢体的稳定性是基础，上肢的灵活性及稳定性都有助于手部精细动作的进步，因此早期训练上肢负重支撑是非常重要的。在肩关节放松减重情况下，进行手指粗大的抓握动作，逐步减少外界辅助程度，直至独立完成这些动作。可进行大号木钉的抓放和小号木钉的插放，见前述恢复期的手功能训练。

（3）应用认知、行为方法训练社会技巧和发展独立生存能力：应用代偿技术克服功能障碍，教育和训练家庭照顾人员进行长期康复，改造环境或寻求顾主给予帮助，提供训练、教育机会或工作训练课程。

（4）职业训练：包括工作重整及强化、工作模拟训练、工具模拟使用训练、工作行为训练。

### （二）感觉功能障碍的作业治疗

感觉障碍主要为深感觉、浅感觉和复合感觉障碍。对于浅感觉障碍主要是进行拍打、摩擦皮肤等刺激。深感觉训练应与运动训练结合，即进行感觉–运动训练，促通外周肌腱、关节感受器与中枢神经系统，如患肢关节负重训练、关节挤压、肢体在一定空间位置的保持训练、应用各种康复技术以及平衡功能训练等。感觉训练要循序渐进，由易到难，避免刺激过强而加重痉挛。物质越粗糙对于皮肤刺激越大，故应根据障碍的程度选择适宜的训练材料。感觉减退、丧失、迟钝都容易造成烫伤、创伤，要让患者了解自身的障碍并指导代偿方法。

**1. 知觉运动训练**

通过抵抗、叩击、拍打等主被动运动训练患者的深浅感觉，通过玩彩色玩具训练患者的视觉功能，通过玩出声的玩具、听音乐、发声逗患者等训练患者的听觉功能；通过叩击、敲打、触摸及轻按关节、玩黏土做泥人、画人脸和身体，改善患者视觉、运动觉及对身体部位的认识。通过使用平衡棒做体操、向各方向投球、做各种移动性动作、用身体和其他物体比大小和高低等，训练患者空间知觉能力。

（1）利用坐位时患侧上肢支撑体重的方法，达到同时训练运动功能和感觉功能的目的。在支撑手掌的下面可以替换放置一些手感、质地不同的材料。

（2）木钉盘活动：制作一些木块、木棒，在其周围分别缠绕一层不同的材料，如丝绸、纱布、海绵等，指导患者拿放。

（3）文体活动：可利用各种球类，如乒乓球、网球、高尔夫球等，以及加工后的棋子，生活中可以接触到的各种物体的刺激，都能够提供给患者。

1）触觉刺激：多用相反刺激，如冷、热，粗糙、光滑，硬、软，深压觉、轻触觉，在身体不同部位给予刺激，鼓励其辨别和适当反应。

2）视觉：让患者靠坐在床上或坐在轮椅上，这个动作本身就是最基本的视觉功能训练，之后进一步指导患者注意观察周围环境的人或物。

3）听觉：利用铃铛、拨浪鼓等发声物体在各个方位发出声响，练习对听觉刺激的反应。一般情况下患者的反应是将头偏向发出声响的方向。有时视觉刺激和听觉刺激可同时进行。用熟悉的声音如说话、音乐或动物的叫声刺激患者。

4）味觉和嗅觉刺激：可用香料、光亮油、食物等刺激嗅觉；用苦、甜、咸和酸味食物刺激味觉前，必须保证患者吞咽和呕吐反射的存在。

5）生活护理刺激：如给患者梳头、洁面、使用护肤霜、用毛巾擦汗等，使各种感觉和运动觉传入。

6）感觉训练的内容应与感觉评估的结果相吻合，感觉功能的训练不能与运动训练割裂，必须建立感觉－运动训练一体化的概念。正确的感觉依赖于身体良好的位置、正常的肌张力与正确的运动方式，提供不同的刺激物，与日常生活活动相结合。

**2. 感觉训练**

（1）感觉输入：包括对忽略侧肢体深、浅感觉刺激和运动训练。如在患者的注视下，对忽略侧肢体的皮肤进行冷热觉和触觉刺激，用手、粗糙的毛巾、毛刷、冰或振动按摩器摩擦患侧上肢，促使浅感觉恢复；患侧肢体行负重训练，促进本体感觉恢复；主动或被动活动忽略侧肢体，如患者在注视下用健侧手摩擦患侧上肢，如果上肢近端功能有所恢复，可借助滑板在桌面上做弧形运动，主动和被动活动的效果可能反映了注意－运动相互作用的某种内在功能；训练患者对忽略侧进行有意识的视扫描，如面对镜子画自画像、梳洗等。

（2）对于浅感觉障碍主要是进行拍打、摩擦皮肤等刺激。深感觉训练应与运动训练结合，即进行感觉－运动训练，促通外周肌腱、关节感受器与中枢神经系统。

（3）感觉紊乱：导致感觉减退或缺失，常引起患者各种损伤，如烧伤、切割伤和压疮。治疗师帮助患者辨认不同温度、不同质地和不同形状的物体，并鼓励患者应用视觉作为辅助以避免潜在危险。触觉减退和本体感觉丧失导致穿衣、洗漱和刮胡子更加困难，治疗师应鼓励其使用代偿性方法，以促进功能独立性。健侧辅助患侧肢体关节活动，如进行西洋跳棋或杀三子游戏、患侧肢体负重等均可增加本体感受器刺激。

（4）感觉运动法：通过给予特定的感觉刺激并控制随后产生的运动，可以对大脑感觉输入方式产生影响。

（5）运动失调：运动失调的治疗较困难，给身体局部加重可以控制运动中的震颤，但不能减轻运动失调。一些方法可以在某些程度上代偿失调，如一些活动可在坐位下进行，此时患者不需要考虑下肢的运动失调；进食可在肘位下进行，这样患者就必须控制肘部运动以取代肩部控制。另外，运动失调患者经常发现运动速度很难控制。可进行放置活动跳棋，移动木块从一处到另一处等活动，允许患者在所需的缓慢节律活动中控制震颤，随着功能改善，可将木块形状缩小，以增加其精确性和速度。还可通过改善坐位姿势的稳定性、站位和行走时的稳定性、改善协调或使用辅助器具以达到改善运动失调的目的。

（6）偏盲训练

1）让患者了解自己的缺陷进行两侧活动的训练。

2）用文字删除法训练患者。

3）用拼板拼左右两面的图案训练患者。

（7）深感觉训练

1）患肢关节负重、手法挤压关节。

2）平衡训练、直立反应训练、保护性反应训练。

3）视觉生物反馈训练、镜前训练（视觉提示）。

4）放置训练、肢体空间位置保持的训练。

5）通过触摸来鉴别手中物体的大小、形状和性质等实体觉训练。

### （三）认知功能障碍的作业治疗

**1. 注意障碍训练**

（1）信息处理训练

1）兴趣法：发现患者感兴趣的事物和用熟悉的活动刺激注意，如玩电脑游戏、看动画、虚拟的应用等。

2）示范法：示范想要患者做的活动，并用语言提示他们，以多种感觉方式将要做的活动展现在患者眼前。如练习太极拳时，一边让患者看到刚柔共济、舒展流畅的动作，一边抑扬顿挫地讲解动作要领，使患者视、听觉都调动起来，加强注意。

3）奖赏法：采用称赞或其他强化刺激，增加所希望的注意行为出现的频率和持续的时间，希望的注意反应出现以后，立即给予奖励，临床上常用的代币法就是一种奖赏方法。

4）电话交谈：在电话中交谈比面对面谈话更易集中患者的注意力，这是由于电话提供的刺激更有限。因此鼓励不同住的家人、亲友和朋友打电话与患者聊天，特别是他所感兴趣的问题。

（2）以技术为基础的训练：训练时不仅要集中注意力，尚需要一定的理解力和判断力，可进行猜测游戏、删除游戏等。

1）猜测游戏：治疗师模仿动物的动作和声音，让患者猜是什么动物。

2）删除游戏：给患者一张写满文字或英文字母的纸张，让患者删除指定的文字或字母。

（3）分类训练：目的是提高患者不同程度的注意力，操作多以纸笔练习的形式进行。

1）连续性注意训练：除删除作业外，还可以给予动听悦耳的音乐予以声音刺激，进行需要大量精神控制和信息处理的竞赛性活动如击鼓传球游戏。

2）选择性注意训练：在活动中，将引起注意力分散或无关信息合并，如在视觉删除活动中，用塑料遮盖住引起注意力分散的图样，播放有背景噪声的磁带找出要听的内容。

3）交替性注意训练：如正在看报纸时要求接电话，看电视时将频道间隔一定时间更换一次。

4）分别注意训练：让患者听写是一个好办法，在穿衣训练时与患者谈论时事，根据注意障碍成分的不同分轻重缓急，精心设计与安排，原则上每日进行。

5）脑辅助法：电脑游戏等软件对注意的改善有极大的帮助。通过有吸引力的画面、声音提示及主动参与能够强烈吸引患者的注意，根据注意障碍的不同成分可设计不同程序，让患者操作完成。实际上，电脑辅助的认知康复训练软件可归纳为两种不同类型的干预方法：特殊活动的方法和分等级的方法。前者是针对某一特殊的认知障碍编写程序给予训练，按循序渐进的方式从基本训练开始过渡到更复杂的认知功能。

**2. 记忆障碍训练**

（1）朗诵法：反复地朗诵需要记住的信息，在朗诵的随后，大脑回忆与朗诵相一致的图示印象，如回忆不出再朗读，最终能回忆起来为止。

（2）提示法：用活动信息的第一个字母或首个词句来提醒记忆，如“今天我要练习吃饭”，让患者记住“今天”一词，在练习进食前可问患者“今天”有何安排，使患者回忆“今天”

一词，随之联想到“练习吃饭”。

（3）叙述法：将需要记住的信息融合到一个故事里，当患者在表达故事情节时，记忆信息不断地叙述出来，提示患者去从事已安排好的工作。

（4）印象法：在患者的大脑中产生一个影像帮助记忆，比如将买东西这个活动信息在大脑中形成一个熟悉的商店形象，当这个形象出现之后，随之回忆去超市的距离、交通条件等，为买东西做准备。

（5）建立常规的日常生活活动程序，如相同的进食时间、相同的穿衣顺序、将各种物品分类、按一定规律摆放等。

（6）辅助法：让患者写日记、填写表格、记录活动安排，也可将每天的活动制成时间表，按计划执行，利用闹铃、手表，提示便条等提醒患者等。无论什么方法，训练初期均要提示患者。

**3. 智力障碍训练**

（1）选择一项功能活动，如如厕、沐浴、进食、购物等，与患者一起讨论，决定活动方法和步骤，其后让患者自己确定另一项活动的计划，治疗师给予补充、纠正，得到患者同意后再执行。

（2）提出一些难题，问患者如何解决，如“一周几天，一天几个小时等”，让患者分析、判断、提出解决问题的方法和步骤。

（3）治疗师完成一项工作任务，让患者看到操作的全部过程及取得的结果，再问患者可采用什么更好的方法，并尝试做一次。

（4）进行推理训练，如讲述一段故事情节，让患者设想几种结局；或讲出某个事件的结果，让患者分析几种可能的原因。

（5）参与家庭管理，如平时的经济预算、儿童照料、家庭社交活动安排等。

**4. 情绪行为纠正**

康复目标是积极消除他们的异常的、不为社会所接受的行为，促进他们的亲社会行为。稳定限制的住所与结构化的环境，是改变不良行为的关键。

（1）躁动不安与易激惹性的处理：提供安全结构化的环境，减少不良刺激，如导管、引流管等有害刺激；避免过于限制或约束患者的行动能力，避免治疗次数过多、时间过长；对恰当的行为提供积极的反馈；对于不安的情绪提供宣泄的方式，如散步或其他体力性活动，最大限度减少与不熟悉工作人员的接触。

（2）易冲动的处理：提供一个安全、布局合理、安静的房间；对不当的行为立即给予反馈；用简单的奖励方法如实物、代币券等教会患者自我控制。对所有恰当的行为进行奖励；在不恰当行为发生后的短时间内拒绝奖励性刺激；一旦不恰当行为出现应用预先声明的惩罚；在极严重的不良行为发生后，给患者厌恶刺激。

（3）生活能力的指导：随着患者自理能力、穿衣、自我进食和移动能力的改善以及出院回归的临近，日常生活能力的指导训练可以逐步扩展到出院以后的家庭生活技能，包括进食准备、洗衣、清洁、财务管理、家庭修理、社区购物等方面。训练的地点可从医院扩展到社区，患者出院前应由治疗师或家属指导在自然环境中练习基本的日常生活活动能力，进行社区出行、从银行或 ATM 存取款、乘坐公共交通工具、列购物清单并在商店购买等，为患者重建生活技能提供机会。这些活动都可以促进患者重返社会。

**5. 综合性训练**

是在日常生活活动中应用的训练方法，处理或代偿的策略取决于颅脑损伤患者的日常生活中所面对的特殊挑战。如一个接待员需要学习在工作中如何消除分散注意力的技能，保持警觉直到活动被完成为止。

**6. 失认症训练**

（1）身体构象失认训练

1）作业治疗师指导患者触摸自己的身体各个部位，令其说出所触及部位的名称。

2）让患者将分散的人体结构拼板图结合起来。

3）指导患者画人像。

4）进行功能活动：如穿衣、进食等。

（2）单侧空间忽略训练

1）改变所处环境，不断提醒患者注意患侧。

2）站在患侧与患者谈话和练习。

3）为忽略侧提供疼痛刺激，给予触摸、拍打、挤压、擦刷、冰刺激等感觉刺激，并嘱患者说出刺激的部位和感觉。

4）将患者所需的物品放置在忽略侧，要求其用健手越过中线去拿取。教给患者利用视觉关注患侧的环境和物品。

5）鼓励患侧上下肢主动参与翻身，必要时可用健手帮助患手向健侧翻身。

6）在忽略侧放置色彩鲜艳的物品或灯光提醒其对患侧的注意。

7）阅读文章时，在忽略侧一端放上色彩鲜艳的规尺，或让患者用手摸书的边缘，从边缘处开始阅读，避免漏读。

8）视扫描训练，是一种注意力训练，如删除作业，将文字、字母、数字或图形作为删除目标，使患者双眼在视野范围内不断地交换注视点，提高寻找并追踪目标的能力。移动光刺激治疗可以减轻忽略的症状。

9）前庭刺激：最初 Rubens 等在前庭进行冷热刺激治疗左眼震时发现患者左侧忽略症状短时间明显减轻。

10）头和躯干旋转：可用于基本动作训练及步行训练。观察左侧忽略患者眼－头和头－躯干的方向时，可见患者有自发的眼和头向右明显偏移。因此，通过头和躯干向左旋转训练可能部分纠正眼和头方向的错误，可以有效减少线段二等分和阅读测试的错误。

11）暗示治疗：暗示形式与任务方式必须相一致才能获得最大效果。如阅读文章时给予视觉暗示，在忽略侧用彩色线条标出或手指出做标记；书写时给予运动暗示，在桌面上或膝上间歇移动左手（主动或被动）。

12）环境适应和日常生活训练：医护人员和家属在查房、治疗和交流时站在患者忽略侧；日用品、电视和手机等也放在忽略侧；让患者在镜子前面穿衣，增加患者对忽略侧的关心和注意。日常生活指导一般从进食训练开始，逐步增加穿衣、转移、驾驶轮椅练习。把动作进行分解，边说边练习，以便减少动作的遗漏。让患者了解其存在的问题并主动去代偿，如进食时提醒其勿忘吃左侧的食物，穿衣、修饰时使用镜子等，及时把错误反馈给患者使其改正。

在进行日常生活练习时，促使其注意患侧比减少对健侧的刺激更有必要。

（3）图像背景辨认障碍训练

1）告诉患者问题所在，尽可能利用触觉来代偿视觉对物体进行识别。

2）在背景图中识别图像。

3）进行功能活动训练。

4）对环境进行改造。

（4）形状失认训练

1）将相似的物品成对地置于患者面前，令患者对它们进行辨认，并描述在结构用途上的区别。

2）将物品分门别类排放，让患者逐一使用，着重找出它们的异同之处加以区分。

3）按不同的方式位置摆放每一物品，让患者辨认加深印象。

4）进行功能活动训练。

（5）触觉失认训练

1）进行视觉反馈训练。

2）鼓励患者自己决定将要从抽屉或衣袋中取出的某一物品，然后闭眼取出，直到将所有物品取出为止。

3）进行功能活动训练。

（6）视觉空间失认训练

1）颜色失认训练：用各种颜色的图片和拼板，先让患者进行辨认、学习，然后进行颜色匹配，拼出不同颜色的图案，错误时给予指示或提醒，反复训练。

2）面容失认训练：先用亲友的照片，让患者反复看，然后把这些照片混放在几张无关的照片中，让患者辨认亲友的照片。

3）方向失认训练：让患者自己画钟面、房屋，或在市区路线图上画出回家路线等。如画一张地图，让患者用手指从某处出发到某处停下，让患者手放停止处，要求其能原路找回出发点，如此反复训练。连续无误可再增加难度。

4）结构失认训练：让患者按治疗师要求用火柴、积木、拼板等构成不同图案。如用彩色积木拼图，治疗师向患者演示拼积木图案，然后要求患者按排列顺序拼积木，正确后再增加难度。

5）垂直线感异常训练：监控患者头的位置，偏斜时用声音给患者听觉暗示。进行镜前训练，在中间放垂直线，让患者认识垂直线，反复训练。

（7）Gerstmann 综合征训练

1）左、右失认训练：治疗者经常提供左右方向的暗示，可说出左或右侧的参照物予以诱导，也可在物体的左或右侧系上彩带予以区别。让患者反复辨认身体的左或右侧，接着辨认左或右侧的物体。左右辨认训练可贯穿于运动训练、作业训练及日常生活活动中。

2）手指失认训练：用砂纸、冰等给患者手指以各种触觉刺激，让其呼出该手指的名称，反复在不同的手指上进行。也可教患者做手指运动如屈示指、对指捏、做数字手势等。

3）失算、失读训练：给患者能自动出现数目的作业，让他辨认和熟悉其中的数字，如玩扑克牌、投骰子等可以训练患者的数目知觉，有利于治疗数字失读；让患者阅读短句、短文，给予暗示或提醒，让他理解句和文的意义等。

4）失写训练：辅助患者书写并告知写出材料的意义，着重训练健手书写。

（8）病感失认训练：询问和听取患者的感受，向患者耐心说明其疾病的客观存在，回答患者的疑问，共同讨论解决的方法。对患者进行触觉刺激，应用各种实物触及患者的手部和足部，嘱其鉴别。教会患者在活动中对患肢进行保护。

（9）身体失认训练：可用人的轮廓图或小型人体模型让患者学习人体的各个部分及名称，再用人体拼板让患者自行拼配；同时，刺激患者身体的某一部分，让其说出这一部分的名称；或说出患者身体某一部分的名称，让其刺激自己身体的这一部分。也可以看图说明，让患者按要求指出身体各部分并说出身体各部位名称。

（10）触觉失认训练：让患者用触觉辨认一种物体，允许患者先看它，之后治疗师将此物体向各个平面移动，让患者注视，然后让患者用健手持此物移动，也用双目注视；然后改为双手移动；以后再改用患手操纵和移动；移动几次后，让患者闭目进行。用上述方法让患者移动几种物体后，将这些物体放入一个不透明的暗箱内，让患者按治疗师要求用手摸索找出正确的物体。在连续几次成功后，再加入新的物体。作业治疗师也可让患者看图片，然后在暗箱中找出匹配的物体，这种方法含有多种感觉输入，可用来增加对神经通路有触觉作用的有效信息量，可以促进触觉鉴别。

（11）听觉失认训练：可让患者闭上眼听从录音机中传出的动物叫声或其他声响，然后在画有动物的图片或图示上指出声音由谁发出，如有误及时给予指正。也可进行按门铃、拨打电话、看电视等功能活动，随时向患者提出问题，给予纠正和补充。训练时治疗师在言语刺激的同时增加手势，能提高疗效。

**7. 失用症训练**

（1）结构性失用训练

1）指导患者观察几何图形，描述区别，进一步让患者练习几何拼板图。

2）教患者临摹简单的树木等线条图，先易后难。

3）用积木做模型，令患者如法复制，逐渐增加数量、难度。

4）练习日常生活活动的有关内容。

（2）意念运动性失用训练

1）训练前向患者说明活动的目的、方法和要领。

2）用简单的指令指导患者模仿各种躯体姿势和肢体运动。

3）将活动分成若干小动作，每个动作反复练习，掌握后再将各个动作组合起来，完成某一项活动。

4）重复练习某项活动时，每一次都要按照相同的顺序方法进行。

5）在治疗师帮助下，练习其他功能活动，如刷牙、洁面等。

（3）运动性失用训练

1）治疗师与患者一起讨论某项活动的方法步骤，治疗师进行示范，令患者模仿完成。

2）令患者按指令进行活动。

3）练习中治疗师不断以言语提示和强化动作。

（4）穿衣失用训练

1）教给患者对各类衣服进行辨别，分清衣服的各个部位及它们与身体某个部位的相应关系。

2）按照穿衣的方法和步骤每天进行练习，穿衣时从患侧到健侧，脱衣时从健侧到患侧。

**8. 定向力障碍训练**

（1）可采用提问法和背诵法。

（2）带患者到不同地方参观，在此过程中给予提示，再多次身处其境，让患者指出其所在地。

（3）请家属、朋友与患者交谈，患者根据相貌和衣着、声音来识别谈话对象，与自己的血缘关系或社会关系、称谓等。

**9. 解决问题能力障碍训练**

（1）选择一项功能活动，如如厕，与患者一起讨论，决定活动步骤和方法，然后让患者自己确定另一项活动计划，治疗师给予补充、纠正，得到患者同意后再执行。

（2）提出一些难题、问题，问患者如何解决。如“小孩走失怎样处理？”，让患者分析判断，提出解决问题的方法和步骤。

（3）治疗师完成一项工作任务，让患者看到操作的全部过程及取得的成果，再问患者采用何种方法更好，并尝试做一次。

（4）推理训练：讲一段故事，让患者设想几种结局。

（5）参与家庭管理：如儿童管理等。

**10. 人格、行为障碍治疗**

颅脑损伤后，人格和行为的改变很常见。个性是构成人的明显特征的品质、能力、性格、价值观、兴趣、需要等在内的综合表现。颅脑损伤后，常见症状有情绪不稳、冷漠、欣快、行为异常、有攻击性、性失控等。行为技术可以用来抑制不想要的行为，或塑造现存的行为，使其更能被社会所接受。该技术需要非常仔细的组织设计协调才能成功，需要注意以下几点。①必须被整个小组包括家属和朋友所采用。②治疗理由必须被全部有关人员包括患者本人清楚地理解。③目标建立应尽可能低，然后逐渐提高。④尽早给予行为治疗。常用方法如下。

（1）排除引起躁动不安的因素，保持环境安静。

（2）在减少破坏性行为方面，一致性是关键。在同一环境里治疗，对行为给予一致反应，每天同时间、同地点给予相同的治疗。

（3）提供治疗性活动，控制患者的不良行为，把建立责任感放在治疗计划中，以增加自律性。

（4）尽可能将患者的兴趣与努力结合在一起，以便在治疗中激发患者的兴趣和全身心的投入。

（5）对个别严重患者给予奖励是可取的，早期给予物质奖励，后期给予社会奖励，学分奖惩法可能更合适，如完成目标任务时给予奖励分值，不能获得行为时扣除分值。

（四）并发症的预防和作业治疗

肩痛、肩关节半脱位、肩手综合征是脑损伤患者常见的肩部并发症，这些并发症的存在，不仅影响上肢的功能恢复和患者的心理状态，对其日常生活活动能力也产生不利影响，在早期加强宣教和指导对于这些并发症的预防非常重要。

主要预防措施如下。①在早期正确摆放肢体，给上肢适当的支撑，以预防或减轻痉挛。②在活动肩部时动作应轻柔，避免产生疼痛。③正确进行被动运动，保持正常的肩肱节律。④注意保肩关节，避免牵拉患肢等。

一旦出现肩部并发症，应积极进行作业治疗，主要手段有：可对痉挛所致的僵硬和肩痛进行肩胛骨的被动活动，改善肩胛骨和肩关节活动范围，提高肩关节周围肌群力量，恢复正常的肩关节活动范围，对于肌张力低者，可以刺激肩关节周围稳定肌以增加肌张力，增加肩部的稳定性，尽可能让患肢在无痛的条件下进行各种主动活动，对抗痉挛，逐渐增大关节活动范围。具体方法参见本节前述“改善肩臂功能的作业活动”和“改善手指功能的作业活动”部分。

（石　岩　郭天赠）

**参考文献：**

[1]（美）弗诺特拉著. DeLisa 物理医学与康复医学理论与实践［M］. 励建安，毕胜等译. 北京：人民卫生出版社，2013.

[2] 张通. 神经康复治疗学［M］. 北京：人民卫生出版社，2011.

[3] 王刚，王彤. 临床作业疗法学［M］. 北京：华夏出版社，2006.

# 第五章　脑性瘫痪的康复

## 第一节　概　述

### 一、流行病学

脑性瘫痪（简称脑瘫）是一组持续存在的中枢性运动和姿势发育障碍综合征，导致活动受限，是发育中的胎儿或婴幼儿脑部发生非进行性损伤所致。脑性瘫痪的运动障碍常伴有感觉、知觉、认知、交流和行为障碍，以及癫痫及继发性肌肉骨骼异常。欧洲、北美、日本等发达国家和地区进行了许多流行病学研究，发现 3 个地区儿童脑瘫的综合患病率为 1‰～4‰，概率低于不发达国家。根据我国 1987 年第一次大规模全国残疾人抽样调查推算，0～14 岁的残疾儿童为 817 万人，发病率为 1.5‰～5‰。脑瘫有一定的性别差异，男性高于女性；年龄大于 35 岁和年龄小于 20 岁的产妇分娩的新生儿脑瘫的发生率高于适龄产妇，经产妇分娩的新生儿脑瘫的发生率远高于初产妇；具有早产、出生体重过低、窒息、多胎、母孕期患有并发症及新生儿期患败血症等危险因素者，脑瘫患病率较高。痉挛型脑瘫是最常见的类型，所占比例在 50%以上。

### 二、病因

脑损伤和脑发育缺陷可发生于出生前、围生期和出生后。传统观点认为围生期脑损伤和脑发育缺陷是导致脑瘫的主要原因，但近年来有学者认为较大比例的脑瘫发生于出生前且大部分原因不明。因此，学者们认为对脑瘫病因学的研究可能会向胚胎发育生物学的领域发展。

（一）出生前引起脑瘫的因素

**1. 母体因素**

母孕期大量摄入烟酒、不良用药、先兆流产、胎儿期循环障碍、母体营养障碍、重度贫血、胎盘异常、风湿病、糖尿病、放射线因素、外伤等；妊娠期感染，如巨细胞病毒、风疹病毒、梅毒螺旋体等感染都是脑瘫的重要危险因素；妊娠中毒症，如一氧化碳中毒等。

**2. 遗传因素**

近年来研究表明，遗传因素的影响较大。母亲智力落后、家族中已经有脑瘫患儿再发生脑瘫的概率偏高。有报道表明痉挛型双瘫、偏瘫型脑瘫具有遗传倾向。

（二）围生期引起脑瘫的因素

**1. 体重因素**

脑瘫的发病率随出生体重偏离同胎龄标准体重的程度增加而增加，低出生体重儿或巨大儿发生脑瘫的概率远高于正常体重儿。

**2. 其他因素**

颅内出血、早产、过期分娩、胎盘功能不全、小儿心肺功能异常、高胆红素血症、分娩外伤、缺血缺氧、窒息均是导致脑瘫的高危因素。

（三）出生后引起脑瘫的因素

中枢神经系统感染、颅内出血、脑积水、缺氧缺血性脑病、颅脑外伤、新生儿期惊厥、呼吸障碍、吸入性肺炎、败血症、胆红素脑病以及低血糖症等均被认为是脑瘫的危险因素。

## 三、临床常见类型

目前，国际上对脑瘫分型尚无统一标准，但分型原则大同小异。我国较为公认的脑瘫分型是按照临床神经病学表现和瘫痪部位进行的分型。

（一）第一届全国小儿脑瘫座谈会分型

1988年，第一届全国小儿脑瘫座谈会制定了我国脑瘫分型标准，按临床表现分为8型。

**1. 痉挛型**

是脑瘫最常见的类型。临床特点为腱反射亢进、肌张力增高，导致全身肌张力失衡，引起上肢屈肌张力、下肢伸肌张力增高，头、颈、躯干姿势异常，进而出现关节挛缩与变形，严重影响患儿的运动功能。

**2. 手足徐动型**

临床也较常见，病变主要在脑基底核部位。主要表现是难以控制的蚯蚓样蠕动的动作，可呈现咀嚼、吞咽困难及言语障碍。主要影响肢体远端，一般上肢症状较下肢严重。主动用力、紧张和情绪变化时症状加重，安静时症状减弱，放松及入睡时症状可消失。

**3. 共济失调型**

较少见，病变主要在小脑，是神经系统损伤引起的运动不协调和平衡障碍，临床表现为上下肢动作不协调、辨距不良、意向性震颤和眼球震颤、步态不稳等。

**4. 震颤型**

以肌肉出现静止震颤为主要表现，自主运动时震颤消失。

**5. 肌张力低下型**

表现为全身肌张力低下、关节活动范围增大，因此患儿无站立、行走能力，随年龄的增长肌张力逐渐增加，可变成手足徐动型或痉挛型。

**6. 强直型**

是针对痉挛型中四肢呈僵直状态的患者而言。患儿伸张反射呈过度亢进状态，做被动运动时，其四肢无论屈还是伸都呈抵抗，给人以弯铅管样的感觉。痉挛型和强直型常伴有智力、语言、视力障碍，一些患者需要进行手术纠正。

**7. 混合型**

具有上述两种类型或两种以上症状，常为锥体系和锥体外系或小脑均受损引起，在临床上也较常见。

**8. 不可分类型**

即分类较为困难者。

（二）按瘫痪部位分型

**1. 单肢瘫**

运动障碍仅累及 1 个肢体，可以是上肢或下肢。此型较罕见，仔细观察时实际上其他肢体亦受累。

**2. 偏瘫**

运动障碍只累及一侧肢体，通常上肢障碍重于下肢，均为痉挛型。

**3. 三肢瘫**

运动障碍累及 3 个肢体，临床亦少见。

**4. 四肢瘫**

运动障碍基本对称地累及两侧肢体和躯干，四肢受累程度相似，几乎所有的手足徐动型均为此型，部分痉挛型也属此型。

**5. 截瘫**

运动障碍仅累及双下肢，躯干及双上肢均正常。

**6. 双瘫**

运动障碍累及四肢，但双上肢及躯干较轻，双下肢受累较重。此型最多见。

**7. 双重性偏瘫**

运动障碍不对称地累及两侧肢体，一般上肢受累重于下肢，有时左右侧严重程度亦不一致，躯干部常明显受累。

（三）按损伤程度分型

**1. 一级**

行动几乎不受限，无需照顾。

**2. 二级**

行动轻度到中度受限，需要部分协助或使用支具。

**3. 三级**

行动中度到重度受限，需要较多的帮助。

**4. 四级**

无实用性行动，需终身照顾。

## 四、诊断与鉴别诊断

（一）诊断

脑瘫诊断的必备条件为：中枢性运动障碍持续存在、运动和姿势发育异常、反射发育异常、肌张力及肌力异常；参考条件为：引起脑性瘫痪的病因学证据、头颅影像学佐证（MRI、CT、B 超等检查）。具体如下。

1. 在出生前及围生期多存在某些高危因素。
2. 在新生儿期及婴儿期出现非进行性脑损伤和发育缺陷的早期症状。
3. 存在神经学异常表现，具体如下。

（1）运动发育落后或异常：粗大运动和精细运动两方面均有表现，出现分离运动困难、联合反应和代偿运动持续存在等。运动发育不能达到同一年龄段儿童的平均水平。

（2）肌张力异常：表现为肌张力增高、肌张力降低、肌张力紊乱，同时伴有肌力改变，出现“折刀征”“铅管状”或“齿轮状”。

（3）反射发育异常：主要表现为原始反射延迟消失、立直反射减弱或延迟出现、平衡反应延迟出现。痉挛型脑瘫可表现为深反射活跃或亢进，可引出踝阵挛及病理反射，但小年龄组患儿主要观察反射是否呈对称性。

（4）出现固定的异常运动模式及四肢和躯干的非对称性姿势、抗重力运动困难。如仰卧位时臀高头低，不能抬头或抬头困难，双上肢不能支撑躯干；直立位时，下肢不能支撑体重，躯干前屈、头后仰、臀后倾。

4. 常同时伴有多种障碍、行为异常及其他异常，如智力障碍、言语障碍、惊厥、感知觉障碍、交流障碍等。

5. 排除其他进行性疾病所致的中枢性瘫痪及正常儿的暂时性运动发育滞后。

6. 辅助检查有助于脑瘫患儿的早期诊断，包括头部 CT、MRI 等影像学检查，B 超、脑血流彩超等超声学检查，体感诱发电位（SEP）、脑电图（EEG）、肌电图（EMG）、运动诱发电位（MEP）等神经电生理学检查。

婴幼儿时期是脑发育最旺盛的时期，脑的可塑性强，因此早期发现、早期干预、及时治疗对于良好的预后十分重要，但也不能急于诊断。目前公认的是，出生后 6～9 个月做出的诊断为早期诊断，最迟应在 1 岁左右做出诊断。

### （二）鉴别诊断

#### 1. 一过性运动障碍或发育迟缓

随年龄增长运动发育可以正常化，无脑瘫患儿出现的明显的异常姿势及运动功能障碍。

#### 2. 颅内感染性疾病

有高热、头痛、呕吐、脑膜刺激征等临床表现，以及实验室检查、影像学改变，治愈后无运动障碍。

#### 3. 智力低下

患儿智力发育延迟与运动发育延迟的程度相近，但随着生长发育，运动功能会发育正常或接近正常，以智力落后为主要表现。脑瘫主要是运动障碍，脑瘫患儿运动发育较智力发育延迟明显，部分脑瘫患儿的智力可因脑损伤、运动受限、心理行为异常、并发症、社会因素等而低于正常水平。脑瘫中手足徐动型和共济失调型伴有智力低下者较少见。

#### 4. 肌营养不良

（1）进行性肌营养不良：主要临床表现为进行性加重的肌无力和萎缩。腱反射出生时正常，后消失，有特殊的起立姿势、翼状肩，可参考肌电图的改变，肌活检可见肌源性萎缩，血清肌酸激酶早期开始升高，大约 12 岁左右失去独立行走能力，多在 20 岁前死亡。

（2）先天性肌营养不良：属常染色体隐性遗传，患儿从新生儿开始发病，表现为四肢肌张力低下、脊柱后突、智力低下，常伴发髋关节脱位、近端关节挛缩、斜颈，远端关节常松弛而富有弹性，如腕、指、踝等。但挛缩可呈现进行性发展，即早期松弛的关节随着病情的加重而发生挛缩。

**5. 先天性肌迟缓**

以非进行性运动发育障碍为主要表现，出生后运动发育迟缓，肌张力极低，反射可引出，智力发育正常，肌肉活检可确诊。运动发育多在 10 岁之前达到正常发育水平。应与肌张力低下型脑瘫相鉴别，前者多在生长发育过程中逐渐好转或恢复正常。

**6. 小儿良性先天性肌弛缓综合征**

出生时便可出现肌张力低下、肌肉松弛无力，随年龄增长症状得到改善。无家族史，无中枢神经系统及末梢神经系统病变，反射正常，无异常姿势，无明显的肌肉萎缩。肌电图、肌活检、血清学检验均正常。运动发育迟缓，多在 2.5～3 岁后开始站立、行走。智力大多正常。

**7. 脑白质营养不良**

（1）异染色性脑白质营养不良：为常染色体隐性遗传病，患儿出生时正常，有一段正常生长发育过程，多在 12～24 个月发病，早期表现为行走困难、膝过伸、智力低下、易激惹、肌张力降低、腱反射减弱，后期出现失用性肌萎缩、四肢痉挛性瘫痪、全身性强直阵挛性癫痫发作、眼震、视神经萎缩、失语等。病情常进行性发展，一般在 5 岁前死亡。

（2）球形细胞脑白质营养不良：发病较早，在出生后 4 个月即开始出现症状。早期症状表现有易受刺激、肌张力减低。病情进行性加重时，可出现肌肉痉挛、去脑强直、智力下降较快，常有全身性癫痫样发作、快速眼球震颤、体温不稳定、不明原因的持续性体温升高。本病病程较短，多于 10 个月死亡。脑电图、肌电图均有异常，脑脊液蛋白质含量增高。多与痉挛性脑瘫相鉴别。

**8. 脑肿瘤**

为进行性疾病，伴有头痛、呕吐、头昏头晕、视力障碍、癫痫发作等脑肿瘤的特征性症状。

**9. 脊柱相关疾病**

脊柱损伤、脊柱肿瘤、先天畸形等脊柱相关疾病可进行影像学检查、脑脊液检查，并结合临床表现进行诊断。多与痉挛型双瘫相鉴别。

**10. 小脑退行性病变**

表现为步履不稳、肢体摇晃、动作反应迟缓且准确性变差，进展缓慢，随年龄增长逐渐加重。多与共济失调型脑瘫相鉴别。

（常智跃）

# 第二节　功能障碍

## 一、运动发育异常

### （一）头的控制异常

脑瘫患儿的异常发育顺序是从头向尾，所以脑瘫患儿家长早期发现的症状常是竖颈发育迟滞，尤其是不随意运动型患儿表现更为明显。脑瘫患儿所表现的头的控制异常发育有如下 3 方面。

**1. 原始模式**

在异常发育过程中，头部姿势的控制最易受阻碍，原始模式主要表现为头部与颈部残存过度伸展模式，常伴有肩部上举，所以患儿在活动时头部与肩部看起来似乎成为一体。在竖直位上表现为头部后仰，在俯卧位上由于颈部过度伸展而表现为头部上举，往往被家长误认为是小儿发育的“好”。这种发育异常阻碍了头部与颈部的自由活动，影响坐位与立位的发育。尤其是不随意运动型患儿，头部、颈部的过度伸展表现更为明显，有的患儿至 5～6 岁，甚至已经可以步行时，仍表现出头、颈部过度伸展，从而影响手与眼、手与口协调的发育。

**2. 异常的屈肌紧张**

在俯卧位上，异常的屈肌紧张将患儿的头部拉向重力的方向，表现为小儿不能抬起头部及上半身，将体重完全负荷于头部及上肢，呈现出正常发育中的新生儿时期的头低臀高位姿势。这样的姿势极端限制了抬头运动以及全身正常伸展模式的发育。

**3. 异常的伸肌紧张及姿势不对称**

无论是在仰卧位还是在俯卧位，当患儿想要抬起头部或活动头部时，会发生全身性伸肌紧张亢进，并引起连锁反应，即引起明显的全身性伸展模式（在仰卧位上表现为角弓反张状态），这样异常的伸展模式容易导致不对称姿势，使患儿头部扭向一侧。头部不对称又会引起全身不对称，特别是在残存非对称性紧张性颈反射时，由于反射的影响，全身的不对称更为明显。如果这种不对称持续存在，会严重影响患儿对称性和正中位指向的重要发育阶段的发育。在偏瘫患儿中也常见这种头部不对称姿势，患儿常表现为头部转向健侧，伴随头部回旋，出现后头侧躯干向后头侧侧屈及肩部上举。

（二）俯卧位的姿势与运动异常

**1. 异常姿势紧张**

由于脑瘫患儿姿势紧张的性状不同，在俯卧位上可表现出不同的症状。

（1）异常屈肌紧张：俯卧位上的异常屈肌紧张会将患儿拉向重力方向，阻碍了抗重力伸展活动。

（2）姿势紧张低下：影响抗重力的矫正活动，患儿在俯卧位悬垂位（空间位）上姿势紧张低下的表现更为明显，头部缺乏对抗重力的伸展而向重力方向下垂，四肢同样下垂，呈现倒“U”形态。

（3）姿势紧张亢进：患儿在进行对抗重力的活动时，伸肌紧张亢进的状态增强，在下肢的姿势模式中表现最为明显，表现为髋关节内收和踝关节跖屈，以后逐渐出现髋关节内旋，下肢可以伸展，但是由于骨盆前倾，髋关节不能完全伸展。

**2. 伸展活动与屈曲活动不充分统合**

患儿的伸展与屈曲活动不能充分协调进行会阻碍对抗重力的矫正活动的发育。患儿在俯卧位上表现为骨盆不能稳定于床面（支持面）上，致使髋关节不能自动伸展，导致体重不能向骨盆方向移动，骨盆不能附着于床上，使体重大部分负荷于胸部。

**3. 下肢原始的屈曲模式**

表现在髋关节的显著的屈曲模式可产生阻碍抗重力伸展活动的连锁反应，也妨碍患儿身体移动，使患儿固定于静态的姿势上，缺乏活动状态，久而久之会引起挛缩与变形。

### （三）仰卧位的姿势与运动异常

#### 1. 姿势不对称

当脑瘫患儿的抗重力屈曲活动未得到发育时，患儿在仰卧位呈现不对称姿势。尤其在受非对称性紧张性颈反射的影响时，这种不对称姿势更为明显。如果这种反射的影响在一侧占优势，会导致脊柱侧弯及骨盆与躯干扭转。由于后头侧骨盆上举及向前方回旋，髋关节可出现内收与内旋，有发生髋关节脱臼的危险。

#### 2. 姿势紧张亢进

伸肌紧张亢进会导致颈椎和腰椎过度前屈，引起骨盆前倾和一定程度的髋关节屈曲及过度外展，以及上肢与肩胛带后退（肩胛带内收）和头部向一侧回旋。这种异常体征均是屈肌紧张亢进引起的继发症状。

#### 3. 肌紧张低下（缺乏抗重力的肌紧张）

肌紧张低下可导致患儿抗重力屈曲活动不能充分发育，患儿在仰卧位上呈现四肢屈曲状态下的显著外展状态。由于四肢的外展状态可阻碍体重的移动，患儿不能进行姿势的变换。患儿在疾病早期呈现身体倾向重力方向，随着病情的进展，有时也出现伸肌紧张亢进现象。如果患儿持续缺乏抗重力肌紧张，可限制身体进行探索活动及用两手玩耍的能力的发育。肌紧张低下患儿即使能将自己的足上举，也是在髋关节显著外展和屈曲状态下进行的。患儿由于腹壁肌群不产生收缩，难以抬起骨盆，所以足部及下肢不能进入自己的视野，在空间位置上不能控制四肢的功能。

部分肌紧张低下患儿可以利用伸展模式做搭桥动作，或用搭桥的姿势稍稍移动身体，但与正常模式相比较，其伸展仅限于脊柱，缺乏髋关节伸肌群的自动活动。可以采用向伸展方向推的模式进行翻身运动，但缺乏充分的运动调节和适当的抗重力能力。

### （四）上肢负荷体重模式异常

#### 1. 肩胛骨内收

发育异常的患儿用上肢负荷体重的模式几乎都停留在原始模式上。在俯卧位上肩关节处于伸展状态，手在肩关节的后方（足的方向），引起肩胛骨前突，限制了颈部的自由运动。此外，肩胛骨前突与肩关节外展同时存在，导致上肢回旋与旋前的异常姿势。上肢若处于旋前位会阻碍手适当地负荷体重，导致体重大部分负荷在手的桡侧，而且手多呈握拳状态，也有的呈现尺侧偏位。如果肩胛骨前突持续存在，就会妨碍头部与躯干的平衡能力的发育，患儿也不能进行肩胛带与骨盆带间的回旋运动，导致患儿翻身运动、向坐位与四点支持位姿势的转换等运动功能的发育异常。

#### 2. 肩胛带缺乏稳定性

只有伸展模式与屈曲模式产生了协调性，才能保证肩胛带对躯干的稳定性作用和用上肢负荷体重，以及身体移动时肩关节屈曲与内收活动的进行。当出现神经支配障碍时，肩胛带缺乏稳定性，机体在各种活动中就会用肩关节的过度外展来代偿。这种情况下，为了使体重向侧方移动，头部会发生倾斜，不能产生头部与躯干的适当的矫正适应，于是头部向负荷体重侧倾斜，不能矫正至正中位，导致身体姿势不对称。

#### 3. 肩胛骨与上臂联合运动

随着患儿的正常生长发育，脊柱逐渐伸展，会加重肩胛骨的后退并加强肩关节的伸展状态，使上肢形成了“W”形姿势，称为“高姿卫兵姿势”，在异常发育的早期阶段是单纯伸肌模式的典型代表，在正常发育的各个阶段中也可出现，这种模式出现在独坐、立位、步行的初期，是在身体近端得以控制之前的时期。此期小儿处于姿势不稳定的阶段，一旦各肢位发育成熟、身体稳定，就不再出现这种姿势。

但是，在脑瘫患儿的异常发育中这种姿势会持续存在，阻碍了患儿学习并获得肩胛骨与上臂的分离运动，在运动时二者作为一个运动单位来活动，导致肩胛骨与上臂间的运动性骤减，在活动上肢时出现翼状肩胛，肩胛骨的稳定性得不到发育。而肩胛骨的稳定性是头部矫正活动的基础，所以也阻碍了头部矫正活动的发育，同时阻碍上肢向各方向伸出的活动及精细的操作能力的发育。

（五）坐位的姿势与运动异常

**1. 缺乏抗重力伸展活动**

肌紧张低下患儿的典型坐位是躯干倒向重力方向，即前倾坐位。正常新生儿在扶持坐位时也呈现身体前倾的姿势，而肌紧张低下患儿的前倾要明显重于正常新生儿，有时腹部能与大腿相贴，形成“对折状态”。同时见头、颈部过度伸展，头部摇晃地向后伸展。

**2. 脊柱过度伸展与下肢的异常模式**

异常发育的坐位姿势可表现有多种形式，如由于坐位平衡发育迟滞，患儿采用将两上肢高举的模式，或脊柱过伸展的不成熟的伸展模式。当骨盆的控制能力缺乏时，患儿会用将躯干向前倾斜的方式来代偿，即躯干前倾于与床面垂直线的前方。

此外，还常见到下肢的异常模式，如伸肌紧张亢进引起的髋关节内收和踝关节跖屈，还可出现髋关节内旋，这种髋关节内旋是异常伸肌模式的最终构成要素。

**3. 代偿性屈曲**

异常发育的小儿在俯卧位与仰卧位上所出现的初期异常模式会在其取得接近直立的坐位功能时发生变化。与在卧位上所呈现的全身性伸肌模式相反，表现为上部躯干、颈部、肩胛带以及上肢以代偿性的屈曲占优势。有的患儿会进一步产生头部与下颌部的向前方突出。这种情况特别容易出现在下部躯干和髋关节伸肌群发生短缩时，或伸腿坐位上骨盆被拉向后方之时。此时患儿的坐位与正常儿不同，坐位的支点是在骶骨上而不是坐骨结节之上，这时如果将头部、上肢及上部躯干向前方活动，可以获得一定程度的平衡。在这种状态下，当患儿想要看自己周围的景物时，必须是以头部后倾的方式。如果患儿长时间采取这样的坐位，会导致代偿性屈曲加重屈肌痉挛，使其在卧位时呈现的原发运动模式发生彻底的变化。患儿既缺乏平衡功能又缺乏运动性，常用“W”形坐位姿势来代偿二者的不足。“W”形坐位姿势是将臀部放于分开的两踝之间，基底支持面积大于其他坐位，比较稳定。但是这种坐位姿势是一种静态姿势，会阻碍体重移动和躯干与骨盆控制能力的发育，所以是一种不利于患儿发育的坐位姿势。

**4. 体重负荷不对称**

在诊察患儿时，如果患儿在坐位上骨盆的姿势出现不对称，即是异常状态，这种不对称姿势会影响全身姿势的垂直化和体重负荷模式，也影响患儿平衡能力的发育。虽然在这种肢位上，有的患儿也可能习得头与躯干平衡的活动，或获得用两手扶持的独坐能力，但是在这种肢位上活动是非常受限的。

**5. 矫正反应与平衡反应障碍**

上述的任何一种坐位姿势都不能使患儿的坐位平衡得以发育，即使患儿最大限度地通过代偿模式来提高平衡功能，也很难将其结合到今后的发育中。如果患儿头部的矫正反应尚未充分发育，更会影响躯干的矫正功能发育，二者互相影响。

若头部与躯干的控制能力未发育成熟，会导致手不能自如操作，常形成肩胛带向前方突出或退向后方等异常的代偿模式。这些异常的模式又会影响上肢保护伸展反应的正常发育。

当患儿的坐位平衡发育不成熟时，患儿不能独立取坐位，或坐位姿势异常，或不能在坐位上进行各种活动，或不能从坐位向其他肢位转换。如果将小儿从仰卧位向坐位拉起时，小儿表现为头垂向后方并将肩部上举，表明该患儿的轴性伸展与轴性屈曲尚不能统合。

造成脑瘫患儿平衡障碍的原因也有很多，主要原因有感觉系统失调，如触觉、关节位置觉、平衡觉、视觉失调及前庭功能障碍等；原始反应持续存在，保护性反射延迟出现或不出现；肌肉和骨骼发育异常，如屈伸肌发育不协调不对称；肌张力异常，如肌张力过高、过低或不稳定，可导致患儿骨盆前倾、髋关节半脱位、膝反张、尖足等；运动发育异常、运动发育落后，如抬头、翻身、爬行、移动、坐位、站位均表现异常姿势及异常运动发育。

（六）移动模式的异常发育

脑瘫患儿也必须具有移动的能力，但是多数患儿没有成熟的发育作为基础以获得这种能力，尽管如此，多数脑瘫患儿仍可以用异常的、未必有效的方法学会腹爬和四爬移动。

**1. 匍匐爬行**

不具备体重在骨盆两侧移动能力的脑瘫患儿难以进行正常小儿的腹爬运动。患儿在俯卧位上只能依靠其上肢将身体拉向前方，进行匍匐式的爬行移动，有学者称其为“军队式腹爬”。这种爬行的方式虽然可以使小儿向前移动，但是由于双上肢在牵拉身体时必须相当努力，在这种爬行运动中完全处于被动的、随身体被牵拉向前的下肢伸肌紧张性增强，使下肢呈现强直性伸展的状态。但是由于骨盆前倾及腰椎过度前屈，髋关节却不能完全伸展，髋关节呈内收状态，被强力牵拉向前，导致足呈跖屈状态。以这种模式为以后的立体与步行做准备是极不适当的。

也有患儿在进行“军队式腹爬”时只能用头部运动来引发体重的移动，即用异常的方式活动躯干及进行体重移动。例如，用头部的过度伸展活动将下肢举到空间位置，在这种状态下，患儿将骨盆与下肢从一侧摇向另一侧，或进行身体扭转运动。在下肢的模式中，髋关节看似完全伸展但实际上伸展的只是腰椎部分。

**2. 体重负荷不对称**

平时处于不对称姿势与进行不对称性运动的患儿，常只用一侧上、下肢进行腹爬运动，头部也向活动的上、下肢侧回旋，几乎呈完全无视对侧上、下肢的拉曳式爬行方式。其结果是，由于被使用侧上、下肢的过度努力，产生联合反应，非活动侧的上、下肢及躯干的姿势紧张性增强。这种过度紧张状态表现在躯干侧屈、骨盆扭转、上肢屈曲及下肢伸展等方面。

**3. 位部不稳定**

当患儿的肩胛带、躯干、骨盆等近位部的姿势控制没有得到充分发育时，为了保证较稳定的四点支持位，患儿会采取一些代偿动作，如在四点支持位上两下肢过度屈曲，将身体重心移向后方，但这样的体重移动方式会阻碍体重在下部躯干和骨盆部位的左右移动，导致两栖类反应和轴性回旋等重要的模式得不到发育。由于分离运动缺欠，在进行四爬运动时常呈现双下肢同时向前迈出的“兔跳样”模式。

在骨盆与下肢见到的异常模式也会用于膝立位移动，特别是不具备用上肢负荷体重能力的不随意运动型患儿，由于不能进行四爬移动，所以常只能用这种膝立位的移动方式来移动。这样会使骨盆固定处于明显的前倾位，抑制躯干的矫正反应和平衡反应的发育，为此只能向“W”形坐位姿势转换，于是更进一步强化了已经存在的静态姿势，增加了挛缩与变形的危险。

**4. 坐位姿势移动异常**

当患儿存在明显的不对称姿势时，不能进行四爬移动，可能用一侧上、下肢在坐位上向前蹭行的方式来移动。其结果是，同一侧上、下肢及骨盆牵拉身体，无视对侧身体，从而产生与体重负荷不对称的患儿进行腹爬移动时相同的异常模式。

（七）立位与步行异常

**1. 异常肌紧张占优势**

异常的肌紧张对患儿立位姿势的发育有较大影响，可导致姿势的垂直化得不到充分发育。若异常的肌紧张与极端的阳性支持反应同时存在，则会出现踝关节跖屈，体重只负荷于足前部，即足尖部位。同时，由于髋关节的屈曲、内收与内旋，会发生足前部内旋及足踝部外翻，导致身体的支持面非常不稳定，并加重全身的异常模式。在这种姿势下，如果没有腹肌调节、不存在屈曲要素，患儿不能将身体重心放于支持面上，导致髋关节的自动伸展功能得不到发育。此外，由于下肢过度紧张，患儿不能取膝立位，站起过程中需要过度努力，这就加强了异常的伸肌模式。更有甚者，由于足内旋严重，只能用足背来支持体重。

**2. 低紧张**

低体重儿在立位上开始时将全部体重负荷于足跟部，致使足的前部在背屈位上抬起，足趾跖屈呈鹰爪状。肌紧张低下与异常肌紧张的模式全然不同，髋关节呈现明显的外展和外旋，使体重移动至双足内侧，阻碍平衡反应的发育。低紧张的患儿缺乏躯干和头部垂直化所必需的髋关节伸展和骨盆的控制能力，导致站立时为了增加平衡能力，基底加宽及髋关节外展、外旋，使体重移至双足内侧，步行时步态不稳等。

## 二、运动模式异常

（一）特点

1. 由于脑发育障碍，运动发育迟滞或停止。
2. 由于上位中枢解除控制，出现各种异常的姿势和运动模式。
3. 神经支配紊乱。

（二）模式

1. 四肢、躯干存在不对称性差异。
2. 只以某种固定的姿势运动。

3. 抗重力运动困难。

4. 分离运动困难。

5. 发育不均衡（上肢、下肢、仰卧位、俯卧位、左右）。

6. 肌张力不恒定（异常姿势的肌紧张，姿势变化时肌张力升高、低下与不稳定）。

7. 6个月以上患儿残存原始反射。

8. 正常运动感觉缺乏，异常运动感觉存在。

9. 有联合反应及代偿运动。

## 三、感知觉运动体验缺乏

由于运动障碍的影响，大多脑瘫患儿活动少，难以像正常儿童那样到处走走、看看、摸摸。如果合并智力低下，对外界定位更加困难，如想要的握不住、手拿不到口中、拿到手中的东西不会玩等，导致具体的体验减少，对外界的了解和物品的熟悉度也随之减少。

脑瘫患儿常存在视觉障碍所致的手眼协调、图和背景及形状的恒常性、空间位置和空间关系障碍，还可能有听觉、运动知觉、触觉、嗅觉等异常。

## 四、智力低下

一般来说，脑瘫会引起智力低下，只不过症状有轻重。对于轻度脑瘫患者而言，一般智力低下的表现并不严重；对于重度脑瘫患者而言，不仅会出现智力低下，还可能有肢体异常行为的表现；部分脑瘫患儿智力可正常。对于异常患儿可从个人既往史、作业治疗评定、现场观察、向家长或老师了解情况等方面进行智力测试。以下针对脑瘫患儿的智力低下表现进行具体介绍。

### （一）注视手

6个月以后仍然存在，可考虑为智力低下。有些脑损伤较轻微，在婴儿早期往往无明显症状，但在婴儿后半期（6～12个月）有明显症状。

### （二）反应迟钝

又称叫名无反应，是智力低下的早期表现，一般认为4个月时反应迟钝、6个月时叫名无反应，可诊断为智力低下。

### （三）不笑

如果2个月不能微笑、4个月不能大声笑，可诊断为智力低下。

### （四）身体发软及自发运动减少

是肌张力低下的表现，1个月时即可见。如果持续4个月以上，则可诊断为重症脑损伤、智力低下或肌肉系统疾病。

## 五、言语与听力障碍

### （一）言语障碍

**1. 成因**

脑瘫儿童的言语表达和手势都因脑损伤而受到影响，患儿不能正确控制言语，以致说话速度过快、过慢或不准确、不流畅，甚至出现失语。脑瘫患儿言语障碍多属构音异常，在构音过程中由于中枢神经系统受损，肌肉控制失调，构音器官衰弱迟钝、不协调而出现一系列言语障碍。

**2. 表现**

（1）痉挛型：患儿说话不清晰、不流畅，发音慢。

（2）非痉挛型：患儿说话音调高而尖，面部表情变化多且夸张。

（3）发音障碍：患儿头部动作变化多，有时不能控制呼吸，出现发声困难。

（4）共鸣障碍：为发音器官痉挛及言语中枢损伤引起。

（5）语言发育迟缓：主要为智力发育迟缓所致，语言能力较正常儿童落后 3 个月以上则为异常。

### （二）听力缺损

脑瘫患儿伴有听力缺损并不罕见。据统计，5%的脑瘫患儿为完全失聪，6%的脑瘫患儿为部分听力丧失。听力障碍多见于手足徐动型脑瘫患儿，主要为核黄疸后遗症所致。

脑瘫患儿听功能改变以双耳重度神经性耳聋为特点，主要为耳蜗后听路损害，对声音反应非常差，导致无法学习语言，最终导致语言和言语障碍，严重者发生聋哑。

## 六、视功能障碍

人类的视觉信息通路包括枕叶皮质视觉中枢，途径内囊、豆状核、侧脑室周围的视反射，以及视交叉、视神经等。脑瘫患儿发生脑损伤的同时，可伴有视觉信息通路某一环节受损，出现不同程度的视觉障碍。发病机制主要是脑缺氧、血管阻塞、中毒或感染、出血引起髓鞘生长不完全。其中，缺氧缺血性病变通常损伤范围广，累及神经传导通路及视神经的可能性也大，故发生视觉障碍的风险最高。有研究表明，55%～60%的脑瘫患儿会发生视觉障碍，其中最常见的是斜视；痉挛性脑瘫患儿的视觉障碍发生率为 60.94%，包括斜视以及屈光不正。正常婴儿的斜视会随月龄增长逐渐消失，如果 6 个月以上还有斜视应去医院诊治。

## 七、呼吸功能障碍

正常儿童的呼吸运动特点是：平静吸气运动主要通过膈肌和肋间外肌收缩来实现，平静呼气运动主要通过膈肌和肋间外肌舒张来实现；用力吸气时，除膈肌和肋间外肌收缩外，辅助吸气肌也参与收缩；用力呼气时，除膈肌和肋间外肌舒张外，还有肋间内肌和腹肌等参与。以膈肌舒张活动为主的呼吸运动称为腹式呼吸；以肋间外肌舒张活动为主的呼吸运动称为胸式呼吸。

脑瘫患儿的呼吸运动与呼吸功能有别于正常儿童。国内有研究显示，占脑瘫患儿 24.3%的手足徐动型患儿的通气功能、呼吸运动学指标均有改变，表现为呼吸频率增快、潮气量降低、小气道通气功能障碍及阻塞性胸腔内大气道通气功能障碍、总顺应性降低、呼吸系统阻力增加。此类型脑瘫患儿的原始反射延迟及残存最为显著，常出现全身异常姿势及异常运动模式。此外，患儿全身肌肉运动不协调，除肢体肌张力增高外，胸背部、颈部及腹部参与呼吸的肌肉紧张亢进，使肺活动下降，不能充分扩展，加之脊柱侧弯、胸廓变形，易导致通气及换气功能障碍以及呼吸肌、呼吸辅助肌的协调性差，逐渐使呼吸变浅、效率差。由于上中呼吸道产生过度的负压，呼吸道狭窄，使通气性降低、呼吸道阻力增加，导致肺顺应性下降。

脑瘫儿童上胸腔出现慢性低通气，导致呼吸障碍的原因是受限的呼吸模式、胸和胸廓异常的顺应性、通气血流比值异常、上气道阻塞、阻塞性呼吸睡眠综合征、上下胸廓的比例低。胸廓结构异常可导致机械通气效率降低，呼吸肌疲劳和损伤、出现异常通气和异常残气量。上下胸廓的比例和用力呼吸量有关，表明胸廓结构与呼吸有效性相关。重度脑瘫患儿常表现为快速和异常的呼吸模式，这与上胸廓发育不良有关。

### 八、日常生活活动能力低下

脑瘫患儿由于上肢活动功能发育差，日常生活动作掌握较晚，吸吮、舌的运动控制、口唇的闭合功能差等表现在脑瘫患儿中较为常见。这些功能是患儿社会生活自立的基础，可随着患儿成长、习惯性动作获得而增强。日常生活动作，如抱小儿的方法、协助进食的方法、衣服的穿脱方法及游戏和生活安排皆应合理。

### 九、社会生活体验缺乏

正常发育的儿童 2 岁以后能对人和周围事物具有一定的社会认知，而脑瘫患儿由于发育障碍，与同龄儿童接触、游戏的机会少，活动困难，很多事物完成需要依靠别人，或因为治疗的影响等缺乏社会生活体验。所以，绝大部分的脑瘫患儿存在人际关系不良，自立、意志表达或传达意见的能力差等问题。

（丛丽娜 刘 潇）

## 第三节 功能评定

对小儿发育的评价方法种类繁多，有多种标准化量表可供使用，采用标准化的评价，可确认评价的有效性。可依据各评价标准的构成及测试领域、年龄范围，选择不同的评价方法。量表评价法主要是对小儿运动及行为进行量的把握，临床观察法与量表评价法相比相对主观，但可对小儿的运动及行为的质进行比较深入的观察，因此评价时量表评价配合临床观察相当重要。如针对“坐”这一项目对小儿进行标准化测试时，治疗师通过对小儿坐位的各种姿势、对称性以及坐位时手的使用情况等进行动态的临床观察，结合对小儿在各个体位上的姿势与动的观察，可了解小儿的运动障碍，如痉挛性单瘫等。治疗师在进行治疗前，要对小儿的粗大运动功能包括移动与行为能力、日常生活活动以及矫形器具、辅助器具的使用情况等进行相应的评价。

### 一、运动功能评定

#### （一）粗大运动功能测试（GMFM）

具体检查项目见表 5－1。

**表 5－1　粗大运动功能测试**

| 检查项目 | 检查方法 |
| --- | --- |
| （一）仰卧与翻身 | |
| 1. 仰卧位，头正中位，在四肢保持对称的情况下旋转头部<br>0——头不能维持于中线<br>1——头能维持于中线 1～3 秒<br>2——头能维持在中线，转头时四肢不对称<br>3——完成 | 位置：头位于中线，如有可能，手臂放松且对称放置<br>方法：引导受试者的头从一侧转向另一侧，或跟随物体从一侧转至另一侧。受试者能在引导下保持手臂不动，或可以在年龄较小的受试者尽力去获得物体的时候，观察其上肢运动是否对称 |
| 2. 仰卧位：双手纠正到中位，手指相接触<br>0——双手没有向中线移动<br>1——双手开始向中线移动<br>2——手能放在身体前面，但手指不能相对<br>3——完成 | 位置：头位于中线且手臂放松<br>方法：引导受试者将手放在一起或模仿测试者的示范，年龄较小的受试者常会将手自发地放在一起，尤其是在关注玩具的时候。“手指相对”指受试者必须保持两手在一起足够长时间，表现为一手或双手指尖的接触（可以是一个手指碰到另一只手，但不能是两个拳头的短暂接触） |
| 3. 仰卧位：抬头 45°<br>0——颈部没有屈曲<br>1——颈部有屈曲，但头无法抬起<br>2——抬头小于 45°<br>3——完成 | 位置：头位于中线<br>方法：试用受试者感兴趣的玩具来吸引他们，当他们把注意力放在玩具上时，渐渐地将玩具朝他们足的方向移动并离开他们的视线，引导他们为追逐玩具而抬头。也可以假装抱他期望他能抬头 |
| 4. 仰卧位：右侧髋、膝关节能在全关节范围内屈曲<br>0——右侧髋、膝关节没有屈曲<br>1——右侧髋、膝关节有屈曲<br>2——局部屈曲右髋、膝关节<br>3——完成 | 位置：头位于中线、腿舒适地伸展<br>方法：要求大年龄受试者将膝尽量靠近胸部。小年龄受试者在玩耍中自然完成，指导者拿一个有趣的玩具放在一只或 2 只足上从而诱导小年龄受试者屈髋或膝。“全关节范围”是指膝触及胸，大腿触及小腿 |
| 5. 仰卧位：左侧髋、膝关节能在全关节范围内屈曲<br>0——左侧髋、膝关节没有屈曲<br>1——左侧髋、膝关节有屈曲<br>2——局部屈曲左髋、膝关节<br>3——完成 | 位置：头位于中线、腿舒适地伸展<br>方法：要求大年龄受试者将膝尽量靠近胸部。小年龄受试者在玩耍中自然完成，指导者拿一个有趣的玩具放在一只或 2 只足上从而诱导小年龄受试者屈髋或膝。全关节范围是指膝触及胸，大腿触及小腿 |
| 6. 仰卧位：右上肢过中线抓玩具<br>0——没有向中线移动的迹象<br>1——开始伸手向中线移<br>2——伸出右臂，但手不能过中线<br>3——完成 | 位置：头位于中线、手臂放松（只要双手不超过中线，在中线上或任何位置都可），玩具放置胸部水平使受试者容易得到且又离胸足部够远，引导受试者手伸向空中取物<br>方法：要求受试者去拿放在中线位的一个小玩具，然后逐渐把玩具向左侧移动以使受试者的右手越过中线，玩具的位置视受试者的能力而定 |
| 7. 仰卧位：左上肢过中线抓玩具<br>0——没有向中线移动的迹象<br>1——开始伸手向中线移动<br>2——伸出左臂，但手不能过中线<br>3——完成 | 位置：头位于中线、手臂放松（只要双手不超过中线，在中线上或任何位置都可），玩具放置胸部水平使受试者容易得到且又离胸足部够远，引导受试者手伸向空中取物<br>方法：要求受试者去拿放在中线位的一个小玩具，然后逐渐把玩具向右侧移动以使受试者的左手越过中线，玩具的位置视受试者的能力而定 |
| 8. 仰卧位：向右翻身成俯卧位<br>0——没有翻身的迹象<br>1——开始翻<br>2——部分翻，不成俯卧<br>3——完成 | 位置：头位于中线、手臂和下肢放松<br>方法：大年龄受试者简单地要求翻身至俯卧，小年龄受试者经常会向玩具方向翻身。如果受试者翻身至俯卧，但右手臂仍压在下面，可计 3 分 |
| 9. 仰卧位：向左翻身成俯卧位<br>0——没有翻身的迹象<br>1——开始翻<br>2——部分翻，不成俯卧<br>3——完成 | 位置：头位于中线、手臂和下肢放松<br>方法：大年龄受试者简单地要求翻身至俯卧，小年龄受试者经常会向玩具方向翻身。如果受试者翻身至俯卧，但左手臂仍压在下面，可计 3 分 |

续表

| 检查项目 | 检查方法 |
|---|---|
| 10. 俯卧位：竖直抬头<br>0——没有抬头动作<br>1——开始抬头，但下颌不能离垫<br>2——抬头，没有竖起，前臂承重<br>3——完成 | 位置：头在垫子上，手臂、腿舒适地放置（腹部、骨盆必须与垫子接触，头可以面朝下或转向一边）<br>方法：大年龄受试者可要求其抬头并朝前看。小年龄受试者可以在他们面前放一些玩具或叫他的名字来吸引他。不要求头位于正中线 |
| 11. 肘支撑俯卧位：头抬高，肘部伸展，胸部离开床面<br>0——没有抬头的迹象<br>1——抬头，下颌不能离垫<br>2——抬头，没有竖起，前臂承重<br>3——完成 | 位置：俯卧位手臂放在前臂可以承重的位置上，如果觉得可能抬头有困难，就必须让受试者头放在垫子上；腿舒适地伸展<br>方法：鼓励受试者抬头于垂直位并伸手臂。大年龄受试者可以对言语的要求或示范有反应。小年龄受试者则更喜欢在对他面前举起并逐渐抬高的玩具，观察有无反应 |
| 12. 肘支撑俯卧位：右肘支撑躯体，向前完全伸展左臂<br>0——右前臂没有支撑体重的迹象<br>1——右前臂承重，左臂不支撑，但没有向前伸展<br>2——右前臂承重，左臂部分向前伸展<br>3——完成 | 位置：头可以处于任何位置，手臂放在可以前臂负重的位置，腿舒适地伸展<br>方法：在受试者面前约一臂长的位置放一个玩具（大约在视野水平），鼓励其伸出左臂离开垫子向前取玩具。完全伸展是指肘部完全伸展且肩向前臂屈曲 |
| 13. 肘支撑俯卧位：左肘支撑躯体，向前完全伸右臂<br>0——左前臂没有支撑体重的迹象<br>1——左前臂承重，右臂不支撑，但没有向前伸展<br>2——左前臂承重，右臂部分向前伸展<br>3——完成 | 位置：头可以处于任何位置，手臂放在可以前臂负重的位置，腿舒适地伸展<br>方法：在受试者面前约一臂长的位置放一个玩具（大约在视野水平），鼓励其伸出右臂离开垫子向前取玩具。完全伸展是指肘部完全伸展且肩向前臂屈曲 |
| 14. 俯卧位：向右翻身成仰卧位<br>0——没有翻身的迹象<br>1——开始翻身<br>2——部分向仰卧位翻身<br>3——完成 | 位置：俯卧位，手臂舒适地放置（最好头向下）<br>方法：鼓励受试者在要求或示范下向右翻至仰卧。小年龄受试者可能朝向玩具或照料者翻身。不可以通过摆放手臂使受试者不用抬头只需轻轻用力即可翻至仰卧位，如右臂屈曲在头下面。虽然下肢保持交叉但能完全翻身可计 3 分 |
| 15. 俯卧位：向左翻身成仰卧位<br>0——没有翻身的迹象<br>1——开始有翻身<br>2——部分向仰卧位翻身<br>3——完成 | 位置：俯卧位，手臂舒适地放置（最好头向下）<br>方法：鼓励受试者在要求或示范下向左翻至仰卧。小年龄受试者可能朝向玩具或照料者翻身。不可以通过摆放手臂使受试者不用抬头只需轻轻用力即可翻至仰卧位，如左臂屈曲在头下面。虽然下肢保持交叉但能完全翻身可计 3 分 |
| 16. 俯卧位：使用四肢向右侧旋转 90°<br>0——没有向右旋转的迹象<br>1——开始用肢体向右旋转<br>2——用四肢向右旋转＜90°<br>3——完成 | 位置：舒适的俯卧位、头朝下<br>方法：放一个玩具在受试者右侧并鼓励其旋转。如果期望受试者能转动 90°，则玩具应放在 90° 以外处。玩具放在 90° 处时，一些受试者会部分旋转后伸右手来够玩具，这种情况可以认为是已完成动作。如受试者通过爬或翻身来完成此测试，可以在开始阶段将玩具放在受试者的右侧，通过逐渐移动玩具引导受试者完成 |
| 17. 俯卧位：使用四肢向左侧旋转 90°<br>0——没有向左旋转的迹象<br>1——开始用肢体向左旋转<br>2——用四肢向左旋转＜90°<br>3——完成 | 位置：舒适的俯卧位、头朝下<br>方法：放一个玩具在受试者左侧并鼓励其旋转。如果期望受试者能转动 90°，则玩具应放在 90° 以外处。玩具放在 90° 处时，一些受试者会部分旋转后伸左手来够玩具，这种情况可以认为是已完成动作。如受试者通过爬或翻身来完成此测试，可以在开始阶段将玩具放在受试者的左侧，通过逐渐移动玩具引导受试者完成 |
| （二）坐位 | |
| 18. 仰卧位：检查者握受试者双手，拉受试者到坐位，头部控制好（头与脊成直线或稍向前倾）<br>0——拉到坐位时，头不能控制<br>1——拉到坐位时，头有控制的迹象<br>2——拉到坐位时，头能控制部分时间<br>3——完成 | 位置：仰卧位，头放于中线，手臂和腿自然伸展<br>方法：检查者应给予受试者坐起所需足够的空间，同时能安全地抓住受试者的手。测试受试者时检查者可以位于其一侧，但测试大年龄受试者时需要骑跨在他们的腿上方（注意避免固定他们的腿） |

续表

| 检查项目 | 检查方法 |
|---|---|
| 19. 仰卧位：向右侧翻身，坐起<br>0——没有向右翻身坐起的迹象（先成俯卧然后坐起不计分）<br>1——向右侧翻，开始有坐起的动作<br>2——向右侧翻，部分坐起<br>3——完成 | 位置：仰卧位，头放至中线，手臂、腿舒适伸展<br>方法：指导受试者先翻至右侧然后坐起，对于已经用这种方法来坐的受试者来说，很容易理解；但对于不用这种方法来坐的受试者来说，需要更多的解释 |
| 20. 仰卧位：向左侧翻身，坐起<br>0——没有向左翻身坐起的迹象（先成俯卧然后坐起不计分）<br>1——向左侧翻，开始有坐起的动作<br>2——向左侧翻，部分坐起<br>3——完成 | 位置：仰卧位，头放至中线，手臂、腿舒适伸展<br>方法：指导受试者先翻至左侧然后坐起，对于已经用这种方法来坐的受试者来说，很容易理解；但对于不用这种方法来坐的受试者来说，需要更多的解释 |
| 21. 坐在垫子上：检查者支撑受试者胸部，使其头部竖直保持 3 秒<br>0——头部没有抬起的迹象<br>1——开始有抬头的迹象<br>2——抬头但不能竖直维持 3 秒<br>3——完成（头部到垂直位并维持 3 秒） | 位置：任何舒适的坐位、头屈曲向前<br>方法：检查者位于受试者后面，将双手放于受试者胸部，另一检查者在受试者前面眼水平处举一个玩具。如果只有一个检查者可以用一面墙镜来帮助引起受试者的注意 |
| 22. 坐在垫子上：检查者支撑受试者胸部，头正中位保持 10 秒<br>0——头部没有抬起的迹象<br>1——开始抬头，但不在中线<br>2——头抬起位于中线，保持＜10 秒<br>3——完成 | 位置：任何舒适的坐位、头屈曲向前<br>方法：指导受试者抬头向前看玩具、希望受试者抬头位于中线，“中线”是指头位于中间，即矢状面和额状面都垂直 |
| 23. 用上肢支撑坐在垫子上，保持 5 秒<br>0——手臂不能支撑<br>1——保持＜1 秒<br>2——保持 1～4 秒<br>3——完成 | 位置：坐垫子上，可以取任何舒适位，手臂放在最有利于支撑的地方，包括前面、旁边或放在身体上，如大腿上；也可以用一个手臂支撑或一手放在另一手臂上<br>方法：检查者位于能使受试者表现最好的地方，对于较小的或较重的受试者，检查者可以站在受试者的后面，另一个检查者能在前面鼓励受试者，受试者面对一面镜子也是有帮助的。对于大年龄受试者可以简单地要求其保持姿势达到要求的时间 |
| 24. 坐在垫子上：没有上肢支撑保持坐位 3 秒<br>0——不能保持坐位，除非手臂支撑<br>1——单个手臂支撑下保持坐位<br>2——没有上肢支撑保持坐位＜3 秒<br>3——完成 | 位置：舒适地坐在垫子上、手臂任意放置<br>方法：检查者可以位于受试者前面或后面。许多受试者可以在开始时用手臂支撑，随后依据动作要求或示范抬起一手或双手。小年龄受试者可以开始手臂支撑，然后诱导其为得到其面前举着的玩具而抬起一个或双手臂，或通过游戏如拍手、来抬起双手。“手臂放松”是指手臂不会因为要达到或保持坐位而承重 |
| 25. 坐在垫子上：前面放置小玩具，身体前倾触摸玩具，没有上肢支持返回直立坐位<br>0——没有向前倾的迹象<br>1——向前倾，但不返回<br>2——前倾向，触摸玩具，在手臂支持下回到直立坐位<br>3——完成 | 位置：舒适地坐在垫子上、手的位置可以根据受试者能力而变化，但受试者必须能稳定于坐位从而完成该测试<br>方法：使玩具离开受试者足够远以致必需倾斜向前触摸，这将取决于许多因素（如最初坐的位置、伸臂的运动范围等）。可允许至少一次尝试来判断玩具是否在受试者前倾够得着的地方。对于较小的受试者，可用较大的玩具，使其双手均不承重 |
| 26. 坐在垫子上：触摸右后方 45° 放置的玩具，返回开始姿势<br>0——没有触摸玩具的迹象<br>1——开始伸手，但达不到后面<br>2——伸到后面，但没有触及玩具或没有回到原地（手伸到大转子外）<br>3——完成 | 位置：舒适地坐在垫子（包括“W”坐），手臂的位置可以变化，但受试者必需能够坐稳尝试该测试<br>方法：在受试者右侧后方 45° 处放置玩具，距离等于受试者伸出手臂距离其臀部的长度。检查者尽量在他右侧放置玩具来引起他的注意，然后将其放于大概的位置、引诱受试者得到它，使注意力在玩具上非常重要 |
| 27. 坐在垫子上：触摸左后方 45° 放置的玩具，返回开始姿势<br>0——没有触摸玩具的迹象<br>1——开始伸手，但达不到后面<br>2——伸到后面，但没有触及玩具或没有回到原地（手伸到大转子外）<br>3——完成 | 位置：舒适地坐在垫子（包括“W”坐），手臂的位置可以变化，但受试者必需能够坐稳尝试该测试<br>方法：在受试者左侧后方 45° 处放置玩具，距离等于受试者伸出手臂距离其臀部的长度。检查者尽量在他左侧放置玩具来引起他的注意，然后将其放于大概的位置、引诱受试者得到它，使注意力在玩具上非常重要 |

续表

| 检查项目 | 检查方法 |
|---|---|
| 28. 右侧横坐：没有上肢支持保持 5 秒<br>0——不能保持右侧横坐<br>1——右侧横坐，双手支撑 5 秒（肘部必须离开垫子）<br>2——右侧横坐，右臂支撑 5 秒（肘部必须离开垫子）<br>3——完成 | 位置：右侧横坐于垫子，开始时可以双手支撑，然后右手臂支撑或双手放松<br>方法：指导受试者抬起左臂或双臂。一旦你确定其达到了 1/3 的姿势时就计时 5 秒，如果受试者不能保持姿势 5 秒，则尝试在低一级水平计 5 秒 |
| 29. 左侧横坐：没有上肢支持保持 5 秒<br>0——不能保持左侧横坐<br>1——左侧横坐，双手支撑 5 秒（肘部必须离开垫子）<br>2——左侧横坐，右臂支撑 5 秒（肘部必须离开垫子）<br>3——完成 | 位置：左侧横坐于垫子，开始时可以双手支撑，然后左手臂支撑或双手放松<br>方法：指导受试者抬起右臂或双臂。一旦确定其达到了 1/3 的姿势时就计时 5 秒，如果受试者不能保持姿势 5 秒，则尝试在低一级水平计 5 秒 |
| 30. 坐在垫子上：有控制地降低身体成俯卧位<br>0——没有在控制下降低身体至俯卧位的迹象<br>1——有在控制下降低身体至俯卧位的迹象<br>2——降低身体至俯卧位，但有碰撞（失去控制的动作）<br>3——完成 | 位置：舒适地坐在垫子上<br>方法：引导受试者在控制下将他们的手臂放低。“控制下”暗示动作是规则的或有方向性的。可以简单要求大年龄受试者趴着躺下。“碰撞”不包括突然摔下，然后翻到俯卧位 |
| 31. 足向前坐在垫子上：身体向右侧旋转成四点支撑位<br>0——没有转成四点位的迹象<br>1——开始有向右转成四点位的动作出现<br>2——部分完成向右翻成四点位<br>3——完成 | 位置：坐于垫子上，腿舒适地放在前面（不允许“W”坐）<br>方法：受试者通过不同的右侧横坐位转换到四点跪位，或先向前移动然后向右转越过右腿变成四点跪位。希望受试者可以通过上臂承重的方式来完成这项任务，受试者先用前臂承重后伸直肘部还是直接就用双手承重并不重要，但不可以先转到俯卧位再转成四点位 |
| 32. 足向前坐在垫子上：身体向左侧旋转成四点支撑位<br>0——没有转成四点位的迹象<br>1——开始有向左转成四点位的动作出现<br>2——部分完成向左翻成四点位<br>3——完成 | 位置：坐于垫子上，腿舒适地放在前面（不允许“W”坐）<br>方法：受试者通过不同的左侧横坐位转换到四点跪位，或先向前移动然后向左转越过左腿变成四点跪位。希望受试者可以通过上臂承重的方式来完成这项任务，受试者先用前臂承重后伸直肘部还是直接就用双手承重并不重要，但不可以先转到俯卧位再转成四点位 |
| 33. 坐在垫子上：不使用上肢帮助旋转 90°<br>0——没有开始旋转的迹象<br>1——开始旋转<br>2——靠手臂帮助旋转 90°<br>3——完成 | 位置：以任何姿势坐在垫子上<br>方法：指导受试者向左或右旋转（任何方向都可以）。受试者可在追逐玩具中旋转，像在俯卧位旋转一样，将玩具置于 90° 以外但仍在他们的视线之中，但许多受试者将呈四点位而不是旋转 |
| 34. 坐于凳子上：上肢及双足不支撑保持 10 秒<br>0——不能在凳子上保持坐姿<br>1——保持，手臂支撑，足支撑 10 秒（坐于凳子）<br>2——保持，手臂放松，足支撑 10 秒（坐于凳子）<br>3——完成（坐于凳子） | 位置：位于凳子上，膝在边缘，足悬空，视手臂的姿势和足的支撑能力而定<br>方法：放置受试者在大凳子上（足悬空无支撑）。如果达到坐稳则要求受试者抬起手臂达到手臂放松的姿势，在受试者呈现（手臂放松）之后，计时 10 秒 |
| 35. 站立位，落座小凳子<br>0——没有坐上小凳子的迹象<br>1——开始坐凳子（有上凳子的企图）<br>2——部分坐上凳子<br>3——完成 | 位置：站在小凳前，面朝小凳或背朝或平行，可以无支撑或用 1～2 只手抓住凳子，但躯体不能靠凳子<br>方法：希望受试者以任何方式坐到凳子上，可以爬至凳子上并转身或下蹲至坐位，大年龄受试者可以在语言的指导下坐到凳子上，小年龄受试者可能对动作示范反应更好，或用玩具鼓励小年龄受试者坐到凳子上会更好 |
| 36. 从地面，落座小凳子<br>0——没有坐上小凳子的迹象<br>1——开始坐凳子（有上凳子的企图）<br>2——部分坐凳子（靠凳子站立或以凳子为支撑基本达到站立位）<br>3——完成 | 位置：面朝凳子。开始的姿势可以包括在地板上卧、坐、四点位或跪位等任何姿势，但是除外站立位<br>方法：与第 35 项不同，本项测试试图证明受试者是否能从地板上坐起到小凳子上，与第 35 项一样，受试者可以选择任何方式坐到小凳上 |
| 37. 从地面，落座大椅子<br>0——没有坐上大椅子的迹象<br>1——开始坐椅子（有上椅子的企图）<br>2——部分坐椅子（靠椅子站立或以椅子为支撑基本达到站立位）<br>3——完成 | 位置：把受试者放置在大椅子前的地板上。“在地板上”不包括站的任何姿势，包括躺、坐、四点位或跪<br>方法：本项测试试图证明受试者是否能从地板起来而坐在大椅子上，与第 35、36 项一样，受试者可以选择任何方式爬到椅子上。在椅子上可以采取任何坐姿 |

续表

| 检查项目 | 检查方法 |
|---|---|
| （三）爬与跪 | |
| 38. 俯卧位：向前方腹爬 1.8m<br>0——没有匍匐向前的迹象<br>1——匍匐向前<0.6m<br>2——匍匐向前 0.6～1.5m<br>3——完成 | 位置：受试者舒适地俯卧在一块 2.4m 垫子的一端<br>方法：指导受试者腹部贴地，靠手臂及腿向前移。放置一件玩具在垫子上，从而为受试者提供一个爬的目标，玩具应该放在 1.8m 以外以免受试者没爬到 1.8m 就能抓到它，用受试者身体的某一部分来判断其移动的距离。建立一个低的通道可以阻止小年龄受试者使用四点爬来完成此项测试 |
| 39. 四点支持位；用手与膝支撑身体 10 秒<br>0——手和膝不能持续承重<br>1——手和膝能承重，维持<3 秒（有企图保持姿势现象）<br>2——手和膝能承重，维持 3～9 秒<br>3——完成 | 位置：受试者舒适地在垫子上呈四点位，头、躯干和骨盆必须离开垫子，也不能放在小腿上<br>方法：指导受试者保持姿势来达到所要求的时间。用玩具吸引他们的注意力，有助于完成测试 |
| 40. 四点位：不用上肢支撑成坐位<br>0——没有坐的迹象<br>1——开始尝试成坐位<br>2——成坐位，但需手臂支撑（有 1～2 个手臂支撑）<br>3——完成 | 位置：将受试者舒适地置于四点位，放在垫子上（受试者必须能够保持四点位）<br>方法：指导受试者去坐，受试者在自己尝试前的过渡期中需要示范或身体的帮助 |
| 41. 俯卧位：成四点位，手和膝承重<br>0——没有成四点位的迹象<br>1——开始尝试成坐位<br>2——成坐位，但需手臂支撑（有 1～2 个手臂支撑）<br>3——完成 | 位置：受试者在垫子上、舒适地俯卧<br>方法：指导受试者摆出四点位，记住四点位的排列可能多种多样，小年龄受试者经常会自发地转成四点位，其他受试者可能需要用语言鼓励或用玩具逐步引导来转成四点位 |
| 42. 四点位：右上肢向前伸出，手的位置高于肩部<br>0——右手臂没有伸出向前的迹象<br>1——右手臂开始向前伸出（<10%）<br>2——右手臂部分向前伸出（10%～90%）<br>3——完成 | 位置：受试者在垫子上、舒适地位于四点位，受试者必须保持四点位并尝试该测试<br>方法：可以简单要求大年龄受试者伸出右手向前在肩水平之上，许多受试者需要鼓励其向前伸向检查者的手或玩具。当要求受试者伸展右臂向前达到肩水平以上时，必须在适当的高度放置玩具 |
| 43. 四点位：左上肢向前伸出，手的位置高于肩部<br>0——左手臂没有伸出向前的迹象<br>1——左手臂开始向前伸出（<10%）<br>2——左手臂部分向前伸出（10%～90%）<br>3——完成 | 位置：受试者在垫子上、舒适地位于四点位，受试者必须保持四点位并尝试该测试<br>方法：可以简单要求大年龄受试者伸出左手向前在肩水平之上，许多受试者需要鼓励其向前伸向检查者的手或玩具。当要求受试者伸展左臂向前达到肩水平以上时，必须在适当的高度放置玩具 |
| 44. 四点位：向前四点爬或蛙跳 1.8m<br>0——没有向前膝手爬或蛙跳的迹象<br>1——向前四点爬或蛙跳<0.6m<br>2——向前四点爬或蛙跳 0.6～1.5m<br>3——完成 | 位置：将受试者放于 2.4m 的垫子一端，呈四点位，受试者至少能保持四点位片刻<br>方法：指导受试者用手和膝朝前爬或移动至垫子的另一端，“爬”是指用手、膝移动，可以不交替。“蛙跳”是指突然地移动，可以包括“兔子跳”。可以用来玩具逐步诱导受试者接近目标 |
| 45. 四点位：向前交替性四点爬 1.8m<br>0——没有向前交替性四点爬的迹象<br>1——向前交替四点爬<0.6m<br>2——向前交替四点爬 0.6～1.5m<br>3——完成 | 位置：令受试者呈四点位放在 2.4m 的垫子一端，受试者必须能够维持四点位<br>方法：指导受试者向前交互爬至尽头。“交替爬”是指用手和膝向前移动时为双手臂及腿的交替运动。这些交替运动不需要很协调，但不能蛙跳 |
| 46. 四点位：用手、膝/足爬上四级台阶<br>0——没有爬台阶的迹象<br>1——用手和膝/足爬 1 级<br>2——用手和膝/足爬 2～3 级<br>3——完成 | 位置：令受试者呈四点位。采用 4～6 级标准尺寸（18cm）的台阶，也可以从站立位开始<br>方法：指导受试者向上爬，可通过示范或进一步用玩具来引发。检查者应该在受试者后面从而减少摔下来受伤的可能。向上移动时受试者不可以向后坐下。双手臂和腿必须达到第四级才能计 3 分 |

续表

| 检查项目 | 检查方法 |
| --- | --- |
| 47. 四点位：用手、膝/足退着爬下 4 级台阶<br>0——没有退着爬下台阶的迹象<br>1——退着爬下 1 级<br>2——退着爬下 2～3 级<br>3——完成 | 位置：受试者取四点位，放在 4 级台阶的顶端<br>方法：指导受试者一步一格向下爬，采用腹爬和四点爬的方式均可 |
| 48. 坐垫子上：先用上肢帮助受试者呈高跪位，然后不用上肢支撑保持 10 秒<br>0——当被放置在高跪位时，受试者不能抓着凳子维持该姿势<br>1——当被放置在高跪位时，受试者能抓着凳子维持 10 秒（开始受试者置于高跪位并抓住凳子）<br>2——受试者抓着凳子成高跪位并维持 10 秒（开始受试者坐于垫子，前面放凳子）<br>3——完成（从垫子上的任何坐姿开始） | 位置：各级评分的位置均不相同<br>方法：需要先做几次测试来了解受试者是否能够从坐位到高跪以及是否需要使用凳子。指导受试者通过手臂协助来完成高跪位。在凳子上放置玩具有助于达到测试要求的时间。臀部与小腿或垫子相接触是不标准的 |
| 49. 高跪位：先用上肢帮助受试者呈右膝半跪位，然后不用上肢支撑保持 10 秒<br>0——当被放置在半跪位置时，受试者不能抓着凳子维持该姿势<br>1——当被放置在半跪位置时，受试者能抓着凳子维持 10 秒（开始受试者置于右膝半跪位并抓住凳子）<br>2——受试者抓着凳子成半跪位置并维持 10 秒（开始受试者跪于垫子，前面放凳子）<br>3——完成（开始受试者在垫子上成高跪位） | 位置：各级评分的位置均不相同<br>方法：需要先做几次测试来了解受试者是否能够从高跪位到右膝半跪以及是否需要使用凳子。半跪是指重量位于一侧膝和对侧的足上。臀部接触小腿或垫子是不标准的 |
| 50. 高跪位：先用上肢帮助受试者呈左膝半跪位，然后不用上肢支撑保持 10 秒<br>0——当被放置在半跪位置时，受试者不能抓着凳子维持该姿势<br>1——当被放置在半跪位置时，受试者能抓着凳子维持 10 秒（开始受试者置于右膝半跪位并抓住凳子）<br>2——受试者抓着凳子成半跪位置并维持 10 秒（开始受试者跪于垫子，前面放凳子）<br>3——完成（开始受试者在垫子上成高跪位） | 位置：各级评分的位置均不相同<br>方法：需要先做几次测试来了解受试者是否能够从高跪位到左膝半跪以及是否需要使用凳子。半跪是指重量位于一侧膝和对侧的足上。臀部接触小腿或垫子是不标准的 |
| 51. 高跪位：不用上肢支撑向前跪走 10 步<br>0——没有跪着向前走的迹象<br>1——需两手拉着向前跪走 10 步（可以使用本测试中任何器械用来抓握，如小凳子或平衡杆，但不可以拉着人跪走）<br>2——需单手拉着向前跪走 10 步<br>3——完成 | 位置：令受试者跪于垫子上<br>方法：指导受试者用膝向前至少走 10 步，向前一步是指一条腿从离开地板到与之接触的整个运动 |
| （四）站立 | |
| 52. 地面：抓着大凳子拉自己站起<br>0——不能<br>1——完成 10%<br>2——完成 10%～90%<br>3——完成 | 位置：受试者位于大凳子前的垫子上，可以是除站立以外的任何姿势<br>方法：指导受试者拉着凳子自己站起。可以使用示范、言语鼓励、玩具诱导等方法。主要测试受试者拉着站起的能力而不是站的质量。 |
| 53. 站立：不用上肢支持保持 3 秒<br>0——不能抓着凳子维持站立<br>1——两手抓着维持站立位 3 秒（可以前臂依靠器械或部分躯体碰到器械）<br>2——一手抓着维持站立位 3 秒（除了单手以外躯体任何部分不能依靠器械）<br>3——完成 | 位置：受试者舒适地站立在地板上（不同姿势开始）<br>方法：指导受试者脱离任何支撑保持站立，手臂放开达 3 秒即可计 3 分 |
| 54. 站立：单手抓住大凳子，抬起右足，保持 3 秒<br>0——右足没有抬起的迹象<br>1——两手支持，抬起右足<3 秒（开始受试者两手拉着凳子）<br>2——两手支持，抬起右足达到 3 秒（开始受试者两手拉着凳子）<br>3——完成 | 位置：受试者位于凳子的一侧，站在地上而不是凳子上拉着大凳子；面对凳子（不同姿势开始）<br>方法：受试者开始时能用一只手或两只手抓住凳子，抬起的足必须完全靠近地板；也可以通过站在一件玩具上或穿裤子使其抬腿；前臂可以依靠器械 |

续表

| 检查项目 | 检查方法 |
| --- | --- |
| 55. 站立：单手抓住椅子，抬起左足保持 3 秒<br>0——左足没有抬起的迹象<br>1——两手支持，抬起左足<3 秒（开始位置：两手拉着凳子）<br>2——两手支持，抬起左足达到 3 秒（开始位置：两手拉着凳子）<br>3——完成 | 位置：受试者位于凳子的旁边，站在地上而不是凳子上拉着大凳子，面对凳子（不同姿势开始）<br>方法：受试者开始时能用一只手或两只手抓住凳子，抬起的足必须完全靠近地板；也可以通过站在一件玩具上或穿裤子使其抬腿；前臂可以靠器械 |
| 56. 站立：不用上肢支持保持 20 秒<br>0——手臂不支撑时不能保持站立<br>1——手臂不支撑，维持站立位<3 秒<br>2——手臂不支撑，维持站立位 3～19 秒<br>3——完成 | 位置：受试者舒适地站立在地板上而不是垫子上，可以有支持或没有支持<br>方法：观察受试者站立的时间。受试者可以调节他们的姿势，但不可以向任何方向跨步，可以使用言语鼓励或玩具诱导的方法使受试者维持站立位 |
| 57. 站立：抬起左足，不用上肢支持保持 10 秒<br>0——手臂不支撑时不抬左足<br>1——手臂不支撑，抬左足<3 秒<br>2——手臂不支撑，抬左足 3～9 秒<br>3——完成 | 位置：受试者站立在地板上，手臂不支撑<br>方法：指导受试者抬起左足离开地面，用右足站立保持 10 秒。可以使用垫子以减少摔伤的可能，但是这样会增加此项测试的难度 |
| 58. 站立：抬起右足，不用上肢支持保持 10 秒<br>0——手臂不支撑时不抬右足<br>1——手臂不支撑，抬右足<3 秒<br>2——手臂不支撑，抬右足 3～9 秒<br>3——完成 | 位置：受试者站立在地板上，手臂不支撑<br>方法：指导受试者抬起右足离开地面，用左足站立保持 10 秒。可以使用垫子以减少摔伤的可能，但是这样会增加此项测试的难度 |
| 59. 坐在小凳子上：不用上肢帮助站起<br>0——没有站起的迹象<br>1——开始有站起的动作<br>2——上肢支持在凳子上站起来（达到站立位时手要放开）<br>3——完成（在姿势转换过程中不能有手、臂的帮助） | 位置：受试者坐在小凳子上，小凳子高度合适，受试者坐时足可以平放在地板上，膝屈曲 90°<br>方法：指导受试者站起，用一玩具放在前面的桌上来鼓励他们站起来而不是趴向地板上 |
| 60. 高跪位：通过右侧半跪位站起，不用上肢帮助<br>0——没有站的迹象<br>1——开始有站的动作<br>2——上肢支持下站起来（可以不使用半跪位）<br>3——完成（手臂不能放在垫子或身体上进行协助，在从高跪到站立的转换过程中必须使用半跪位） | 位置：使受试者舒适地跪于垫子上，手臂不承重<br>方法：指导受试者从高跪位站起，不用任何外来支撑如家具或地板；可能需要示范；可以通过几次预试观察受试者是否需要使用手臂，或观察在从高跪位到站立的过程中是否使用半跪位 |
| 61. 高跪位：通过左侧半跪位站起，不用上肢帮助<br>0——没有站的迹象<br>1——开始有站的动作<br>2——上肢支持下站起来（可以不使用半跪位）<br>3——完成（手臂不能放在垫子或身体上进行协助，在从高跪到站立的转换过程中必须使用半跪位） | 位置：使受试者舒适地跪于垫子上，手臂不承重<br>方法：指导受试者从高跪位站起，不用任何外来支撑如家具或地板；可能需要示范；可以通过几次预试观察受试者是否需要使用手臂，或观察在从高跪位到站立的过程中是否使用半跪位 |
| 62. 站立位：有控制地降低身体坐到地面，不用上肢帮助<br>0——拉着器械不能降低身体到地面<br>1——能够降低身体到地面，但是有撞击（中途失去控制）<br>2——在手臂帮助下或拉着器械降低身体坐到地面（手臂可以用来维持平衡或撑在地面或身体上）<br>3——完成（运动有规律，有方向性） | 位置：受试者舒适地站在地板上或者垫子上，受试者必须能够在手臂不支撑情况下站立<br>方法：指导受试者降低身体坐到地板上，可以采用任何坐姿。可能需要几次预试来判断受试者是否需要手臂的帮助或需要抓着器械。坐下后可以抓住任何器械 |
| 63. 站立位：呈蹲位，不用上肢帮忙<br>0——没有蹲的迹象<br>1——开始有蹲的动作（可以依靠手臂或器械帮助）<br>2——在手臂帮助下或者拉着东西蹲（手臂可以用来维持平衡或撑在地面或身体上）<br>3——完成 | 位置：站在地板上或者垫子上，受试者必须能够在手臂不支撑情况下站立<br>方法：指导受试者降低身体蹲下，“蹲”是指接近地面的蜷或弯膝坐在足跟上。可能需要几次预试判断受试者是否需要手臂的帮助或者需要抓着器械 |

续表

| 检查项目 | 检查方法 |
|---|---|
| 64. 站立位：不用上肢帮助，从地面拾物再返回站立位<br>0——不从地面上拾物<br>1——开始从地面上拾物（可以依靠器械帮助）<br>2——手臂支持，从地面上拾物<br>3——完成 | 位置：站立，手臂不支撑<br>方法：在受试者面前的地上放一玩具，指导受试者拾起玩具并重新站立。可能需要几次预试来判断受试者是否需要手臂的帮助或者抓着器械 |
| （五）行走、跑、跳 | |
| 65. 站立：两手扶大长凳，向右侧横走 5 步<br>0——不走<br>1——向右横走<1 步<br>2——向右横走 1～4 步<br>3——完成 | 位置：受试者面对大凳子站立并用双手抓住，腿承重，可用栏杆替代<br>方法：允许受试者稍转身但必须横向跨步 |
| 66. 站立：两手扶大长凳，向左侧横走 5 步<br>0——不走<br>1——向左横走<1 步<br>2——向左横走 1～4 步<br>3——完成 | 位置：受试者面对大凳子站立并用双手抓住，腿承重，可用栏杆替代<br>方法：允许受试者稍转身但必须横向跨步 |
| 67. 站立：牵两手向前走 10 步<br>0——不走<br>1——向前走<3 步<br>2——向前走 3～9 步<br>3——完成 | 位置：面对面站着，受试者扶住检查者双手，检查者在前面提供支持但绝大部分承重靠受试者自己<br>方法：指导受试者尽可能地向前走，直至 10 步。行走应连续，可以有 1～2 秒的停顿，但不可以更长 |
| 68. 站立：牵单手向前走 10 步<br>0——不走<br>1——向前走<3 步<br>2——向前走 3～9 步<br>3——完成 | 位置：受试者站着，一只手扶住检查者，检查者在受试者前面或旁边<br>方法：行走应连续，可以有 1～2 秒的停顿，但不可以更长 |
| 69. 站立：向前走 10 步<br>0——不走<br>1——向前走<3 步<br>2——向前走 3～9 步<br>3——完成 | 位置：受试者必须能独立站立<br>方法：指导受试者尽可能向前走至 10 步。足步必须连贯，之间可有 1～2 秒的停顿但过长则考虑终止评估 |
| 70. 站立：向前走 10 步，停止，转 180°，返回<br>0——向前走 10 步，停止会摔倒<br>1——向前走 10 步，停下，没有开始转身<br>2——向前走 10 步，停下，转身<180°<br>3——完成 | 位置：站立<br>方法：强调顺序，受试者必须先停后转身；强调转身 180°后再开始返回，返回后不必计算步数 |
| 71. 站立：后退 10 步<br>0——不后退<br>1——后退 3 步<br>2——后退 3～9 步<br>3——完成 | 位置：站立<br>方法：指导受试者尽可能向后退至 10 步。后退时步伐的大小并不重要但步伐必须连贯，可有 1～2 秒的停顿，但过长则要考虑终止评估 |
| 72. 站立：两手提大物向前走 10 步<br>0——拿大物，不走<br>1——单手拿小物走 10 步<br>2——双手拿小物走 10 步<br>3——完成 | 位置：站立<br>方法：大物指必须用两只手才能搬运的东西（足球或气球）；小物指可用单手拿住的东西，如小娃娃或小卡车。可以让受试者拿东西给他人 |
| 73. 站立：在 20cm 间隔的平行线之间连续向前走 10 步<br>0——不走<br>1——连续向前走<3 步<br>2——连续向前走 3～9 步<br>3——完成 | 位置：受试者站立在两条平行线的起始端，两条平行线宽 2cm、间隔 20cm、长 6m。<br>方法：受试者必须能朝前走、在两线之间走、足可以碰到线但不能越线，步伐必须连贯，停顿不超过 2 秒，一旦足越线重新开始测试 |

续表

| 检查项目 | 检查方法 |
| --- | --- |
| 74. 站立：在 2cm 宽的直线上连续向前走 10 步<br>0——不走<br>1——连续向前走<3 步<br>2——连续向前走 3～9 步<br>3——完成 | 位置：受试者站在一条 2cm 宽、6m 长的直线的起始端<br>方法：受试者向前走，足的一部分必须在线上、步伐连贯，停顿不超过 2 秒，一旦越线重新开始测试 |
| 75. 站立：右足领先跨越膝高度的木棒<br>0——不跨越<br>1——右足领先跨过 5～8cm 高度的木棒<br>2——右足领先跨过齐小腿中部高度的木棒<br>3——完成 | 位置：受试者站在地板上，检查者在受试者前面或旁边拿着木棒水平放置<br>方法：指导受试者右足起步跨越木棒，最初可以从较低的高度开始，受试者跨越木棒不跌倒 |
| 76. 站立：左足领先跨越膝高度的木棒<br>0——不跨越<br>1——左足领先跨过 5～8cm 高度的木棒<br>2——左足领先跨过齐小腿中部高度的木棒<br>3——完成 | 位置：受试者站在地板上，检查者在受试者前面或旁边拿着木棒水平放置<br>方法：指导受试者左足起步跨越木棒，最初可以从较低的高度开始，受试者跨越木棒不跌倒 |
| 77. 站立：跑 4.5m，停止，返回<br>0——不启动<br>1——快走启动跑<br>2——跑<4.5m<br>3——完成 | 位置：站在地板上<br>方法：受试者必须能向前走。指导受试者跑向一个 4.5m 远的目的地，停下并往回跑至起点。3 分钟必须全部完成，1 分钟必须快走至 4.5m |
| 78. 站立：右足踢球<br>0——不启动<br>1——抬右足但不踢<br>2——用右足踢球，但不跌倒<br>3——完成（踢球时不倒下） | 位置：站在地板上<br>方法：球的位置在受试者足前至少 10cm 以外，指导受试者用右足踢球，在接触球时，足部必须离开地面，球必须移动 |
| 79. 站立：左足踢球<br>0——不启动<br>1——抬左足但不踢<br>2——用左足踢球，但不跌倒<br>3——完成（踢球时不倒下） | 位置：站在地板上<br>方法：球的位置在受试者足前至少 10cm 以外，指导受试者用左足踢球，在接触球时，足部必须离开地面，球必须移动 |
| 80. 站立：两足同时跳高 30cm<br>0——不跳<br>1——两足同时跳<5cm 高<br>2——两足同时跳 5～28cm 高<br>3——完成 | 位置：站在地板上<br>方法：指导受试者两足尽可能地跳，“两足同时”的标准是指两足同时离开地板，可以不必同时落地，受试者不能跌倒 |
| 81. 站立：两足同时跳远 30cm<br>0——不向前跳<br>1——两足同时向前跳<5cm<br>2——两足同时向前跳 5～28cm<br>3——完成 | 位置：受试者站在地板上，足尖触及地板上一条看得见的线<br>方法：可以放置两条间隔 30cm 的线，使受试者易于看到，指导受试者两足尽可能一起向前跳，跳的距离即两足离开的距离，受试者不能跌倒 |
| 82. 右足单立：60cm 直径的圆内，右足跳 10 次<br>0——右足不跳<br>1——在 60cm 圈内右足跳<3 次<br>2——在 60cm 圈内右足跳 3～9 次<br>3——完成 | 位置：受试者站在一个标志清楚的直径为 60cm 的圈内<br>方法：指导受试者站在圈子里时尽可能多跳（直至 10 次），部分右足必须在圈内。跳必须连贯，停顿不超过 2 秒、不能跳到圈外，任何时候左足不能触及地板，不能跌倒，手不能扶持 |
| 83. 左足单立：60cm 直径的圆内，左足跳 10 次<br>0——左足不跳<br>1——在 60cm 圈内左足跳<3 次<br>2——在 60cm 圈内左足跳 3～9 次<br>3——完成 | 位置：受试者站在一个标志清楚的直径为 60cm 的圈内<br>方法：指导受试者站在圈子里时尽可能多跳（直至 10 次），部分左足必须在圈内。跳必须连贯，停顿不超过 2 秒、不能跳到圈外，任何时候右足不能触及地板，不能跌倒，手不能扶持 |

续表

| 检查项目 | 检查方法 |
|---|---|
| 84. 站立，抓着扶手：上 4 级台阶，抓一侧扶手，交替出步<br>0——扶住栏杆，不向上跨步<br>1——扶住栏杆向上走 2 级，同一足起步<br>2——扶住栏杆向上走 4 级，交替不稳定<br>3——完成 | 位置：受试者站在楼梯的底部，一只手或两只手扶住栏杆，梯级必须为标准尺寸，检查者在身后注意保护<br>方法：受试者用扶栏杆，但通过腿部承重 |
| 85. 站立，抓着扶手：下 4 级台阶，抓一侧扶手，交替出步<br>0——抓住一侧扶手，没有向下跨步的迹象<br>1——抓住一侧扶手走下 2 级，持续用同一只足先下<br>2——抓住一侧扶手走下 4 级，不是一直两足交替<br>3——完成 | 位置：受试者站立在标准尺寸楼梯顶部，一只或两只手抓着一侧的扶手。受试者不需要在双手不支撑下站立，检查者站在受试者的面前以防意外<br>方法：受试者每次移动一条腿，每走一步两腿都要向下移动，可以抓着一侧扶手，但要用下肢承受大部分体重 |
| 86. 站立，上 4 级台阶，交替出步<br>0——手臂不支撑，不往上走<br>1——往上走 2 级，持续用同一只足先上<br>2——往上走 4 级，不是一直两足交替<br>3——完成 | 位置：受试者站立在楼梯的底部，必须能够在手臂不支撑下站和走<br>方法：受试者不能用手触及扶手或台阶，受试者必须每次移动一条腿，每走一步两腿都要向上移动 |
| 87. 站立，下 4 级台阶，交替出步<br>0——手臂不支撑，不往下走<br>1——往下走 2 级，持续用同一只足先上<br>2——往下走 4 级，不是一直双足交替<br>3——完成 | 位置：受试者站立在楼梯的顶部，手臂放松<br>方法：受试者不能用手触及扶手或台阶，受试者必须每次移动一条腿，每走一步两腿都要向下移动 |
| 88. 站在 15cm 高的台阶上：两足同时跳下<br>0——两足不同时往下跳<br>1——两足同时跳下但跌倒<br>2——两足同时跳下不跌倒，但需用手撑在地上防止跌倒<br>3——完成 | 位置：受试者站在 15cm 高的台阶上或楼梯的最后一级上<br>方法：指导受试者两足同时从台阶上跳下 |

## （二）精细运动功能测试（FMFM）

具体检查项目见表 5－2。

**表 5－2 精细运动能力测试**

| 检查项目 | 检查方法 |
|---|---|
| A 区：视觉跟踪 | |
| A01 项：视觉追踪摇铃<br>0——眼不注视摇铃<br>1——眼注视摇铃未跟踪<br>2——目光追踪，从中间追踪至每一侧，一侧或两侧＜90°<br>3——目光追踪，两侧均可达 90° | 难度值：11.56<br>辅助物：摇铃<br>方法：置受试者于仰卧位，检查者站在受试者的足边正对受试者，将摇铃放在距受试者鼻 30cm 的正中处，吸引受试者的注意，接着将摇铃以 90° 弧线缓慢从正中移向一侧（近水平位），再移回中间并按以上步骤测试另一侧 |
| A02 项：听觉追踪<br>0——没有反应<br>1——有反应，但不转动头部<br>2——转动头部但没有找到声源<br>3——转动头部后用眼找到声源 | 难度值：12.29<br>辅助物：摇铃<br>方法：安静环境中，置受试者于仰卧位，在不让受试者看到摇铃的情况下，将摇铃放在距受试者耳部 30cm 处，接着摇动摇铃，观察受试者反应 |
| A03 项：视觉追踪从右侧至左侧<br>0——不看球<br>1——看球，但视觉未追踪至中线<br>2——视觉追踪达中线<br>3——视觉追踪过中线 | 难度值：13.34<br>辅助物：网球<br>方法：受试者在扶持下坐着，面向桌子，检查者用网球吸引受试者注意，然后边在桌上把网球从受试者右侧滚向其左侧，边说：“来，看着球。” |

续表

| 检查项目 | 检查方法 |
|---|---|
| A04 项：视觉追踪从左侧至右侧<br>0——不看球<br>1——看球，但视觉追踪未达中线<br>2——视觉追踪至中线<br>3——视觉追踪过中线 | 难度值：13.34<br>辅助物：网球<br>方法：受试者在扶持下坐着，面向桌子，检查者用网球吸引受试者注意，然后边在桌上把网球从受试者左侧滚向其右侧，边说："来，看着球。" |
| A05 项：视觉垂直追踪<br>0——不看网球<br>1——看网球，但视觉未追踪<br>2——视觉追踪网球，但未至桌面<br>3——视觉追踪至桌面 | 难度值：17.11<br>辅助物：网球<br>方法：受试者在扶持下取坐位，将网球置于受试者头部上方10cm 处吸引其注意，然后说："看着球。"接着将网球放开让其自由落至桌上，观察受试者反应 |
| B 区：上肢关节运动能力 | |
| B01 项：伸手臂<br>0——手保持原位或原来的动作<br>1——试图将手伸向摇铃<br>2——曲肘向摇铃伸出手臂<br>3——伸直手臂向摇铃 | 难度值：24.36<br>辅助物：摇铃<br>方法：置受试者于仰卧位，将一摇铃放在距受试者胸上 30cm 处，吸引其注意，然后说："来拿摇铃。" |
| B02 项：接近中线<br>0——未移动手<br>1——至少移动一只手，但未移到身体中线附近<br>2——至少有一只手移至身体中线附近 10cm 内<br>3——双手能够移至中线 | 难度值：26.19<br>辅助物：悬吊玩具<br>方法：置受试者于仰卧位，将一玩具悬于受试者胸部上方30cm 处嘱受试者抓取玩具 |
| B03 项：抓握摇铃<br>0——手不伸向摇铃或保持原来动作<br>1——试图将手臂伸向摇铃，但未触及<br>2——触摸摇铃，但未抓住<br>3——抓住摇铃 | 难度值：26.61<br>辅助物：摇铃<br>方法：检查者坐在桌前抱受试者于膝上面对桌子，将摇铃置于桌上距受试者的手 10cm 处，然后说："去拿摇铃。" |
| B04 项：伸手抓纸<br>0——不伸手<br>1——伸手试图去拿纸，但未触及纸<br>2——触摸纸<br>3——把纸拉过来拿在手上或把纸弄皱拿在手 | 难度值：30.80<br>辅助物：一张 20cm×30cm 的纸<br>方法：受试者坐在检查者膝上面对桌子，距受试者的手 10cm 处放一张纸，说"去拿纸。" |
| B05 项：双手合握<br>0——不握方木<br>1——单手握方木<br>2——双手合握住方木达 1～14 秒<br>3——双手合握住方木达 15 秒 | 难度值：36.42<br>辅助物：一块小方木<br>方法：检查者坐在桌旁，置受试者于膝上，将一方木放在受试者手中，然后说："玩方木。"嘱其双手玩方木 |
| B06 项：打开书<br>0——不碰书<br>1——拍打书<br>2——试图翻开书<br>3——翻开书 | 难度值：43.17<br>辅助物：一本封面及纸张较厚的书<br>方法：受试者面对桌子坐在检查者腿上，或坐在一个安全的地方，把书放在桌上，然后说："把书打开。" |
| B07 项：倒小丸<br>0——不握瓶子<br>1——仅握住瓶子<br>2——尝试倒出小丸<br>3——倒转瓶子，倒出小丸 | 难度值：46.86<br>辅助物：一个没有盖子装有小丸的瓶子<br>方法：受试者面对桌子坐在检查者腿上，或坐在一个安全的地方，给受试者一个装有小丸的瓶子，嘱受试者倒出小丸，必要时可做示范 |
| B08 项：手碰自己的身体<br>0——不触及<br>1——仅触到鼻<br>2——触到鼻与耳<br>3——全部触及 | 难度值：49.07<br>方法：受试者面对桌子坐在检查者腿上，或坐在一安全的地方，嘱受试者用手依次去触自己身体：鼻→耳→头顶 |

续表

| 检查项目 | 检查方法 |
|---|---|
| B09 项：画线<br>0——不握笔<br>1——仅用笔接触纸<br>2——画出一条长度＜3cm 的线<br>3——至少画出一条长度＞3cm 的垂直线（垂直线是指偏移度＜20° 的直线） | 难度值：52.66<br>辅助物：1 支笔和 1 张纸<br>方法：受试者面对桌子坐在检查者腿上，或坐在一个安全的地方，示范用一支笔在纸上画 2 条（约 8cm）垂直线，放纸和笔在受试者的边上，让其照做 |
| C 区：抓握能力 | |
| C01 项：抓握方木<br>0——不抓方木<br>1——用整个手掌抓方木<br>2——用小指和手掌抓起方木<br>3——用小指、无名指和手掌或用拇指、示指、中指抓起方木 | 难度值：35.05<br>辅助物：方木<br>方法：在桌前抱受试者坐于膝上，吸引其注意方木，将方木放于受试者手能够触及处，说“拿积木”，然后观察受试者拿取的姿势 |
| C02 项：双手同时各握 1 块方木<br>0——不拿方木<br>1——仅拿起 1 块方木<br>2——双手各拿起 1 块方木，但保留时间＜5 秒<br>3——双手各拿起 1 块方木，且保留时间＞5 秒 | 难度值：37.52<br>辅助物：2 块方木<br>方法：检查者坐在桌旁，置受试者于膝上，将 1 块方木放在桌上，说：“来拿方木。”待受试者拿起方木后，再放另 1 块方木于桌上，说：“再拿这 1 块方木。” |
| C03 项：抓小丸<br>0——未触及小丸<br>1——触摸小丸<br>2——用手指将 1 粒小丸拢向自己并抓起<br>3——用手指立刻将 2 粒小丸拢向自己并抓住 | 难度值：39.50<br>辅助物：2 粒小丸<br>方法：抱受试者于膝上坐在桌前，将 2 粒小丸一起放于桌上受试者能拿到处，说：“去拿小丸。” |
| C04 项：弄壁纸<br>0——不触摸纸<br>1——触摸或拉纸<br>2——用手指揉皱纸，弄皱面积＜50%<br>3——用手掌弄皱纸（一只或两只手）弄皱面积＞50% | 难度值：39.62<br>辅助物：1 张 20cm × 30cm 的纸，裁成两半<br>方法：在桌前抱受试者于检查者膝上面对桌子，将半张纸放在桌上，说：“看我把纸弄皱。”示范：检查者用一只手把纸弄皱，然后在距受试者手 10cm 处放另半张纸，说：“像我这样做。” |
| C05 项：抓握方木<br>0——未抓起方木<br>1——用整个手掌抓方木<br>2——用拇指、示指、中指和掌根抓方木，方木与手掌之间无可视空隙<br>3——用拇指、示指、中指抓方木，方木与手掌间有可视空隙 | 难度值：42.04<br>辅助物：1 块方木<br>方法：在桌前抱受试者坐于检查者膝上，在桌上距受试者手 10cm 处放 1 块方木，说：“来拿方木。”观察受试者抓方木的姿势 |
| C06 项：放开方木<br>0——未拿起方木<br>1——握住方木不放<br>2——将方木扔到桌上<br>3——将方木扔或放在检查者的手上 | 难度值：42.42<br>辅助物：1 块方木<br>方法：受试者坐在检查者大腿上，将 1 块方木放在受试者能够触及的地方，说：“把方木拿给我。” 检查者的手放在受试者手的下方 15cm 处 |
| C07 项：单手握两块方木<br>0——不抓方木<br>1——仅抓 1 块方木<br>2——用一只手抓 2 块方木，保留时间＜3 秒<br>3——用一只手抓 2 块方木，保留时间＞3 秒 | 难度值：45.91<br>辅助物：2 块方木<br>方法：检查者坐在桌前抱受试者于膝上面对桌子，把 2 块方木放在一起，先示范用一只手同时抓 2 块方木，再把方木放回桌面上说：“像我这样做。” |
| C08 项：抓小丸<br>0——未拿起小丸<br>1——用手指将 1 粒小丸拢向自己并抓起<br>2——用拇指、示指抓起 1 粒小丸<br>3——用拇指对着弯曲示指的边缘把 2 粒小丸拢向自己并抓起或以关节伸直拇、示指指腹相对的方式抓起 | 难度值：46.10<br>辅助物：2 粒小丸<br>方法：抱受试者于膝上坐在桌前，将 2 粒小丸一起放于桌上受试者能拿到处，说：“去拿小丸。” |

续表

| 检查项目 | 检查方法 |
| --- | --- |
| C09 项：抓笔<br>0——未能抓笔<br>1——能抓笔，笔尖不朝向纸<br>2——用拇指和小指抓笔，笔尖朝向纸<br>3——用拇指和示指抓笔，笔尖朝向纸，其余 3 指围绕在笔的上面部分 | 难度值：47.42<br>辅助物：1 支笔和 1 张纸（20×30cm）<br>方法：抱受试者坐于膝上，或受试者坐在一个安全的地方，面对桌子。将纸和笔放在受试者手边，吸引其注意，然后说："来画画。"观察受试者抓笔的姿势 |
| C10 项：前 3 指抓<br>0——不抓方木<br>1——用整个手抓方木<br>2——拇、示指抓方木，方木与手掌之间无空隙，接触点靠近方木两边（手、腕、手臂不离开桌面）<br>3——以拇指及示指、中指指腹相对的方式抓方木，方木与手掌间有可视空隙，接触点靠近方木顶端（手、腕、手臂离开桌面） | 难度值：47.84<br>辅助物：1 块方木<br>方法：检查者抱着受试者于膝上，坐在桌前。吸引其注意方木，然后将方木放于距受试者手 10cm 处的桌上，说："拿方木。"观察受试者抓取时手指的姿势 |
| D 区：操作能力 | |
| D01 项：移动小木桩<br>0——不碰小木桩<br>1——触及小木桩<br>2——拿起 1～2 根小木桩<br>3——拿起 3 根小木桩 | 难度值：38.32<br>辅助物：1 块插有 3 根小木桩的木钉板<br>方法：抱受试者坐于膝上，或受试者坐在一个安全的地方，面对桌子。将一块插有 3 根小木桩的木钉板放在受试者面前，检查者指着小木桩对受试者说："把小木钉拿出来。" |
| D02 项：方木递交<br>0——不抓方木<br>1——仅用一只手抓方木<br>2——将方木递交于左（右）手，但未抓取另 1 块方木<br>3——将方木递交于左（右）手，再用右（左）手抓取方木 | 难度值：39.47<br>辅助物：2 块方木<br>方法：抱受试者坐于膝上，或受试者坐在一个安全的地方，面对桌子。放 1 块方木在受试者右（左）手中，放另 1 块方木于桌上，靠近受试者的右（左）手，离其左（右）手远，检查者指着另 1 块方木对受试者说："再拿这 1 块方木。" |
| D03 项：敲击杯子<br>0——不拿杯子<br>1——拿并举起杯子但未敲击<br>2——敲击杯子 1～2 次<br>3——敲击杯子 3 次 | 难度值：40.18<br>辅助物：1 只杯子<br>方法：抱受试者坐于膝上，或受试者坐在一个安全的地方，面对桌子。示范：用手握着杯子吸引其注意，然后在桌上敲击杯子 3 次，接着将杯子放在桌上，说："像我这样敲杯子。" |
| D04 项：连接方木<br>0——未握住方木<br>1——只握住 1 块方木<br>2——双手各拿起 1 块方木，但未把它们在中线连起来<br>3——双手各拿起 1 块方木并在中线附近将 2 块方木连起来 | 难度值：40.89<br>辅助物：2 块方木<br>方法：受试者坐在检查者大腿上，面对桌子，将 1 块方木放在受试者的左手中，将另 1 块方木放在靠近受试者右手的地方，说："将那块也拿起来，然后把它们连起来。"必要的时候可以示范 |
| D05 项：拍手<br>0——双手不能合拢<br>1——双手合拢<br>2——拍手 1～2 次，手指伸直<br>3——拍手 3 次，手指伸直 | 难度值：42.21<br>方法：让受试者面对检查者坐，示范：检查者边拍手，边对受试者说："拍拍手。" |
| D06 项：伸向第 3 块方木<br>0——不看第 3 块方木<br>1——看着第 3 块方木<br>2——手伸向第 3 块方木，但手中方木脱落<br>3——手伸向第 3 块方木，同时手中仍握住原来的 2 块方木 | 难度值：45.10<br>辅助物：3 块方木<br>方法：抱受试者坐于膝上，或受试者坐在一个安全的地方，面对桌子。在受试者的每个手中各放 1 块方木，当受试者握住方木 3 秒后，将第 3 块方木放在桌上，说："再拿这块，手中的方木不要放掉。" |
| D07 项：用勺子敲击<br>0——不抓或仅触摸勺子<br>1——仅抓勺子<br>2——以垂直或斜的方向用勺子敲击杯子<br>3——以水平方向用勺子敲击杯子 | 难度值：50.60<br>辅助物：1 把勺子和 1 只杯子<br>方法：抱受试者坐于膝上，或受试者坐在一个安全的地方，面对桌子。检查者拿起杯子吸引受试者注意，示范：将勺子以水平方向敲击杯子 3 次，然后把勺子和杯子放在桌上，说："你来敲杯子。" |

续表

| 检查项目 | 检查方法 |
| --- | --- |
| D08 项：拧开瓶盖<br>0——仅拿起瓶子<br>1——摇动瓶子<br>2——试图拧开瓶盖<br>3——拧开瓶盖 | 难度值：52.19<br>辅助物：1 个盖有瓶盖的瓶子和 2 粒小丸<br>方法：抱受试者坐于膝上，或受试者坐在 1 个安全的地方，面对桌子。在受试者注视下检查者把 2 粒小丸放入瓶中，拧好瓶盖，然后把瓶子递给受试者，说："把小丸拿出来。" |
| D09 项：逐页翻书<br>0——未打开书<br>1——仅打开书<br>2——逐页翻 2 页或一次将 2 张或更厚的纸一起翻过<br>3——翻 3 页，每次翻 1 页 | 难度值：53.23<br>辅助物：1 本由厚封面和厚纸订成的书<br>方法：抱受试者坐于膝上，或受试者坐在一个安全的地方，面对桌子。把书放在受试者的面前，说："一页一页翻书。" |
| D10 项：剪开纸<br>0——不触及纸和剪刀<br>1——接触纸和剪刀<br>2——打开剪刀试图剪纸<br>3——剪开纸 | 难度值：61.55<br>辅助物：1 把钝头剪刀和两张纸<br>方法：抱受试者坐于膝上，或受试者坐在一个安全的地方，面对桌子。以受试者看得清的姿势示范：从一张纸的边上剪一下，重复 3 次。将剪刀和另一张纸放在受试者面前的桌上，说："你来剪。" |
| D11 项：把纸剪成两半<br>0——不剪纸<br>1——乱剪纸<br>2——只将纸剪开 3/4 或更多但未剪开<br>3——把纸剪成两半 | 难度值：70.71<br>辅助物：2 张 20×25cm 的纸、1 把钝头剪刀<br>方法：抱受试者坐于膝上，或受试者坐在一个安全的地方，面对桌子。以受试者看得清的姿势示范：将一张纸从中间一剪为二。给受试者另一张纸和剪刀，让他学着剪纸 |
| D12 项：解开纽扣<br>0——仅拿起纽扣带<br>1——解开一两粒纽扣<br>2——在 21 秒内解开 3 粒纽扣<br>3——在 20 秒内解开 3 粒纽扣 | 难度值：76.03<br>辅助物：1 条带有 3 粒纽扣的纽扣带<br>方法：检查者示范将 3 粒纽扣解开，然后将系好纽扣的纽扣带放在受试者面前的桌上，检查者指着纽扣带说："系上所有纽扣，越快越好。" |
| D13 项：在线条之间涂色<br>0——乱涂<br>1——超过边线 4 次<br>2——涂满两线间 3/4 空间，超过边线≤4 次<br>3——涂满两线间 3/4 空间，超过边线≤2 次 | 难度值：79.26<br>辅助物：1 支笔和 1 张预先画有两条平行线的纸<br>方法：放 1 支笔和纸在受试者面前的桌上，用示指先后沿两条线移动，并说："在两条线之间涂满颜色，不要涂出线。" |
| E 区：手眼协调 | |
| E01 项：手指触摸小丸<br>0——不向小丸伸手<br>1——受试者向小丸处伸手，但未触及<br>2——用手掌触及小丸或仅触及小丸周围的桌面（1cm 范围内）<br>3——用手指触及小丸 | 难度值：35.81<br>辅助物：1 粒小丸<br>方法：检查者坐在桌旁，抱受试者坐在膝上，面对桌子。将 1 粒小丸放在桌上受试者可及处，说："来拿小丸。" |
| E02 项：手指戳洞<br>0——不触摸钉板<br>1——仅触摸钉板附近的桌子或钉板<br>2——仅将手指放在洞内外 0.5cm 的范围内<br>3——将手指伸到洞底 | 难度值：39.82<br>辅助物：1 块木钉板<br>方法：受试者坐在检查者大腿上，或受试者坐在一个安全的地方，面对桌子。将 1 块木钉板放在受试者面前，示范：将示指戳入木钉板洞中，然后说："你来戳洞洞。" |
| E03 项：将 7 块方木放入杯中<br>0——未把方木放入杯中<br>1——将 1～3 块方木放入杯中<br>2——将 4～6 块方木放入杯中<br>3——将 7 块方木放入杯中 | 难度值：46.06<br>辅助物：7 块方木和 1 个杯子<br>方法：抱受试者坐于膝上，或受试者坐在一个安全的地方，面对桌子。放 7 块方木在受试者和杯子之间，示范：把 1 块方木放入杯中，然后取出放回原处。检查者边指方木，再指杯子，边说："把方木放进去。" |
| E04 项：将小丸放入瓶中<br>0——未捡起小丸<br>1——捡起 1 粒小丸，但未伸向瓶子<br>2——试图将 1 粒小丸放入瓶中<br>3——将 1 粒小丸放入瓶中 | 难度值：46.17<br>辅助物：4 粒小丸和 1 个无盖小瓶<br>方法：抱受试者坐于膝上，或受试者坐在一个安全的地方，面对桌子。在受试者面前的桌上放 1 个无盖的空瓶和 4 粒小丸，示范：捡起 1 粒小丸放入瓶中。然后说："像我这样把小丸放到瓶子里去。" |

续表

| 检查项目 | 检查方法 |
|---|---|
| E05 项：放小木桩<br>0——不拿小木钉桩<br>1——仅拿起小木桩，但未插入木钉板中<br>2——把 1～2 根小木桩放入木钉板中<br>3——把 3 根小木桩放入木钉板中 | 难度值：47.28<br>辅助物：1 块木钉板和 3 根小木桩<br>方法：抱受试者坐于膝上，或受试者坐在一个安全的地方，面对桌子。将木钉板放在受试者面前，把 3 根小木桩放在受试者和木钉板之间，示范：在受试者的注视下，把一根小木桩插入木钉板中，然后取出木桩放回原处，说："来插棍棍。" |
| E06 项：4 块方木搭高楼<br>0——抓起 1 块方木<br>1——堆叠 2 块方木<br>2——堆叠 3 块方木<br>3——堆叠 4 块方木 | 难度值：52.92<br>辅助物：4 块方木<br>方法：抱受试者坐于膝上，或受试者坐在一个安全的地方，面对桌子。示范：在受试者的视注下将 4 块方木，一块一块整齐堆叠起，保留 3 秒钟后推倒，然后说："像我这样搭高楼。" |
| E07 项：放形状<br>0——未放对形状<br>1——放对 1 块形状<br>2——放对 2 块形状<br>3——放对 3 块形状 | 难度值：53.67<br>辅助物：1 块形板和 3 块不同形状的板<br>方法：抱受试者坐于膝上，或受试者坐在一个安全的地方，面对桌子。将形板放于受试者面前的桌上，将 3 块形状块放在受试者和形板之间，每个形状块放在应插入位置的下方，检查者先指形状块，再指应插入的地方，边说："把形状放进去。" |
| E08 项：造 7 块方木的高楼<br>0——堆叠 4 块方木<br>1——堆叠 5 块方木<br>2——叠堆 6 块方木<br>3——叠堆 7 块方木 | 难度值：60.12<br>辅助物：7 块方木<br>方法：抱受试者坐于膝上，或受试者坐在一个安全的地方，面对桌子。示范；将 7 块方木一块一块整齐地堆叠起来造高楼，保留 3 秒钟后，然后推倒，说："像我一样搭高楼。" |
| E09 项：搭火车<br>0——乱放方木<br>1——把 2 块方木排成一行<br>2——将 3 块方木排成一行，但第 4 块方木未放对地方<br>3——将 3 块方木排成一行，将第 4 块方木放在第 1 块方木上面（如示范样） | 难度值：62.18<br>辅助物：8 块方木<br>方法：抱受试者坐于膝上，或受试者坐在一个安全的地方，面对桌子。放 4 块方木在桌上，示范：检查者抬高手以便受试者仔细观察，在底层将 3 块方木排成一行，再将第 4 块方木放在底层的第 1 块方木上，然后推动"火车"并发出火车开动的声音，接着将"火车"放在受试者可以看到但不能触及的地方，放另外 4 块方木在受试者面前，说："像我一样造一辆火车。" |
| E10 项：穿珠子<br>0——穿 0～1 粒珠子<br>1——穿 2 粒珠子<br>2——穿 3 粒珠子<br>3——穿 4 粒珠子 | 难度值：63.81<br>辅助物：6 粒方珠和 1 条线<br>方法：示范穿 2 粒珠子然后交于受试者，让其照做 |
| E11 项：模仿画垂线<br>0——未拿起笔，或笔尖不朝向纸<br>1——仅用笔接触纸<br>2——画出线，但偏移 20° 或长度＜3cm<br>3——画一条约 3cm 长的垂线，偏移≤20° | 难度值：64.36<br>辅助物：1 支笔和 1 张纸（20×30cm）<br>方法：抱受试者坐于膝上，或受试者坐在一个安全的地方，面对桌子。示范：用一支笔在纸上画两条（约 5cm 长）垂线，然后把纸和笔放在受试者面前，说："像我这样画竖线。" |
| E12 项：模仿画横线<br>0——未能划出线<br>1——画线＜5cm 或偏移＞45°<br>2——画 1 条 5cm 长线，偏移在 21～45° 之内<br>3——画 1 条 5cm 长线，偏移＜21° | 难度值：65.11<br>辅助物：1 支笔和 1 张纸（20×30cm）<br>方法：抱受试者坐于膝上，或受试者坐在一个安全的地方，面对桌子。示范：用一支笔在纸上画两条（约 5cm 长）横线，放另一张纸和笔在受试者面前，说："像我这样画横线。" |
| E13 项：快速放小丸<br>0——未放入小丸<br>1——在 60 秒内放 1～3 粒小丸<br>2——在 31～60 秒内放 5～10 粒小丸<br>3——30 秒内放 10 粒小丸 | 难度值：66.36<br>辅助物：1 个无盖小瓶和 10 粒小丸<br>方法：将 1 无盖小瓶和 10 粒小丸放在受试者面前的桌上说："把它们全部放进去，每次一粒，越快越好。" |

续表

| 检查项目 | 检查方法 |
|---|---|
| E14 项：穿线<br>0——未能穿过 1 个孔<br>1——正确地穿了 1 个孔<br>2——正确地穿了 2 个孔<br>3——正确地穿了 3 个孔 | 难度值：68.53<br>辅助物：1 块带 6 个孔的细长纸板和 1 条细长带子<br>方法：给受试者看纸板上的 6 个孔，提醒受试者看自己穿线，示范：将带子自上而下穿过第 1 个孔，从下而上穿过第 2 个孔，再向下穿过第 3 个孔然后让受试者仔细观察，取下纸板，连同木板一起交给受试者，让他学着穿线 |
| E15 项：临摹十字<br>0——未画线或仅画出一条线<br>1——画两条不相交的线<br>2——画两条相交的线，偏离垂直＞20°<br>3——画两条相交的线，偏离垂直＜20° | 难度值：70.65<br>辅助物：1 支笔、1 张纸（20×30cm）和 1 张画有十字的卡片<br>方法：放 1 支笔和纸在受试者面前的桌上，给受试者展示卡片上的“十”字，然后把卡片放在桌上，受试者可清晰看到的地方。检查者边指卡片上的“十”字，边说：“你来画一个十字，与这个一模一样。” |
| E16 项：描线<br>0——乱画<br>1——描线时偏离超过 4 次<br>2——描线时偏离 3～4 次，但均不超过 1.2cm<br>3——描线时偏离不超过 2 次且每次不超过 1.2cm | 难度值：72.32<br>辅助物：1 支笔、1 张印有 12×0.5cm 描红线的纸<br>方法：把纸放在受试者面前并使描红线保持水平，给受试者笔，检查者用手指描红线并对受试者说：“沿这根线描，尽量别画出去。” |
| E17 项：搭楼梯<br>0——未搭成楼梯<br>1——部分搭成楼梯<br>2——搭成楼梯状，但方木间有空隙或未排成直线<br>3——像示范样搭楼梯 | 难度值：73.30<br>辅助物：6 块方木<br>方法：在受试者可看清的范围内示范搭楼梯，保留 15 秒后，然后推倒，将 6 块方木放于受试者面前，说：“像我一样做。” |
| E18 项：临摹长短均等的“十”<br>0——画 2 条不相交的线<br>1——画 2 条相交线，偏离垂直＞20°，以交点分割的 4 条线段长度相差＞0.5cm<br>2——画 2 条交线，偏离垂直＜20°，以交点分割的 4 条线段长度相差＞0.5cm<br>3——画 2 条交线，偏离垂直＜20°，以交点分割的 4 条线段长度相差＜0.5cm | 难度值：74.09<br>辅助物：1 支笔、1 张纸（20×30cm）和 1 张画有十字的卡片<br>方法：放 1 支笔和纸在受试者面前的桌上，给受试者展示卡片上的“十”字，然后把卡片放在桌上，受试者可清晰看到的地方。检查者边指卡片上的“十”字，说：“就像这样画两条正中交叉的线，两边长度要一样。” |
| E19 项：搭金字塔<br>0——未有搭成金字塔的结构<br>1——部分搭成金字塔的结构<br>2——搭成金字塔，但方木在有的地方相碰或未排成直线<br>3——搭成金字塔（如示范） | 难度值：75.78<br>辅助物：12 块方木<br>方法：块方木搭成金字塔，保留模型，在受试者面前放另 6 块方木，嘱受试者按模型搭金字塔 |
| E20 项：两点连线<br>0——未将两点连起来<br>1——连线偏离水平＞1.2cm<br>2——连线偏离水平 0.6～1.2cm<br>3——连线偏离水平＜0.6cm | 难度值：76.87<br>辅助物：1 支笔和 1 张预先画有两点的纸<br>方法：将纸放在受试者面前将笔递给受试者，同时手先指一个点，再指另一点说：“从这一点到那一点画一条直线。” |
| E21 项：临摹画正方形<br>0——乱画<br>1——偏离＞30°或有 2 个角未封闭<br>2——线条偏离水平或垂直线 16～30°，或有 1 个角未封闭<br>3——线条直，水平或垂直的偏移＜15°，4 个角封闭 | 难度值：77.97<br>辅助物：1 支笔、1 张纸（20×30cm）、1 张画有正方形的卡片<br>方法：放笔和纸在受试者面前的桌上，给受试者看卡片上的正方形，然后把卡片放桌上，说：“画个正方形。” |
| E22 项：剪圆形<br>0——乱剪<br>1——在离线条 1.2cm 以外剪下圆圈<br>2——在线外 0.6～1.2cm 的范围内剪下 1/4～3/4 的圆圈<br>3——在线外 0.6cm 的范围内剪下 3/4 的圆圈 | 难度值：79.58<br>辅助物：1 张画有圆圈的纸和 1 把钝头剪刀<br>方法：把纸和剪刀给受试者，用示指沿圆圈移动并说：“剪这条线，别剪出去。” |

续表

| 检查项目 | 检查方法 |
|---|---|
| E23 项：折纸<br>0——将纸两折，二次距离均＞1.2cm<br>1——将纸两折，一次距离在 0.3～1.2cm，一次距离＞1.2cm<br>2——将纸两折，两边平行，二次距离均在 0.3～1.2cm 之间<br>3——将纸两折，两边平行，二次距离均＜0.3cm | 难度值：80.32<br>辅助物：2 张纸（20×30cm），其中 1 张已对折成两次<br>方法：向受试者出示对折两次的纸，并放在桌上使受试者能注意。给他另 1 张纸，让他仿折，并且嘱其注意边对齐 |
| E24 项：剪正方形<br>0——乱剪<br>1——在离线 1.2cm 范围外剪下正方形<br>2——在离线 0.6～1.2cm 范围内剪下正方形<br>3——在离线 0.6cm 范围内剪下正方形 | 难度值：80.43<br>辅助物：1 张预先画好正方形的纸、1 把钝头剪刀<br>方法：把纸和剪刀给受试者，检查者边用示指沿正方形边框移动边嘱受试者："剪这条线，别剪出去。" |

### （三）肌张力评定

肌张力评定见表 5－3。

**表 5－3　改良 Ashworth 肌张力评定**

| | 左 | 右 | | 左 | 右 | | 左 | 右 |
|---|---|---|---|---|---|---|---|---|
| 斜角肌 | | | 斜方肌 | | | 胸锁乳突肌 | | |
| 菱形肌 | | | 背阔肌 | | | 腰方肌 | | |
| 腹直肌 | | | 三角肌 | | | 前锯肌 | | |
| 肱二头肌 | | | 肱三头肌 | | | 旋前肌群 | | |
| 旋后肌群 | | | 腕伸肌群 | | | 腕屈肌群 | | |
| 髂腰肌 | | | 臀大肌 | | | 臀中肌 | | |
| 内收大肌 | | | 内收长短肌 | | | 股四头肌 | | |
| 腘绳肌 | | | 腓肠肌 | | | 比目鱼肌 | | |
| 胫前肌 | | | 拇指/长屈肌 | | | 备注： | | |

### （四）关节活动范围检查

关节活动范围（ROM）检查见表 5－4。

**表 5－4　关节活动范围检查**

| | | 左 | 右 | | | 左 | 右 |
|---|---|---|---|---|---|---|---|
| 肩关节 | 前屈 | | | 髂关节 | | 屈曲 | |
| | 后伸 | | | | | 伸展 | |
| | 内收 | | | | | 内收 | |
| | 外展 | | | | | 外展 | |
| | 旋前 | | | | | 内旋 | |
| | 旋后 | | | | | 外旋 | |
| 肘关节 | 屈曲 | | | 膝关节 | | 屈曲 | |
| | 伸展 | | | | | 伸展 | |

续表

| | | 左 | 右 | | | 左 | 右 |
|---|---|---|---|---|---|---|---|
| 腕关节 | 屈曲 | | | 踝关节 | | 背屈 | |
| | 背伸 | | | | | 跖屈 | |
| | 尺偏 | | | | | 内翻 | |
| | 桡偏 | | | | | 外翻 | |

## （五）步态观察

肉眼步态观察见表 5－5。

**表 5－5　肉眼步态观察**

| | 支撑相 | | | | 摆动相 | | |
|---|---|---|---|---|---|---|---|
| | 承重期 | 中期 | 末期 | 摆动前期 | 早期 | 中期 | 末期 |
| 躯干 | | | | | | | |
| 前倾 | | | | | | | |
| 后仰 | | | | | | | |
| 侧倾 | | | | | | | |
| 骨盆 | | | | | | | |
| 无前倾（左/右） | | | | | | | |
| 无侧倾（左/右） | | | | | | | |
| 上提（左/右） | | | | | | | |
| 髋关节 | | | | | | | |
| 伸展不足 | | | | | | | |
| 旋转/外展 | | | | | | | |
| 膝关节 | | | | | | | |
| 过度屈曲 | | | | | | | |
| 伸展过度 | | | | | | | |
| 屈曲不足 | | | | | | | |
| 足踝 | | | | | | | |
| 足触地 | | | | | | | |
| 前足掌触地 | | | | | | | |
| 全足触地 | | | | | | | |
| 足跟离地延缓 | | | | | | | |
| 对侧足跳跃 | | | | | | | |

## （六）运动协调功能评定

在进行运动协调功能评价时，要注意检查患儿的肌力，当肌力在 4 级以下时，该项评价无意义，还要注意进行双侧对比。

**1. 闭目难立征（Romberg 征）**

小儿双足并拢，双手向前平伸，先睁眼站立，然后闭目站立。如出现身体摇晃、身体倾斜或双手抖动为阳性。如闭目睁眼皆难立稳，提示为小脑共济失调，病变部位在小脑蚓部；如仅为闭目站立不稳，提示为感觉性共济失调，病变为两下肢感觉障碍；如向一侧倾倒（病侧），提示一侧小脑半球病变或一侧前庭损害。

**2. 指鼻试验**

小儿前臂外展、外旋向两侧伸出，用示指指尖指向自己的鼻尖部，然后以不同的方向和速度重复睁眼、闭眼，并两侧比较。当小脑半球发生病变时可看到同侧指鼻不准，接近鼻尖时动作发生变化，或出现动作性震颤（意向性震颤），且常见超过目标（辨距不良）。发生感觉性共济失调时睁眼进行无困难，闭眼时则有困难。

**3. 对指试验**

小儿屈肘，然后伸出示指去触碰对面检查者的示指，分别在睁眼和闭眼时进行测评。如小儿示指总是偏向一侧，提示该侧小脑或迷路神经有病变。

**4. 轮替动作**

小儿手向前方伸出并快速进行翻掌动作，或以一侧手快速连续拍打另一侧手背，或足跟着地，以前足掌拍击地面等，如动作笨拙，提示小脑性共济失调，节律慢而不匀，称轮替动作不能。

**5. 跟–膝–胫试验**

小儿仰卧，一侧下肢抬起，足跟放在对侧膝上，然后沿胫骨前缘向下移动。小脑损伤时，抬腿触膝时易出现辨距不良及意向性震颤，下移时常摇晃不稳；感觉性共济失调时，闭目时足跟难以找到膝。

**6. 日常生活动作观察**

通过小儿穿脱衣服、系鞋带、写字、行走等，观察小儿的动作是否协调、自如、准确；有无意向性震颤、言语顿挫等；有无不自主运动，如舞蹈样运动、手足徐动、震颤（静止性、意向性）、抽搐等。

### （七）异常姿势与异常运动模式评定

**1. 异常姿势评价要点**

（1）卧位姿势：主要观察小儿仰卧位及俯卧位姿势。卧位姿势的准确与否关系到以后坐位及站立位的发展。

1）俯卧位：主要受紧张性迷路反射及头部抗重力的功能影响。当小儿紧张性迷路反射延迟时，表现为屈肌张力增高、四肢屈曲、臀部抬高、头部不能上抬、双上肢不能支撑躯干、双臂屈曲内旋、足尖朝内。小儿抗重力姿势是沿抬头—肘支撑—手支撑—匍匐爬—四爬—高爬—站立的顺序逐渐发展的，当小儿抗重力姿势发育落后时，表现为粗大运动的发育延迟。

2）仰卧位：主要受肌张力发育、紧张性迷路反射及非对称性颈紧张反射的影响。肌张力低下时，小儿表现为四肢松软的蛙状体位；肌张力增高时，呈角弓反张姿势；紧张性迷路反射消失延迟时表现为仰卧位伸展姿势，即小儿头部后仰、下肢伸展；非对称性颈紧张反射消失延迟时，小儿表现为不对称紧张。

（2）坐位姿势：坐位发育落后时，小儿表现为扶做时坐位不稳，向前后或侧方倾倒。肌张力过高时，小儿表现为长坐位困难、下肢屈曲、脊柱后凸、骨盆后倾等。

（3）四爬位姿势：除受抗重力功能的影响外，还受平衡功能及肌张力、肢体分节运动的影响。需评价小儿的四爬能力及向前后、左右的平衡能力。当分节运动发育延迟时，小儿表现为兔跳样爬行。

（4）膝立位姿势：在膝立位评价各方向的平衡功能，观察有无代偿性脊柱后凸及髋关节屈曲。移动时观察躯干的稳定、骨盆的回旋及交替分节运动。

（5）立位姿势：在站立时观察小儿有无剪刀步态及尖足、有无足内翻和外翻等。观察小儿行走时双下肢的对称性，走路是否基底过宽、步态不稳、躯干摇晃等。

**2. 异常运动模式评价要点**

正常小儿的运动模式的发育，是原始反射在中枢神经系统成熟的过程中不断得到控制，在环境因素的刺激下，头部、躯干和四肢出现抗重力运动，并随着平衡的发育，姿势运动得到高度协调。在感觉系统的发育影响下，完成有目的的运动，表现为运动模式的多元化及分节运动。发育障碍患儿运动模式单一、缺少变化，常见表现如下。

（1）易出现角弓反张。

（2）头经常转向一侧，强制性非对称性颈紧张反射体位，正中位指向发育障碍。

（3）两手握拳时腕部内收、屈曲，腕部经常内收，很少看到外展运动。

（4）前臂旋前或像莫罗（Moro）反射样 5 指分开，单个手指缺乏活动。

（5）肩部后退。

（6）经常吃握着的那只手。

（7）常只动一只手。

（8）常出现突发性动作。

（9）坐位拉起时头向前屈曲，俯卧位时不能抬头。

（10）很少交叉蹬腿，一侧蹬腿较多。

（11）下肢屈曲时表现为外展，所有关节表现为屈曲。

（12）足与膝无分离运动。

（13）足内翻，无外翻运动。

（14）口常张开，不能闭唇。

（15）伸肘时常伴有肩部回旋。

（16）看不到俯卧位保护性头的回旋。

（17）吸吮无力。

（18）过度敏感。

（19）哭声高尖。

## 二、反射评定

正常的神经反射主要分为两类：终身存在的反射和仅存在于婴幼儿期的原始反射。小儿神经反射的发育情况能反映其神经系统的发育水平，如出现神经反射左右不对称，该出现时不出现、该消失时不消失，或出现病理反射等情况，均提示神经系统发育异常或受损。根据儿童的生长发育特点，不同年龄阶段的检查项目、方法和临床意义各有不同。儿童康复工作者应熟练掌握正常儿童的神经反射发育指标（表 5-6），通过对神经系统的检查，及早发现婴幼儿的脑损伤及损伤程度，有利于早期干预和早日得到适当的康复功能训练，防止障碍进一步恶化。

**表 5-6　神经反射发育指标**

| 反射 | 正常维持时间 | 刺激 | 反应 |
|---|---|---|---|
| 吸吮反射 | 0～3 个月 | 把手指放入小儿口中 | 唇颚出现吸吮动作 |
| 握持反射 | 0～3 个月 | 将手指或合适的物体放入小儿掌心靠内侧处 | 手指屈曲紧握物体，头部移至身体正中 |
| 格兰身体侧弯反射 | 0～2 个月 | 摩擦背部脊柱侧边 | 身体向刺激的一边弯曲 |
| 非对称性紧张性颈反射 | 0～4 个月，4～6 个月消失 | 平躺，头保持中立，手足伸直，然后将头转向一侧 | 与面部同侧的手足伸直，对侧手足屈曲 |
| 对称性紧张性颈反射 | 4～6 个月，8～12 个月消失 | 四肢跪地或趴于医生膝上，①然后将小儿头向下压。②姿势同上，然后将小儿头部向上抬起 | ①上肢屈曲或屈肌张力增加，腿部伸直或伸肌张力增高。②上肢伸直或伸肌张力增加，腿部屈曲或屈肌张力增加 |
| 紧张性迷路反射 | 0～4 个月，4～6 个月消失 | ①仰卧位，使小儿头部轻度背伸。②俯卧位，使小儿头部前屈 | ①因肌张力增高，出现四肢伸展。②因肌张力增高，出现四肢屈曲 |
| 翻正反射 | 1～2 个月至终身 | 眼蒙起，抱起，仰式、俯式，身体倾向左侧、右侧 | 头自动抬起，保持面部垂直，口在水平线上 |
| “两栖类”反射 | 6 个月至终身 | 仰卧，头保持正中，手伸直放于头两侧，腿伸直然后抬高一侧骨盆 | 同侧的肘、髋、膝关节均自动弯曲 |
| 颈立直反射 | 0～2 个月 | 仰卧位头向一侧回旋 | 可见整个身体一起回旋 |
| 迷路立直 | 2～4 个月 | 蒙住小儿眼，前后左右倾斜 | 可见头部始终保持直立 |
| 视性立直 | 4 个月至终身 | 不蒙住小儿眼，前后左右倾斜 | 可见头部始终保持直立 |
| 躯干立直 | 3 个月至终身 | 仰卧位使躯干向一侧倾斜 | 可见小儿主动将头抬起 |
| 降落伞 | 6 个月至终身 | 头向下由高处接近床面 | 可见双上肢伸展呈支撑反应 |

## 三、日常生活活动能力评定

脑瘫患儿日常生活活动（ADL）能力评定主要是测试患儿生活自理的程度和完成质量的情况。测试包括个人卫生动作、进食动作、更衣动作、排便动作、器具使用、认知交流动作、床上动作、移动动作、步行动作等，详见表 5-7。

评分标准：共 50 项，满分 100 分。每项能独立完成，计 2 分；每项能独立完成但时间较长，计 1.5 分；每项能完成但需辅助，计 1 分；两项中完成一项或即使辅助也很困难，计 1 分；不能完成，计 0 分。总分 75～100 分为轻度障碍，总分 50～74 分为中度障碍，总分 0～49 分为重度障碍。

**表 5-7　脑瘫患儿日常生活活动能力评定**

| 动作 | 得分 |
|---|---|
| （一）个人卫生动作 | |
| 1. 洗脸、洗手 | |
| 2. 刷牙 | |
| 3. 梳头 | |
| 4. 使用手绢 | |
| 5. 洗足 | |
| （二）进食动作 | |
| 1. 奶瓶吸吮 | |
| 2. 用手进食 | |
| 3. 用吸管吸吮 | |
| 4. 用勺叉进食 | |
| 5. 端碗 | |
| 6. 用茶杯饮水 | |
| 7. 削水果皮 | |
| （三）更衣动作 | |
| 1. 脱上衣 | |
| 2. 脱裤子 | |
| 3. 穿上衣 | |
| 4. 穿裤子 | |
| 5. 穿脱袜子 | |
| 6. 穿拖鞋 | |
| 7. 系鞋带、扣、拉链 | |
| （四）排便动作 | |
| 1. 能控制大小便 | |
| 2. 小便自理 | |
| 3. 大便自理 | |
| （五）器具使用 | |
| 1. 电器插销使用 | |
| 2. 电器开关使用 | |
| 3. 开关水龙头 | |
| 4. 剪刀使用 | |
| （六）认识交流动作 | |
| 1. 7 岁后 | |
| （1）书写 | |
| （2）与人交谈 | |
| （3）翻书页 | |
| （4）注意力集中 | |

续表

| 动作 | 得分 |
|---|---|
| 2. 7 岁前 | |
| （1）大小便会示意 | |
| （2）会招手打招呼 | |
| （3）能简单回答问题 | |
| （4）能表达意愿 | |
| （七）床上动作 | |
| 1. 翻身 | |
| 2. 仰卧位、坐位 | |
| 3. 坐位、膝立位 | |
| 4. 独立坐位 | |
| 5. 爬 | |
| 6. 物品料理 | |
| （八）转移动作 | |
| 1. 床、轮椅或步行器 | |
| 2. 轮椅、普通坐椅或便器 | |
| 3. 操作手闸 | |
| 4. 乘轮椅开关门 | |
| 5. 移动前进轮椅 | |
| 6. 移动后退轮椅 | |
| （九）步行动作（包括辅助器） | |
| 1. 扶站 | |
| 2. 扶物或步行器行走 | |
| 3. 独站 | |
| 4. 单足站 | |
| 5. 独自行 5m | |
| 6. 蹲起 | |
| 7. 能上下台阶 | |
| 8. 独行 5m 以上 | |
| 总分 | |
| 检查者签名 | |

## 四、能力低下儿童评定量表

能力低下儿童评定量表（pediatric evaluation of disability inventory，PEDI）是由 Stephen 等在 1992 年编制的针对能力低下儿童的功能评定专业量表（表 5－8）。能力低下儿童是指多种原因造成的行动、认知、语言、社会功能等多方面能力落后于正常水平的儿童。PEDI 主要针对 6 个月至 7.5 岁的能力低下儿童以及基本能力低于 7.5 岁正常水平的大年龄儿童，评价其自理能力、移动能力和社会功能。现已被康复界用于检测能力低下儿童的功能水平、制订康复计划和评估疗效。

可由治疗师、家长或护理者完成 PEDI 量表评估。在评分上，社会功能的每项评估项目均采点计分，通过者计 1 分，未通过者计 0 分，最后累计分数查阅标准值。介护者援助项目以 0～5 分制计分，援助越少、所获得的计分越多，最后以累计分数查阅标准值。

**表 5–8 能力低下儿童评价表**

| | | | | | | | | | | | | | | | |
|---|---|---|---|---|---|---|---|---|---|---|---|---|---|---|---|
| 第一部分：功能和技能 | | | | | | | | | | | | | | | |
| （一）处理能力领域 | | | | | | | | | | | | | | | |
| 1. 食物种类 | 1 | | | 2 | | | 3 | | | 4 | | | | | |
| 2. 使用容器 | 5 | | | 6 | | | 7 | | | 8 | | | 9 | | |
| 3. 使用饮料容器 | 10 | | | 11 | | | 12 | | | 13 | | | 14 | | |
| 4. 刷牙 | 15 | | | 16 | | | 17 | | | 18 | | | 19 | | |
| 5. 整理头发 | 20 | | | 21 | | | 22 | | | 23 | | | | | |
| 6. 鼻腔护理 | 24 | | | 25 | | | 26 | | | 27 | | | 28 | | |
| 7. 洗手 | 29 | | | 30 | | | 31 | | | 32 | | | 33 | | |
| 8. 洗身体/脸 | 34 | | | 35 | | | 36 | | | 37 | | | 38 | | |
| 9. 穿套衫/开衫 | 39 | | | 40 | | | 41 | | | 42 | | | 43 | | |
| 10. 系纽扣 | 44 | | | 45 | | | 46 | | | 47 | | | 48 | | |
| 11. 穿裤子 | 49 | | | 50 | | | 51 | | | 52 | | | 53 | | |
| 12. 穿鞋/袜 | 54 | | | 55 | | | 56 | | | 57 | | | 58 | | |
| 13. 厕所动作 | 59 | | | 60 | | | 61 | | | 62 | | | 63 | | |
| 14. 排尿管理 | 64 | | | 65 | | | 66 | | | 67 | | | 68 | | |
| 15. 排便管理 | 69 | | | 70 | | | 71 | | | 72 | | | 73 | | |
| 合计： | | | | | | | | | | | | | | | |
| （二）移动领域 | | | | | | | | | | | | | | | |
| 1. 厕所移乘 | 1 | | | 2 | | | 3 | | | 4 | | | 5 | | |
| 2. 椅子/轮椅移乘 | 6 | | | 7 | | | 8 | | | 9 | | | 10 | | |
| 3. 向车内移动 | 11 | | | 12 | | | 13 | | | 14 | | | 15 | | |
| 4. 床移动/移乘 | 16 | | | 17 | | | 18 | | | 19 | | | | | |
| 5. 移乘至浴槽 | 20 | | | 21 | | | 22 | | | 23 | | | 24 | | |
| 6. 屋内移动 | 25 | | | 26 | | | 27 | | | 28 | | | | | |
| 7. 屋内行走——距离和速度 | 28 | | | 29 | | | 30 | | | 31 | | | 32 | | |
| 8. 屋内移动——牵拉搬运物体 | 33 | | | 34 | | | 35 | | | 36 | | | 37 | | |
| 9. 屋外移动方法 | 38 | | | 39 | | | | | | | | | | | |
| 10. 屋外移动——距离和速度 | 40 | | | 41 | | | 42 | | | 43 | | | 44 | | |

续表

| | | | | | | | | | | | | | | | |
|---|---|---|---|---|---|---|---|---|---|---|---|---|---|---|---|
| 11. 屋外移动——路面 | 45 | | | 46 | | | 47 | | | 48 | | | 49 | | |
| 12. 上阶梯 | 50 | | | 51 | | | 52 | | | 53 | | | 54 | | |
| 13. 下阶梯 | 55 | | | 56 | | | 57 | | | 58 | | | 59 | | |
| 合计： | | | | | | | | | | | | | | | |
| （三）社会功能领域 | | | | | | | | | | | | | | | |
| 1. 语言理解 | 1 | | | 2 | | | 3 | | | 4 | | | 5 | | |
| 2. 理解句子、文章复杂性 | 6 | | | 7 | | | 8 | | | 9 | | | 10 | | |
| 3. 交流功能的使用 | 11 | | | 12 | | | 13 | | | 14 | | | 15 | | |
| 4. 表达复杂的交流 | 16 | | | 17 | | | 18 | | | 19 | | | 20 | | |
| 5. 解决问题 | 21 | | | 22 | | | 23 | | | 24 | | | 25 | | |
| 6. 社会交流、游玩（与成人） | 26 | | | 27 | | | 28 | | | 29 | | | 30 | | |
| 7. 同龄人之间的交流 | 31 | | | 32 | | | 33 | | | 34 | | | 35 | | |
| 8. 用物品游玩 | 36 | | | 37 | | | 38 | | | 39 | | | 40 | | |
| 9. 关于自己的情报 | 41 | | | 42 | | | 43 | | | 44 | | | 45 | | |
| 10. 时间定位 | 46 | | | 47 | | | 48 | | | 49 | | | 50 | | |
| 11. 家庭工作 | 51 | | | 52 | | | 53 | | | 54 | | | 55 | | |
| 12. 自我防卫 | 56 | | | 57 | | | 58 | | | 59 | | | 60 | | |
| 13. 在社区内的功能 | 61 | | | 62 | | | 63 | | | 64 | | | 65 | | |
| 合计： | | | | | | | | | | | | | | | |

| | | | | | | | | | | |
|---|---|---|---|---|---|---|---|---|---|---|
| 第二部分：介护者对儿童的援助和调整 | | | | | | | | | | |
| （一）自理能力领域 | | | | | | | | | | |
| 1. 进食 | 5 | 4 | 3 | 2 | 1 | O | N | C | R | E |
| 2. 梳洗 | 5 | 4 | 3 | 2 | 1 | O | N | C | R | E |
| 3. 入浴 | 5 | 4 | 3 | 2 | 1 | O | N | C | R | E |
| 4. 上半身更衣 | 5 | 4 | 3 | 2 | 1 | O | N | C | R | E |
| 5. 下半身更衣 | 5 | 4 | 3 | 2 | 1 | O | N | C | R | E |
| 6. 厕所动作 | 5 | 4 | 3 | 2 | 1 | O | N | C | R | E |
| 7. 排便管理 | 5 | 4 | 3 | 2 | 1 | O | N | C | R | E |
| 8. 排尿管理 | 5 | 4 | 3 | 2 | 1 | O | N | C | R | E |
| 援助合计： | | | | 调整合计： | | | | | | |
| （二）移动领域 | | | | | | | | | | |
| 1. 椅子/厕所的移乘 | 5 | 4 | 3 | 2 | 1 | O | N | C | R | E |
| 2. 车子的移乘 | 5 | 4 | 3 | 2 | 1 | O | N | C | R | E |
| 3. 床的移动/移乘 | 5 | 4 | 3 | 2 | 1 | O | N | C | R | E |
| 4. 浴槽移乘 | 5 | 4 | 3 | 2 | 1 | O | N | C | R | E |
| 5. 屋内移动 | 5 | 4 | 3 | 2 | 1 | O | N | C | R | E |

续表

| | | | | | | | | | | |
|---|---|---|---|---|---|---|---|---|---|---|
| 6. 屋外移动 | 5 | 4 | 3 | 2 | 1 | O | N | C | R | E |
| 7. 阶梯 | 5 | 4 | 3 | 2 | 1 | O | N | C | R | E |
| 援助合计： | | | | 调整合计： | | | | | | |
| （三）社会功能领域 | | | | | | | | | | |
| 1. 理解功能 | 5 | 4 | 3 | 2 | 1 | O | N | C | R | E |
| 2. 表达功能 | 5 | 4 | 3 | 2 | 1 | O | N | C | R | E |
| 3. 共同解决问题 | 5 | 4 | 3 | 2 | 1 | O | N | C | R | E |
| 4. 与小朋友游玩 | 5 | 4 | 3 | 2 | 1 | O | N | C | R | E |
| 5. 安全性 | 5 | 4 | 3 | 2 | 1 | O | N | C | R | E |
| 援助合计： | | | | 调整合计： | | | | | | |
| 得分一览 | | | | | | | | | | |

| 领域 | 部分 | 原始分 | 基准标准分 | 标准差 | 尺度化分 | 标准差 | 适合分 |
|---|---|---|---|---|---|---|---|
| 自理能力 | | | | | | | |
| 移动 | | | | | | | |
| 社会功能 | | | | | | | |
| 处理能力 | | | | | | | |

调整频度

| 自理能力（8 项） | | | | 移动（7 项） | | | | 社会功能（5 项） | | | |
|---|---|---|---|---|---|---|---|---|---|---|---|
| 无 | 儿童 | 康复 | 广泛 | 无 | 儿童 | 康复 | 广泛 | 无 | 儿童 | 康复 | 广泛 |
| | | | | | | | | | | | |

## 五、脑瘫严重程度分级

常用的量表为粗大运动功能分级系统量表（Gross Motor Function Classification System，GMFCS），GMFCS 分级评定量表（表 5－9），根据障碍程度，可分为 4 个等级和类别。①Ⅰ级：几乎没有行动限制的脑瘫患儿。②Ⅱ级：具有中度运动限制的脑瘫患儿。③Ⅲ级：具有重度运动限制的脑瘫患儿。④Ⅳ级：有用的运动及动作几乎完全不可能完成的脑瘫患儿。

**表 5－9　GMFCS 分级评定量表**

| 分级 | 表现 | 各级别最高能力描述 |
|---|---|---|
| Ⅰ | 2 岁：小儿可以坐位转换，可坐在床上自由地使用双手玩耍，可用手和膝爬行，能扶物站立并扶物体走数步，到 18 个月至 2 岁，小儿可以不用任何辅助设施独立行走<br>2～4 岁：小儿可坐在床上自由地使用双手，不需成人辅助可完成坐位与立位以及其他体位的转换，小儿喜欢独立步行<br>4～6 岁：小儿可不用双手辅助坐在椅子上保持或离开，可独立从床上或椅子上站立，可以在室内外行走，可以爬楼梯，跑和跳的能力在发展中 | 能够不受限制地行走，在完成更高级别的运动技巧上受限 |
| Ⅱ | 2 岁：小儿可以坐在床上，但需要用手支撑来维持身体平衡，小儿可以匍匐爬行或用手和膝爬行，可扶物站立，可扶家具抬足<br>2～4 岁：小儿坐在床上使用双手操作物体时或许保持平衡较难，坐位或其他体位活动时需要成人辅助，小儿可在稳定支持面上抓站，可手足交替四爬移动，可扶家具移动，喜欢借助步行器行走<br>4～6 岁：小儿可以坐在椅子上双手玩耍，可稍加辅助从床上或椅子上站立，可在室内独立行走，在室外的平地上也可走数步，可以扶栏杆爬楼梯，不能跑和跳 | 不需使用辅助器械行走，但是在室外和社区内的行走受限 |

续表

| 分级 | 表现 | 各级别最高能力描述 |
|---|---|---|
| Ⅲ | 2 岁：小儿扶腰可保持坐位，可翻身与腹爬移动<br>2～4 岁：小儿可以保持“W”形坐姿（坐在前屈、内旋的髋关节及膝关节之间），取其他坐姿时或许需要成人的辅助，小儿几乎不能完成下肢交替的腹爬及四爬，小儿可扶物站立，在成人的引导或辅助下或许可行走数步<br>4～6 岁：可扶物保持坐位，可借助物体坐在椅子上或离开，可借助步行器在室内行走但不持久，在成人的辅助下可爬楼梯，在室外的不平地面上无法行走 | 使用辅助移动器械行走，在室外和社区的行走受限 |
| Ⅳ | 2 岁：小儿可控制头部，坐在床上时躯干需要支持，小儿可仰卧位翻身，俯卧位或许可以翻身成仰卧位<br>2～4 岁：小儿可以扶坐，如没有辅助不能维持坐姿与坐位平衡，小儿坐位及立位的保持需要特定的装具如坐姿矫正椅、站立架等，依靠辅助器具及成人的辅助可在室内进行短距离的移动，不能完成翻身、腹爬及下肢交互运动的四爬移动<br>4～6 岁：小儿可在特定的椅子上保持坐位，如坐姿矫正椅，在成人的辅助下可坐在椅子上或离开，可在步行器或成人的辅助下行走数步，但行走时很难转身，也很难在不平地面上维持平衡，可借助电动轮椅移动 | 自身移动受限，需要被转运或在室外和社区内使用电动移动器械行走 |
| Ⅴ | 2 岁：身体障碍使小儿自主运动的控制受到限制，小儿在俯卧位或坐位时不能维持头部和躯干的抗重力姿势，翻身时需要成人辅助<br>2～4 岁：身体障碍使小儿对随意运动及躯干和头部的抗重力姿势的保持能力受到限制，各种运动功能的范围受限，坐位及立位的功能受限，且特殊器具及辅助设施不能完全补偿<br>4～6 岁：身体障碍使小儿对随意运动及躯干和头部的抗重力姿势的保持能力受到限制，各种运动功能的范围受限，坐位及立位的功能受限，且特殊器具及辅助设施不能完全补偿 | 即使在使用辅助技术的情况下，自身移动依然严重受限 |

## 六、其他评定

### （一）言语功能评定

首先要了解言语的正常发育，包括言语前期的发育、言语接受期的发育、言语表达期的发育等。

**1. 言语发育迟缓**

指在发育过程中，儿童语言发育没达到与其年龄相应的水平。呈现语言发育迟缓的儿童多数具有精神发育延迟或异常。评定时可采用按照汉语特点修订的中国版的 sign-significance（S－S）检查法。

**2. 运动性构音障碍**

是参与发声的器官（包括肺、声带、软腭、舌、下颌、口唇）的肌肉系统及神经系统发生疾病所致的语言运动功能障碍，可表现为语音欠清晰、鼻音重、语速减慢、发声困难等。评定时可采用河北省人民医院康复中心修订的 Frenchay 构音障碍评定法。

### （二）发育状况评定

发育解离是指各发育领域的发育阶段有很大的差距。脑瘫儿童在语言、运动、智力、社会生活适应能力和日常生活自理能力等方面的发育与正常儿童存在一定差距，通过对脑瘫患儿的综合评价，明确目前脑瘫患儿面临的重要困难，从而确定康复的重点。例如，一个痉挛型四肢瘫的 1 岁儿童，其语言发育水平为 6 月、运动发育水平为 3 月、智力水平为 9 月、社会生活适应能力水平为 4 月，日常生活自理能力水平为 3 月，目前康复的重点是运动和日常生活能力；一个手足徐动型脑瘫的 3 岁儿童，其语言发育水平为 6 月、运动发育水平为 8 月、智力水平为 3 岁、社会生活适应能力水平为 1 岁、日常生活自理能力水平为 6 月，目前康复的重点是提高语言、运动和日常生活自理能力。

（三）家庭环境评定

家庭环境评定的重点是父母职业、经济状况、日常监护人的文化水平和家庭居住环境，了解父母职业可以为出院后家庭康复提供参考，如父母为教师，对其进行培训后就可以集中进行家庭智力康复，从而节约康复成本。经济状况和父母对康复的态度是决定儿童接受医院康复的时间长短的重要指标，引导员或治疗师根据儿童在医院康复的时间制订方案。

（四）预后评定

预后评定是脑瘫患儿家长最关心的问题，目前国内外主要根据神经反射发育评定法和运动功能发育评定法进行判断，如 4 个月无拇指内收，6 个月手、口、眼协调可除外脑瘫；6 个月后仍有尖足是脑瘫重要标志。Compos 等报道，9 个月前能竖颈、2 岁前能独坐、1.5～2.5 岁能膝爬是最终能独立步行的非常有价值的预测指标；1.5 岁不会翻身、2.5 岁不能坐、3 岁不能四爬的脑瘫患儿日后步行的可能性不大；1.5 岁能坐、2.5 岁可以四爬的脑瘫患儿日后独立步行或借助拐杖步行的可能性较大；翻身后 1 年内获得四爬能力，日后独立步行的可能性大；2 年以上可能步行；1～2 年为临界区，独立步行的可能性较前者小。

脑瘫患儿的运动功能发育与原始反射的消失、姿势反应的建立关系十分密切。Watt 报道，2 岁时非对称性紧张性颈反射、对称性紧张性颈反射、紧张性迷路反射、惊跳反射仍残存者，8 岁时均不能独立行走；2 岁前上述反射消失者，75%以后能独立步行；2 岁前降落伞反应建立者，93%以后能独立行走。国内报道，出生 12 个月后原始反射仍残存者，88%不能独立行走；出生 12 个月以内上述反射消失者，85%以后能独立步行；2 岁前降落伞反应建立者，87%以后能独立行，缺乏者 83%以后不能独立行走。

（张 丽 仇园园）

## 第四节 作业治疗

为使患儿得到最好的恢复，人们不满足于药物治疗、理疗、针灸，在此基础上，开始有目的、有针对性地从日常生活活动、职业劳动、认知活动中选择一些作业活动，以训练日常生活活动能力为主要目标，对患儿进行训练。作业治疗侧重于改善上肢功能、感知觉发育和日常生活动作，帮助稳定情绪，使患儿社会化，最终使脑瘫患儿身心功能全面康复，即在运动功能和精神方面获得最大限度的康复，达到生活自理，为其将来参与社会活动、劳动和工作奠定基础。

### 一、治疗目的

**1. 运动功能**

增加患儿的关节活动范围，训练相关肌群，掌握实用性动作。

**2. 感觉、认知**

提高患儿对周围环境、人和事物的反应能力。

**3. 日常社交**

提高患者社会生活技能。

## 二、治疗特点

儿童在解剖、生理、心理、社会作为等方面尚未发育成熟，可随年龄的变化而发生变化，因此针对儿童疾病的作业疗法，应以活动为手段，恢复、维持或重新开发因病残而丧失的功能，当功能恢复无望时，则设计制作并提供相应的辅助器具来进行代偿。

### （一）治疗–游戏–教育相结合

充分了解儿童在各个阶段发育的特点，以及病残可能给患儿带来的生理和心理上的影响，采取有针对性的、符合小儿生理和心理发育特点的综合康复治疗措施。在患儿的康复治疗中，开展治疗–游戏–教育相结合的治疗措施，可以帮助他们克服生理、心理和社会适应上的困难，最大限度地挖掘他们的各项潜能，促进其身心发育，使其能过正常的生活。

**1. 治疗与教育**

作业治疗是一个需要多学科参与的系统工程。除了康复工作者外，还需要教育工作者和家长的参与。作业治疗师不仅要负责提供病残儿童功能水平及功能性活动质量的评估资料，还要考虑患儿日常生活所需的辅助器具和周围环境设施的设计，以及与就业相关的训练等，制订必要的作业治疗计划并付诸实施。

**2. 治疗与游戏**

游戏是儿童时期的一项重要日常活动，是儿童生长发育中不可缺少的部分。游戏可激发患儿的积极性和主动性，使之能主动地参与到治疗过程中，并且不会产生厌倦心理，还提高了患儿对整体运动的控制。所以，在治疗的过程中，应充分发挥游戏的作用，将游戏融入治疗中，减少患儿在治疗中的逆反心理。

（1）游戏的种类：游戏的形式多种多样，可从不同的角度进行分类，在此介绍两种分类方法。

1）根据儿童在游戏中所扮演的角色及其社交发展阶段，Patren 将游戏行为分为如下几种。①自身游戏：游戏集中在自己的身体部分，亦观察在其四周发生的事情。②旁观游戏：观察其他儿童游戏，并参与他们的谈话，但并不参与游戏。③单独游戏：儿童独自从事游戏，一切以自我为中心，既不与其他儿童玩耍，也无意接纳玩伴，往往边玩边自言自语，自得其乐。④平行游戏：使用与他人相似的玩具，并在他们旁边玩耍，但不与其他儿童一同玩耍，彼此之间沟通较少。⑤联合游戏：与其他儿童共同游戏，但游戏活动并无组织，无劳动分工，不产生产品，每个孩子均独立地活动，其兴趣在于相互之间玩耍的联系而非活动。⑥团体游戏：与其他儿童为了达到某种目的（如竞技、制作物品）而有组织地进行活动。可产生明显的团体归属感和团体荣誉感，有 1～2 位领导者进行指挥。在群体活动中，每位儿童均担任一定的角色，相互间起促进作用。

2）根据游戏的特点和作用，可分为以下几种。①体力性游戏：涉及整个身体且强度较高，并需要高度的信心。可发展儿童的平衡与协调能力，起初为简单的躯体运动，以后为复杂性运动，如跑、跳跃、攀爬直至成年人的体育运动。②社交性游戏：主要乐趣来自于玩伴间的相互作用，如捉迷藏等。儿童从中可学会如何与其他人相处、轮流活动和遵守规则的基本思想。③技能性游戏：通常是单独进行，不仅需要高度集中的注意力和整体的计划性，也需要手和眼之间协调和控制，如搭积木、串珠等。④假想性游戏：儿童在用木偶或小车进行游戏时，需记住和考虑组成其假想世界的事件，由此发展成为更高级的假想性游戏，精于假想性游戏的儿童有望成为较好的学习者和思想者。

（2）游戏的作用：游戏活动占儿童时期活动的大部分，并随儿童生长发育分化成日常生活活动、学习、工作、休闲活动等。游戏中儿童利用自己的运动、感觉、认知、心理、社会功能、娱乐中的反复挑战，不断提升游戏水平，起到了改善身心功能的作用。具体来说，游戏的作用有以下 4 方面。

1）运动、感觉及感知方面：在游戏中，重复的活动不仅改善了患儿的粗大和精细的技巧活动，随着运动的复杂性提升，也改善了其运动协调能力。

2）情感方面：通过游戏，儿童可产生自我感和内在的稳定性，并对周围环境的一致与恒定产生信任感，这是自我认同的基础。

3）认知方面：游戏活动与儿童认知发展的水平密切相关。通过游戏，儿童学会如何对事物进行处理，象征性游戏和戏剧性游戏可使儿童产生表象思维。

4）社交方面：在游戏中，儿童以自己的方式来了解家庭、成人和不同性别的角色与作用。

由此可见，游戏既可作为治疗活动的目标，又可作为工具。

（3）游戏活动计划的制订：可以有针对性地进行补偿，或将治疗作为游戏活动的一个部分，可以帮助患儿弥补缺陷。应从以下几方面进行考虑。

1）游戏的体位：通过对患儿运动功能的评估，在游戏的过程中设计一些简单而有意义的体位改变，可增加患儿探索的机会，更重要的是改善提高其功能。体位摆放时应注意以下几点。①并非只有一种游戏的体位，可尝试在多种体位下进行游戏，这可确保皮肤及骨性突出部分不过度受压，并可使肌肉长度有所变化。另外，要避免让患儿连续处于某一种体位超过 20 分钟。②进行体位摆放时，应注意增强患儿视觉的追随能力和头部的控制能力，在游戏活动过程中，尽可能将其双手带向或越过中线位，同时保持双前臂均匀负重。③避免过长时间的静止性体位，一旦患儿平衡能力得到发展，就应鼓励他在游戏中不停地移动，而非静坐不动。④随着患儿情况的改善，应不断改变体位以增加活动的难度，促进进一步发展。

2）游戏环境的安排：游戏环境包括建筑环境、游戏用具、环境刺激、在场人员等，应充分考虑活动场所的安全性和舒适性。为增强活动区域的趣味性，可在所处环境中增加感觉刺激。可用游戏活动，达到某一特定目标或多个目标。

3）玩具的选择、使用与改造：残疾儿童所需的玩具要求如下。①玩具给予的方式和时间要恰到好处。②玩具使用上有更多的重复，以便达到强化学习的目的。③玩具在“慢速运动”中使用。④玩具的使用要避免使儿童产生挫折感。

4）在游戏过程中须注意患儿的精神和心理状态，在患儿初次开始参与游戏的过程中，可能会因自身问题而产生过激心理，或是因他人的差别对待而出现精神和心理问题。

### （二）充分重视家属参与

父母是病残儿童最好的康复治疗师，在康复治疗过程中，父母起着最为直接和重要的作用，具有不可替代性，原因如下。①父母在满足患儿的爱以及衣、食、住、行等基本需求上，起着不可替代的作用。②父母与患儿接触的时间最长，是患儿最亲近、最信赖的人，父母对患儿的了解甚于任何其他人，他们可向康复工作者提供有用的信息，有利于各方面对患儿开展针对性治疗。③即使患儿在医院接受治疗，每日的康复治疗时间也是有限的，在 24 小时内所占的比例较小，而患儿在家庭中的生活却占了相当大的部分，父母可不受时间和空间的限制对孩子开展一对一的辅导，起到强化治疗的作用。④父母是儿童最好的导师，而儿童也更喜欢模仿父母的行为。⑤父母的辅助不必另付费用，具有经济价值。

### （三）康复辅助器具的设计和选用须重视儿童发育的特点

残疾儿童在康复的过程中，常需要自助具或矫形器的支持和辅助，以限制异常活动，维持功能性姿势，预防或矫正畸形。在设计和选用时应考虑以下因素。

**1. 正确选用和设计辅助器具**

在选用和设计辅助器具前，应仔细检查患儿具有哪些功能，对确实不能自行活动或自行活动过于困难者，才考虑使用辅助器具。

**2. 设计辅助器具应考虑儿童生长发育的特点**

在设计辅助器具的过程中，应充分考虑儿童生长发育的动态特点和使用的环境，并对所要代偿的动作及功能进行科学的分析，尽可能使其结构简单，使患儿在使用过程中无需额外消耗体力。

**3. 正确选择装配时机**

通常在功能障碍逐渐固定，患儿在进行日常生活活动或娱乐时，自己不能完成某项活动，治疗师、家长帮助他一起想办法克服时，介绍或推荐相适合的辅助具。

**4. 勿过度依赖辅助器具**

辅助器具只是代偿或代替已经丧失的功能，患儿勿过度依赖辅助器具。

## 三、治疗步骤和方法

### （一）治疗步骤

治疗师必须熟悉作业治疗的步骤，以便应用在作业治疗之中，具体如下。

**1. 评估**

可概括为数据的收集及处理。即收集患者有关资料，逐项分析研究其意义，作为设定预期目标、制订治疗程序时的判断数据。针对具体活动障碍可以采用活动分析，而不是简单地进行徒手肌力评估或日常生活活动测试。

（1）收集数据：完成评估要收集有关患者的性别、年龄、诊断、病史、用药情况、社会经历、工作、护理记录等数据，先对患者有一个大概的了解。然后对患者进行有目的的评估以决定患者的目前功能水平、病程阶段等。

（2）分析问题：将上述数据进行全面分析，找出需要解决的主要问题。这些问题主要反映功能受限最明显或影响生活最突出的困难和妨碍其恢复的各种可能因素。仔细分析这些问题的实质和最终解决的目标。

**2. 设定预期目标**

在评估中将各种有价值的数据综合在一起，分析其现有功能，确定妨碍恢复的因素（恢复阻碍因素），从而预测出可能恢复的限度，这就是预测目标的设定。治疗目标可分为最终目标（长期目标）和近期目标（短期目标）。

**3. 制订治疗方案**

在详细了解残疾程度及功能障碍基础上，可确定出大体上能达到的目标。根据各种评估数据（肌力、肌张力、关节活动范围、继发畸形情况等）制订一个包括预防对策在内的办法和目标的作业治疗程序，这就是治疗程序表的制订，确定治疗程序后，对每个近期目标提出具体的作业治疗方法，并用简单的文字形式表现出来。

**4. 实施治疗**

根据处方或确定的治疗程序表，与各专科治疗师密切联系，按照康复医师总体的治疗方案，运用自己的专业技术进行治疗。治疗师可依评估时的结果和自己的补充评估，结合经验及技术水平选择最佳治疗手段。可以分步骤、分阶段完成。

**5. 再评估**

根据处方或制订的治疗方案进行治疗之后，患者逐渐恢复，但也可能与预期相反，未能接近目标。因此要进行客观的二次评估，要不断观察并记录，即再评估。要定期对患者的治疗进行检查，并与原来的结果进行比较，观察治疗方法是否正确。如未能完成预定目标，要及时并有针对性地调整。

**6. 预计康复后转归**

通过反复再评估，确认患者恢复已达极限、症状已固定之后，需决定患者的转归，是继续留在医院进行康复还是采取家庭康复。如采取家庭康复，需制订相应的家庭康复计划。

（二）治疗方法

**1. 感知能力训练**

（1）0～4 个月婴儿：训练重点是利用视、听、触摸、被动输入感觉，使患儿产生对人和物的有意注意，激起其探究反射和抓物意识的形成。可应用低、中、高频玩具在婴儿耳后 10～15cm 处轻摇 4～5 下，并选用色彩鲜艳或对比色明显的电动玩具，在距婴儿眼 30cm 处水平缓慢移动，训练其追视物体或让婴儿注意玩具。与人对视交流时，距其眼 20～30cm，唤其乳名（注意只唤一个名字），发“à”“ē”“ǔ”等声音逗引，表情热烈丰富。进行触觉输入时，应由细软过渡到粗硬刺激（如绒类玩具、毛巾、棉布、皮球、算珠、方格板、沙粒等），以防患儿过于敏感。做 10～15 分钟上肢关节活动范围训练，以促进手打开、拇指外展及手功能的发育。

（2）4～8 个月婴儿：除以上项目外，4～5 个月婴儿可训练左右 180°、上下 90° 灵活追视，再到地面玩具追视；5～6 个月婴儿可训练伸手追抓玩具，寻找物体，毛巾盖脸；6～8 个月婴儿可自喂饼干，利用环形玩具、摇铃等训练换手、敲击，以物对敲来促进手眼协调、双手间协调及中线活动。利用镜子对视交流，玩捉迷藏，并定期与其他儿童玩耍来促进与人的交流、对母亲的正常依恋、主动发音和对名字的应答。

（3）9～12 个月婴儿：重点训练是小物件拿起、放下及对捏、语言理解（问常见人的称呼或物体在哪里，知道回头找或伸手指）、简单模仿（如学“再见”，把玩具弄响，包括击、按、捏弄），学做交往游戏（如恭喜、欢迎等），训练将二便解在规定的地方等。

（4）1～1.5 岁儿童：重点训练是小物件固定投掷（放入容器）、匹配形状（圆、方）、模仿（如推车、画点等）、堆搭积木、语言理解、增加词汇，学会控制二便，配合穿衣、裤。

**2. 神经肌肉骨骼训练**

（1）关节活动范围训练：关节活动范围是指关节活动时可达到的最大范围。关节活动有主动与被动两种，关节活动范围分为主动活动范围和被动活动范围。主动关节活动范围是指作用于关节的骨骼肌随意收缩引起关节运动时所通过的运动弧；被动关节活动范围是指外力引起关节运动时所通过的运动弧。关节活动范围训练的目的是运用多种康复训练的手段扩大或维持关节活动范围，提高肢体运动能力。减少关节活动受限，应遵循从近端关节到远端关节的原则。

1）肩关节训练：具体如下。①肩关节屈曲、伸展：屈曲是由肩肱关节与肩胛胸廓关节以 2:1 的比例协同完成的复合运动，即肩关节屈曲 180°（实为肩肱关节屈曲 120°）、肩胛胸廓关节外旋 60° 的组合（肩肱节律）。在进行肩关节屈伸训练时，治疗师一手握患儿腕关节将其拉至背伸位，掌指关节伸展，4 指分开拇指向后，另一手扶持肘关节使其呈伸展位。在完成肩关节屈曲和伸展时禁止使用牵拉手法，轻轻地向关节近端方向进行挤压，并在运动过程中将肩胛骨向前上方托起，随上肢进行运动。②肩关节内收、外展：盂肱关节外展，最初 30° 是由肩关节独立完成的，当其继续外展时，则与肩胛胸廓关节以 2:1 的比例协同完成，即肩关节的 180° 外展是由肩锁关节外展 20° 与肩胛胸廓关节外旋 60° 组合运动的结果。因此，在进行肩关节外展、内收运动训练时，治疗师一手要固定患儿腕关节使其背伸，拇指外展，手指伸展，另一手扶持肩胛下角，在下肢外展的同时肩胛下角向上旋转。③肩关节内旋外旋：患儿取仰卧位，肩关节外展 90°，肘关节屈曲 90°。治疗师一手固定肘关节，另一手握持腕关节，以肘关节为轴，前臂向前、向后运动，完成肩关节的内旋外旋的训练。正常肩关节活动范围为内旋、外旋各 90°。

2）肘关节训练：具体如下。①肘关节屈曲、伸展：治疗师一手握持患儿腕关节上方，另一手固定肱骨远端，在完成肘关节屈曲的同时前臂旋后，屈曲可达 135°，完成肘伸展的同时前臂旋前，伸展可达 0～10°。②肘关节旋前、旋后：治疗师一手握持患儿腕关节使其背伸，另一手固定肱骨远端，使肘关节屈曲 90° 固定在体侧，防止旋前、旋后时出现肩关节内收外展、屈曲和伸展的代偿运动。握住腕关节的手以肘关节为轴进行从掌心向下与地面平行至掌心向上与地面平行的 180° 旋转，再做返回方向的旋转。正常肘关节活动范围为旋前、旋后各 90°。活动前应进行肩胛周围放松训练，避免肌肉拉伤。较大或功能较好的患儿可进行主动翻手倒水、捡拾木钉翻手放入容器中等与日常生活相关的训练项目。

3）腕关节训练：治疗师一手固定患儿前臂，另一手 4 指握持患儿的手心，拇指在患儿手背侧，完成腕关节背伸 70°、掌屈 80° 和桡偏 25°、尺偏 55° 的被动运动。

4）手指关节训练：被动活动手指关节时，可以 4 指同时训练，也可以单个手指训练。治疗师一手在患儿一只手的尺侧固定，另一手 4 指在患手的背侧，拇指在手掌侧使掌指关节完成屈曲 90°、伸展 30°～45° 的运动。

（2）改善肌张力训练：治疗师对患儿肌张力予以检查后，才能进行相应的治疗。例如，出现上肢屈曲、内旋、内收，拇指内收，握拳，躯干前屈，髋关节屈曲，膝关节屈曲，下肢内收、内旋、交叉尖足等异常姿势，则表明肌张力亢进，需进行抑制过高肌张力及增大关节活动范围的训练；如出现仰卧位蛙状体位、“W”形上肢、对折坐位等表现，则表明肌张力低下，关节活动范围增大，需进行增强肌紧张的训练，可采用关节压缩技术：患儿取仰卧位，肩关节屈曲 90°，腕关节背伸，治疗师在其一侧，一手握持患儿手部，另一手握持其肘关节，双手一起柔和持续地向下用力，进行压缩刺激以提高肌肉的反应能力。

（3）肌力训练：原则是根据患儿肌力水平选择适当的肌力训练方式。①肌力为 0 级：宜进行低频电刺激疗法、肌兴奋治疗、中医穴位点按刺激等。②肌力为 1～2 级：宜进行电刺激疗法或肌电生物反馈电刺激疗法，同时配合助力运动训练，可以使用推顺按摩法对相关肌肉进行反复推顺，强调沿肌肉、神经、经络走向推顺。推压过程中以刺激穴位、经络、神经为主要目的时，在痉挛肌腱器官及附近的穴位增加力度，在拮抗肌神经肌肉接头及附近的穴位增加力度。③肌力为 3～4 级：宜进行徒手抗阻训练和各种器械抗阻训练。

**3. 姿势控制训练**

姿势控制是指控制身体的空间位置以达到稳定性和方向性。脑瘫患儿的姿势控制能力差，姿势控制训练也是作业治疗中很重要的一部分。

（1）头部异常姿势的矫正：许多患儿会将头向后仰、双肩向后缩，对于这种异常姿势的矫正，不能采用将手放在患儿脑后硬拉回来的方法，这样不但不能起到矫正的作用，反而加重颈后伸。

（2）异常坐位姿势的矫正：对于不同类型的脑性瘫痪患儿，应采用不同的方法使其保持正确的坐位姿势。

1）痉挛型脑瘫患儿：①治疗师立于患儿一侧，用一手绕过患儿颈部扶其另一侧肩部，用手和前臂向前方推，以控制头部回到正中位。早期可以进行拉坐控头训练，患儿取仰卧位，治疗师长坐位，治疗师双下肢腘窝压住患儿的膝，防止患儿膝关节屈曲。治疗师双手握住患儿腕关节将患儿身体轻轻拉起，同时用语言或玩具诱导患儿跟踪抬起头部，这样反复进行可以加强胸锁乳突肌与斜方肌力量。②患儿取坐位，治疗师坐在其身后，双手固定患儿枕部及下颌，做前后左右的颈部被动运动，实现颈部的全范围运动，以减轻颈部后仰及肌痉挛。

2）弛缓型脑瘫患儿：患儿全身肌肉过于松软，头无法固定在正中位。将患儿扶成坐位，治疗师可用双手抓住患儿双肩，以拇指顶在其胸前而将肩膀往前拉，给患儿较大的稳定性协助其抬头，保持头的正中位。

3）不随意运动型脑瘫患儿：坐位常表现为髋关节屈曲不足，两腿伸直、分开，同时头部后仰，肩部向后伸，上肢上举，无法用双手支撑身体。训练时可将患儿两腿并拢屈膝使患儿坐下，治疗师从患儿背后握住患儿双肩，使其肩膀向前内侧旋转，这样患儿双手便可放到身前，患儿可运用双手做支撑动作或抓握物体。

（3）上肢异常姿势的矫正

1）痉挛型脑瘫患儿：典型屈曲模式表现为头部前屈，两臂在肩部内旋，肘、腕关节及手指关节均呈屈曲位。可将患儿手臂抬高，伸展肩和肘关节，做外旋动作训练。对肘关节屈曲痉挛的患儿，可进行仰卧位牵拉，治疗师一手固定腕关节，一手固定肘关节将上肢拉直过头顶，并使前臂旋后腕背伸。还可进行手膝跪位四点支撑训练，患儿取手膝跪位，治疗师坐在患儿头前方，双手控制患儿肘关节保持肘关节伸直，腕关节处于背伸，前臂旋后位。治疗师可用双足固定患儿的手部。对于患儿手握拳发紧伴拇指内收的情况，治疗师可以将患儿手部被动伸展牵拉。将 5 指打开，同时对大鱼际进行放松按摩，缓解拇指内收情况。接下来治疗师双手握住患儿的手，一手控制拇指一手控制其余 4 指做辅助的握拳训练。放松牵拉训练结束后，可以对患儿进行木钉盘训练，先从较大的木钉开始利用4指抓握，慢慢向双指对指捏过渡，木钉逐渐变细；之后可以过渡到抓较小的木质训练球，球的直径逐渐减小，提高患儿的精细运动能力及手眼协调性。

2）徐动型脑瘫患儿：常出现头部仰，拉弓反射的残留导致患儿头部不能在中线位运动，肩部和手臂外展，常伴有髋部过度伸展。治疗师用手握住患儿双上臂，在将患儿双臂放到身前的同时，使患儿双肩关节内旋，身体背靠治疗师，然后，治疗师将患儿的双臂慢慢上抬，但不超过肩关节水平位。也可采用双手握体操棒进行站、坐、行走训练。

**4. 坐位训练**

（1）患儿双腿分开跨坐在治疗师的膝上。治疗师一手扶持，一手按住患儿躯干的下部，训练躯干的垂直面直立位，并让患儿练习自己坐，基本取长坐位（伸腿坐）。跟腱反射紧张的患儿长期取长坐位会引起骨盆后倾和脊柱后弯，故要取盘腿坐位。

（2）治疗师坐床上，两腿分开，让患儿坐在腿中间玩耍，但要注意防止跌倒。也可以让患儿自己坐在床上，开始可从后方给予保护，但要逐渐减少对其肩和腿的支持；或让患儿坐床上，两臂在前面支撑，用他喜欢的玩具在前面逗引他用手去抓取，以锻炼独坐的持续时间。患儿在床上练习独坐的时候要注意保护，防止向后跌倒。当患儿坐不稳时，可以依靠在墙角或在其周围放置沙袋。也可以取盘腿坐位，使身体前倾，在前后左右摆些玩具使之取玩。盘腿坐对痉挛性髋关节外展不良者有益。

（3）当患儿全身肌张力低时，可在前面放置一张根据患儿坐高制作的小桌子，让他边玩耍边强化坐位姿势。如果肌张力很高，父母可以在患儿背后支持，尽量使髋关节前屈。膝关节同时有屈曲时，父母需用双手从患儿腋下伸出来按压膝关节使患儿双下肢直坐。

（4）患儿可坐在有靠背的椅子上，腰挺直，椅子高度以双足全部着地为标准，膝踝关节均屈曲90°，头部保持立直。如果头和身体不能得以充分控制，可以制作一个扶手椅子来防止肩向后撤，同时防止两腿过度外展。对徐动型脑瘫患儿，应用固定带来稳定以防摔倒，保持坐位安全。

**5. 手功能训练**

手部动作的发育是由握到伸、从笨拙到灵巧，因此手部动作的训练，必须按发育的顺序进行。手部训练的基本原则是以功能较好的手为中心进行，不可勉强患儿使用右手，以免增加训练的难度。

（1）加强患儿用手意识

1）增加手部注视（0～2个月的智龄无手部注视）：①鼓励患儿双手放中间，对某些患儿来说，侧卧是最能使肩及上肢向前放在中线位置的体位。②触觉刺激：以不同质感的物体刷患儿的手，如用毛刷、毛巾等从掌心刷至手指，或用电动牙刷、电动按摩器、冰袋或温水袋刺激手部。③视觉刺激：将手电筒照在患儿的手上，或七彩的丝带捆在他的手上，或以按手印、手指画、手指或手动布玩具吸引他的注视。④味觉刺激：抹一些果酱、花生酱、蜜糖等在患儿的手上以引起患儿吃手及注视手部。

2）利用感官游戏及因果关系：可采用指五官的游戏动作；或将摇铃手环套在手上；或引导患儿用手触摸镜中自己的影像，在镜子上涂抹剃须膏让他用手涂擦效果会更好；或用不同的发声玩具或会动且色彩鲜艳的玩具让他拨弄。

（2）抓握能力训练

1）训练患儿利用尾 3 指去抓握物体：①在训练前要测试患儿是否仍有抓握反射。②使用的物品以长及细小为佳，如小木棒或训练者的示指。③用尾 3 指抓握不是功能性的抓握，所以不必特意进行训练，训练抓握时应从掌心抓握开始。

2）训练视觉障碍患儿掌心抓握：①用一些颜色鲜艳或有强烈颜色对比的物品。②可用物品轻触患儿手指的背面来提示物品的位置。③可用有声音的玩具来给予物品位置的提示。④将玩具放在不同位置发出声音来训练患儿向不同位置伸手的能力，为患儿学习一些较高程度的小肌肉活动做准备。可采用不同质地的物品，如光滑、粗糙、有凹凸面的物品。

3）训练张力异常的患儿练习掌心抓握：具体如下。①低张力型：要支持患儿的手腕，使其能在正常的位置下操作。②高张力型：要防止他在抓握时出现手腕过度屈曲的情况。③对于手部痉挛的患儿，应避免用有弹性的玩具，如海绵等。

4）训练患儿利用前 3 指抓握物品：①使用的物品要适合患儿以前 3 指去抓握。②物品的位置要接近拇指，或将物品放于患儿面前中线处，然后训练者握患儿手腕让患儿以前 3 指抓握。③可用一些控制的方法来加强患儿用前 3 指抓握的能力，如训练者用手握患儿的小指及无名指，只让患儿以前 3 指操作。用泥胶捏成一些小物品，如小球、小动物，粘在另一团泥胶上，诱导患儿以前 3 指拿取，教患儿双手用前 3 指捏着纸，将它撕开，也可预先在纸上撕开一小段，使其较易撕开。

（3）手指控制能力训练

1）预备整个上肢，使其有更易控制的感觉性活动：①在一个好的形态下，用手和膝来爬。②治疗师提起患儿的双足，嘱咐其用双手走路。③拍手或拍大腿。

2）预备手和手指，使其有更易控制的感觉性活动：①用油、布或刷子刷擦手臂、手及每一根手指。②在装有豆子或沙子的容器中寻找小物品。

3）进行促进手抓放物品及手 – 眼协调的活动：①将患儿的手握紧，于其小指背侧向手腕方向推挤用力，可以诱发手掌打开。②如患儿能将手掌打开，但抓持物品困难，可以将一根稍长的圆柱形物品放其手掌内，帮助弯曲手指，使其能抓住物品，并保持拇指处于对掌位，数秒钟后，慢慢减少对手部的帮助，同时向上拉动物品，使患儿的手指产生对抗，或在侧面扭动该物品。当患儿已有较大的抓握力时，让其继续练习抓握几次。

4）进行手指分离性运动控制的活动：①捡拾小玩具、珠子或豆子，并将其放入开口狭小的容器内。②手指尖蘸颜料印指印。③使用需要个别手指控制的玩具或用品，如琴键、笛子、计算机键盘等。④进行单个手指的游戏，翘起单个手指摆动，并保持其他手指弯曲在手掌内。

（4）拇指功能和对指动作训练：拇指的功能非常重要，手功能的完成和发挥都需要拇指配合，拇指功能丧失意味着手的大部分功能丧失。

1）指腹捏取训练：最好使用彩色橡皮泥，将患儿 5 指插入橡皮泥中，当其手抽出时自然就会出现手指捏的动作，或教患儿将豆子捏入盘中，甚至可在盘中放食物，让他捏起来放到口中。必要时，治疗师可考虑用弹性绷带将患儿拇指、示指以外的其余 3 指约束起来，只用拇指和示指去捏取小物体，反复训练。

2）指尖捏取训练：最好让患儿将牙签或大头钉捏起按顺序放到事先准备好的带有图案

的塑料泡沫板上，或用彩色小塑料块进行拼图游戏。

手部动作训练的最终目的是可以用手做综合性、连续性、具有功能性的动作，达到用手做事的目的。使用拼插的组合性玩具、折纸、布贴工艺、弹琴等各种丰富多彩的游戏，可促进手部连贯动作的训练。

**6. 功能性作业治疗**

功能性作业治疗（functional occupational therapy），亦称日常生活活动训练，脑瘫患儿要学会独自活动就必须从最简单、基本的日常生活活动开始训练，因此 ADL 训练是儿童作业治疗中非常重要的环节。

（1）自我照顾训练：对于有功能障碍的患儿来说，具有自我照顾能力是其进行正常生活活动的前提。自我照顾训练主要包括以下几方面。

1）进食训练：具体如下。①进食姿势要求：头面处于正中位，上肢对称性地置于躯干前方，特别是不使用上肢时；躯干直立，但是在辅助比较困难时躯干向后倾斜也是可取的；颈部与肩垂直或稍向前屈曲；髋关节屈曲 90°～100°，髋关节伸展充分后全身性伸展就比较容易。②餐具要求：选用硬塑料餐具，尽量不使用金属饭勺喂食；盘或碗带一个把手，盘或碗下放一个防滑垫；饭勺勺面要浅平；水杯的边缘要略厚，可带两个柄，便于患儿用双手抓；或用斜口杯，斜面朝上，防止饮水时杯口碰到患儿的鼻，避免头部后仰。③食物选择：为了适应脑瘫患儿口腔功能的发育，在选择食物的品种和结构方面都要注意，大致可按以下顺序逐步过渡：婴儿饮食（流质、半流质、奶、奶与奶糕混合液）→软食（奶糕、米糊、稀饭、烂面条）→固体食物（米饭、馒头、蛋糕）→正常饮食（含油炸食物等难嚼、难咽、难消化的食物）。④进食技巧：当用汤匙喂患儿食物时，辅助者的身体要和患儿的躯干一起向后方倾斜，以便食物能充分进入口腔，但是这样也很容易引起颈部伸展，使食物进入气管引起呛咳。为了辅助方便，也可以将患儿躯干向后倾斜，但是患儿吞咽时要将颈部直立或保持 10°左右的屈曲，防止食物进入气管。

训练患儿自行喂食时，把喂食动作分解成几个连贯的小动作，即逆行性训练，如把喂食分解成握勺、用勺到碗中挖取食物、将装有食物的小勺送到口边、送进口中。可以先从将盛有食物的小勺送到口中开始训练，熟练后，再练送到口边、挖取食物、握勺动作。当整个喂饭程序都熟练后再按正常喂食顺序进行系统练习，直到训练停止。这种方法训练的优点在于患儿经过努力很易获得成功，比首先训练单调的握勺动作更使患儿对训练产生兴趣。

2）穿衣脱衣训练：让患儿反复给大玩具娃娃穿脱衣，最后会自己穿衣。穿上衣一般采取坐位，顺序是：穿衣袖→抓住衣领从背部甩向另一衣袖→再穿另一衣袖。注意先从有残疾的一侧或残疾较重的一侧穿起。穿套头的衣服，可先套头再穿两袖或先穿两袖，再套头。训练穿裤子和裙子可在跪位支撑的情况下进行。患儿可以支撑于固定在墙上的横杆或床沿，也可以躺在地板上进行。首先把裤子蓄短成下半截，然后训练患儿一手扶持支撑物，另一只手握住裤子的下半截，先套一条腿，后套另一条腿，最后跪着把裤子提起。鞋、袜、手套也采取坐位最为适合。脱带袖的衣服是脱衣训练中最难的，应让患儿在静止时脱掉一个衣袖，即手逐渐从袖子里退出来，然后向后面甩掉袖子。

3）排便训练：正常儿童 1 岁后开始会示意要排便，2 岁时能白天控制排便，4 岁会自行排便，脑瘫患儿不能控制排便的时期比正常儿童要长得多，患儿常无法维持排便的体位，不能在便桶或痰盂上坐稳并放松；也不会有效地运用腹部力量，或常受到情绪、环境的影响，沉溺于玩耍而忘记排便。

因此，开始训练排便不能过早，过早往往失败。一般 2 岁以后开始训练比较合适。合适的便桶及儿童所处的位置和姿势很重要，最理想的便桶是旁边或前面有握把的便器，或把痰盂放入方形或圆形的痰盂盒中以增加稳定性，其高度以患儿坐着能双足踏到地板上为宜，这样患儿在排便时，坐着舒适并安全。训练患儿排便不能操之过急，以免给患儿增加情绪的压力。训练排便时不宜向患儿提供玩具，但可以播放一些轻松的音乐，周围的环境应尽量不会使患儿分心。

练习时间以白天为宜，因为白天训练的进步，可以扩展到一天中的任何时间。住院期间要保证患儿的日常饮水量，以保持排便通畅，排便训练能顺利进行。在患儿平时排尿的时间提前半小时进行训练，如早上 7 时排尿，则在早上 6 时半开始训练，定时把患儿放在便器上坐 15 分钟，并告知目的，逐渐使患儿养成坐便器排便的习惯。

当患儿开始示意排便时，进入训练排便的第二阶段，让他学会自己用便器排便。训练包括向下脱裤—坐下—站起—提裤这一过程。还有取手纸、擦便这些训练。为使患儿容易完成，便器应放在患儿附近，在便器附近放一张桌子或椅子，或在墙上固定一横杆，为患儿提供支持，方便其脱、提裤子，卫生纸也要放在患儿伸手可及的位置。

4）其他生活动作训练：生活动作的种类繁多，一般分为上肢动作、非步行动作和步行动作。上肢动作除了饮食动作、穿脱衣动作和排便动作外，尚有洗浴动作、社交动作、使用器具动作等。这些动作看似简单，但要训练脑瘫患儿童去完成往往复杂而艰难。在具体训练时要充分考虑患儿的残疾部位、残疾程度和现有功能的情况，制订切实可行的计划，按照先易后难、由简到繁、循序渐进的原则进行。通常需要将一个完整的动作分解成若干个小动作，甚至小动作有时也需要分解为若干个节段动作来进行。训练好一个动作后，巩固一段时间再添加新的动作，完成好各分解动作后，再统一训练完整的动作。如在训练患儿在浴盆中洗浴动作时，必须训练洗的动作、用毛巾擦干、开关水龙头、使用肥皂、进出浴盆、穿脱衣服等分解动作，当上述分解动作训练完成后，再连贯训练完整的洗浴动作。

（2）转移活动训练：转移活动是指人体从一种姿势转换到另一种姿势以及身体移动到不同位置的活动，是个人做到生活独立的必需条件。该训练包括如下内容。

1）床上翻身：包括仰卧位、侧卧位及俯卧位之间的转换训练。

2）卧坐转移：包括仰卧位、侧卧位及俯卧位向坐位的转换训练。

3）床椅转移：包括床与扶手椅、床与轮椅，以及轮椅到地面、浴室、浴缸、坐便、交通工具的转移训练。

4）坐站转移：包括坐位站起和站位坐下的转换训练。

**7. 娱乐活动**

包括娱乐及游戏活动评定和娱乐及游戏活动治疗两个部分。娱乐及游戏是儿童喜欢的活动，可以充分调动儿童的积极性。治疗师可根据患儿不同功能水平安排不同娱乐活动。引导式教育训练现在已经广泛用于脑瘫患儿的训练中，通过游戏和指令的方式达到作业治疗的效果，也提高了患儿的理解力，增加了康复的趣味性、集体性。

**8. 作业宣教**

康复过程中对患儿及其家长的宣教咨询是指提供各种学习机会，帮助患儿树立健康的个人行为，让家长科学正确地了解患儿的预后，防止家长期望过高或过低，帮助患儿改善不能完成的动作并坚持这种变化以实现预期的、适合患儿自身身体状况的目标。作业宣教是作业治疗的重要治疗手段之一，健康知识是教育的主要内容，而教和学是贯穿于整个教育过程中的两个基本方面。

**9. 环境改造**

对环境进行适当调整，使环境能够适应残疾人的生活、学习或工作的需要。环境改造是作业治疗的重要工作之一，也是患儿能真正回归家庭和社会的重要条件。环境影响人的行为，同时人的行为也改变着环境。在临床康复过程中，通过环境改造可以达到意想不到的效果，如商场无障碍设施的应用，使很多不能步行的脑瘫患儿可以通过自己驱动轮椅逛商场。家庭环境也可根据患儿病情进行适当改造，如平房或低层楼房住户可加装斜坡，墙边安装扶手，在患儿日常生活的转移线路中加装扶手，厕所进行防滑处理加装扶手，走廊通道尽量宽大等。

（王国斌　孙英博）

# 第六章　广泛性发育障碍

广泛性发育障碍（pervasive developmental disorder，PDD）是一组起病于婴幼儿期的全面性精神发育障碍。主要表现为人际交往障碍、交流沟通障碍以及兴趣和行为异常，不同个体之间症状的严重程度差异较大。《美国精神障碍诊断与统计手册》（DSM－IV－TR）将PDD分为5种：孤独症（autism）、雷特（Retts）综合征、童年瓦解性障碍（婴儿痴呆）、阿斯佩格（Asperger）综合征和未特定的PDD。其中，孤独症与Asperger综合征较为常见。精神症状常在5岁以内明显，以后可有缓慢改善，多数患儿伴有精神发育迟滞。

## 第一节　孤独症

孤独症又称自闭症或孤独性障碍（autistic disorder），是广泛性发育障碍的代表性疾病。

### 一、病因

虽然孤独症的病因还不完全清楚，但目前的研究表明，某些危险因素可能与孤独症的发病相关。引起孤独症的危险因素可以归纳为以下几方面。

#### （一）遗传因素

双生子研究显示，孤独症在单卵双生子中的共患病率高达61%～90%，而异卵双生子则未见明显的共患病情况；兄弟姊妹之间的再患病率估计为4.5%。这些现象提示孤独症存在遗传倾向性。

#### （二）感染与免疫因素

早在20世纪70年代末就有研究发现，孕妇感染病毒后，其子代患孤独症的概率增加；后来数个研究均提示，孕期感染与孤独症的发生可能有一定关系。目前已知的相关病原体有风疹病毒、巨细胞病毒、水痘－带状疱疹病毒、单纯疱疹病毒、梅毒螺旋体和弓形虫等。目前推测，这些病原体产生的抗体由胎盘进入胎儿体内，与胎儿正在发育的神经系统发生交叉免疫反应，干扰了神经系统的正常发育，从而导致孤独症发生。

#### （三）孕期理化因子刺激

孕早期若有丙戊酸盐类抗癫痫药的用药史以及酗酒等，可导致子代患孤独症的概率增加。

## 二、临床表现

一般于出生后36个月内发病，主要表现为3大核心症状，即社会交往障碍、交流障碍、兴趣狭窄和刻板重复的行为方式。

**1. 社会交往障碍**

孤独症患儿在社会交往方面存在质的缺陷。在婴儿期，患儿回避目光接触，对人的声音缺乏兴趣和反应，没有期待被抱起的姿势，或抱起时身体僵硬，不愿与人贴近。在幼儿期，患儿仍回避目光接触，呼之常无反应，对父母不产生依恋，缺乏与同龄儿童交往或玩耍的兴趣，不会以适当的方式与同龄儿童交往，不能与同龄儿童建立伙伴关系，不会与他人分享快乐，遇到不愉快或受到伤害时也不会向他人寻求安慰。学龄期后，随着年龄增长及病情改善，患儿对父母、同胞可能变得友好而有感情，但仍明显缺乏主动与人交往的兴趣和行为。虽然部分患儿愿意与人交往，但交往方式仍存在问题，他们对社交常情缺乏理解，对他人情绪缺乏反应，不能根据社交场合调整自己的行为。成年后，患儿仍缺乏交往的兴趣和社交的技能，不能建立恋爱关系和结婚。

**2. 交流障碍**

（1）言语交流障碍：患儿在言语交流方面存在明显障碍，具体如下。①语言理解力不同程度受损。②言语发育迟缓或不发育，也有部分患儿 2～3 岁前有表达性言语，但以后逐渐减少，甚至完全消失。③言语形式及内容异常：患儿常存在模仿言语、刻板重复言语，语法结构、人称代词常用错，语调、语速、节律、重音等也存在异常。④言语运用能力受损：部分患儿虽然会背儿歌、背广告词，但却很少用言语进行交流，且不会提出话题、维持话题或仅靠刻板重复的短语进行交谈，纠缠于同一话题。

（2）非言语交流障碍：患儿常以哭或尖叫表示不舒适或需要。稍大的患儿可能会拉着成人的手走向他想要的东西；缺乏相应的面部表情，表情常显得漠然，很少用点头、摇头、摆手等动作来表达自己的意愿。

**3. 兴趣狭窄及刻板重复的行为方式**

患儿对一般儿童所喜爱的玩具和游戏缺乏兴趣，而对一些通常不作为玩具的物品却特别感兴趣，如车轮、瓶盖等圆的可旋转的物品。有些患儿还对塑料瓶、木棍等非生命物体产生依恋行为。患儿行为方式常很刻板，例如，常用同一种方式做事或玩玩具，要求物品放在固定位置，出门非要走同一条路线，长时间内只吃少数几种食物等。患儿常出现刻板重复的动作和奇特怪异的行为，如重复蹦跳、将手放在眼前凝视、扑动或用足尖走路等。

**4. 其他症状**

约 3/4 的患儿存在精神发育迟缓，1/4～1/3 的患儿合并癫痫。部分患儿在智力低下的同时可出现“孤独症才能”，如在音乐、计算、推算日期、机械记忆和背诵等方面表现超常。

## 三、诊断

应综合病史、躯体和神经系统检查、精神检查、辅助检查的结果予以诊断。

**1. 诊断要点**

①起病于出生后 36 个月以内。②以社会交往障碍、交流障碍、兴趣狭窄及刻板重复的

行为方式为主要表现。③除外 Rett 综合征、童年瓦解性障碍、Asperger 综合征、言语和语言发育障碍等其他疾病。如患儿起病于 36 个月之后或不具备所有核心症状，则诊断为不典型孤独症。

**2. 诊断标准**

（1）在下列 1)、2)、3）三项中（共 12 小项），至少要符合 6 小项，其中包括 1）小项中 2 项，2)、3）项中至少 1 小项。

1）社会交往有质的损害：表现如下。①非语言性交流行为的应用存在显著损害，如眼与眼对视，面部表情、身体姿势及手势等。②不能与同龄人交往。③不能自发地与别人分享欢乐、兴趣、成就等，如自己感兴趣的事物不能带给或指给别人看。④在社交与情绪上不能与人发生相互作用。

2）交流能力有质的损害：表现如下。①言语完全不发育或延迟，且没有想用其他方式（如手势或模仿动作）代偿的尝试。②有一定说话能力者，在提出话题和维持谈话的能力方面具有明显损害。③使用刻板的或重复的语言，或特殊的、只有自己听得懂的语言。④缺少与其年龄相应的自发的假扮游戏或模仿日常生活的游戏。

3）行为、兴趣或活动方面的局限、重复或刻板：表现如下。①有一种或几种固定的、重复的、局限的兴趣，其程度和内容均属异常，且不易改变。②固执地遵循某种特殊的、无意义的常规或仪式。③刻板重复的作态行为，如手指扑动或扭转、复杂的全身动作等。④长期持续地只注重事物的局部。

（2）3 岁以前，在下列 3 方面中，至少有一方面已有发育延迟或功能异常：社交相互关系、用于社交的言语、象征性或想象性的游戏。

（3）以上症状不能用 Rett 综合征或童年瓦解性障碍来解释。

## 四、作业治疗

### （一）治疗原则

1. 早发现，早治疗。治疗年龄越早，改善程度越明显。

2. 促进家庭参与，让父母也成为治疗的合作者或参与者。患儿本人、儿童保健医生、患儿父母及老师、心理医生和社会应共同参与治疗过程，形成综合治疗团队。

3. 坚持以非药物治疗为主、药物治疗为辅，二者相互促进的综合化治疗培训方案。

4. 治疗方案应个体化、结构化和系统化。根据患儿病情因人而异地进行治疗，并依据治疗反应随时调整治疗方案。

5. 治疗、训练的同时要注意患儿的躯体健康，预防其他疾病。

6. 坚持治疗，持之以恒。

### （二）治疗方法

虽然目前孤独症的干预方法很多，但是大多缺乏循证医学的证据。尚无最优的统一治疗方案，最佳的治疗方法应该是个体化治疗。其中，教育和训练是最有效、最主要的治疗方法。目标是促进患者语言发育，提高社会交往能力，掌握基本生活技能和学习技能。孤独症患者在学龄前一般不能适应普通幼儿园生活，因此应在家庭、特殊教育学校、医疗机构中接受教育和训练。学龄期以后患者的语言能力和社会交往能力有所提高，部分患者可以到普通小学与同龄儿童一起接受教育，部分患者可能仍然留在特殊教育学校。

目前国际上受主流医学推荐和使用的训练干预方法，为孤独症的规范化治疗提供了方向，这些主流方法主要有如下几种。

**1. 应用行为分析疗法**

应用行为分析疗法（applied behavior analysis，ABA）主张以行为主义原理和运用行为塑造原理，以正性强化为主促进孤独症儿童各项能力发展。训练强调高强度、个体化、系统化。包括离散单元教学法、语言行为训练、核心反映训练等。

**2. 结构化教学**

结构化教学（treatment and education of autistic and related communication handicapped children，TEACCH）根据孤独症儿童能力和行为的特点设计个体化的训练内容，对患儿语言、交流以及感知觉运动等各方面所存在的缺陷有针对性地进行教育，核心是增进孤独症儿童对环境、教育和训练内容的理解和服从。

**3. 人际关系训练法**

人际关系训练法包括 Greenspan 建立的地板时光疗法和 Gutstein 建立的人际关系发展干预（relationship development intervention，RDI）疗法。

**4. 其他训练干预方法**

包括社交故事、音乐治疗、行为矫正、言语治疗、认知疗法等。

### 五、预后

孤独症为慢性病程，预后较差，约 2/3 患儿成年后无法独立生活，需要终身照顾和养护。影响预后的因素主要包括：智商、5 岁时有无交流性语言、教育训练情况。如能早期进行有计划的医疗和矫治教育并能长期坚持，有助于改善预后。

（杨田野）

## 第二节　精神发育迟滞

精神发育迟滞（mental retardation，MR），又称智力落后或精神发育不全，是小儿常见的一种发育障碍。主要表现为社会适应能力、学习能力和生活自理能力低下，言语、注意、记忆、理解、洞察、抽象思维、想象、心理活动能力都明显落后于同龄儿童。智力低下是诊断根据。

### 一、病因

引起精神发育迟滞的病因大致可概括为两类。

**1. 生物医学原因**

如各种遗传病、获得性疾病、脑损伤、缺氧、围生期其他异常等。

**2. 社会心理原因**

主要是社会和文化的不良环境。

## 二、临床表现

根据智力低下的水平和社会适应能力，精神发育迟滞分为4级。

**1. 轻度精神发育迟滞**

约占MR的80%，患者智商为50～69，早期不易被发现，在婴幼儿期可能有语言和运动功能发育迟缓，躯体和神经系统发育无明显异常迹象。在学龄期可逐渐出现学习困难，语言发育虽稍落后，但社交用语尚可，个人生活尚能自理，可从事简单的劳动和技术性操作。计算、读写、应用抽象思维有困难，缺乏灵活性并依赖别人。躯体方面一般无异常，平均寿命接近正常人。

**2. 中度精神发育迟滞**

约占MR的12%，患者智商为35～49，通常在3～5岁时被发现。患者早年各方面的发育均较正常儿童迟缓，尤其是语言理解与使用能力，虽然可学会说话，但吐词不清，词汇与概念缺乏，言语简单，常词不达意，也缺乏抽象的概念，对周围环境的辨别能力、认识事物趋于表面与片段。患者成年后，可在监护下从事简单刻板或机械的体力劳动，智力水平相当于6～9岁的正常儿童。患者的躯体发育较差，多数可发现器质性病变，但一般可存活至成年。

**3. 重度精神发育迟滞**

约占MR的8%，患者智商在20～34，通常在20岁之前被发现。患者常有躯体或中枢神经系统的器质性病变，或伴有畸形，并出现癫痫、脑瘫等神经系统症状。多数患者在出生后不久即被发现有明显的精神和运动发育落后，语言发育水平低，发音含糊不清，有的甚至不能说话。患者掌握的词汇量少，缺乏抽象思维能力，对数字的概念模糊，不能与正常儿童一起学习，情感反应不协调，易激惹。患者成年后，可在照管下从事极为简单的体力劳动。

**4. 极重度精神发育迟滞**

占MR的1%～2%，患者智商在0～20，存在明显的神经系统发育障碍和躯体畸形，智力水平极低，没有言语功能，大多数既不会说话也听不懂别人的话，仅以尖叫、哭闹来表示需求，感知觉明显减退，不能辨别亲疏，毫无防御和自卫能力，不知躲避危险。日常生活全需他人照料。经特殊训练，患者仅可获得极其有限的自助能力。大多数患者因病或生存能力差而早年夭折。

## 三、诊断

精神发育迟滞的诊断应具备以下3项：智力明显低于平均水平，一般智商在70以下；适应行为缺陷，主要指个人生活和履行社会职责有明显的缺陷；出现在发育年龄，一般指18岁以下。

## 四、作业治疗

精神发育迟滞的病因复杂，至今尚有不少病因未明，这给治疗带来了一定的困难，因此，治疗原则是早期发现、早期诊断、查明原因、早期干预。针对婴幼儿，尽可能针对病因治疗，及早进行干预治疗，减少脑功能损伤，使已损伤的脑功能得到代偿。针对年长儿，教育、训练和照管是治疗的重要环节。轻度精神发育迟滞患者可以接受教育，中度精神发育迟滞患者一般可以训练，重度和极重度精神发育迟滞患者以养护为主，辅以药物和饮食治疗。

根据智力低下的程度、年龄及社区和家庭条件安排训练、教育目标、长期和近期计划，有步骤地进行康复。综合协调地利用医学、工程、教育、职业、社会和其他一切可能利用的措施，将特殊教育机构和普通学校的随班就读相结合，使智残儿童的功能和潜力尽可能达到最大限度，成年以后能够与健康人平等地参与社会活动。

## 五、预后及预防

精神发育迟滞的预后较差，因此应从预防入手，主要是消除病因，开展遗传咨询，避免近亲结婚，加强孕期保健，妊娠期间注意营养，避免接触有害化学物质，戒烟、戒酒，绝对禁止摄入毒品，避免服用可能致畸的药物，避免接触放射线，预防病毒及原虫感染，做好产前检查，预防妊娠并发症，完善产科技术，避免病理分娩。做好儿童保健工作，实行计划免疫，预防传染病，尤其是神经系统感染，注意营养和卫生，防止中毒，避免脑外伤。宣传育儿知识，提高父母文化水平。

（杨田野）

# 第七章　先天性肌营养不良

先天性肌营养不良是指出生时或出生后数月内即出现的肌力和肌张力低下及关节挛缩。肌肉活检可见典型的肌营养不良性改变。本病 1960 年由日本学者福山首先提出，但因缺乏完整的病理资料，长期以来一直存在争论。随着分子生物学的研究进展，如今先天性肌营养不良作为一个独立的疾病类型已经得到国际公认。

## 一、病因

主要是染色体隐性遗传和围产期环境因素。

## 二、临床常见类型

### （一）福山型

主要特点为进行性肌营养不良伴广泛的神经系统先天畸形，包括大脑和小脑脑回增多、增宽，脑沟变浅，脑白质广泛营养不良。有时还伴有脑积水和视网膜变性。多在出生后 6 个月内发病，临床表现为肌力、肌张力低下，抬头、端坐延迟，面肌受累明显，呼吸肌也可受累，仅少数患儿可独立行走，常有假肥大和关节挛缩，精神发育迟滞。血肌酸激酶常增加 10～60 倍。多在 2～23 岁内死亡。

### （二）非福山型

**1. Merosin 缺乏症**

患儿多在出生时或出生后 6 个月内发病，表现为肌力、肌张力低下，关节挛缩，面肌和呼吸肌受累，无眼部症状。没有或仅有轻微的精神发育迟滞。脑 CT 可见广泛的白质低密度，脑 MRI 示白质内异常信号，脑皮质改变很轻，这点与福山型不同。

**2. 肌－眼－脑病**

主要特点为先天性肌营养不良伴视网膜变性、视神经萎缩、巨脑回、多小脑回（polymicrogyria）、脑积水、透明隔和胼胝体发育不全或缺损。临床表现与福山型比较，眼部症状明显。

**3. Walker－Warburg 综合征**

主要特点为先天性肌营养不良伴无脑回畸形或称平脑症（lissencephaly）、小脑和视网膜异常。患儿多在 9 个月内死亡。

**4. 先天性肌营养不良合并脊柱强直综合征**

主要特点为肌张力低下，颈肌和呼吸肌受累明显，儿童期即出现呼吸困难，肌萎缩显著而肌力下降相对较轻微，脊柱肌明显挛缩，引起脊柱侧弯和屈曲性强直，四肢关节也有不同程度挛缩。智力和心功能正常。

**5. Ullrich 病**

又称先天性无张力性硬化性肌营养不良症，主要特点为自幼肢体无张力，肢体细长，躯干肌挛缩，脊柱侧弯，四肢近端关节挛缩，远端关节过度伸展，腱反射正常，脑神经支配肌受累较轻。本病进展极其缓慢，几乎不影响寿命。

## 三、临床表现

从新生儿开始发病，表现为脊柱呈“C”形后突，肌力、肌张力下降，常伴有髋关节脱位。近端关节由于肌力低下继发关节挛缩、斜颈；远端关节表现为过度松弛，然而在一些严重的病例中，远端关节过度松弛也可以不存在，关节挛缩可以进行性发生、发展，最终影响之前表现为松弛的踝、腕及手指。患者最大运动能力变异很大，有些患者可以自由活动，而另一些从未能独立行走。后期患者运动功能受限的原因大多与关节挛缩有关，患者可因关节挛缩而失去已具有的行走能力，多数伴有智力障碍。肌力低下导致患儿活动不利，继发肺部感染、压疮，呼吸肌受累导致儿童期即出现感染或呼吸困难，从而危及生命。

## 四、诊断

综合临床表现和实验室检查进行诊断，常用的实验室检查如下。①血清酶测定：血清肌酸磷酸激酶（CPK）增高是诊断本病重要而敏感的指标；血清肌红蛋白（MB）在本病早期及基因携带者中也多显著增高。②尿检查：尿肌酸排出增多，肌酐减少。③肌电图：各型肌营养不良症均可见到肌源性受损的肌电图表现。包括运动单位平均时限缩短、运动单位电位平均幅度下降、多相电位增加、重收缩时出现干扰相、运动单位范围缩小、运动单位电位最大幅度下降等，还可见到纤颤电位、正相电位等。④肌活检：可见前述的病理改变，有条件可进行 X 线、CT 或 MRI 检查，明确肌肉变性的程度和范围，为临床肌肉活检提供优选部位。

## 五、治疗

先天性肌营养不良很难根治，主要通过康复训练和使用营养神经的药物避免症状进一步加重。先天性肌营养不良一般进展缓慢，对于身体健康的影响不大，如果病情迅速加重，可以考虑到神经内科行神经靶向修复疗法。

### （一）饮食治疗

1. 饮食要规律，并且注重营养，患者宜食用高蛋白，富含维生素钙、锌等食物，如瘦肉、鸡蛋清、鱼、虾、香菇、木耳、豆类等，不要食用过辣、过咸、过冷等刺激性食物。

2. 患者在接受治疗期间避免着凉，预防其他疾病，多饮水，适当锻炼，患者家属要配合治疗，患者本人要克服困难，保持良好的心态，积极配合治疗。

3. 在精神方面，要为患者创造一个良好舒适的环境，要鼓励患者积极锻炼，帮助患者树立战胜病魔的信心。

4. 早发现、早治疗，抑制病情发展，可提高生存质量，特别是家族中有类似病史者，更要引起注意，积极检查。

（二）药物治疗

1. 三磷酸腺苷（ATP）：能暂时缓解症状。肌内注射后，尿酸排泄增加，代谢活跃，停药后症状发展迅速。

2. 三磷酸苷（UPT）：通过糖代谢而改善症状。停药后瘫痪发展更快。

3. 维生素 E：通过细胞膜功能的改善提高受累骨骼肌的肌力。

4. 其他：静脉注射葡萄糖、皮下注射胰岛素、口服普尼拉明等。

（三）中医治疗

西药治疗大多数有明显副作用，可采用中医治疗。中医学认为肌营养不良症以骨骼肌无力、萎缩为主要特征，同时具有起病隐匿、病情呈进行性缓慢发展的特点，应当归属于中医学痿证范畴。痿证分虚实，虚痿者，内伤诸损不足，病程长久治不愈，肌肉萎缩无力，肌营养不良症以虚痿的表现为多；实痿一般起病较急，病情较短，不超过 3 个月，往往伴有痿软肢体疼痛、拘挛、麻木等症状。可对症采用中药、针灸等方法进行治疗。

（四）作业治疗

1. 根据患儿的情况进行良肢位的摆放，缓解近端关节挛缩，肢体远端功能位摆放。进行转移训练（如翻身、坐、爬、走、床到轮椅转移、站起、轮椅到床的转移）及日常生活活动训练等。

2. 被动活动患儿全身，预防或治疗关节挛缩，根据患儿情况进行被动–辅助活动或主动活动，减缓肌肉萎缩的速度，促进神经传导的再生。

3. 进行心理辅助治疗，使患儿正确面对疾病，积极配合治疗，保持良好的心态。

4. 对于病情比较轻的患者可以进行康复体操锻炼、理疗等。

（五）其他治疗

包括靶向修复治疗、手术治疗、矫形器辅助治疗等。

（王　刚　张　群）

# 第八章　脊髓损伤的康复

## 第一节　概　述

脊髓损伤（spinal cord injury，SCI）是各种原因引起的脊髓结构和功能损害，在损害的相应节段出现各种运动、感觉和括约肌功能障碍，以及肌张力异常病理反射等的相应改变。脊髓损伤的程度和临床表现取决于原发性损伤的部位和性质。脊髓损伤往往造成不同程度的四肢瘫或截瘫，是一种严重的致残性创伤。脊髓损伤常造成其他功能障碍，包括膀胱、肠道、呼吸、心血管和性功能障碍，以及社会、经济和心理方面的并发症。目前脊髓损伤尚不能治愈，最重要的治疗措施是损伤的早期判定、神经功能恶化的预防、对所有诊断评估的正确理解及合理的早期治疗与最佳的正确处理。其中，正规的康复治疗是针对脊髓损伤的有效治疗方法。康复治疗可使脊髓损伤患者充分发挥残留功能，最大限度开发潜在功能，预防各种并发症，显著降低致残率，提高患者生活质量。

### 一、流行病学

发达国家急性脊髓损伤年发病率为15～40/百万人，我国还没有全国性的统计，但有地方性的统计，如天津地区2004～2008年数据统计显示，本病的年发病率为23.7/100万，男女比例5.63:1，年龄范围为16～90岁，平均年龄为46.0±14.2岁（其中男性45.8±14.2岁，女性47.5±14.5岁）。一般认为男性患脊髓损伤比女性的比例高的原因是男性是家庭及社会工作的主要承担者，与女性相比，其社会活动更频繁，经常参加较危险的社会活动。与发达国家相比，中国男性患脊髓损伤比例更高。

### 二、病因

包括交通事故、跌倒、高空坠落、重物砸伤以及与运动和娱乐活动相关的损伤暴力等，各个地区或国家之间也存在一定的差别。有研究显示，受伤原因前两位是高处坠落（占31.7%）和重物砸伤（12.6%）。研究还发现，青少年以交通事故及高处坠落为主要受伤原因，青壮年则以交通事故、高处坠落、砸伤为三大受伤原因，而老年人中交通事故及跌倒伤是常见的受伤原因。随着车辆的增加，交通事故越来越多，在脊髓损伤病因中所占比例有进一步提高的趋势，预防交通事故应该受到极大的重视。

## 三、临床常见类型

### （一）按病因分类

**1. 创伤性**

外部暴力引起的脊髓不同程度的损伤，特点为有明确的外伤史，根据外部暴力的作用方式，分为间接暴力和直接暴力损伤。

（1）间接暴力损伤：指外部暴力不直接作用于脊柱脊髓，通过间接作用于脊柱而导致脊髓损伤。大多数为闭合性损伤，常见于房屋倒塌、矿井塌方、高处坠落、跳水意外、交通事故等。

（2）直接暴力损伤：指外部暴力直接作用于脊柱脊髓而致脊髓损伤。多为开放性损伤，常见于火器伤、锐器性损伤等。

**2. 非创伤性**

某些非暴力性损伤因素也可造成脊髓损伤，但是比较少见。如鞘内注射、化学药物可致化学炎症而形成瘢痕压迫脊髓；脊柱结核、骨髓炎、包虫病或囊尾蚴病等占位性病变可致脊髓受压；水痘 – 带状疱疹病毒感染可使脊髓局部受侵，导致脊髓缺血；咽喉壁慢性炎症可引起寰枢自发性脱位而压迫脊髓，电击伤和放射性损伤均可造成脊髓损伤。

### （二）按病理过程分类

**1. 原发性损伤**

是指脊髓组织遭受机械性外力打击瞬间引起的组织损害，包括血管破裂、神经细胞位移和出血等，为不可逆损伤。

**2. 继发性损伤**

是指在原发性损伤基础上由水肿、压迫、炎症反应、钙超载、缺血 – 再灌注等病理生理过程导致的脊髓组织的进一步损伤，具有可逆性和可调控性。

### （三）按临床表现分类

一般根据鞍区功能保留程度分为神经学的“完全性损伤”或“不完全性损伤”。“鞍区保留”指查体发现最低段鞍区存在感觉和运动功能，即 $S_4$、$S_5$ 存在轻触觉或针刺觉，或存在肛门深压觉或存在肛门括约肌自主收缩。

**1. 完全性损伤**

是指脊髓休克结束后损伤平面以下感觉和运动功能完全消失，排便排尿功能障碍，鞍区感觉和运动丧失。

**2. 不完全性损伤**

是指损伤平面以下的脊髓功能有部分保留。

### （四）按脊髓损伤的部位与程度分类

**1. 脊髓震荡**

与脑震荡相似，脊髓震荡是最轻微的脊髓损伤。脊髓遭受强烈震荡后立即发生弛缓性瘫痪，损伤平面以下感觉、运动、反射及括约肌功能全部丧失，因在组织形态学上并无病理变化发生，只是暂时性功能抑制，在数分钟或数小时内即可完全恢复。

**2. 脊髓挫伤与出血**

为脊髓的实质性破坏，外观虽完整，但脊髓内部可有出血、水肿、神经细胞破坏和神经传导纤维束的中断。脊髓挫伤的程度有很大的差别，轻者为少量的水肿和点状出血，重者有成片的挫伤、出血，可有脊髓软化及瘢痕形成，因此预后极不相同。

**3. 脊髓断裂**

脊髓的连续性中断可为完全性或不完全性，不完全性常伴有挫伤，又称挫裂伤。脊髓断裂后恢复无望，预后很差。

**4. 脊髓受压**

骨折移位导致碎骨片与破碎的椎间盘挤入椎管内直接压迫脊髓，而褶皱的黄韧带与急速形成的血肿亦可以压迫脊髓，使脊髓产生一系列脊髓损伤的病理变化。及时除去压迫物后脊髓的功能可望部分或全部恢复，如果压迫时间过久，脊髓因血液循环障碍而发生软化、萎缩和瘢痕形成，则瘫痪难以恢复。

**5. 马尾神经损伤**

第 2 腰椎以下骨折脱位可产生马尾神经损伤，表现为受伤平面以下出现弛缓性瘫痪。马尾神经完全断裂者少见。

**6. 脊髓休克**

脊髓遭受严重创伤和病理损害可发生功能的暂时性抑制，临床表现以迟缓性瘫痪为特征，各种脊髓反射包括病理反射及二便功能均丧失。全身性改变主要有低血压或心输出量降低、心动过缓、体温过低及呼吸功能障碍等。脊髓休克在伤后立即发生，可持续数小时或数周。儿童一般持续 3～4 天，成人多为 3～6 周。脊髓损伤部位越低，持续时间越短。出现球海绵体反射或肛门反射或趾反射是脊髓休克结束的标志。

## 四、诊断与鉴别诊断

### （一）诊断

**1. 临床表现**

（1）完全性脊髓损伤：在脊髓休克结束后损伤平面以下运动感觉（包括骶段的感觉、运动功能）完全丧失。骶部的感觉包括肛门皮肤黏膜交界处感觉及肛门深感觉，运动功能是肛门指检时肛门外括约肌的自主收缩。

感觉和运动完全正常的脊髓节段和感觉运动完全消失的脊髓节段不一定连续，二者间的脊髓节段所支配的区域可能有部分运动和部分感觉。有部分运动和（或）部分感觉的脊髓节段所支配的区域称为部分保留带。若有部分保留带，完全性脊髓损伤应不超过 3 个脊髓节段。

（2）不完全性脊髓损伤：损伤平面以下的最低位骶段仍有运动和（或）感觉功能存留。不完全性脊髓损伤提示脊髓损伤平面未发生完全性横贯性损害。在临床上，不完全性脊髓损伤有不同程度恢复的可能。临床上不完全性脊髓损伤，特别是不完全颈髓损伤常表现为以下脊髓损伤综合征。

1）脊髓震荡：见本节前述。

2）脊髓休克：见本节前述。

3）半切综合征：常见于刀伤或枪伤，只损伤半侧脊髓，由于痛温觉神经在脊髓发生交叉，可见损伤同侧肢体本体感觉和运动丧失，对侧温痛觉丧失。

4）中央束综合征：常见于颈髓血管损伤。血管损伤时脊髓中央先发生损害，再向外周扩散。上肢的运动神经偏于脊髓中央，而下肢的运动神经偏于脊髓外周，造成上肢神经受累重于下肢，因此上肢障碍比下肢明显，患者可能可以步行，但上肢部分或完全麻痹。

5）前束综合征：脊髓前部损伤造成损伤平面以下运动和痛温觉丧失，而本体感觉存在。

6）后束综合征：脊髓后部损伤造成损伤平面以下本体感觉丧失，而运动和温痛觉存在。

7）圆锥综合征：常伴有胸腰段脊髓损伤，其特点是脊髓与神经根合并受累（如圆锥与马尾受损），同时存在上运动神经元和下运动神经元损伤。圆锥成分的损伤与较上水平的脊髓损伤的预后相似，即完全性损伤预后差，不完全性损伤预后较好；马尾神经根损伤预后也较好。

8）马尾综合征：见于从 $L_1$ 到骶水平损伤（圆锥综合征常为 $T_{11}$～$L_1$ 水平损伤），常表现为单纯下运动神经元损伤，不但下肢反射减弱而且膀胱反射也减弱。临床上常呈现出不完全性及不对称性，预后较好。

**2. 神经学检查**

神经学检查使用美国脊髓损伤学会（ASIA）的神经学分类国际标准进行评估，包括感觉、运动、反射和括约肌 4 项。

（1）感觉：感觉功能检查包括针刺觉、轻触觉。检查时双侧同部位对比，检查身体左右侧各 28 个关键点，以面颊部的正常感觉作为参照，分为 0、1 和 2 级（感觉缺失、感觉改变和正常），以感觉减退或丧失的最高平面为上界。上下肢按神经根、躯干按肋间确定平面。轻触觉检查需要在患者闭眼或视觉遮挡的情况下，使用棉棒末端的细丝触碰皮肤，接触范围不超过 1cm。针刺觉（锐/钝区分）常用打开的一次性安全别针的两端进行检查，尖端检查锐觉，圆端检查钝觉。

（2）运动：四肢关键肌群的运动功能采用肌力 0～5 级进行评估，检查上下肢各肌与肌腹，由远及近，0 级为完全瘫痪，1 级为可触及或可见肌收缩，2 级为去重力状态下全关节活动范围的主动活动，3 级为对抗重力下全关节活动范围的主动活动，4 级为肌肉在特殊体位、中等阻力的情况下进行全关节活动范围的主动活动，5 级（正常）为肌肉在特殊体位、最大阻力的情况下进行全关节活动范围的主动活动。脊髓的损伤平面由有 3 级肌力的运动功能的最低神经根来决定。

（3）反射：需要检查深反射和病理反射，反射亢进、阵挛、巴宾斯基征和霍夫曼征均为脊髓受压的体征。上肢包括肱二、三头肌腱反射，桡腕反射，霍夫曼征；下肢包括跟腱反射、膝腱反射、髌阵挛、踝阵挛、巴宾斯基征；躯干包括腹壁反射、提睾反射、阴茎海绵体反射、肛门反射。有时在脊髓损伤初期会出现反射消失。

（4）括约肌：直肠指检用于检验肛门括约肌的紧张度及是否有收缩，具体操作：戴指套插入肛门中，问患者肛门感觉，令其收缩肛门。肛门收缩也可以通过轻刮肛周皮肤检查，正常时可以看到收缩。球海绵体反射可以通过在肛门指检的同时挤压龟头或阴蒂或牵拉导尿管来观察，正常情况可以见到肛门收缩。

**3. 辅助检查**

对于明确存在神经系统功能损伤的患者，最初的影像学检查可辅助确定受损平面。

（1）X 线检查：常规拍摄脊柱正侧位片，必要时拍摄斜位片，阅片时测量椎体前部和后部的高度，与上下邻近椎体进行比较；测量椎弓根间距和椎体宽度；测量棘突间距及椎间盘间隙宽度并与上下邻近椎间隙进行比较，测量正侧位上椎弓根高度。X 线片主要用于观察脊柱是否有明显的骨折或脱位，基本可确定骨折部位及类型。

（2）CT 检查：有利于判定移位骨折块侵犯椎管程度和发现突入椎管的骨块或椎间盘，主要观察横扫脊椎改变，包括椎体是否有爆裂骨折，椎管有无变形，有无椎板骨折及是否下陷入椎管内，关节突骨折及移位。

（3）MRI 检查：对判定脊髓损伤状况极有价值，MRI 可显示脊髓损伤早期的水肿、出血，并可显示脊髓损伤的各种病理变化，如脊髓受压、脊髓横断、脊髓不完全性损伤、脊髓萎缩或囊性变等。

1）脊髓损伤急性期 MRI 表现：具体如下。①出血型：在 $T_2$ 加权像上，脊髓内有较明显的低信号区，是脊髓中心出血，去氧红素的反映，其上下周围为高信号区。②水肿型：在 $T_2$ 加权像上，脊髓损伤区为高信号，是脊髓组织伤后水肿的表现。③混合型：脊髓高信号区内有点片状低信号，但不像出血型的低信号集中在中央区，而是片状出血与水肿混合。出血型的脊髓损伤最严重，水肿型的脊髓损伤最轻。

2）脊髓损伤晚期 MRI 表现：以 $T_1$ 加权像为准，其可反映脊髓内改变，而 $T_2$ 加权像由于受局部脑脊液粘连等影响，不能反映脊髓内改变。$T_1$ 加权像脊髓实质正常信号存在者可有囊腔，脊髓组织坏死软化者 MRI 为低信号，而脊髓胶质化者可见斑片不均匀信号。

（4）体感诱发电位（somatosensory evoked potential，SEP）：测定躯体感觉系统（以脊髓后索为主）的传导功能，对判定脊髓损伤程度有一定帮助，现可用运动诱发电位（motor evoked potenlials，MEP）进行检查。

（5）颈静脉加压试验和脊髓造影：颈静脉加压试验对判定脊髓受伤和受压有一定参考意义，脊髓造影对陈旧性外伤性椎管狭窄诊断有意义。

（二）鉴别诊断

**1. 上运动神经元损伤的鉴别诊断**

（1）短暂性脑缺血发作（transient ischemic attaks，TIA）：是指一过性脑缺血引起的一种短暂而局限的脑功能丧失。其上运动神经元性特点是症状突现又迅速消失，一般持续数分钟至数十分钟，并在 24 小时内缓解，不留任何后遗症，可反复发作。

（2）脑出血（cerebral hemorrhage）：是指原发于脑实质内血管破裂引起的出血。表现为典型的上运动神经元瘫痪，患者有高血压和动脉粥样硬化病史，以 55 岁以上中老年人居多，多在动态和用力状态下发病。发病前数小时至数日常有头痛、眩晕及意识混浊的先兆症状。起病急、进展快，常出现意识障碍、偏瘫、早期呕吐和其他神经系统局灶症状。脑脊液压力增高，80%患者脑脊液中混有血液，50%患者呈血性外观，CT 检查可见颅内血肿高密度阴影。

（3）脑血栓形成（cerebral thromobosis）：是急性脑血管病中最常见的一种。常于安静状态下出现上运动神经元瘫痪症状和体征，25%患者有 TIA 病史。起病较缓慢，多逐渐进展，或呈阶段性进展，多见于动脉粥样硬化，也可见于动脉炎、血液病等。一般发病后 12 天内意识清楚或轻度意识障碍。脑脊液检查正常，脑部 CT 或 MRI 检查可显示梗死位置和范围。脑血管造影可显示病变动脉狭窄或闭塞。

（4）脑栓塞（cerebral embolism）：是指来自身体各部的栓子经颈动脉和椎动脉进入颅内，阻塞脑血管，引起脑功能障碍。其特点是有栓子来源的原发病，如风湿性心脏病、亚急性细菌性心内膜炎、急性心肌梗死、心房颤动等。起病急骤，多无前驱症状，症状于几秒或几分钟达高峰。神志多清楚或有短暂的意识障碍。局灶症状明显，多表现为颈内动脉受累症状。脑脊液无明显变化，CT 检查见与动脉分布一致的低密度区，脑血管造影可见血管闭塞。

（5）脑肿瘤（intracranial tumor）：大脑皮质运动区肿瘤可引起对侧肢体局限性癫痫和不同程度的瘫痪，额叶、顶叶与颞叶肿瘤有时也可呈现上运动神经元性瘫痪的表现，脑干肿瘤常引起交叉性瘫痪。多数起病缓慢，有头痛、呕吐和视盘水肿的“三主征”以及肿瘤所在部位的局部神经功能紊乱症状。脑脊液中蛋白含量增高，细胞数正常。颅内压增高者禁忌腰穿，以免并发脑疝。CT 和 MRI 检查可以确诊。

（6）急性脊髓炎（acute myelitis）：多见于青壮年，起病急骤，有一般感染及脊髓横贯性损害的症状和体征，脑脊液中蛋白及细胞增加。肢体瘫痪先呈弛缓性瘫痪，肌张力减低，腱反射减弱或消失，无病理反射（脊髓休克现象）。数周后脊髓休克现象逐渐减退，肌张力与腱反射增高，并出现病理反射。二便潴留变为失禁，出现反射性排尿。

（7）脊髓蛛网膜炎（spinal arachnoiditis）：起病可急可缓，可继发于感染、外伤、药物鞘内注射、脊髓或脊椎病变等。可先有发热或感冒等症状，随后出现神经根性疼痛与脊髓压迫症状，表现为截瘫或四肢瘫，同时有感觉障碍与括约肌功能障碍。本病常有特征性的多个病灶的表现，病程较长，病情起伏不定，时有缓解与复发。脑脊液中蛋白含量增多，白细胞增多或正常。脊髓碘油造影可显示部分或完全阻塞。

（8）脊髓与椎管内肿瘤：髓外肿瘤早期症状是神经根性疼痛，可因咳嗽、大便和用力而加剧。随着疾病进展出现脊髓受压症状，下肢远端发麻、感觉异常，逐渐向上发展达到病变平面，同时出现截瘫或四肢瘫。髓内肿瘤疼痛症状少见，常产生节段性分离性感觉障碍和早期二便失禁。脑脊液中蛋白含量增高，可呈蛋白－细胞分离。椎管有阻塞现象。脊髓 X 线摄片、脊髓碘油造影和 CT 检查有助于诊断。

（9）肌萎缩侧索硬化症（amyotrophie lateral slerosis）：突出的病理表现是皮质延髓束与皮质脊髓束变性、脊髓前角细胞丧失及脑干运动神经核损害。临床上常从一侧局部小肌肉萎缩、无力开始，逐渐累及对侧，并向上蔓延至前臂、上臂与肩带肌肉，上肢肌力减退，受累肌群常有明显的肌束颤动。随着上肢肌萎缩进展，下肢逐渐出现肌力减退、肌张力增高、腱反射亢进与锥体束征。后期常出现进行性延髓麻痹症状。

（10）脊髓空洞症：当空洞累及锥体束时，出现受累脊髓节段以下的肢体无力、肌张力增高、腱反射亢进、病理反射阳性的上运动神经元瘫痪。其瘫痪多数两侧不对称，并有半马褂、马褂样分离性感觉障碍，即痛温觉消失，触觉及深感觉相对正常。脊髓碘油造影可见脊髓病变部位脊髓肿胀，CT 或 MRI 检查明确显示病变脊髓肿胀，脊髓内有条形束腔。

（11）散发性脑炎：是神经科常见的中枢神经系统感染性疾病，锥体束损害时可出现偏瘫或两侧肢体的阳性锥体束征等。但本病有病前感染史，有弥漫性脑实质损害的症状和体征，多数患者伴有不同程度的精神异常。脑脊液正常或轻度炎性改变，脑电图弥漫性异常，头颅 CT 可见脑实质内散在片状或板状低密度阴影，头颅 MRI 检查可见大块水肿区和软化灶。

**2. 下运动神经元损伤的鉴别诊断**

（1）急性脊髓灰质炎（acute poliomyelitis）：起病多有发热、咽痛、食欲缺乏、恶心、呕吐、便秘、腹泻等症状。一般在发病第 3～5 天、热退后出现肢体瘫痪。瘫痪多见于一侧下肢，亦有双侧下肢或四肢受累，呈不对称性弛缓性瘫痪，肌张力下降，腱反射减弱或消失；感觉存在；脑脊液中细胞数增高，蛋白含量轻度增高。

（2）急性感染多发性神经炎（acute infectious polyneuritis）：又称畸形多发性神经根炎或吉兰–巴雷综合征（Guillain–Barre syndrome）。病前 1～3 周内常有非特异性感染史。呈畸形起病，先有下肢肌力减退，很快向上发展，于 1～2 日内出现四肢瘫；瘫痪呈弛缓性，腱反射减弱或消失；肌肉有压痛；远端肌肉萎缩，无明显感觉障碍；常伴脑神经损害，以一侧或双侧面神经损害多见。严重者可有声音嘶哑、吞咽困难等延髓麻痹的症状，并可有呼吸肌麻痹。脑脊液呈蛋白增多而细胞数正常或接近正常的蛋白–细胞分离现象。

（3）臂丛神经炎（brachial plexus neuritis）：急性起病、上肢疼痛为本病的特点，首先累及颈根及锁骨上部，以后迅速扩展到肩后部、臂及手，疼痛开始为间歇性，以后转为持续性。多在 1～2 周内消失。受累的上肢肌力减弱，腱反射减低或消失，手的浅感觉减退，肌肉萎缩不明显。神经干有压痛。上臂丛受损主要表现为上臂瘫痪，手部肌肉功能正常；下臂丛受损主要表现为上肢远端瘫痪，手部各小肌萎缩呈"鹰爪手"，前臂与手的尺侧感觉和自主神经功能障碍。肌电图有失神经电位，运动单位减少，多相电位增多，时程延长。

（4）多发性神经炎（polyneuritis）：主要表现为四肢远端对称性末梢感觉障碍、下运动神经元瘫痪和自主神经障碍。其瘫痪的特点为肢体远端对称性下运动神经元性瘫痪，依神经受累的轻重，可为轻瘫至全瘫。肌张力减低，腱反射减低或消失，踝反射减低常较膝反射为早。肌肉可出现萎缩，远端重于近端。肌萎缩以胫前肌、腓骨肌、上肢及骨间肌、蚓状肌、大/小鱼际肌为明显，可出现手、足下垂，行走进可呈跨阈步态。

（5）桡神经麻痹：主要表现为腕及手指不能伸直外展，即腕下垂，拇指和第一、二掌骨间隙背面感觉减退或消失。损伤部位不同，表现也不同，腋部损伤时除腕下垂外，因肱三头肌瘫痪，肘关节不能伸；因肱桡肌瘫痪，前臂呈旋前位不能屈曲肘关节。当肱骨中上 1/3 损伤时，则肱三头肌功能良好；当损伤在肱骨下端或臂 1/3 时，肱桡肌、旋后肌、伸桡肌功能保存；前臂中下 1/3 以下损伤时，仅有伸指功能丧失而无腕下垂。如损伤在腕关节，则可发生运动障碍。

（6）尺神经麻痹（palsy of ulnar nerve）：表现为手指桡侧偏斜，向尺侧外展减弱或小指运动障碍，小鱼际肌及骨间肌萎缩；手掌及手背的尺侧及整个小指和无名指的尺侧半部感觉障碍。

（7）腕管综合征（carpal tunnel syndrome）：可为骨折、外伤或腕部横韧带增厚压迫正中神经引起，主要表现为手指屈曲功能减弱，拇指、示指不能弯曲，拇指不能做对掌动作，大鱼际肌明显萎缩。第 1～3 指与第 4 指的一半、手掌桡侧发生感觉障碍。有局部皮肤干燥、变冷、指甲变脆等自主神经障碍症状。

（8）腓总神经麻痹（paralysis of common peroneal nerve）：是指腓骨肌及胫骨前肌群瘫痪。表现为足下垂、足和足趾不能背屈、用足跟行走困难；步行时，举高足，当足落地时足尖下垂后整个足底着地，类似鸡的步态，成为跨阈步态；小腿前外侧和足背感觉障碍。

## 五、并发症

### （一）心血管系统并发症

**1. 深静脉血栓（DVT）**

好发于下肢。常见小静脉丛血栓形成及髂股静脉血栓形成，72%的患者发生在受伤后1个月。危险因素有高龄、感染、创伤、肥胖、妊娠、下肢手术、静脉曲张、口服避孕药、长期制动。临床表现如下。①小静脉丛血栓形成：小腿腓肠肌饱满紧韧感，踝关节部分肿胀，查体腓肠肌压痛。②髂股静脉血栓形成：患肢肿胀、充血，浅静脉曲张，体温升高。查体可见患肢周径增加、压痛、Homans 征、Neuhof 征。不超过3天时可以溶栓治疗，如尿激酶、链激酶；超过3天应进行药物治疗。手术取栓限于原发性髂股静脉血栓形成、保守治疗无效或栓塞严重而症状出现时间不超过48小时者。

康复治疗方法如下。①体位治疗：抬高患肢，高于心脏平面20～30cm。②压力治疗：使用压力袜或压力袖套。在压力治疗前应先将患肢抬高。在血栓稳定的情况下，序贯压力治疗仪可以谨慎地使用。③运动治疗：等长收缩运动有利于通过肌肉泵的作用促进静脉回流。④淋巴手法按摩：由近端到远端进行向心性按摩。动作必须轻柔和表浅，禁忌深部和发力的手法。深静脉血栓的预防包括避免在下肢输液、适当抬高患足、下肢被动活动、气压治疗、常规穿着深静脉血栓袜。

**2. 直立性低血压**

是指卧位到坐位或到直立位时血压明显下降，临床表现为头晕、黑矇、视物不清，甚至一过性意识丧失，$T_5$以上脊髓损伤多见。康复治疗方法如下。①起立床治疗：患者躺在倾斜台上呈一直线，根据患者的耐受程度，在患者刚好出现症状的临界点上调整，日趋接近直立姿势，从而克服直立性低血压。②压力治疗：使用弹力绷带、弹力袜、紧身衣以及穿戴充气压力来治疗直立性低血压，但要注意的是外界施加的压力一定要适中才能起到“泵”的作用，过紧会阻碍肢体的血液循环，太松不能达到治疗的效果，可观察肢体末端的反应进行调整。③手法治疗：利用由下而上的向心性按摩、拍打增加回心血量、改善脑部供应。治疗师必须在患者站立的过程中不断拍打，按摩患者的下肢（反复操作，症状明显缓解）。④治疗性运动：每天站起立床之前应有一个“热身”运动，即动员患者全身肌肉收缩，挤压静脉，迫使血液流向心脏。当肌肉舒张时，静脉又重新充盈，从而对静脉产生“按摩”效应，进一步配合其他训练，防止直立性低血压的产生。

**3. 低心率**

发生于颈髓损伤的患者，常伴有低血压、低体温、心律不齐等。形成原因为交感神经受损后，副交感神经占优势；肋间肌瘫痪使胸腔负压下降，回心血量减少，心脏代偿性延长舒张期以增加每搏量。主要治疗方法为使用阿托品。

### （二）泌尿系统并发症

**1. 排尿障碍**

①脊髓休克期排尿障碍：逼尿肌完全麻痹，失去收缩能力，尿道括约肌张力下降，但不完全消失，表现为尿潴留。②休克期后排尿障碍：骶髓以上损伤时，逼尿肌反射亢进，不自

主排尿，但排尿不充分；圆锥或骶神经根损伤时；逼尿肌无收缩或无反射，尿潴留或充溢性尿失禁。排尿障碍的治疗方法：留置导尿和间歇导尿，4～6 小时导尿 1 次、每次量在 400～500ml，液体入量 2000ml/d、反射性排尿。其他治疗方法包括药物和手术等。

**2. 泌尿系统感染**

特点为起病急而快、高热、寒战，体温 38～39℃，头痛、头胀、白细胞总数及中性升高，出现脓尿、血尿。其主要原因是排尿障碍导致残余尿量多，膀胱排尿不畅，或持续性导尿引流引起逆行感染。早期每周查尿常规，中后期每 2～4 周查 1 次。无全身症状时不用抗生素，有全身症状时用抗生素。

**3. 异位骨化**

原因为局部损伤感染、体液因素、成骨细胞刺激因子活性增加等。一般发生在伤后 1～6 个月，高峰在伤后 2 个月，也可发生在伤后多年，最初症状常出现在伤后 3 周内，20%～30%的患者症状明显，如关节周围肿胀、皮肤发红、皮温升高等，有压疮、残留感觉的患者可出现受累区域疼痛和关节活动范围变小，只有 3%～8%的患者发生关节强直。在预防上，早期诊断和去除危险因素可能是最有效的，特异性预防措施包括应用二磷酸盐、非甾体抗炎药和局部放射治疗，避免暴力的被动关节活动。治疗上，选择依替膦酸二钠、非甾体抗炎药，也可小范围浅层放射治疗。严重者要进行手术切除。还要注意与骨化性肌炎（myositis ossificans）进行鉴别，骨化性肌炎为进行性骨质结构于肌肉、结缔组织内沉积所引起的肌肉硬化和趾、指畸形的疾病。病因不明。部分呈常染色体显性遗传。常见于儿童或青年。

**4. 关节挛缩**

弛缓性瘫时，为固定体位下肢体重力或器具重量等外力所致；痉挛性瘫时，为过度紧张的肌肉挛缩所致。拮抗肌麻痹，导致肌力不平衡，致使肌肉过度紧张，为减轻疼痛而出现强迫肢位，肌肉挛缩，肌肉以外的关节周围软组织发生炎症；异位骨化或关节本身变性，运动疗法过度或受伤时所致关节周围少量出血，护理不当，关节被固定在屈曲位，也会引起关节挛缩。挛缩的表现：脊髓损伤以屈曲性挛缩为主，髋关节屈曲和内收挛缩、膝关节屈曲挛缩、足下垂。要预防关节挛缩，早期关节被动活动非常重要，还要注意肢体功能位的保持，可以借助辅助支具，如足托、前臂手托。对于已经形成的关节挛缩，可以对关节进行牵伸，达到治疗的目的，严重者可以通过外科手术缓解关节挛缩。

**5. 骨质疏松**

完全性截瘫患者比不完全性截瘫患者易发生骨质疏松，强调早期训练站立或行走，可以适当用一些药物。

**6. 痉挛**

以截瘫平面以下肌张力增高、牵张反射过敏和肌肉痉挛为特点，常见痉挛肌肉有股四头肌、腘绳肌、小腿三头肌、内收肌。痉挛治疗包括牵伸技术、神经肌肉促进手法、夹板支具、理疗（电刺激、微波）、手术切断肌肉、泵或椎管内用药、直肠电刺激，药物方面包括肉毒杆菌毒素、苯酚、肌松药。

**7. 压疮**

是指身体局部组织长期受压，导致血液循环障碍，引起持续缺血、缺氧、营养不良而致软组织溃烂坏死。又称压力性溃疡。其影响因素为：体型、行动能力、营养状态、神经系统功能、皮肤卫生条件、感染。好发部位：仰卧位为枕骨、肩胛骨、肘、骶骨、足跟、足趾；俯卧位为额部、肘、下颌、前胸、生殖器官、膝、足趾；侧卧位为耳翼、肩部、肘外侧、股骨粗隆、膝外侧、膝内侧、足踝、足跟；坐位为枕骨、肩胛骨、骶骨、坐骨、足趾。压疮的治疗方法如下。①减压：撤除对疮面的任何压力；无法撤除压力时，应增加翻身次数，或采用垫圈的方式缓解压疮局部压力。②压疮创面处理：使用等渗盐水、湿－半干敷料，每2～4小时更换一次。③感染处理：感染创面采用碘伏敷料或稀释的次氯酸盐治疗，局部一般不使用抗菌药物，以免影响肉芽组织生长。④局部理疗：可采用紫外线疗法、红外线疗法、超短波疗法。⑤外科手术治疗。

压疮的预防：定时翻身，更换体位；选择良好的坐垫、床垫；改善全身营养状态；保持卫生。

**8. 肺活量降低**

是颈部和胸部脊髓损伤患者常见的问题。其原因在于患者的膈肌、肋间肌和背阔肌的肌力减弱或麻痹。肺活量降低会影响患者活动的耐力。因此，增强胸锁乳突肌和膈肌的肌力，手工辅助咳嗽以及深呼吸，对于达到最佳肺活量是必要的。

**9. 自主神经反射亢进**

机制为损伤平面远侧的脊髓仍然具有活性，是发生本症的先决条件。正常情况下，所有的内脏血管反射均在脊髓上水平进行整合，维持血压的相对稳定。脊髓损伤后，损伤平面以下的刺激经腹下神经（交感）和盆神经（副交感），从脊髓背外侧向上传入，但在脊髓损伤处被阻断，兴奋中间神经元，继之与交感神经节前神经元发生突触联系，引起交感神经传出纤维的反射性兴奋，激发损伤平面以下的内脏和肢体血管收缩，导致血压上升。因此脊髓损伤平面直接影响交感兴奋的范围和程度。膀胱直肠的扩张、压疮、膀胱结石、泌尿系感染、急腹症、穿衣过紧等可诱发本症。

本症的主要表现：症状有头痛，有时是剧烈的跳痛，可出现视物不清、恶心、胸痛和呼吸困难；体征有突发性高血压、脉搏缓慢，或伴有面部潮红、多汗，有时出现皮疹。

发生本症后，立即抬高床头或采用坐位以降低颅内压，立即监测血压脉搏。使用利多卡因胶冻导尿或排空直肠，立即检查和排除一切可能的诱因。使用硝苯地平 10mg 舌下含服，必要时 10～20 分钟后重复使用。对经常发生自主神经反射亢进者，应让患者及家属了解处理方法。如发生严重并发症，立即请专科医师处理。

自主神经反射亢进的预防要点为防止诱因。①对于 $T_6$ 以上的高位脊髓损伤患者，不要长期留置尿管。②从急性期开始就要充分管理排尿、排便，即使未形成便秘时也必须特别注意。③在导尿或掏便时使用利多卡因胶冻，虽然不能抑制强烈的反射，但能起到一定的作用。

**10. 疼痛**

所有慢性疼痛均有一定的精神因素参与。放松技术、催眠、暗示、生物反馈、教育均有助于改善患者的疼痛。

（孟昭宇）

# 第二节 功能障碍

## 一、运动障碍

脊髓损伤时，受伤部位以下脊髓处于休克状态，其所属肌群呈迟缓性瘫痪。在脊髓休克期过后，受损平面以下的运动功能仍完全消失，但肌张力高、反射亢进：部分损伤者在休克期后逐步出现部分肌肉的自主活动。脊髓损伤后出现受损节段支配肌肉的松弛、萎缩及腱反射消失等下运动神经元损伤的体征时，有定位诊断的意义。

## 二、感觉障碍

感觉障碍是指机体对各种形式的刺激（如痛、温度、触、压、位置、振动等）无感知、感知减退或异常的一组综合征。完全性损伤时，损伤平面以上可有感觉过敏，而在损伤平面以下所有感觉完全消失。不完全性损伤时，损伤部位靠前，则受损平面以下的感觉障碍为痛觉、温度觉障碍；损伤部位在后，则为触觉和本体感觉障碍；损伤部位在一侧，则为对侧的痛觉、温度觉以及同侧的触觉和深部感觉障碍。

## 三、呼吸功能障碍

颈髓损伤是影响呼吸系统的主要因素，在急性期和慢性期主要的并发症为呼吸困难，常导致患者死亡。研究发现，颈髓损伤后1天内有67%的患者会出现严重的呼吸系统并发症，其中包括肺不张（36.4%）、肺炎（31.4%）和呼吸衰竭（22.6%）。在急性期，有84%的$C_4$以上损伤和60%的$C_5$～$C_8$损伤患者会出现呼吸系统并发症，有75%～80%的$C_4$以上损伤以及60%的$C_4$尾侧损伤的四肢瘫患者需要接受机械通气介入，并需密切监视呼吸功能。在$C_5$、$C_6$损伤的第1周，有65%的患者的肺活量可能降低30%～50%。因此，建议在病情稳定前，定时监测患者的肺活量和动脉血气。此外，有65%的$T_1$～$T_{12}$损伤患者也可能出现严重的呼吸系统并发症。

## 四、排尿障碍

脊髓休克期因膀胱逼尿肌完全麻痹失去收缩力而发生尿潴留，可持续数周到数月。在脊髓休克期后，损伤平面以下的脊髓逐渐恢复功能，逼尿肌也随之出现自主性收缩，产生不随意性排尿，但不能完全排空，故残余尿较多。损伤在圆锥以上者，在逼尿肌收缩的同时，括约肌不能协同松弛，发生排尿障碍。损伤在圆锥及马尾的患者，逼尿肌无收缩和反射，膀胱成为储尿囊，患者出现排尿困难或充溢性尿失禁。由于括约肌功能丧失发生尿潴留，患者需要长时间留置导尿管，容易发生尿道感染；患者也容易出现泌尿生殖道结石，可引发附睾炎。感染和结石相互影响，如果不能及时处理，可引起慢性肾衰竭，肾衰竭是脊髓损伤后的主要死亡原因。

## 五、性功能障碍

脊髓损伤后生殖功能障碍主要表现为勃起和射精功能障碍以及精子质量下降。颈髓和胸髓损伤患者多数均可勃起，具有勃起能力的患者大部分在伤后 6 个月内恢复，其余则需要 1 年时间恢复。脊髓损伤后勃起功能障碍是由于传入或传出脊髓的神经结构和功能受损。60%～80%胸腰段脊髓损伤的男性不能勃起，近 10%的患者存在心因性阴茎勃起障碍。勃起功能与损伤的部位和程度有关，在完全性上运动神经元损伤的患者中，93%～95%可出现反射性阴茎勃起；在不完全性上运动神经元损伤患者中，勃起率可达 93%～99%。在完全性下运动神经元损伤患者中，反射性阴茎勃起仅为 0～12%；在不完全性下运动神经元损伤中，90%的患者有勃起功能。研究证实，脊髓损伤后，支配勃起组织的神经递质释放减少，或神经纤维少量溃变与凋亡，可能是脊髓损伤后勃起功能障碍的主要机制，而并非勃起组织的细胞死亡。除勃起障碍之外，有些患者会出现射精障碍，包括精子的射出、会阴部肌肉的收缩和膀胱颈关闭等一系列过程，脊髓损伤患者射精功能障碍是以上过程失调导致的。脊髓损伤后能恢复自然射精的患者远少于恢复勃起者。经过多年研究，一些方法已经成功地用于诱导射精，如阴茎振动刺激法、电射精法和外科取精术等。

女性脊髓损伤的患者，不论阶段平面和受损程度如何，除生殖器官感觉丧失外，卵巢功能很少发生长期紊乱，大部分患者伤后 6 个月即恢复月经，可以正常妊娠和分娩。

## 六、自主神经功能紊乱

脊髓休克期后可发生自主神经功能紊乱。脊髓损伤后，交感与副交感神经调节功能失衡，脊髓损伤水平以下的刺激一旦引起交感神经肾上腺素能递质突然释放就会引起自主神经功能紊乱。患者会出现自主神经反射亢进，$T_6$ 水平以上的脊髓损伤对内脏的恶性刺激和其他不良刺激可引发突发性高血压（比平时血压升高 40mmHg 以上，收缩压至少增高 20%），还可见头痛、面部潮红、多汗、恶心、皮肤充血和心动过缓等症状。

脊髓损伤会引起泌尿生殖系统、胃肠道、骨骼肌肉系统不良反应。对于脊髓损伤的患者来说，出现膀胱扩张者约占 85%。在泌尿生殖系统方面，患者会出现泌尿系感染、结石等症状。此外，睾丸炎、附睾炎、反射性勃起以及痛经、妊娠和分娩等也会引起自主神经反射亢进。在胃肠道方面，患者可能会出现大便潴留和直肠扩张、痔疮和肛裂，如果患有急腹症和阑尾炎、胃食管反流、消化道溃疡等也会出现自主神经反射亢进。

## 七、体温调节障碍

体温调节中枢位于下丘脑，通过自主神经介导。脊髓损伤后体温调节中枢对于体温的调节作用失去控制，因而可以出现变温血症，即体温受环境温度的影响而变化。老年患者的体温较低，35℃的体温并不罕见。对于这类患者，体温达到 37.5℃便可能为明显高热。损伤后早期的低体温也相当常见，并可以导致机体功能明显下降。当瘫痪平面以下的皮肤失去交感神经支配时，不能有效发挥散热作用，可发生排汗障碍，产生高热的现象。尤其是颈髓损伤后，自主神经系统功能紊乱，受伤平面以下皮肤不能排汗，对气温的变化丧失了调节和适应能力，常易发生高热，可达 40℃以上。

### 八、心理障碍

截瘫患者多数在正常劳动、意外事件（如车祸、自然伤害）中突然受伤，对所发生的事件毫无心理准备，对病情了解很少，突然丧失诸多方面的功能，被迫卧床，生活自理能力急速下降，以致创伤后的心理变化很大，可能会瞬间丧失理智，判断能力减弱，患者对突发情况一时茫然不知所措，对于病情的预后也不了解或抱有不切实际的幻想，这一时期，医学上称之为“休克期”。随着时间的延长，患者感到经医院治疗效果不明显，但又不想承认现实，医学上称为“否认期”。当数月过去患者仍无好转，而且残疾带来很多生活上的不便时，患者会变得痛苦，性情暴躁，向家人发泄情绪，医学上称为“愤怒期”。如果家人在此期间能忍患者的种种异常表现，鼓励患者正确对待疾病的后果，让患者和外界残疾人（尤其是身残志坚，在生活上和事业上取得成绩的残疾人）交往，树立战胜残疾的信心，力争回到社会成为一个有用的人，患者就会转而正视现实，承认现实，顽强地生活下去，进入医学上所称的“承受期”。

（王小斌）

## 第三节　功能评定

### 一、脊髓损伤水平的确定

脊髓神经解剖结构的节段性特点决定了脊髓损伤的节段性表现。脊髓损伤水平是指脊髓损伤后，在身体两侧具有正常感觉功能的皮节平面和肌肉力量能抗重力的肌节平面中的最低脊髓节段，要求该平面以上的感觉和运动功能正常。在脊髓损伤水平以下，脊髓的运动、感觉、反射及括约肌和自主神经功能受到不同程度的损害。脊髓损伤水平反映了脊髓损伤的严重性，颈椎损伤（$C_1$～$T_1$）造成四肢瘫，腰椎损伤（$T_1$ 以下）造成截瘫。脊髓损伤水平的确定是制订康复目标的主要依据。对完全性脊髓损伤患者来说，脊髓损伤水平一旦确定，其康复目标基本确定；对不完全性脊髓损伤患者来说，应具体确定脊髓损伤以下的肌力水平。脊髓损伤水平的确定对选择康复治疗方法、制订护理方案和评定疗效有重要意义。

#### （一）运动水平

脊髓损伤后，反映脊髓运动神经平面的标志性肌肉称为关键肌（表 8－1）。左右两侧的运动水平可以不同，二者中较高者为单个运动平面。

**表 8－1　运动神经平面的关键肌**

| 平面 | 关键肌 | 平面 | 关键肌 |
|---|---|---|---|
| $C_5$ | 屈肘肌（肱二头肌、肱肌） | $L_2$ | 屈髋肌（髂腰肌） |
| $C_6$ | 伸腕肌（桡侧伸腕长肌和短肌） | $L_3$ | 伸膝肌（股四头肌） |
| $C_7$ | 伸肘肌（肱三头肌） | $L_4$ | 踝背伸肌（胫前肌） |
| $C_8$ | 中指屈指肌（指深屈肌） | $L_5$ | 足趾长伸肌 |
| $T_1$ | 小指外展肌 | $S_1$ | 踝跖屈肌（腓肠肌和比目鱼肌） |

关键肌的肌力分为 0～5 级，分值按徒手肌力检查法的结果来记录。美国脊髓损伤学会确定人体左右各有 10 组关键肌，正常运动功能总评分（即运动积分）为 100 分。在确定损伤水平时，该节段关键肌的肌力必须达到 3 级，关键肌肌头端节段的另一肌肌力必须达到 4 级。例如，考虑为 $C_6$ 损伤时，桡侧伸腕长肌、伸腕短肌的肌力必须达到 3 级，其肌头端的肱二头肌的肌力必须达到 4 级。

对于临床应用徒手肌力检查法无法检查的肌节，如 $C_1$～$C_4$、$T_2$～$L_1$、$S_2$～$S_5$，运动平面可参考感觉平面来确定，如这些节段感觉正常，则认为该节段的运动功能正常，反之则为损害。对于因制动、严重疼痛、截肢或关节活动范围受限大于 50%的关节挛缩等因素而无法进行肌力检查的关键肌，其肌力记录为无法检查（NT）。

### （二）感觉水平

脊髓损伤后，反映脊髓感觉神经平面的皮肤标志性部位称为关键点（表 8－2）。脊髓损伤后，左右两侧的感觉水平可有不同，感觉水平以下的皮肤感觉可减退或消失，也可有感觉异常。

**表 8－2　感觉神经平面的关键点**

| 平面 | 部位 | 平面 | 部位 |
|---|---|---|---|
| $C_2$ | 枕骨粗隆外侧 1cm 或耳后 3cm | $T_8$ | 锁骨中线第 8 肋间（$T_6$～$T_{10}$ 的中点） |
| $C_3$ | 锁骨上窝（锁骨后方）且在锁骨中线上 | $T_9$ | 锁骨中线第 9 肋间（$T_8$～$T_{10}$ 的中点） |
| $C_4$ | 肩锁关节的顶部 | $T_{10}$ | 锁骨中线第 10 肋间（脐水平） |
| $C_5$ | 肘前窝的外侧（桡侧，肘横纹近端） | $T_{11}$ | 锁骨中线第 11 肋间（$T_{10}$～$T_{12}$ 的中点） |
| $C_6$ | 拇指近节背侧皮肤 | $T_{12}$ | 锁骨中线腹股沟韧带中点 |
| $C_7$ | 中指近节背侧皮肤 | $L_1$ | $T_{12}$ 与 $L_2$ 连线中点处 |
| $C_8$ | 小指近节背侧皮肤 | $L_2$ | 大腿前中部，腹股沟韧带中点（$T_{12}$）和股骨内侧髁连线中点处 |
| $T_1$ | 肘前窝的尺侧，肱骨内上髁近端 | $L_3$ | 膝上股骨内髁处 |
| $T_2$ | 腋窝的顶部 | $L_4$ | 内踝 |
| $T_3$ | 锁骨中线第 3 肋间 | $L_5$ | 足背第 3 跖趾关节 |
| $T_4$ | 锁骨中线第 4 肋间 | $S_1$ | 足跟外侧 |
| $T_5$ | 锁骨中线第 5 肋间（$T_4$～$T_6$ 的中点） | $S_2$ | 腘窝中点 |
| $T_6$ | 锁骨中线第 6 肋间（剑突水平） | $S_3$ | 坐骨结节或臀下皱襞 |
| $T_7$ | 锁骨中线第 7 肋间（$T_6$～$T_8$ 的中点） | $S_4$ 和 $S_5$ | 肛门 1cm 范围内，皮肤黏膜交界处外侧（作为 1 个平面） |

感觉水平依据美国脊髓损伤学会确定的 28 个皮区关键点的针刺觉和轻触觉检查来确定。感觉评分：正常感觉功能（痛觉、触觉）评 2 分，异常（包括感觉减退和过敏）评 1 分，缺失评 0 分，无法检查记 NT。每一脊髓节段两侧感觉功能正常评分为 4 分，正常两侧感觉功能总评分为 112 分。若有任何关键点无法检查，则无法计算感觉评分。感觉评分反映感觉功

能的量化改变。

（三）脊髓功能部分保留区

完全性脊髓损伤患者在脊髓损伤水平以下 1～3 个脊髓节段中仍有可能保留部分感觉或运动功能，脊髓损伤水平与脊髓功能完全丧失的水平之间的脊髓节段，称为脊髓功能部分保留区。

## 二、完全与不完全损伤的确定

完全与不完全性损伤的确定对于脊髓损伤患者的诊治及预后有重要意义，其不仅是确定治疗方案和判断患者预后的重要依据，而且对客观评估各种治疗方法的实际价值有重要意义。完全性损伤的患者不存在骶残留，如有部分保留区也不超过 3 个节段。完全性损伤的确定必须在脊髓休克期后才可进行。当出现球海绵体反射和肛门反射时，提示脊髓休克期已经结束，可以开始评定损伤程度。需注意，正常人中也有 15%左右不出现球海绵体反射，此时损伤平面以下出现肌肉痉挛也可以提示脊髓休克期结束。

## 三、日常生活活动（ADL）评定

（一）截瘫患者 ADL 评定

可使用修改后的 Barthel 指数量表（modified barthel index，MBI）进行评定，该量表包括排便控制、排尿控制、修饰、如厕、进食、位移、行走、更衣、上下楼梯、沐浴共 10 项内容。总分为 100 分，得分越高，独立性越强，依赖性越小。若达到 100 分，并不意味着患者能独立生活，也有可能不能烹饪、料理家务和与其他人接触，但他不需要照顾，日常生活可以自理。60 分为是否能独立的分界点。60～100 分为轻度残疾；40～60 分为中度残疾；20～40 分为重度残疾；低于 20 分为完全残疾（表 8－3）。

**表 8－3　修改后的 Barthel 指数量表**

| 评价项目 | 标准 | 评分 |
|---|---|---|
| 进食 | 独立 | 10.00 |
| | 较少依赖 | 5.00 |
| | 中等依赖 | 2.50 |
| | 完全依赖 | 0 |
| 如厕 | 独立 | 10.00 |
| | 较少依赖 | 5.00 |
| | 中等依赖 | 2.50 |
| | 完全依赖 | 0 |
| 修饰 | 独立 | 5.00 |
| | 较少依赖 | 2.50 |
| | 中等依赖 | 1.25 |
| | 完全依赖 | 0 |

续表

| 评价项目 | 标准 | 评分 |
|---|---|---|
| 沐浴 | 独立 | 10.00 |
| | 较少依赖 | 2.50 |
| | 中等依赖 | 1.25 |
| | 完全依赖 | 0 |
| 更衣 | 独立 | 10.00 |
| | 较少依赖 | 5.00 |
| | 中等依赖 | 2.50 |
| | 完全依赖 | 0 |
| 转移 | 独立 | 15.00 |
| | 较少依赖 | 7.50 |
| | 中等依赖 | 3.75 |
| | 完全依赖 | 0 |
| 行走 | | |
| 步行 | 独立 | 15.00 |
| | 较少依赖 | 7.50 |
| | 中等依赖 | 3.75 |
| | 完全依赖 | 0 |
| 用轮椅 | 独立 | 5.00 |
| | 较少依赖 | 2.50 |
| | 中等依赖 | 1.25 |
| | 完全依赖 | 0 |
| 上下楼梯 | 独立 | 10.00 |
| | 较少依赖 | 5.00 |
| | 中等依赖 | 2.50 |
| | 完全依赖 | 0 |
| 排尿控制 | 无失禁 | 10.00 |
| | 失禁 1～2 次/天 | 5.00 |
| | 完全失禁 | 0 |
| 排尿控制 | 无失禁 | 10.00 |
| | 失禁 1～2 次/天 | 5.00 |
| | 完全失禁 | 0 |

注：评价控制时，如用插管辅助能独立完成也计 10 分

### （二）四肢瘫患者 ADL 评定

常用 Gresham 提出的四肢瘫痪功能指数（quadriplegic index of function，QIF）评定法（表 8－4、表 8－5）。

**表 8-4　四肢瘫功能指数评定**

| 评价项目 | | 评分 | 折算法 | 评分范围 |
|---|---|---|---|---|
| A. 转移 | a. 床到轮椅 | 各 0～4 分，共 32 分 | 32÷2=16 分 | 0～16 分 |
| | b. 轮椅到床 | | | |
| | c. 轮椅到厕所/便桶（盆） | | | |
| | d. 厕所/便桶（盆）到轮椅 | | | |
| | e. 轮椅到交通工具 | | | |
| | f. 交通工具到轮椅 | | | |
| | g. 轮椅到淋浴/浴盆 | | | |
| | h. 淋浴/浴盆到轮椅 | | | |
| B. 整容 | a. 刷牙 | 各 0～4 分，共 12 分 | 无 | 0～12 分 |
| | b. 梳头 | | | |
| | c. 刮脸（女性用吹风机） | | | |
| C. 入浴 | a. 洗/擦干上身 | 各 0～4 分，共 16 分 | 16÷2=8 分 | 0～8 分 |
| | b. 洗/擦干下身 | | | |
| | c. 洗/擦干足 | | | |
| | d. 洗/擦干头发 | | | |
| D. 进食 | a. 用杯饮水 | 各 0～4 分，共 32 分 | 32×0.75=24 分 | 0～24 分 |
| | b. 使用叉/勺 | | | |
| | c. 切开食物（肉） | | | |
| | d. 倒出饮料 | | | |
| | e. 开罐头/广口瓶 | | | |
| | f. 面包上抹黄油等 | 各 0～4 分，共 32 分 | 32×0.75=24 分 | 0～24 分 |
| | g. 准备便饭 | | | |
| | h. 使用适应性的厨房用具 | | | |
| E. 更衣 | a. 穿室内用上衣 | 各 0～4 分 | a、b 项分×1.5=8×1.5=12 分<br>余 7 项×4=28 分<br>以上共 40 分再÷2=20 分 | 0～20 分 |
| | b. 脱室内用上衣 | | | |
| | c. 穿室内用裙裤 | | | |
| | d. 脱室内用裙裤 | | | |
| | e. 穿室内用较重的上衣 | | | |
| | f. 脱室内用较重的上衣 | | | |
| | g. 穿脱袜子 | | | |
| | h. 穿脱鞋 | | | |
| | i. 系纽扣 | | | |
| F. 驱动轮椅 | a. 转弯 | 各 0～4 分共 28 分 | | 0～28 分 |
| | b. 后退 | | | |

续表

| 评价项目 | | 评分 | 折算法 | 评分范围 |
|---|---|---|---|---|
| F. 驱动轮椅 | c. 刹车闸 | 各 0～4 分共 28 分 | | 0～28 分 |
| | d. 在粗糙/不平的地面驱动 | | | |
| | e. 驱动轮椅上斜坡 | | | |
| | f. 在轮椅上移动和调整姿势 | | | |
| | g. 保持坐位平衡 | | | |
| G. 床上活动 | a. 仰卧到俯卧 | 各 0～4 分共 20 分 | | 0～20 分 |
| | b. 仰卧到长坐位 | | | |
| | c. 仰卧到侧卧 | | | |
| | d. 侧卧到侧卧 | | | |
| | e. 在长坐位保持平衡 | | | |
| H. 膀胱功能 | 依下列不同情况评分 | 取所选用项的最高分乘以 7 | 最高为 4×7=28 | 0～28 分 |
| | a. 随意排空膀胱 | | | |
| | （a）在厕所 | | | |
| | （b）在便桶（盆）中 | | | |
| | b. 间隙导尿 | | | |
| | c. 自主膀胱处理 | | | |
| | d. 留置导尿 | | | |
| | e. 回肠替代术后 | | | |
| | f. 挤压排尿 | | | |
| I. 直肠功能 | 依下列不同情况评分 | 取所选用项的最高分×6 | 最高为 4×6=24 | 0～24 分 |
| | a. 完全控制 | | | |
| | （a）在厕所 | | | |
| | （b）在便桶（盆）中 | | | |
| | b. 使用肛门栓剂 | | | |
| | （a）在厕所 | | | |
| | （b）在便桶（盆）中或在床上或垫上 | | | |
| | c. 用手指清除大便 | | | |
| | （a）在厕所 | | | |
| | （b）在便桶（盆）中 | | | |
| | d. 用手指或机械刺激 | | | |
| | （a）在厕所 | | | |
| | （b）在便桶（盆）中 | | | |
| J. 护理知识 | a. 皮肤护理 | 各 0～4 分共 40 分 | 40÷2=20 分 | 0～20 分 |
| | b. 饮食与营养 | | | |

续表

| 评价项目 | | 评分 | 折算法 | 评分范围 |
|---|---|---|---|---|
| J. 护理知识 | c. 药物 | 各 0～4 分共 40 分 | 40÷2=20 分 | 0～20 分 |
| | d. 器械 | | | |
| | e. 关节活动范围 | | | |
| | f. 自主神经反射紊乱的控制 | | | |
| | g. 上呼吸道感染 | | | |
| | h. 泌尿道感染 | | | |
| | i. 深静脉血栓 | | | |
| | j. 取得服务机构帮助 | | | |

**表 8-5　四肢瘫功能指数评定法的评分标准**

（一）A～G 项评分标准

4 分：动作完全独立完成，不需要辅助器具

3 分：借助器具可独立完成动作，不需旁人看护；患者能自己穿上辅助器具

2 分：只需要旁人看护，可以有或无身体接触；看护人员不必上举患侧肢体

1 分：只需要一名看护人员抬起患者或患者身体的一部分

0 分：完全依赖，患者完全不能活动

（二）H 项的评分标准

a. 随意排空膀胱

（a）在厕所

4 分：患者能完全独立完成，如转移、穿衣、便后处理等均不需任何帮助

3 分：患者转移时不需帮助，但穿衣或便后处理需帮助

2 分：患者转移时不需帮助，但穿衣和便后均处理需帮助

1 分：患者转移时需帮助，且穿衣或便后处理也需帮助

0 分：完全依赖，上述任何动作均不能完成

（b）在便桶（盆）中

3 分：独立完成，如独立转移至便桶上，且穿衣和便后处理不需帮助

2 分：穿衣和便后处理中的一项需帮助

1 分：穿衣和便后处理均需帮助

0 分：上述任何动作均不能完成

b. 间歇导尿

3 分：可独立完成所需用具的准备、定位及操作，且能独立穿衣和做便后处理

2 分：可独立完成穿衣，但下列之一需帮助：所需用具的准备、定位、操作、便后处理

1 分：上述动作均需帮助，但患者能指导辅助者如何进行

0 分：对膀胱的有关情况一无所知

c. 自主膀胱处理

3 分：可独立完成，如准备用具、穿衣、便后处理均能独立完成

续表

| |
|---|
| 2 分：可独立完成穿衣，但下列之一需帮助：准备用具、便后处理 |
| 1 分：上述动作均需帮助，但患者能指导辅助者如何进行 |
| 0 分：上述任何动作均不能完成 |
| d. 留置导尿 |
| 3 分：独立完成穿衣、换尿袋和尿管、定位和便后处理 |
| 2 分：下述动作最多有 2 项需帮助：穿衣、准备尿管、换尿袋、定位、便后处理 |
| 1 分：上述动作中有 2 项以上需帮助，但能指导辅助者如何进行 |
| 0 分：不能完成上述动作，也不能指导他人 |
| e. 回肠替代术后 |
| 3 分：独立完成穿衣、换尿袋和便后处理 |
| 2 分：上述动作之一需帮助 |
| 1 分：上述动作中有 2 项以上需帮助，但能指导辅助者如何进行 |
| 0 分：上述任何动作均不能完成 |
| f. 挤压排尿 |
| 3 分：独立完成穿脱衣服、准备物品、操作及便后处理 |
| 2 分：上述动作之一需帮助 |
| 1 分：上述动作中有 2 项以上需帮助，但能指导辅助者如何进行 |
| 0 分：不能完成上述动作，也不能指导他人 |
| （三）I 项的评分标准 |
| a. 完全控制 |
| （a）在厕所 |
| 4 分：完全独立完成，如转移、穿衣及便后处理均能独立完成 |
| 3 分：转移能独立完成，但穿衣或便后处理需帮助 |
| 2 分：转移能独立完成，但穿衣和便后处理均需帮助 |
| 1 分：转移需辅助，且穿衣或便后处理也需帮助 |
| 0 分：上述动作均需帮助 |
| （b）在便桶（盆）中 |
| 3 分：完全独立，如穿衣、转移到便桶上、便后处理均能独立 |
| 2 分：能转移到便桶上，但穿衣或便后处理中有一项需帮助 |
| 1 分：能转移到便桶上，但穿衣和便后处理均需帮助 |
| 0 分：完全依赖 |
| b. 使用肛门栓剂 |
| （a）在厕所 |
| 4 分：完全独立，如转移、穿衣、使用栓剂、便后处理均能独立完成 |
| 3 分：能独立完成转移，但下述动作之一需帮助：穿衣、使用栓剂、便后处理 |
| 2 分：能独立完成转移，但下述动作中有 2 项需帮助：穿衣、使用栓剂、便后处理 |
| 1 分：上述动作均需帮助，但患者能指导辅助者操作，或能独立转移但其余动作均需帮助 |

续表

0分：完全依赖，如大便失禁
（b）在便桶（盆）中或在床上或垫上
3分：能独立准备物品、使用栓剂和便后处理
2分：使用栓剂或便后处理需辅助
1分：使用栓剂及便后处理均需帮助，但能指导辅助者如何进行
0分：完全依赖
c. 用手指清除大便
（a）在厕所
4分：能独立转移、穿衣、自己清除大便并做便后处理
3分：可独立转移，但下述动作之一需帮助：穿衣、自己清除大便、便后处理
2分：可独立转移，但下述动作中有2项需帮助：穿衣、自己清除大便、便后处理
1分：上述动作均需帮助，但患者能指导辅助者操作，或能独立转移但其余动作均需帮助
0分：完全依赖
（b）在便桶（盆）中
3分：能独立准备物品、清除大便、穿衣及做便后处理
2分：上述动作之一需帮助
1分：上述动作中有2项以上需帮助
0分：完全依赖
d. 用手指或机械刺激
（a）在厕所
4分：完全独立，如转移、穿衣、刺激及便后处理
3分：可独立转移，但下述动作之一需帮助：穿衣、刺激、便后处理
2分：可独立转移，但下述动作中有2项需帮助：穿衣、刺激、便后处理
1分：上述动作均需帮助，但患者能指导辅助者操作，或能独立转移但其余动作均需帮助
0分：完全依赖
（b）在便桶（盆）中或在床上
3分：完全独立，如完成刺激、穿衣、便后处理
2分：能独立完成刺激动作，但穿衣或便后处理需帮助
1分：上述动作均需帮助，但患者能指导辅助者如何进行
0分：完全依赖
（四）J项的评分标准
在让患者接受充分的脊髓损伤后的护理知识教育后，让患者回答下列选择题，根据患者的答案正确情况评分
1. 皮肤护理
（1）多长时间给皮肤减压1次
A. 轮椅上每隔15分钟，床上每隔2小时　　B. 轮椅上或床上都需每隔2小时
C. 轮椅上每隔2小时，床上每隔4小时　　D. 每日1次
（2）你不用下述哪一种方法来减压

续表

| | |
|---|---|
| A. 空气垫 | B. 轮椅垫 |
| C. 橡皮圈 | D. 羊皮 |
| （3）预防压疮不适宜的一种方法是 | |
| A. 定期减压 | B. 在皮肤发红的地方经常检查 |
| C. 长期坐位 | D. 保持皮肤的干燥和清洁 |
| （4）检查皮肤、定期减压、加强皮肤护理的主要责任者是 | |
| A. 护理人员 | B. 家庭成员 |
| C. 你的朋友 | D. 你自己 |
| 2. 饮食与营养 | |
| （1）合理的饮食/营养对脊髓损伤患者是很重要的，因为它能 | |
| A. 保证直肠功能 | B. 预防深静脉血栓 |
| C. 预防上呼吸道感染 | D. 减轻皮肤压力 |
| （2）下列食物中你不需要的是 | |
| A. 谷物、面包、面团 | B. 炸面饼、糕点、冰激凌 |
| C. 水果和蔬菜 | D. 肉、鱼、家禽 |
| 3. 药物 | |
| （1）请举一例目前你正在服用的药物的名称、用药目的、剂量、服法 | |
| 名称： | 目的： |
| 剂量： | 服法： |
| （2）按处方给的药已服完时怎么办 | |
| A. 停止服药 | B. 只要能找到的药就接着服用 |
| C. 告诉医生另开处方 | D. 自己动手制作相似的药物来服用 |
| 4. 器械 | |
| （1）矫形器用于 | |
| A. 保护双手免受外伤 | B. 防止肌肉挛缩 |
| C. 把关节、肌肉、韧带保持在功能位 | D. B 和 C |
| E. A 和 B | |
| （2）取下矫形器后皮肤发红的部位说明已经受压，你应该过多长时间告诉 OT 师重新调整夹板 | |
| A. 1 小时以后 | B. 1 日以后 |
| C. 20 分钟以后 | D. 立刻 |
| （3）可以用来清洗塑料夹板的是 | |
| A. 温和的肥皂和凉的或微温的水 | B. 热水和强力清洁剂 |
| C. 热水和温和的肥皂 | D. 开水 |
| （4）如果夹板断裂或丢失怎么办 | |
| A. 从药店里买一个相似的 | B. 与 OT 师联系 |
| C. 叫匠人重新做一个 | D. 与地方安全部门联系 |

续表

| | |
|---|---|
| （5）轮椅修理的地方是 | |
| A. 自己或在自己的监督下 | B. 家庭成员或朋友 |
| C. 卖主 | D. A、B、C 均可 |
| （6）改装矫形器应 | |
| A. 由医生处方，OT 师推荐后购买 | B. 在卖主处直接购买 |
| C. 由医生处方，OT 师制作 | D. A 和 C |
| （7）夹板在炎热天气遗留在汽车上会 | |
| A. 裂开 | B. 融化 |
| C. 被偷 | D. A、B、C 都不是 |
| 5. 关节活动 | |
| （1）关节活动的益处是 | |
| A. 增强肌肉 | B. 助于循环 |
| C. 预防感染 | D. 保持软组织和肌肉的长度 |
| E. B 和 D | |
| （2）关节活动的关键是 | |
| A. 定期进行 | B. 从手到足趾都活动 |
| C. 出现问题及时找专业人员 | D. 关节活动的每个动作终了时应轻轻用力 |
| E. 以上都应遵守 | |
| （3）可能造成关节活动受限的原因是 | |
| A. 高血压 | B. 膀胱感染 |
| C. 上肢或下肢肿胀 | D. 脊髓休克 |
| （4）下肢痉挛时活动关节的方法是 | |
| A. 快速用力活动 | B. 慢速、缓慢地用力活动 |
| C. 痉挛停止后再活动 | D. 根本不能活动 |
| 6. 自主神经反射紊乱的控制 | |
| （1）自主神经反射过度的意思是 | |
| A. 活动亢进难以控制 | B. 活动减退易于控制 |
| C. 通常发生在 $T_6$ 平面以下脊髓休克之后 | D. 以上全部含义 |
| （2）反射异常的原因是 | |
| A. 膀胱过于扩张 | B. 直肠过于扩张 |
| C. 痉挛、感染、膀胱结石 | D. 以上均可引起 |
| （3）反射异常的表现 | |
| A. 头部跳痛 | B. 脉缓 |
| C. 血压上升 | D. 包括以上全部症状 |
| （4）反射异常发生时，应该 | |
| A. 坐起来测一下血压 | B. 检查膀胱是否排空 |
| C. 检查粪便排空情况 | D. 以上均应进行 |

续表

| | |
|---|---|
| E. 以上均无需进行 | |
| 7. 上呼吸道感染 | |
| (1) 上呼吸道感染的表现有 | |
| A. 一般有病的感觉 | B. 低热 |
| C. 可能肌肉酸痛 | D. 心慌 |
| E. 以上全部症状 | |
| (2) 深呼吸和辅助咳嗽有预防作用是因为 | |
| A. 增强胸肌 | B. 增强腹肌 |
| C. 增加回心血量 | D. 使气道开放和通畅 |
| (3) 截瘫为何诱发上呼吸道感染 | |
| A. 肺活量下降，分泌物积聚 | B. 增加膀胱结石 |
| C. 肺功能受损 | D. 咳嗽无力 |
| E. A 和 B | |
| (4) 当怀疑有上呼吸道感染时何时去看医生 | |
| A. 病情严重或长期经常发病时 | B. 胸痛 |
| C. 咯血 | D. 痰堵 |
| E. 高热 | F. 出现以上症状均应去 |
| 8. 泌尿道感染 | |
| (1) 泌尿道感染的表现是 | |
| A. 发热 | B. 寒战 |
| C. 尿混浊，有臭味 | D. 痉挛加重 |
| E. 以上全部症状 | |
| (2) 当可疑有泌尿道感染时 | |
| A 留尿样送检 | B. 增加活动量 |
| C. 停药 | D. 增加饮食 |
| (3) 为预防泌尿道感染，不应该 | |
| A. 每日在不同的时间插尿管以训练膀胱 | B. 有规律饮食 |
| C. 定期服药 | D. 以上全错 |
| 9. 深静脉血栓 | |
| (1) 下肢肿胀时 | |
| A. 卧床 | B. 叫医生 |
| C. 抬高患肢 | D. 以上全对 |
| (2) 深静脉血栓起因于 | |
| A. 不活动 | B. 吃得多 |
| C. 饮水少 | D. 训练 |

续表

| | |
|---|---|
| （3）有预防意义的是 | |
| A. 使用弹力袜 | B. 下肢关节定期活动 |
| C. 合适体位 | D. 以上全对 |
| E. 以上全错 | |
| 10. 取得服务机构帮助 | |
| （1）下列哪个问题可就近求助于脊髓损伤康复中心 | |
| A. 各种矫形器 | B. 抑郁感觉长期不好转 |
| C. 膀胱或直肠功能问题 | D. 以上全部内容 |
| （2）下列哪种情况不能为健康保险提供经费 | |
| A. 医疗保险 | B. 保险公司 |
| C. 医疗技术 | D. 按规定需自费的项目 |
| （3）当你突然患病但找不到主管医生时不应该 | |
| A. 到最近的急诊室 | B. 叫救护车送你上医院 |
| C. 到最近的康复中心急诊室 | D. 强忍着，一直到找到原来的主管医生 |
| （4）有助于四肢瘫患者社区生活的机构是 | |
| A. 家庭护理机构 | B. 职业康复机构 |
| C. 社区保健机构 | D. 以上全对 |
| E. 以上全错 | |
| （5）购置矫形器付款时应得到有关部门的“事先批准”以防止 | |
| A. 被骗 | B. 医生的经济损失 |
| C. 购置的矫形器不适合用 | D. 自行其是地处理自己的事 |
| （6）你遇到自己不能解决的问题时应该 | |
| A. 积极与合适的人或机构取得联系 | B. 不告诉任何人就放弃 |
| C. 想办法惩罚那些对你漠不关心的人 | D. 不去想他，希望这件事会自然解决 |
| 正确答案 | |
| 1. 皮肤护理：（1）A；（2）C；（3）C；（4）D | |
| 2. 饮食与营养：（1）A；（2）B | |
| 3. 药物：（1）回答问题正确；（2）C | |
| 4. 器械：（1）D；（2）C；（3）A；（4）B；（5）D；（6）D；（7）B | |
| 5. 关节活动：（1）E；（2）E；（3）C；（4）B | |
| 6. 自主神经反射紊乱的控制：（1）A；（2）D；（3）D；（4）D | |
| 7. 上呼吸道感染：（1）E；（2）D；（3）E；（4）F | |
| 8. 泌尿道感染：（1）E；（2）A；（3）A | |

续表

| |
|---|
| 9. 深静脉血栓：（1）B；（2）A；（3）D |
| 10. 取得服务机构帮助：（1）D；（2）D；（3）D；（4）D；（5）C；（6）A |
| 评分方法和标准 |
| a. 对于皮肤护理、关节活动、自主神经反射紊乱的控制、上呼吸道感染、取得服务机构帮助 5 个项目，按答对的题数给分。如果 4 题全对，给 4 分；如果只答对 3 题，给 3 分，依次类推 |
| b. 对于泌尿道感染、深静脉血栓这 2 个项目，计分方法如下： |
| 3 道题回答正确=4 分 |
| 2 道题回答正确=3 分 |
| 1 道题回答正确=2 分 |
| 全错=0 分 |
| c. 对于器械这一项目，计分方法如下 |
| 7 道题回答正确=4 分 |
| 5～6 道题回答正确=3 分 |
| 3～4 道题回答正确=2 分 |
| 1～2 道题回答正确=1 分 |
| 全错=0 分 |
| d. 对于饮食与营养这一项目，2 题全对给 4 分，1 题对给 2 分，全错给 0 分 |
| e. 对于药物这一项目，计分方法如下 |
| 所有题都正确给 4 分 |
| 第 2 题正确，但第 1 题部分正确给 3 分 |
| 第 1 题正确，但第 2 题不正确给 2 分 |
| 第 2 题正确，但第 1 题错误给 1 分 |
| 全错给 0 分 |
| 评出总分后按下式算出 QIF 分：QIF=（总分×100）÷200 |

## 四、神经源性膀胱评定

神经源性膀胱是控制排尿功能的中枢或周围神经发生病变而引起的膀胱尿道功能障碍。许多神经性疾病如脑卒中、脑外伤、多发性硬化症、帕金森病、脊髓损伤等，都会引起神经源性膀胱。脊髓损伤可能导致上运动神经元或下运动神经元损伤，二者与神经源性膀胱关系最密切。一些全身性疾病如糖尿病，因造成支配神经的病变而影响排尿功能。对神经系统疾病患者，很难根据神经系统表现推断膀胱功能，因此，进行尿流动力学检查在诊治过程中至关重要。

### （一）临床表现

**1. 尿潴留**

指膀胱充满尿液而不能自主排出。潴留时的膀胱容积可达3000～4000ml，膀胱膨胀可至脐部，患者下腹胀痛。常见于脊髓损伤，膀胱失去脊髓上排尿中枢的控制和调节，导致逼尿肌反射消失，膀胱顺应性增高，尿道括约肌协调不良。某些心理因素，如焦虑、窘迫或不习惯卧床排尿等也可造成尿潴留。

**2. 尿失禁**

指无法用意识控制排尿，尿液不自主地由尿道流出。可分为真性尿失禁、假性尿失禁、压力性尿失禁等。

（1）真性尿失禁：指膀胱稍有一些存尿便会不自主地流出，膀胱处于空虚状态。主要见于脊髓初级排尿中枢与大脑皮质之间联系中断，如脑卒中、昏迷、截瘫等使排尿反射活动失去大脑皮质的控制，膀胱逼尿肌出现无抑制性收缩。尿失禁也见于骨盆外伤、分娩和泌尿系统手术后的阴部神经损伤患者。

（2）假性尿失禁（充溢性尿失禁）：膀胱内充满尿液，当膀胱充盈达到一定压力时，不自主溢出少量尿液。当膀胱内压力降低时排尿立即停止，排尿后膀胱仍呈胀满状态。多见于脊髓病变，控制排尿的感觉或运动神经通路损伤，脊髓初级排尿中枢活动受抑制。

（3）压力性尿失禁：咳嗽、打喷嚏或运动时，腹压突然升高引起不自主排出少量尿液。多见于排尿功能低下的中老年女性，骨底肌肉和韧带松弛，尿道外括约肌张力低下。

### （二）尿流动力学检查

尿流动力学检测技术的发展和完善，以及与同步 X 线或 B 超电视摄像的联合应用，为了解逼尿肌、膀胱颈部、尿道内括约肌、尿道外括约肌的功能、形态及其在贮尿、排尿过程中的相互作用，提供较全面、客观的依据。1979 年 Krane 主要依据尿流动力学的检测结果，将排尿障碍分为两类。①逼尿肌反射亢进：包括括约肌协调正常、外括约肌协同失调和内括约肌协同障碍 3 种情况。②逼尿肌无反射：包括括约肌协调正常、外括约肌痉挛、内括约肌痉挛和外括约肌去神经 4 种情况。该分类方法不仅揭示了逼尿肌及尿道内、外括约肌功能障碍的情况，还反映了相互之间的协调关系，有利于制订更具有针对性的治疗方案。

## 五、运动功能评定

对于截瘫和四肢瘫患者，首先需确定运动功能障碍是神经系统疾病引起，还是骨关节、肌肉、肌腱疾病引起。运动功能评定包括肌力、肌张力、肌肉营养、不自主运动等内容。

### 1. 肌力评定

一般选择与相应节段的神经支配一致的肌肉，用徒手肌力测试（MMT）进行评定。通常将肌力分成0～5级（表8-6）。

**表8-6　肌力分级标准**

| 级别 | 意义 | 判断标准 | 正常肌力（%） |
|---|---|---|---|
| 0 | 零（zero，0） | 没有肌肉收缩 | 0 |
| 1 | 微缩（trace，T） | 肌肉有收缩，但无关节运动 | 10 |
| 2 | 差（poor，P） | 关节不抗重力（减重状态下）全范围活动 | 25 |
| 3 | 尚可（fair，F） | 关节抗重力全范围活动 | 50 |
| 4 | 良好（good，G） | 关节抗部分阻力全范围活动 | 75 |
| 5 | 正常（normal，N） | 关节抗充分阻力全范围活动 | 100 |

### 2. 肌张力评定

肌张力异常通常包括肌张力减低和肌张力增高两种类型。前者表现为肌肉松弛，不能保持正常形态，被动运动时无阻力，关节活动幅度加大；后者表现为肌肉较硬，被动运动阻力增加，关节活动范围缩小。一般按照对关节进行被动运动时所感受的阻力进行肌张力评价见第三章第三节。

### 3. 肌容积评定

肌容积一般指肌肉的丰满度，有些疾病可使肌肉萎缩或肥大。目前将有无肌肉萎缩作为区分上、下运动神经元损伤的体征之一。马尾或神经根损伤多伴有肌肉萎缩，但是上运动神经元损伤时，由于长期缺少肌肉锻炼，也可出现不同程度的失用性肌肉萎缩。检查时要充分暴露受检部位，以便细致地观察肌肉情况。应用软卷尺测量两侧肢体对应部位的周径，加以对比并记录。

### 4. 共济运动评定

机体任意动作的完成都必须有一定肌群参加（如主动肌、对抗肌、协调肌和固定肌等），有赖于各直接、间接肌群的平衡和协调。如果共济运动发生障碍，则称为共济失调。该种检查应在肌力、肌张力正常及无不自主运动的前提下进行。检查法包括指鼻试验、对指试验、轮替动作、跟膝胫试验、起坐试验、闭目难立（Romberg's）征、反击征等。

### 5. 不自主运动评定

不自主运动指患者意识清楚但不能自行控制骨骼肌的动作，表现为随意肌的某一部分、一块肌肉或某些肌群出现不自主收缩，可为局灶性或全身性。多数患者有器质性病变，如肌肉组织本身的器质性病变或脊髓至大脑皮质功能紊乱。临床上常见的不自主运动有肌束颤动、肌纤维颤搐、痉挛、抽搐、肌阵挛、震颤、舞蹈样动作、手足徐动和扭转痉挛等。

## 六、感觉功能评定

检查患者感觉是否存在异常以及异常出现在哪个平面内，可以通过感觉平面来确定，感觉损伤平面关键点是指感觉神经平面的皮肤标志性部位。感觉检查包括身体两侧 28 对皮区关键点。每个关键点要检查针刺觉和轻触觉，并按 3 个等级分别评分：0=缺失；1=障碍（部分障碍或感觉改变，包括感觉过敏）；2=正常；NT=无法检查。正常者两侧针刺觉和轻触觉的总积分各为 112 分。在测定的过程中右侧和左侧平面需要分别记录，必查项目有针刺觉、轻触觉、肛门深部压觉，选择性检查项目有关节运动觉和位置觉以及深压觉/深痛觉的感知。位置觉和深压痛觉只查左右侧的示指和拇指。

## 七、判断脊髓预后

脊髓损伤的预后与损伤的水平、程度、早期的处理、有无并发症等因素有关。发生不完全性损伤时，不确定因素很多，无统一的预测标准；完全性损伤功能障碍较为恒定，可以根据损伤水平判断预后，不同节段完全性脊髓损伤与预后的关系见表 8－7。但预后涉及多方面因素的影响，故只能作为评估预后的参考。

**表 8－7　不同节段完全性脊髓损伤与预后的关系**

| 四肢瘫 | | | | 日常生活活动 | 截瘫 | | | |
|---|---|---|---|---|---|---|---|---|
| $C_4$ | $C_5$ | $C_6$ | $C_7$～$C_8$ | | $T_1$～$T_8$ | $T_9$～$T_{12}$ | $L_1$～$L_2$ | $L_3$～$L_5$ |
| | | | | 1. 进食 | | | | |
| | | | ＋ | （1）独立进行 | ＋ | ＋ | ＋ | ＋ |
| | ± | ＋ | | （2）利用自助具进行 | | | | |
| | | | | 2. 穿衣 | | | | |
| | | | ＋ | （1）独立进行 | ＋ | ＋ | ＋ | ＋ |
| | ± | ＋ | | （2）利用自助具和专门修改过的衣服进行 | | | | |
| | | | | 3. 简单整理个人卫生 | | | | |
| | | | ＋ | （1）独立进行 | ＋ | ＋ | ＋ | ＋ |
| | | ＋ | | （2）少部分需要帮助 | | | | |
| | ＋ | | | （3）大部分需要帮助 | | | | |
| ＋ | | | | （4）完全需要他人帮助 | | | | |
| | | | | 4. 阅读 | | | | |
| | | | ＋ | （1）能独立翻书页 | ＋ | ＋ | ＋ | ＋ |
| | | ＋ | | （2）用自助具翻书页 | | | | |
| | | | | 5. 用手书写 | | | | |
| | | | ＋ | （1）独立进行 | ＋ | ＋ | ＋ | ＋ |
| | | | | （2）独立进行，但速度和准确性均差 | | | | |
| | | ＋ | | （3）用自助具能进行，速度和准确性均差 | | | | |

续表

| 四肢瘫 | | | | 日常生活活动 | 截瘫 | | | |
|---|---|---|---|---|---|---|---|---|
| $C_4$ | $C_5$ | $C_6$ | $C_7$～$C_8$ | | $T_1$～$T_8$ | $T_9$～$T_{12}$ | $L_1$～$L_2$ | $L_3$～$L_5$ |
| | | | | 6. 咳嗽 | | | | |
| | | | | （1）独立进行有功能的咳嗽 | | + | + | + |
| | | ± | + | （2）能自己用手帮助咳嗽 | + | + | + | + |
| | | | + | 7. 独立给自身关节做关节活动范围内的活动 | + | + | + | + |
| | | | | 8. 给皮肤减压 | | | | |
| | | | + | （1）能用双手做支撑减压 | + | + | + | + |
| | ± | + | | （2）前额减压（借助于轮椅背柱上的套索） | | | | |
| + | | | | （3）利用电动的斜靠背轮椅减压 | | | | |
| | | | | 9. 床上转移 | | | | |
| | | | + | （1）独立进行 | + | + | + | + |
| | + | + | | （2）用头上方悬吊架能独立进行 | | | | |
| | | | | 10. 向厕所转移 | + | + | + | + |
| | | | | 11. 向浴盆转移 | | | | |
| | | ± | + | （1）移动到架在浴盆上方的凳上 | + | + | + | + |
| | | | | （2）进入浴盆底部 | ± | + | + | + |
| | | | | 12. 从轮椅转移到地板 | | ± | + | + |
| | | | | 13. 驱动轮椅 | | | | |
| | | ± | + | （1）用标准的手轮圈 | + | + | + | + |
| | ± | + | + | （2）用表面有增加摩擦材料的手轮圈 | | | | |
| | + | + | + | （3）用有突出手柄的手轮圈 | | | | |
| | + | | | （4）气控、手控电动轮椅 | | | | |
| + | | | | （5）颏控、舌控、颊控电动轮椅 | | | | |
| | | | | 14. 站立和步行 | | | | |
| | | | | （1）治疗性站立和步行 | + | + | + | + |
| | | | | （2）家中功能性步行 | | | + | + |
| | | | | （3）社会功能性步行 | | | ± | + |
| | | | | 15. 文体活动 | | | | |
| | | | | （1）几乎所有轮椅上的文体活动 | + | + | + | + |
| | | + | + | （2）选择性的适合于残留功能的文体活动 | | | | |

注："+"表示能完成，且右侧各水平均能完成；"±"表示有些患者能完成，因年龄、性别、体格等不同有差异

（王　泳　陆敏杰）

## 第四节　作业治疗

胸髓以下损伤造成的截瘫，基本上不会引起上肢、手指的功能障碍，只要使用轮椅就能够比较轻松地完成日常生活活动动作。颈髓损伤的患者，双上肢也会出现功能障碍，即四肢

瘫，在进行日常生活活动动作和社会生活时会出现困难。脊髓损伤的康复训练主要针对粗大的基础性动作及以移动为主体的日常生活活动训练。对于低位损伤造成的截瘫患者，作业治疗的主要工作为房屋等生活环境改造和家务劳动训练；对于使用手动轮椅的颈髓损伤患者，即 $C_6$ 以下损伤者，由于其有可能实现日常生活活动自理，作业治疗的主要内容就是日常生活活动及生活关联动作；对于完成日常生活活动动作有困难的高位脊髓损伤者，在室内进行移动及移乘等活动时，可以利用各种环境控制装置（如升降机），使日常生活更加便利；不能操纵手动轮椅的四肢瘫患者，可以使用电动轮椅。对辅助者的教育指导也属于作业治疗的工作。

作业治疗对患者心理和精神上的治疗有重要的作用，训练内容按照从基本动作到有目的的动作这一顺序逐渐展开。

## 一、治疗目的

主要是维持、增强残存肌力；维持、扩大关节活动范围，预防关节挛缩；提高身体耐力；进行上肢功能的再学习；达到最大限度的日常生活活动的自理；协助解决身体障碍产生的心理、社会适应问题；回归家庭、社区和社会，以及重新就业等。

## 二、治疗方法

### （一）急性期（卧床期）

由于患者多有牵引或颈部固定装置，禁止进行肩关节周围的抵抗运动，如脊柱和颈的屈曲、伸展、旋转运动等。

**1. 良肢位保持与固定**

（1）良肢位保持：上肢外展 80°，外旋，肘伸展，前臂旋前；下肢髋关节伸展、外展，膝关节伸展，踝背伸或中立位。必要时可用夹板或静态踝关节矫形器，以防止关节挛缩、畸形。保持良肢位的主要目的为：对骨折部位进行正骨、预防肌腱变形短缩、预防压疮、抑制痉挛。

（2）良肢位固定：在患病初期时，利用绷带或支具，使腕关节处于稍背屈、掌指关节和近端指间关节屈曲的位置，手掌放一毛巾卷，避免手指屈肌肌腱和掌指关节产生不必要的伸展。进行手指的关节活动训练时也要注意良肢位。

**2. 体位变换**

每 2 小时翻身一次，翻身时注意检查皮肤情况，以预防压疮、肺部感染、下肢静脉血栓等并发症。可对局部皮肤进行按摩，促进血液循环，还可使用气垫床、红外线灯等，防止压疮形成。

**3. 防止呼吸系统并发症**

颈髓损伤呼吸肌麻痹的患者应进行腹式呼吸训练、咳嗽训练及体位排痰训练，以促进呼吸功能恢复，防止出现呼吸系统并发症。

**4. 二便护理**

脊髓损伤后早期留置导尿时，应根据出入水量选择放尿时机，每日进水量须达到 2000～2500ml，以避免泌尿系感染。之后采取间歇清洁导尿术。便秘可用润滑剂、缓泄剂与灌肠等方法处理。

**5. 被动关节活动训练**

治疗师要非常慎重认真地进行上肢的被动运动，以维持、扩大关节活动范围。应从远端向接近损伤部位发展，活动量由小到大。被动运动时禁止屈曲腕关节同时被动屈曲指间关节，防止对伸腕肌拉伤。

为避免关节挛缩，全身各关节均需进行被动活动，1～2 次/天，每一关节的各轴向运动不少于 3 次。进行被动运动时要轻柔、缓慢、有节奏，活动范围应达到但不超过最大生理范围，以免拉伤肌肉或韧带。高位截瘫患者为了防止肩关节脱位，可以使用肩关节矫形器。肩胛骨和肩带肌的被动运动和训练对于恢复上肢功能意义重大。

对于尚存在腕关节伸展能力的患者，主要确保手指的正常活动范围。因为在利用腱鞘效应获得抓握功能时，基本条件之一就是手指的屈曲活动不受限。另外，保持腕关节伸展状态下的手指屈曲和腕关节屈曲状态下的手指伸展同等重要。

**6. 功能维持性训练**

（1）腕关节与手指管理：颈髓损伤患者从医院搬运时就需要开始进行腕关节和手指的管理。麻痹的手掌向上时，腕关节呈现中立位，掌指关节呈现伸展位，近端指间关节和远端指间关节呈现屈曲。另外，拇指由于重力的作用拉向床的方向，与手掌在同一平面，失去了拳的形状。手掌朝下放置，手掌失去了抓握而呈现平坦，拇指也在手掌的旁边。指浅屈肌、指深屈肌拉曳手指屈曲，使近端指间关节和远端指间关节出现屈曲，从指尖到掌指关节呈现过伸展状态，拇指和手掌的距离逐渐变大。这种肢位持续进行，常导致关节挛缩。也就是说，关节活动范围受限、掌指关节出现过伸展，导致屈曲受限；近端指间关节、远端指间关节出现屈曲挛缩，导致不能伸展。手指屈曲不论拉长指浅屈肌还是指深屈肌，肌肉均丧失弹性。

（2）利用腕关节的腱效应：正常情况下，腕关节背伸时，手指自然屈曲；腕关节掌屈时，手指自然伸展，称为腕关节的腱效应。腕关节从掌屈过渡到背伸时，指浅屈肌和指深屈肌的距离变长，在此状态下牵拉指尖的肌肉，借助重力的作用，手指下垂，掌指关节、近端指间关节、远端指间关节共同屈曲，完成抓握物品的动作。拇指也是同样的原理，腕关节屈曲，拇指向示指靠近，完成侧捏的动作。$C_6$ 损伤患者腕关节具备背屈功能，虽然手指不活动，但是利用腱效应能够抓握瓶子、卡片等。总之，要从早期开始进行手的管理，尽量避免关节挛缩、肌腱保持适当长度与紧张度、腕关节维持功能位等，这些对保持手指的实用性非常重要。

**7. 预防手部水肿**

在急性期，因肩关节产生疼痛性挛缩，手部会出现水肿并产生挛缩，在掌指关节和指间关节易出现屈曲受限，从而影响手的抓握功能，所以必须从早期开始积极预防。预防的方法是卧床时利用枕头或悬吊装置将上肢托起，使上肢位置高于肩部。

**8. 肌力维持和强化训练**

受伤后经过 1～2 周，从被动运动进行关节活动训练开始，经过辅助主动运动逐渐过渡到抗阻运动训练。在恢复和训练的各个阶段，需要反复进行肌力检查，密切注意和掌握肌力变化情况，随时检测训练效果，必要时调整训练方法。

**9. 支具、自助具的制作与使用**

为保持良肢位可使用长对指支具。卧床期间，可以将呼唤铃的操作方法设计为按动呼唤控制方式以便患者操作；可以将电视、收音机、阅读台及阅读灯的开关设计成患者可自行控制的方式。

**10. 心理支持**

受伤后，大部分患者都会经历休克、期望恢复、失望、苦恼和混乱、逐步接受现实并进行康复训练、适应生活环境等的过程，而且上述过程容易出现反复。除需承受损伤部位的疼痛外，突然出现的下肢或四肢瘫痪、严重丧失生活自理能力，可致使大部分患者产生心理障碍，出现绝望轻生的想法，缺乏或丧失治疗信心，对生活失去信心和勇气。因此，要耐心细致地观察患者的言语、情绪、行为并做好心理护理，尊重患者，努力培养患者的自信心，使患者认识到使用合理的医疗技术和措施，病情可得到缓解、功能可得到改善。

（二）训练前期（离床期）

**1. 从卧位到坐位的适应训练**

首次摇床 30°，维持 15 分钟左右，以后每日适当增加角度，时间增加 5 分钟，直至完全坐起。

**2. 站立训练**

患者进行起立床训练时一般从倾斜 20°开始，逐渐增加角度。

**3. 垫上训练**

在治疗垫上进行翻身训练、牵伸训练（主要牵伸下肢的腘绳肌、内收肌和跟腱）、垫上移动训练、手膝位负重移行训练。

**4. 坐位平衡训练**

包括长坐位（膝关节伸直）和端坐位平衡训练（膝关节屈曲 90°）。在进行坐位平衡训练之前，患者的躯干需有一定的控制能力或肌力，如患者能在他人辅助下完成床上翻身的动作等；患者双侧下肢各关节活动范围，特别是双侧髋关节活动范围需接近正常。另外，治疗师在训练患者坐位平衡之前，还需检查患者双侧髋关节的 X 线片，看是否有异位骨化的发生，以免训练中发生病理性骨折；患者的躯干及四肢肌肉，特别是跨两个关节的肌群，需具有一定的柔韧性和伸展性，这样，当患者坐位平衡被破坏时，身体各部分可做出相应的保护性反应；患者在进行坐位平衡训练时，最初选择的体位应尽可能地稳定，支持面积可大些或辅助器具多些，当患者坐位平衡能力提高后，坐位面积可适当减小，辅助器具也可随之减少。换言之，在训练过程中，应从最稳定的体位逐渐过渡到最不稳定的体位进行训练；坐位平衡训练应首先从维持稳定、静态的姿势开始，之后逐步过渡到动态的平衡，只有这样患者才可能在坐位的姿势下自如地完成日常的生活动作。除上述的平衡训练以外，坐位平衡的完善还需逐步从睁眼状态下的平衡训练过渡到闭眼状态下的平衡训练。

（1）长坐位平衡训练：治疗师帮助患者取长坐位，目的是让患者体会静态姿势下长坐位的平衡感觉，当患者能够清楚地感受到长坐位的平衡感觉后，治疗师就可以对患者进行下一步的训练。此种方法适用于任何脊髓平面损伤的患者。

治疗师在帮助患者保持平衡的状态下，让患者抬起一侧上肢，在能够保持稳定的状态下，再让其抬起双上肢，并逐渐由保护状态过渡到非保护状态，使患者能独立维持坐位平衡，可通过让患者由低到高地抬起双侧上肢，以及增加抬起的次数和延长抬起的时间，或通过减小双腿间的夹角等方法增加平衡训练的难度，当患者在没有任何依靠及帮助的情况下，双侧上肢抬起并能够保持一定的时间后，治疗师就可开始进行动态平衡的训练。此种长坐位的平衡训练适用于任何脊髓平面损伤的患者。

治疗师位于患者的身后（双膝跪位或盘腿坐位），让患者抬起双侧上肢，治疗师双手对患者的双肩及背部施加外力，破坏患者的静态平衡，外力施加的方向为前后、左右及双侧前后方向，患者可利用双侧上肢的平衡反应及头颈部的控制能力维持身体平衡并回到静态双侧上肢抬起时的最初平衡姿势。

注意：当患者双侧上肢左右水平抬起时治疗师外力破坏的方向应为前后方向。以训练患者前后坐位平衡的控制能力；当患者向前水平抬起双侧上肢时，治疗师的外力施加方向应为左右方向，以训练患者左右平衡的控制能力。另外，治疗师在施加外力破坏静态平衡时，外力一定要由小到大地施加。在训练中，注意防止患者出现意外（如跌倒）。

（2）端坐位平衡训练：患者端坐于治疗床边，治疗师跪于患者身后，让患者抬起上肢并维持姿势的平衡，训练方法与长坐位平衡训练相似。进行此种训练时，由于患者的支持面与长坐位相比有所减小，所以，治疗师一定要对患者进行有效的保护，防止其向前或侧方跌倒。

用球的转移及抛接球动作进行端坐位训练只适用于部分颈髓以下损伤的患者。另外，此项训练的难度及危险性较大，可把患者的轮椅或一小桌摆放在患者的前方，防止患者向前方意外跌倒，训练方法与长坐位下的方法类似。

**5. 关节活动范围的维持、扩大训练和肌力强化训练**

关节活动情况和肌力恢复的水平，对脊髓损伤患者将来各种能力恢复的程度起决定作用。关节活动受限或肌力减弱，很大程度上影响患者独立进行日常生活活动。例如，肩关节活动受限，影响更衣动作完成的质量；踝关节挛缩与变形，影响鞋的正常穿着并妨碍正常的站立；肩部的内收和旋转、肘关节伸展等，是进行上肢支撑和转移动作的关键，而支撑是避免局部皮肤长时间受压、预防压疮的基本动作；腕关节伸展、指长屈肌的功能及手指屈曲的正常关节活动范围对手的抓握能力起决定作用。因此，应指导患者坚持进行维持关节活动范围的基本练习，如双上肢上举、伸展躯干，双上肢支撑、抬高臀部的动作等，还应鼓励患者做自我辅助主动运动，如利用自己的双上肢做双下肢各关节的活动范围训练。

**6. 功能性训练**

单纯的肌力增强或肌肉牵张都不会直接提高患者的肢体功能，但是通过训练让脊髓损伤者学会充分利用良好的关节活动范围和肌肉力量，并掌握利用残存肌力的代偿和一些运动技巧，可达到日常生活活动自理及适应生活环境的目的。所以功能性训练是康复训练计划中的重要部分。患者不断掌握更多技巧后，其活动水平的提高也有助于增强肌力和身体的柔韧性。

### （三）恢复期（轮椅期）

**1. 肌力训练**

重点是肌力 2～3 级的肌肉，可以采用渐进抗阻训练；肌力 2 级时可以采用滑板运动或主动运动；肌力 1 级时需要采用功能性电刺激进行训练。肌力训练的目标是达到 3 级肌力，恢复肌肉的实用功能。脊髓损伤患者为了使用轮椅、拐杖或助行器，在卧位、坐位时均要重视锻炼肩胛带肌的肌力，包括上肢支撑力训练、肱三头肌和肱二头肌训练和握力训练。对于使用低靠背轮椅者，还需要对腰背肌进行训练。步行训练的基础是对腹肌、髂腰肌、腰背肌、股四头肌、内收肌、臀肌等肌肉进行训练。卧位时可采用举重、支撑动作，坐位时可利用倒立架、支撑架等工具进行训练。

**2. 坐位保持训练**

正确的独立坐位是进行转移、轮椅和步行训练的前提条件。床上坐位可分为长坐位（膝关节伸直）和端坐位（膝关节屈曲）。实现长坐位的独立才能进行床上转移训练和穿裤、袜和鞋的训练，独立保持长坐位的前提是腘绳肌牵张良好，髋关节活动范围超过 90°。坐位训练还应包括平衡训练（即躯干向前、后、左、右侧倾斜时保持平衡以及旋转活动时保持平衡）。

**3. 转移训练**

包括辅助转移和独立转移。辅助转移是指患者在他人的辅助下进行体位转移，有两人辅助和一人辅助等方法。独立转移是指患者独立完成转移动作，包括从卧位到坐转移、床上或垫上横向和纵向转移、床至轮椅和轮椅至床的转移、轮椅到凳或凳到轮椅的转移以及轮椅到地面和地面到轮椅的转移等。在转移时可以借助移乘板等辅助具。

**4. 轮椅操作训练**

（1）适当的姿势：可采用身体重心落在坐骨结节上方或后方的后倾坐姿或相反的前倾坐姿。后倾坐姿较省力和灵活，而前倾坐姿的稳定性和平衡性更好，要注意防止出现骨盆倾斜和脊柱侧弯。

（2）轮椅操作：上肢具有一定的力量及耐力是轮椅操作的基本条件。在技术上包括前后操作轮操纵、左右转进退操作、前轮翘起行走及旋转操作、上下楼梯的训练。乘坐轮椅期间，应注意每隔 30 分钟，必须用上肢撑起躯干，或前倾、侧倾躯干，以减轻臀部的压力，以免坐骨结节处发生压疮。轮椅动作的训练大体上分为基本动作、移乘动作和应用动作几个步骤。

1）基本动作：轮椅坐位平衡，在轮椅上练习用双臂支撑身体，将下肢移到地面上的动作，驱动轮椅。

2）移乘动作：包括从轮椅到床、从轮椅到椅子、从轮椅到地面的移乘动作。

3）应用动作：坐在轮椅上出门、进门、开门，从轮椅到卫生间坐便器的移乘，从轮椅到沐浴间的移乘，从轮椅坐位到起立等动作。

**5. 辅助器的选用**

脊髓损伤的患者需要很多有效的自助具，作业治疗师可以根据患者的功能设计、制作自助具，如固定铅笔、牙刷、勺子等的万能袖袋及防滑垫等。使用自助具练习独立进食、进行口腔清洁、入浴、使用集尿器、排尿管理、穿脱上衣、利用移位器进行身体转移、写字、打电话、操作计算机与手机等都是作业疗法中的重要部分。

**6. 集体交流与训练**

通过初期阶段同类疾病的老患者介绍经验和交流解决问题，以及组织集体训练、小组活动等方式，给予患者心理支持，消除患者焦虑、愤怒。

（四）进展期（回归家庭，回归社会的准备阶段）

患者最终需要回归家庭或重返工作岗位，因此，在医院治疗期间，必须针对患者的功能水平、恢复情况和其他特点，进行综合评定以及针对性训练。

**1. 回归家庭准备**

为了保证患者尽可能多地独立完成日常生活动作，治疗师必须根据患者的功能水平、动作特点等，设法对患者的生活环境加以改造，或对家属提出建议，为患者提供最大的便利。

（1）洗手池的下方需要足以容纳坐在轮椅上的双下肢的空间，便于患者的身体更加接近洗手池。

（2）水龙头需要换成触摸式、感应式，可根据患者的手功能情况，选择各种形状的开关把手。

（3）进行剪指甲以及梳头等动作一般需要使用自助具，可将梳子或牙刷把手加粗加长，便于患者抓握和使用。

**2. 心理、社会支持**

康复的目的是帮助患者在身体残疾的状态下回归社会、回归家庭，并最大限度享受高质量的生活。作为作业治疗师既要教会患者独立生活的本领还要关注患者的精神层面，为患者心理状态的调整提供必需的社会支持和帮助。帮助患者重塑自身形象，形成新的生活方式，对世界重新认识，重新设计自己的未来，在社会中找到自己的位置。同时应该认识到，脊髓损伤后的社会适应并不限于患者本人，还有患者的家庭成员。家庭成员如果能够很好地接受现实，积极面对现状，对患者适应残疾生活具有极大的帮助、支持作用。因此，为使患者能顺利地完成康复治疗并获得预期的效果，治疗师在初期制订治疗方案时，就应该将患者和家属作为小组中的一员，有利于发现问题和解决问题。积极参与解决问题的过程，能有效地培养脊髓损伤患者独立解决问题的能力。

**3. 职业准备**

如果患者出院后将重新就职，需要每日去单位上班，作业治疗师必须从患者的角度出发，针对患者 24 小时的生活和工作进行全方位的分析，预测可能出现的问题，必要时实地检测，做好准备对策。

患者重新就职时面临的问题不限于身体功能方面，还包括精神持久力、精力集中程度、时间观念、心理状态、与他人交往合作的能力等，这些问题需要整个康复小组的充分配合协作。以乘轮椅上班为例，作业治疗师需要确认患者以下几个方面的能力。

（1）日常生活完全自立：包括更衣动作、床和轮椅间的转移动作、洗漱动作（女性包括适当的化妆）、如厕动作、洗衣、做饭、进食、收拾、整理房间等。

（2）家与单位间的移动：距离较近时，直接驱动轮椅，要进行实地训练，包括如何躲避拥挤的人流、交通指示灯的应用、台阶的处理等。距离较远时，需要借助汽车。目前，我国还没有明确的残疾人驾驶汽车的法规，但未来会成为现实。这种情况下，作业治疗部门的工作是指导患者学习轮椅和座椅间的转移以及如何将轮椅折叠并放入汽车内。

（3）基本的职业能力：包括与他人交流、计算、书写、电脑操作等能力。

（4）单位内公共设施的利用能力：单位的公共设施指单位的茶水间、厕所、食堂等设施，患者必须运用自如。治疗师须进行观察，为患者提供指导意见，必要时与单位沟通，进行简单的改造。

**4. 社会的再适应**

为了适应社会，需要具体设计每一个生活活动。

（1）家务劳动训练：在家务劳动中最重要的是烹饪活动。$C_7$ 以上损伤患者因手指没有抓握能力，使用菜刀等工具时有困难，可以利用残存功能，选择代偿固定和抓握的自助具，如在刀把上安装“U”形把手、菜板上安装钉子、板下铺防滑垫。这些辅助具在使用前，需要反复的练习，才能获得良好的实用性。

$C_8$以下损伤患者因为残存抓握和捏的功能，如果将灶台、洗菜池、橱柜和冰箱改造成乘坐轮椅时也便于操作，患者几乎不需要使用辅助具和自助具。

洗衣机的使用方面，需要考虑操作台的高度和从洗衣桶中拿取衣物及晾晒时的需求，需要调整洗衣机的高度，选择具有横向开关门的洗衣机和可调高度的晒衣杆。

扫除时使用吸尘器，$C_7$以上损伤患者因不能抓握，可把手柄改造成卡在手部的自助具；也要考虑衣柜的摆放等适合乘坐轮椅者。

（2）房屋改造：如果确定脊髓损伤患者今后需在轮椅上生活，住宅等生活环境的改造就十分重要。

对于上肢功能障碍不明显、躯干平衡良好的患者，如果住宅内没有台阶并且通道够宽，一般无需改造；四肢瘫患者由于身体功能明显受限，房屋改造必须精心设计、谨慎进行。

患者生活自立与否很大程度上取决于是否具备移乘能力。可利用室内升降机或电动床等器具，房间的摆设设计也应考虑实用性和合理性。$C_6$～$C_7$损伤患者的个体差异性较大，必须根据每个患者的具体情况设计。

排便时可使用开塞露等，如果臀部没有感觉，在坐便器上插入药物非常困难。最理想的是在侧卧位插入开塞露进行排便。

在浴室内，注意喷头的位置（手能拿到）和形状（容易抓握）。为避免感觉障碍患者烫伤和皮肤损伤，需要使用恒温箱的沐浴器，地上铺上有弹性的垫子。

条件许可的情况下，考虑使用环境控制装置，$C_4$～$C_5$的高位损伤患者可利环境控制装置控制电器、窗帘操作杆、电话、对讲机等。

（3）职业前评定和训练：职业前评定的方法很多，多适用于上肢、手指障碍不明显的截瘫患者。职业能力方面，截瘫患者基本上可以从事坐位工作。未就业或恢复原职有困难者，可以选择合适的工作，并设计模拟工作的实际场所进行具体的指导训练。四肢麻痹患者即使在坐位下也难以从事作业活动，一般利用书写和键盘操作的自助具、辅助具等，进行书写和电脑操作的训练。可尝试从事程序编辑和计算机制图、美术设计等的工作。随着网络的普及，在家可以操作电脑进行工作，为出行困难的患者提供了良好的就业环境。

要结合实际情况，制订真正适合患者的康复治疗方案。对于四肢瘫痪者来说，修饰、口腔卫生和进食可能是非常困难的，因为在感觉和神经肌肉表现成分上有障碍，广泛使用个性化辅助设备或护理人员可能是必要的。截瘫患者在上述任务中通常是可以独立的，但是他们必须考虑更多，如感觉和神经肌肉须表现良好，活动时间足够充裕。对四肢瘫患者来说，沐浴和穿衣是主要的挑战。损伤平面高时（$C_1$～$C_4$），上述活动需要全面协助；损伤平面低时，如有充足的自适应辅助设备或在某些任务中有他人协助，四肢瘫患者仍可活跃参与其中。但是，认可患者自己的目标尤为重要。一项很小却很有意义的研究表明，$C_6$完全性损伤的个体通常需要 20～60 分钟用来完成穿衣活动，这项活动还是在使用个性化辅助穿衣设备的情况下完成。但在研究报告中，10 名患者中没有一名患者在出院后定期给自己穿衣服。因为任务太过费时费力，他们通常会向他人寻求帮助。那么问题来了，“穿衣这项活动对于他们来说是功能性的吗？”实际情况是，如果他们正在尝试回归工作岗位或学校，却需要花费整整一个小时以及所有的体力在穿衣上，穿衣对于他们来说真的是功能性的吗？换一种思路来看，把一些任务交给照顾者，让他们参与到更有意义的活动中，这是否是更大的自主权的表现呢？

**5. 休闲娱乐**

对于大多数人来说，休闲是有意义的生活中不可或缺的一部分，对于SCI患者也不例外。运动，无论是个人还是团队，都是很好的休闲追求，在SCI个体中越来越受到欢迎。几乎任何运动都可以进行，从篮球到网球再到射箭等。适应性的设备和修改后的规则有助于使一些运动对SCI个体更加可行。除了运动之外，从广场舞到旅游，社会生活的机会也很多。大多数有专门的SCI康复单位已经建立了良好的项目，帮助人们参加兴趣团体。健康护理专业人员必须为这些个体提供服务，以鼓励他们对喜爱的休闲活动重新产生兴趣。

（五）不同类型损伤的训练方法

以颈髓损伤患者的作业治疗为例，介绍训练的具体实施内容和方法。

**1. 生活完全不能自理的$C_4$损伤患者**

患者仅残存颜面部、颈部的运动功能以及上举肩胛骨的能力。上肢的操作及坐位平衡的能力丧失。作业疗法的重心放在以下几方面。

（1）强化颈部周围肌群的力量。

（2）设计、改制能够保持坐位平衡的轮椅并提高坐位的耐久性。

（3）尝试使用利用下颌控制的轮椅。

（4）利用环境控制系统。

（5）利用口棒或头棒，进行电脑操作、调控遥控器、阅读翻页等。口棒就是制作一根15～20cm 的小木棒，指导患者将其含在口中，对各种物品进行操作。如果牙齿不佳或咬合功能较差，亦可用头棒进行操作。头棒就是将小木棒固定在一个头圈上，利用头颈部的运动进行操作。在木棒的顶端固定一个橡皮头，可以起到防滑作用。

**2. 生活基本不能自理的$C_5$损伤的患者**

患者仍然具有肩关节外展、伸展、屈曲、内外旋，以及肘关节屈曲、前臂旋后的功能。作业疗法应注重在以下几个方面进行练习。

（1）强化残存的功能，为进一步获得更多的能力打基础。

1）肌力强化：以肱三头肌、肱二头肌等的训练为主，可将套袖套在前臂或上臂上，通过拉力器进行训练，亦可借助悬吊负重的方式进行抗阻或渐进性抗阻训练。

2）提高坐位耐久力。

（2）利用残存的功能，设计一些活动项目，进行身体平衡、双手把持物体、驱动轮椅能力训练。

1）由于患者的腕关节及手指各种功能受到损害，双手的把持动作十分重要，与日常生活动作的独立性有十分密切的关系。例如，患者可以通过双手把持口杯及牙刷、剃须刀等物体，独立进行饮水、刷牙和刮胡等动作。可以采用双手抓住塑料球或其他物体，并将其移动到其他位置的训练，可根据患者的恢复情况调整物体的重量及难度，以帮助提高腕部及手的功能。

2）大部分患者能够独立完成臀部的减压动作。可指导患者学会使用固定在轮椅靠背上的套索进行前倾式臀部减压。

3）学习利用滑板做各种转移动作：利用滑板做床到轮椅的转移。转移时轮椅与床平行，前轮尽量向前，锁住轮椅手刹，打开靠床侧轮椅的扶手，架上滑板，放好双下肢，利用撑起动作将臀部移到滑板上，再利用撑起动作将臀部从床移到椅子上；其他转移与之类似。

4）在轮椅的手轮表面缠绕皮带或使用驱动圈上有凹凸把手的轮椅，同时患者戴上橡胶防滑手套，进行驱动轮椅的训练。$C_5$损伤的患者通常只能在平地上驱动轮椅。一般患者还是需用有操纵杆开关的手控电动轮椅，年老、体弱患者可考虑气控轮椅。

$C_5$损伤的患者通常利用前臂平衡矫形器（balanced forearm orthosis，BFO）和上肢悬吊装置，对上肢和前臂进行控制，使得手向口和头的移动变得容易，从而有可能完成进食、整理个人卫生、穿脱上衣动作。为使BFO能充分发挥作用，评定$C_5$患者时要充分注意：屈肩、屈肘有无2级和3级肌力；躯干是否稳定，如不稳定要使用安全带固定躯干；为使前臂能充分做从桌面到口或头的动作，肩外展和屈曲的被动活动度应有0°～90°，肩内旋应达到0°～80°，肩外旋应达到0°～30°，肘屈曲应为0°～140°。同时制作腕关节固定支具，既可保持腕关节及手指的功能位置，还可以在支具上固定铅笔和勺、叉等餐具，做书写、键盘操作及进食练习。

5）学习使用有齿轮结构的腕关节矫形器（ratchet wrist hand orthosis，RWHO）：手指伸肌、屈肌均无力的患者，戴上此矫形器后，将手指的背部轻碰对侧手或附近物品时，即能完成抓捏动作。需松开时碰一下控制按钮即完成。训练初期先练习捡拾大块物品，控制自如后练习捡取花生、钥匙等细小物品，最后可训练握笔写字。

**3. 能部分生活自理的$C_6$损伤患者**

$C_6$水平损伤的患者，肩胛骨的固定能力有明显改善，肩关节出现内收功能，腕关节出现背伸功能。可针对有神经支配和部分神经支配的肌肉开展进行性抗阻训练。要强化背阔肌、三角肌、肩袖剩余肌肉和肩胛骨肌肉的训练，以提高上肢近端的稳定性，以及在轮椅上转移和变换重心时的平衡能力。避免肘关节出现挛缩。在肘关节完全伸展的状态下，患者可以利用肘关节“锁”的功能，在前臂旋后的状态下做双臂支撑动作，这个动作对于皮肤的保护，特别是转移动作的获得具有重要意义。同时，注意加强伸腕肌的力量，使自然的肌腱固定功能最大化，使手的功能性抓握和伸展得以充分发挥。另外，腕关节的背伸动作也可以在手指无屈曲功能的状态下，利用腱效应来完成对物体的抓握。

上述功能如果经过合理有效的强化训练，并配合一些辅助具，患者日常生活动作的独立性将会有极大提高。

（1）练习单侧交替为臀部减压：由于肩胛骨稳定性的提高，患者在床上和垫上移动时抬起身体以及在轮椅上为臀部减压能力明显提高。在轮椅上为臀部减压时，可将一侧上肢伸至轮椅靠背的后方，利用轮椅把手卡住上肢上抬同侧臀部。每15～20分钟进行一次，每次抬起持续时间为15秒左右。

（2）坐位平衡训练：从长坐位—轮椅坐位—椅子坐位逐步过渡，从双手支撑—单手支撑—无需手部支撑。采取坐位的过程中，可以通过旋转躯干做一些手部的操作等活动来增加平衡的难度，使患者不断提高坐位平衡的能力。

（3）移动动作训练：通过训练，患者能够利用上肢的支撑做床上移动以及床与轮椅间的移动。常见问题有：患者本身支撑力偏弱、床与轮椅间的高度不等或间隔大。常用的解决办法是制作海绵垫，弥补过大的间隔和高度差。在患者进行移动时，在移动部位铺垫一质地爽滑的面料，能够减少阻力，有助于患者的移动。

1）轮椅驱动训练：$C_6$ 损伤的患者用胶皮缠绕轮椅手轮或戴防滑手套，就能够独立完成驱动轮椅的动作。作业治疗师应鼓励患者尽早开始驱动轮椅的练习，积极用于日常生活中。

2）日常生活动作训练：$C_6$ 损伤的患者通过训练大多能完成基本的日常生活和自我护理。这些动作包括：洁面、洗手、刷牙、梳头、刮胡子、剪指甲、穿脱衣服、进食、自我导尿或外用集尿器。完成这些动作的能力包括：移动能力、坐位或者立位平衡、上肢运动功能等。总地来说，除进食和饮水外都需要一些适当的辅助设备。如坐位平衡能力有所改善后，可开始可进行更衣动作训练，可选择材料比较爽滑、轻便、样式简单、比较宽松的衣物（尤其鞋与袜子）。另外，在拉锁、袜口部位安装环扣以利于患者使用，最好选择有松紧带的裤子。

（4）使用辅助具：最常用的是腕驱动的抓握矫形器，还有万能袖带、书写辅助器等。$C_6$ 和 $C_7$ 损伤患者还可使用书写自助具、键盘操作自助具和剃须自助具等。

**4. 基本能生活自理的 $C_7$ 和 $C_8$ 损伤患者**

这两个节段损伤的患者，肩部、上肢运动能力和支持功能都比较充分，平衡能力也明显高于 $C_6$ 损伤的患者，其肌力训练的重点在三角肌、胸大肌、肱三头肌，特别是背阔肌。$C_7$ 损伤的患者腕关节的伸展能力进一步增强，手指出现伸展功能，只要充分维持手指各个关节的屈曲运动范围，进行简单的抓握是可行的。而 $C_8$ 损伤的患者，手指的屈肌出现收缩，可以积极地进行抓握训练。抓握力弱的患者仍可学习用腕驱动抓握支具和进行耐力训练。

另外，由于 $C_7$ 和 $C_8$ 患者日常生活的独立性大幅度提高，外出参加社会活动的机会也增加，轮椅的操作能力就十分重要。因此，需要指导其在各种环境和条件下进行轮椅操作训练，必要时到院外进行训练，如崎岖的路面、坡道、人员密集的街道、狭窄的路段等。还要进行上下台阶的练习。

经过合理的训练以及对生活环境的改造，$C_7$ 和 $C_8$ 损伤的患者可以借助轮椅实现生活自理。患者能在床上独立完成翻身、坐起和床上的移动；能自己进食，检查皮肤的情况，能独立穿衣和整理个人卫生；能独立进行各种转移，能利用自己的上肢为下肢做关节活动。

（六）性表达

与排便和排尿功能一样，大多数 SCI 患者的性行为能力与发病前相比都有变化。神经支配生殖区域（包括运动和感觉器官）起源于骶部脊髓水平，所以在绝大多数的 SCI 病例中，性功能都受到影响。

大多数情况下，SCI 患者可以参与各种各样的性活动，虽然感觉和运动反应的程度会因受伤的截面和轻重而不同。专家依据个体情况差异可能会推荐使用药物、外科植入物和性增强设备。

生育领域的进步提高了脊髓损伤男性的生育率。尽管 SCI 男性的生育率估计＜10%，但在许多案例中，电刺激诱导射精等技术已被证明是成功的。建议男性在受伤后至少 1 年再做相关手术，以有充分的时间评估 SCI 对性功能的全面影响，并确定在不完全损伤中感觉或运动的恢复程度（如果有）。女性的生殖能力一般不会受到 SCI 的影响。

改善性功能应该是每位患者治疗计划的一个组成部分，但应该区分纯粹的生理性征、性冲动、性高潮、射精和性，这是一个人的吸引力、个性和自我感觉的总和。虽然一个人的性生活表现可能会因为 SCI 而受到影响，但这个人的性取向可能是相当健康和完整的。专业人员必须提供准确的信息，并确定更详细的信息或专业知识的来源。对于 SCI 患者来说，他们完全可以自由地探索或选择备用选项。

### （七）社会化、功能性的沟通和应急响应

SCI 不会妨碍一个人以适当的沟通方式进行社交。然而，挑战在于各种各样的障碍，这些障碍可能会阻碍社会化。如建筑、环境和交通障碍，减少疲劳，增加对他人的依赖可能会降低或阻止 SCI 患者去受伤之前的社交场所。心理障碍也可能阻止患者重新进入一个社会支持系统，这些“障碍”和物理障碍一样真实。

言语交际能力十分重要。$C_7$ 或 $C_7$ 以下损伤的患者通常可以独立地完成各种形式的交流（如书写、使用键盘、使用电话）而不使用自适应个性化设备。然而，在这个损伤级别以上需要自适应设备。

在紧急情况下几乎所有级别的损伤需要援助，这取决于现有的环境和适应设备。对于每一个损伤截面较高的患者来说，拥有个性化的电话、紧急呼叫系统和环境控制系统，使得与紧急机构的联系变得可行。然而，$C_4$ 及以上级别损伤的患者，24 小时提供照顾仍然是最合适的安全选择。受伤程度在 $C_4$ 以下的人可以独立使用手机，但在紧急情况下可能会受到限制，如离开住所或照顾另一个受伤的人。

### （八）教育

国外资料显示 SCI 患者一般可以恢复教育活动。许多专科医院保留了当地学区的教师服务，或鼓励 SCI 学生发病前的教师参与，教育机构通常会为小学生、中学生和高中生安排课程，鼓励他们在出院后更顺利地重新融入社会。在 SCI 带来的重大生活变化之后，儿童和青少年更迅速地回到他们以前的学校环境固然有好处，但也有担忧。卫生保健小组的持续支持对于成功的重新融合是至关重要的。

大学生最有可能继续学习，这取决于他们的受伤程度；然而，人们可能会重新评估他们的学习过程，为更可行的职业做准备。

适应性写作设备、页面转换器、记录设备和计算机使 SCI 学生返回教室变得容易。法律也改善了公共建筑的可达性。然而，对于 SCI 学生来说，制订排便和排尿时间表、调整衣服、管理进食设备等都是一项挑战，但在计划和他人的帮助下（如果需要），许多人已经成功地回到了课堂。

脊髓损伤还可采用如下疗法。①药物治疗：主要作用在于保护细胞膜，减轻组织水肿，减少其对神经细胞的毒性损伤和促进轴突生长。②物理治疗：如功能性电刺激治疗，将电刺激用于兴奋瘫痪肢体的神经或肌肉，不但起到治疗作用，还使之恢复功能。③中医疗法：如针灸、中医手法、药浴等。④康复工程。

## 三、注意事项

1. 所有的康复治疗都要保障患者的安全，且患者要保持正常舒适的体位。

2. 疼痛、出汗、烦躁、面色苍白、注意力不集中等症状都是劳累的表现，注意观察患者的疲劳程度，避免过度劳累，以患者第二天不感到疲劳为宜。

3. 康复治疗活动避免引起痉挛的动作。

4. 避免瘫痪部位受压及摩擦，预防压疮发生。

5. 避免拉伤，避免原有障碍加重，出现二次伤害。

6. 有导尿管的患者应避免作业治疗中影响或阻塞导尿管。

（侯来永　李　敏）

# 第九章　退行性神经病变的康复

## 第一节　帕金森病的康复

### 一、概述

帕金森病（Parkinson disease，PD），又称震颤麻痹（shaking palsy），是中老年人最常见的神经退行性疾病之一，年龄越大，患病风险越高。

PD 病因及发病机制尚未明确，目前研究倾向于与社会因素、药物因素、患者自身的因素等有关，是脑内黑质多巴胺能神经元变性、缺失，引起纹状体内多巴胺（DA）减少而导致的锥体外系疾病。帕金森典型的病理改变有两大特征：黑质多巴胺能神经元缺失及路易小体（Lewy body）的出现。

医学家们在长期的实践中发现帕金森病似乎有家族聚集的倾向，有帕金森病患者的家族其亲属的发病率较正常人群高。也有研究发现，自 30 岁以后，黑质多巴胺能神经元、酪氨酸氧化酶和多巴脱羧酶活力、纹状体多巴胺递质水平随年龄增长逐渐减少，然而，仅少数老年人患此病，说明生理性多巴胺能神经元退变不足以致病，年龄老化只是发病的促发因素。流行病学调查结果发现，帕金森病的患病率存在地区差异，所以人们怀疑环境中可能存在一些有毒的物质，损伤了大脑的神经元。近年在家族性帕金森病患者中发现 a 共同核素基因的 Alα53THr 突变，但以后多次未被证实。目前普遍认为，导致帕金森并非单一因素，多种因素可能参与其中，遗传因素可使患病易感性增加，只有与环境因素及衰老的相互作用下，通过氧化应激、线粒体功能衰竭、钙超载、兴奋性氨基酸毒性作用、细胞凋亡、免疫异常等机制才导致黑质多巴胺能神经元大量变性丢失而发病。

PD 主要病变是含色素神经元变性、缺失，黑质致密部多巴胺能神经元最显著，镜下可见神经细胞减少，黑质细胞黑色素消失，黑色素颗粒游离散布于组织和巨噬细胞内，伴不同程度神经胶质增生。正常人黑质细胞随年龄增长而减少，80 岁时黑质细胞从原有 42.5 万减至 20 万个，PD 患者＜10 万个，出现症状时 DA 能神经元丢失 50%以上，蓝斑、中缝核、迷走神经背核、苍白球、壳核、尾状核及丘脑底核等也可见轻度改变。

## 二、功能障碍

### （一）运动功能障碍

#### 1. 静止性震颤

常为帕金森病首发症状，多始于一侧上肢远端，逐渐扩展到同侧下肢和对侧肢体。静止性震颤（static tremor）早期多在典型静止位时出现或明显，表现为拇指、示指及中指呈节律性搓丸样运动，随意运动、变换姿势时减轻或停止，紧张或激动时加剧，睡眠时消失。

#### 2. 肌僵直

肌僵直（rigidity）与锥体系损伤出现的“折刀样”肌张力增高不同，本病伸肌和屈肌的肌张力均增高。当关节做被动运动时，增高的肌张力始终保持一致，可感到均匀的阻力，称为“铅管样强直”。如合并震颤，则在伸屈肢体时感到在均匀的阻力上出现断续的停顿，如同齿轮转动，称为“齿轮样强直”。腱反射没有改变，病理反射阴性。因肌张力增高，出现一系列特征性运动障碍症状，致使四肢、颈部、面部的肌肉发硬，肢体活动时有费力、沉重和无力感，可表现为面部表情僵硬和眨眼动作减少，造成“面具脸”。

#### 3. 运动迟缓

帕金森病患者运动迟缓（bradykinesia）或运动不能是致残的主要原因。表现为启动困难、动作缓慢和活动减少。患者起床、翻身、步行和变换方向时动作缓慢笨拙，穿衣以及修饰等动作很难完成。写字时笔迹颤动或者越写越小，称“小写症”。

#### 4. 行走异常

患者行走时身体前倾，重心前移，步履小且越走越快呈前冲状，不能停步，称为“慌张步态”。行走时因姿势反射障碍，缺乏上肢应有的协同动作，故容易摔倒。

### （二）言语功能障碍

帕金森病的患者具有构音障碍，表现为音量低、速度缓慢、语音短促、缺乏韵律、重音减弱、辅音不准、含糊不清，严重时表现为低声细语及缄默。

### （三）吞咽功能障碍

舌肌和咽喉肌出现强直时，部分患者出现吞咽功能障碍，影响进食及营养。

### （四）其他功能障碍

包括自主神经功能紊乱、高级认知功能障碍和精神症状、平衡功能障碍等。

## 三、功能评定

### （一）查阅病例

基本了解患者病史、治疗经过、用药，手术情况及其他专业的检查、评定结果。

### （二）与患者面谈

了解患者的家庭住址、家庭成员职业、患者兴趣爱好、性格和心理状态，并听取患者对过去、现在的描述以及对未来的期望等。

### （三）功能检查

**1. 躯体功能评定**

（1）肌力测试：一般采用徒手肌力法（MMT）评估。

（2）关节活动范围（ROM）评定：可用测角仪进行测量。

（3）肌张力：一般用改良的 Ashworth 量表评估。

（4）平衡能力：可用 Berg 平衡量表评估。

（5）协调功能：可让患者进行指鼻试验、轮替试验和跟膝胫试验。

（6）吞咽功能：可采用洼田饮水试验或吞咽造影录像检查。

（7）构音功能：可进行与发音有关的唇、舌、颜面、咽喉的运动评定。

（8）呼吸功能：可进行肺功能评定。

（9）手指功能检查：手指功能指数测试（FQ test），满分为 100 分，由 6 种因素参与：手指肌的持续性、上肢关节活动范围、运动节律的生成和传递、手眼的协调性、指间的分离运动、手掐的信号反馈。此外，简易上肢功能试验（STEF）用专门的仪器检测，方法简便数据可靠，较为实用。

（10）手的实用性判定：如表 9－1 所示。

**表 9－1　手的实用性评定**

<table>
<tr><th>规定动作（实用性）</th><th>判定</th><th>上肢能力</th></tr>
<tr><td>用剪子剪信封：能固定信封放在桌子上，剪时把信封从桌沿突出（不要向患者下达指示，让患者按自己的想法做），用健手把患手放在信封上，用健手使用剪子</td><td>不能或可能</td><td rowspan="5">失用手：5 个动作均不能完成<br>辅助手 D：5 个动作只能完成 1 个<br>辅助手 C：5 个动作只能完成 2 个<br>辅助手 B：5 个动作只能完成 3 个<br>辅助手 A：5 个动作只能完成 4 个<br>实用手：5 个动作均能完成</td></tr>
<tr><td>从钱包里拿出硬币：用患手悬空拿着钱包，用健手拿出硬币（包括开、合上拉锁）</td><td>不能或可能</td></tr>
<tr><td>打伞：把伞支在空中，不要扛在肩上，要持续 10 秒以上垂直支撑，立位、坐位均可</td><td>不能或可能</td></tr>
<tr><td>剪健侧指甲：用患手拿着没有经过加工的大指甲刀（约 10cm）进行</td><td>不能或可能</td></tr>
<tr><td>系健侧袖口的纽扣：把衬衣的一只袖子穿在健手上，用患手系上袖口的纽扣（女患者也用男式衬衫）</td><td>不能或可能</td></tr>
</table>

（11）手的灵活性判定：可用九孔插板试验（nine-hole peg test，NHPT），九孔插板为一块 13cm×13cm 的木板，上有 9 个孔，孔深 1.3cm，孔与孔之间间隔 3.2cm，每孔直径 0.71cm，插棒为长 3.2cm、直径为 0.64cm 的圆柱形棒，共 9 根。试验方法是在板旁测试手的一侧放一浅皿，将 9 根插棒放入其中，让患者用测试手一次一根地将木棒放入洞中，插完 9 根再每次一根地拔出放回浅皿内，计算共需的时间，测定时先利手后非利手。

**2. 日常生活活动评定**

一般选用改良的 Barthel 指数量表及 FIM 量表评估。

**3. 认知和心理状况评定**

（1）认知功能评定：可选用简易智力状态检查量表（MMSE）等进行筛查。

（2）精神及情绪状态评定：可用汉密尔顿抑郁量表（HDRS）、自评抑郁量表（SDS）及汉密尔顿焦虑量表（HAMA）等。

## 四、作业治疗

### （一）肌力训练

在患者存在肌力低下时，可考虑采用在增加肌力运动的基础上加入精细动作的训练，如推磨砂板训练，可适当增加阻力与磨砂板角度；可利用大号扳手及大号螺丝进行旋拧训练；手抓捏橡皮泥训练等。

### （二）上肢精细动作训练

可利用螺母螺丝板进行旋转训练；做黏土手工；用针线做手工缝纫；利用绳子编织筐、篓以及家用的手工杯子垫、小零钱包等；根据患者兴趣练习写字、绘画等；练习使用筷子夹小颗粒豆子、米等食物；在获知患者职业后，加入电气装配、使用计算机键盘等职业活动训练。

### （三）姿势调整训练

训练中强调姿势训练以及旋转运动，使其有节奏地进行交替运动，并且能够满足范围充分的关节运动。如让患者在坐位和立位之间变换时做抛接球活动；做交替原地踏步、上下台阶活动；安排患者做坐位、立位、坐立交替时转体运动；进行套圈训练时，用距离圈板近的对侧手，带动身体旋转来完成套圈。这些动作也包含了对坐位平衡以及姿势转换的训练，所以训练时需要治疗师和陪护者在旁进行姿势纠正与保护。

### （四）其他训练

**1. 面肌、吞咽训练**

可使用手法按摩、牵拉以及语言令其面部运动，也可以使用冰刺激法，促进面、舌、口唇的运动。如果有吞咽困难，应做嘴、颊、咀嚼的开闭训练。

**2. 语言训练**

（1）音量训练：可以通过呼吸训练完成。

（2）音调训练：音调在高低间进行转换，多次重复；练习读句子，特别注意停顿、语气，关键词要重读。

（3）口唇与上下颌训练：需要做快而反复的张嘴、闭嘴动作以及上下唇用力紧闭、撅起、再放松的动作。

（4）舌运动训练：舌反复做伸出和缩回运动；舌往返于两嘴角间，做快速平移运动；舌尖围绕口唇做环转运动。

### （五）日常生活活动训练

患者早期可进行反复解系纽扣训练；写字训练；穿脱衣物训练；修饰整理面容；去超市购物使用推车；整理、叠好身边衣物训练；灯和家用电器的开关操作训练；阅读时进行翻书页训练等。随着病情进展，可逐渐练习进食、走路、排便、沐浴等困难动作。可对患者所处环境进行细微改造，如抬高床头、在床尾结绳方便牵拉起床，使座椅后方抬高便于起立，并对患者家庭进行改造，如卫生间浴室等。

### （六）认知训练

患者可能伴有痴呆、记忆力低下等表现。对于认知障碍的患者，可以进行常规的康复治疗及思维推理、记忆力、计算力等认知训练。如用删字游戏进行注意力训练：治疗师在白纸上写下一定数量的英文字母或数字，由患者根据要求删减相应字母或数字；记忆力训练：通过背诵方式进行，尤其对于有记忆障碍的患者，要利用经常出入训练室的机会，让他们辨认所处位置，多次重复，并启发他们回忆往事；解决问题能力训练：从工具箱中找出自己要用的工具，参照说明书摆放积木等。

（七）心理治疗

对具有严重抑郁、焦虑等精神症状的患者，应在进行药物的同时给予心理治疗。

## 五、其他治疗措施

帕金森病是进展性疾病，药物治疗及康复治疗均只能减轻症状及障碍，提高生活质量，延缓病情发展，不能改变最终的结局。为了尽可能达到上述目的，必须给予长期维持性治疗，关键是每天在家中进行有规律的训练和避免长期不活动。可进行针对帕金森病设计的体操。

**1. 面肌体操**

可做闭眼运动，交替眨眼运动，交替鼓腮、凹腮运动，皱鼻，张口呈“O”形口角交替向左右移动，吹口哨、反复吹气，舌尖向左右顶腮，伸舌运动等。

**2. 头颈部体操**

可做头向左、右转动各 4 次，头向左、右侧斜各 4 次，头、下颏、颈同时向前、后收缩各 4 次，向后收缩稍稍保持不动 3～4 秒。

**3. 肩部体操**

可做单肩向上耸，尽可能向上，两肩交替进行，各 4 次；双肩同时向上耸，尽可能向上，各 4 次，双肩向后，双肩胛骨尽可能相互靠近，来回各 4 次。

**4. 躯干体操**

（1）背部伸展体操：站立位，双手前举水平位扶在墙上，上身向前，两肘屈曲，然后两肘伸直，上身复位。此动作双足不可移动。

（2）腰椎屈曲体操：站立位，双上肢下垂，弯腰前屈，双上肢、手触及膝以下，复位，来回各 8 次。

（3）腰椎旋转体操：双手叉腰，躯干向左转，复位，向右转，复位，来回各 8 次。

（4）驱赶侧屈体操：双上肢下垂或叉腰，躯干向左、右侧屈，来回各 8 次。

**5. 上肢体操**

（1）上举运动：两手指交叉，掌心向外，两上肢垂直举过头，掌心向上，来回各 4 次。

（2）两上肢外展运动：两上肢外侧平举达头顶，两手掌相对，拍掌，来回各 4 次；两上肢左右交替屈伸，手掌向内，上肢肘前冲，另一侧屈肘，交替进行各 8 次；左右两手交替拍打对侧肩部，各 8 次；双手交叉握拳，手举，腕左右屈伸。

（3）手指体操：交替握拳，松拳，双上肢上举，一手握拳，一手松拳，交替进行，各 10 次；双拇指点示指、中指、无名指、小指，然后相反进行，来回各 10 次；手指分开、屈曲，上肢上举，五指分开，按着分别先后拇指、示指、中指、无名指、小指屈曲，在五指伸展分开，来回各 10 次。

**6. 下肢体操**

分腿运动站立位，右下肢向右侧横跨一步，复位，左下肢向左横跨一步，复位，来回交替各 8 次；下蹲运动双下肢膝屈，下蹲，双手扶在双膝按压站起，各 8 次；踢腿运动站立位，双下肢交替先前踢腿；弓步运动右下肢向前跨一大步，屈膝，左下肢后伸，左右交替进行各 4 次。

**7. 步伐体操**

（1）原地踏步操：站立位，左右双膝抬高交替，尽可能膝抬高至腹部，同时摆动双臂，各 10 次。

（2）原地跨步操：在地上放 10～15cm 高的障碍物，左右交替跨越障碍各 10 次。

另外，瑜伽、太极拳、舞蹈都可以用于维持锻炼。

（夏　琳）

# 第二节　运动神经元病的康复

运动神经元病（motor neuron disease，MND）是一系列以上、下运动神经元改变为突出表现的慢性进行性神经系统变性疾病。临床表现为上、下运动神经元损害的不同组合，特征表现为肌无力和萎缩、延髓麻痹及锥体束征。通常感觉系统和括约肌功能不受累。多中年发病，病程为 2～6 年，亦有少数病程较长者。男性多于女性，患病比例为（1.2:1）～（2.5:1）。年发病率为 1.5/10 万～2.7/10 万，患病率为 2.7/10 万～7.4/10 万。

## 一、病因及发病机制

关于 MND 的病因和发病机制，目前有多种说法，如遗传机制、氧化应激、兴奋性毒性、神经营养因子障碍、自身免疫机制、病毒感染及环境因素等。虽然确切致病机制迄今未明，但目前较为集中的认识是，在遗传背景基础上的氧化损害和兴奋性毒性作用共同损害了运动神经元，主要影响线粒体和细胞骨架的结构和功能。有资料显示，老年男性、外伤史、过度体力劳动（如矿工、重体力劳动者等）都可能是发病的危险因素。此外，可能有关联的因素介绍如下。

### （一）感染和免疫

有学者认为肌萎缩侧索硬化（amyotrophic lateral sclerosis，ALS）发病与朊病毒、人类免疫缺陷病毒（human immunodeficiency virus，HIV）有关。免疫功能测定发现 ALS 患者脑脊液（CSF）免疫球蛋白升高，血中 T 淋巴细胞数量和功能异常，免疫复合物形成，抗神经节苷脂抗体阳性甚至检测到乙酰胆碱受体的抗体，推测 ALS 的血清可能对前角细胞等神经组织存在毒性作用。

### （二）金属元素

有学者认为 ALS 发病与某些金属中毒或某些元素缺乏有关。有不少人注意到 MND 患者有铝接触史，并发现患者血浆和 CSF 中铝含量增高。Canarii 认为铝的逆行性轴索流动可引起前角细胞中毒，导致 ALS。环境中金属元素含量的差异可能是某些地区 ALS 发病主要影响因素。

### （三）遗传因素

本病大多为散发，5%～10%的患者有家族史，遗传方式主要为常染色体显性遗传。最常见的致病基因是铜（锌）超化物歧化酶－1（superoxide dismutase 1，SOD－1）基因，约 20%的家族性 ALS 和 2%的散发性 ALS 与此基因突变有关。近年来，研究者发现 1 号染色体上 TAR DNA 结合蛋白（TAR DNA binding protein，TDP－43）基因突变与家族性和散发性 ALS 均相关；9 号染色体上的 C9ORF72 基因非编码 GGGGCC 六核苷酸重复序列与 25%左右的家族性 ALS 有关。这些研究为揭示 ALS 的发病机制带来了新的希望。

### （四）营养障碍

Polani 等发现 ALS 患者血浆中维生素 $B_1$ 及单磷酸维生素 B 均减少，AskUmak 报道 5 例患者胃切除后发生 ALS，提示营养障碍可能与 ALS 发病有关。

### （五）神经递质

ALS 患者 CSF 中抑制性神经递质 GBA 水平较对照组明显降低，而去甲肾上腺素较对照组为高，病情越严重，这种变化越明显。近年来的研究认为兴奋性氨基酸（主要是谷氨酸和天冬氨酸）的神经细胞毒性作用在 ALS 发病中起着重要作用。总之，目前本病的病因及发病机制仍不明确，可为各种原因引起神经系统有毒物质堆积，特别是自由基和兴奋性氨基酸的增加，损伤神经细胞而致病。

病理表现为肉眼可见脊髓萎缩变细。光镜下脊髓前角细胞变性脱失，以颈髓明显，胸腰髓次之；大脑皮质运动区的锥体细胞也发生变性、脱失。ALS 患者的神经元细胞胞质内有一种泛素化包涵体，研究发现其主要成分为 TDP－43，是 ALS 的特征性病理改变。脑干运动神经核中以舌下神经核变性最为突出，疑核、三叉神经运动核、迷走神经背核和面神经核也有变性改变，动眼神经核则很少被累及。病变部位可见不同程度的胶质增生，吞噬活动不明显。脊神经前根变细，轴索断裂，髓鞘脱失，纤维减少。锥体束的变性自远端向近端发展，出现脱髓鞘和轴突变性。有时还可见到其他传导束的变化，如皮质的联系纤维、后纵束、红核脊髓束以及脑干和脊髓内多种其他传导束。肌肉呈现失神经支配性萎缩。在亚急性与慢病例中可见肌肉内有神经纤维的萌芽，可能为神经再生的证据。晚期体内其他组织如心肌、胃肠道平滑肌亦可出现变性改变。

## 二、功能障碍

本病通常起病隐匿，缓慢进展，偶见亚急性进展者。由于损害部位不同，临床表现为肌无力萎缩和锥体束征的不同组合。损害仅限于脊髓前角细胞，表现为无力和肌萎缩而无锥体束征，为进行性肌萎缩（progressive muscular atrophy，PMA）；单独损害延髓运动神经核，表现为咽喉肌和舌肌无力、萎缩，为进行性延髓麻痹（progressive bulbar palsy，PBP）；仅累及锥体束，表现为无力和锥体束征，为原发性侧索硬化（primary lateral selerosis，PLS）；上、下运动神经元均有损害，表现为肌无力、肌萎缩和锥体束征，则为 ALS。但不少病例先出现一种类型的表现后又出现另一类型的表现，最后演变成 ALS。因此，在疾病早期有时较难确定属哪一类型。

### （一）肌萎缩侧索硬化

为 ALS 最常见的类型，又称经典型，其他类型称为变异型。大多数为获得性，少数为家族性。发病年龄多在 30～60 岁之间，多数 45 岁以上发病。男性多于女性。呈典型的上、下运动神经元同时损害的临床特征。首发症状常为一侧或双侧手指活动笨拙、无力随后出现手部小肌肉萎缩，以大小鱼际肌、骨间肌、蚓状肌为明显，双手可呈鹰爪形，逐渐延及臂、上臂和肩胛带肌群。随着病程的延长，肌无力和萎缩扩展至躯干和颈部，最后累及面肌和喉肌。少数病例肌萎缩和无力从下肢或躯干肌开始。受累部位常有明显肌束颤动。双上肢萎缩肌张力不高，但腱反射亢进，霍夫曼（Hoffman）征阳性，双下肢痉挛性瘫痪，肌萎缩和肌束颤动较轻，肌张力高，腱反射亢进，巴宾斯基征阳性。患者一般无客观的感觉障碍，但常有主观的感觉症状，如麻木等。括约肌功能常保持良好。患者意识始终保持清醒。延髓麻痹一般发生在本病的晚期，在少数病例可为首发症状。舌肌常先受累，表现为舌肌萎缩、肌束震颤和伸舌无力。随后出现颚、咽、喉、咀嚼肌萎缩无力，以致患者构音不清、吞咽困难、咀嚼无力。由于同时有双侧皮质延髓束受损，故可有假性延髓性麻痹。面肌中口轮匝肌受累最明显。眼外肌一般不受影响。预后不良，多在 3～5 年内死于呼吸肌麻痹或肺部感染。同时，认知功能障碍是 ALS 的一个常见特征。额颞叶痴呆（fronto temporal dementia，FTD）是 ALS 患者常同时存在的疾病。据统计，约 5%ALS 患者符合 FTD 的诊断标准，而 30%～50%的 ALS 患者虽然未达到 FTD 诊断标准，但也出现了执行功能减退的表现。对于出现认知或行为等高级皮质功能障碍，但未达到 FTD 诊断标准的 ALS 患者，若以行为改变为主要表现，称为“ALS 伴有行为障碍”，若以认知功能障碍为主要表现，则称为“ALS 伴有认知功能障碍”。FTD 患者的临床表现包括：注意力减退、执行功能障碍、计划及解决问题能力减退、流利性或非流利性失语、人格改变、易激惹、智能减退等高级皮质功能障碍，但记忆力通常不受累或受累轻微。目前，尚不存在可靠的针对 ALS 认知损害的筛选试验。言语流畅性是一个敏感指标，同时还要筛查额叶执行功能等。

（二）进行性肌萎缩

发病年龄在 20～50 岁，多在 30 岁左右，略早于 ALS，男性较多。运动神经变性仅限于脊髓前角细胞和脑干运动神经核，表现为下运动神经元损害的症状和体征，首发症状常为单手或双手小肌肉萎缩、无力，逐渐累及前臂、上臂及肩胛带肌群。少数病例肌萎缩可从下肢开始。受累肌肉萎缩明显，肌张力降低，可见肌束颤动、腱反射减弱、病理反射阴性伴无感觉和括约肌功能障碍。本型进展较慢，病程可达 10 年以上或更长。晚期发展至全身肉萎缩、无力，生活不能自理，最后常因肺部感染而死亡。

（三）进行性延髓麻痹

较为少见。发病年龄较晚，多在 40～50 岁以后起病。主要表现为进行性发音不清、声音嘶哑、吞咽困难、饮水呛咳、咀嚼无力。舌肌明显萎缩，并有肌束颤动，唇肌、咽喉肌萎缩，咽反射消失。有时同时损害双侧皮质脑束，出现强哭强笑、下颌反射亢进，从而真性和假性延髓麻痹共存：病情进展较快，多在 1～2 年内因呼吸肌麻痹或肺部感染而死亡。

（四）原发性侧索硬化

临床上罕见。多在中年以后发病，起病隐袭。常见首发症状为双下肢对称性僵硬、乏力，行走呈剪刀步态。缓慢进展，逐渐累及双上肢。四肢肌张力呈痉挛性增高、腱反射亢进、病理反射阳性，一般无肌萎缩和肌束颤动，感觉无障碍，括约肌功能不受累。如双侧皮质脑干束受损，可出现假性延髓麻痹，表现进展慢，可存活较长时间。既往认为 MND 是一种纯运动系统的疾病，没有智力、感觉系统、锥体外系及自主神经系统损害的临床表现。但是，临床观察确实发现了一小部分 MND 患者出现了运动系统以外的表现，如锥体外系症状、感觉异常和膀胱直肠功能障碍等，少部分患者中还可出现眼外肌运动障碍。习惯上，将伴有这些少见表现的 MND 称为不典型 MND。其确切发病机制仍不清楚，可能是 MND 患者伴有其他疾病，或 MND 疾病累及其他系统。

## 三、功能评定

### （一）认知功能评定

**1. 简易精神状态评价量表（MMSE）**

具体见第三章第三节。

**2. MoCA 量表**

（1）交替连线测验

1）指导语：“我们有时会用‘123’或汉语的‘甲乙丙’来表示顺序。请您按照从数字到汉字并逐渐升高的顺序画一条连线。从这里开始 [指向数字（1）]，从 1 连向甲，再连向 2，并一直连下去，到这里结束 [指向汉字（戊）]。”

2）评分：当患者完全按照“1—甲—2—乙—3—丙—4—丁—5—戊”的顺序进行连线且没有任何交叉线时，计 1 分；当患者出现任何错误而没有立刻自我纠正时，计 0 分。

（2）视结构技能（立方体）

1）指导语（检查者指着立方体）：“请您照着这幅图在下面的空白处再画一遍，并尽可能精确。”

2）评分：完全符合下列标准时，计 1 分：图形为三维结构，所有的线都存在，无多余的线，相对的边基本平行，长度基本一致（长方体或棱柱体也算正确）。上述标准中，只要违反其中任何一条，计 0 分。

（3）视结构技能（钟表）

1）指导语：“请您在此处画一个钟表，填上所有的数字并指出 11 点 10 分。”

2）评分：符合下列 3 个标准时，分别给 1 分。①轮廓（1 分）：表面必须是圆形，允许有轻微的缺陷（如圆没有闭合）。②数字（1 分）：所有的数字必须完整且无多余的数字；数字顺序必须正确且在所属的象限内；可以是罗马数字；数字可以放在圆圈之外。③指针（1 分）：必须有两个指针且一起指向正确的时间；时针必须明显短于分针；指针的中心交点必须在表内且接近于钟表的中心。上述各项目的标准中，如果违反其中任何一条，则该项目计 0 分。

（4）命名

1）指导语：自左向右指着图片向患者说：“请您告诉我这个动物的名字。”

2）评分：每答对一个计 1 分。正确回答是：狮子、牛、骆驼或单峰骆驼。

（5）记忆

1）指导语：检查者以每秒 1 个词的速度读出 5 个词，并向患者说明：“这是一个记忆力测验。在下面的时间里我会给您读几个词，您要注意听，一定要记住。当我读完后，把您记住的词告诉我。回答时想到哪个就说哪个，不必按照我读的顺序。”把患者回答正确的词在第一试的空栏中标出。

当患者回答出所有的词，或再也回忆不起来时，把这 5 个词再读一遍，并向患者说明：

“我把这些词再读一遍，努力去记并把您记住的词告诉我，包括您在第一次已经说过的词。”把患者回答正确的词在第二试的空栏中标出。

第二试结束后，告诉患者一会儿还要让他回忆这些词：“在检查结束后，我会让您把这些词再回忆一次。”

2）评分：这两次回忆不计分。

（6）注意

1）数字顺背广度：指导语：“下面我说一些数字，您仔细听，当我说完时您就跟着照样背出来。”按照每秒 1 个数字的速度读出这 5 个数字。

2）数字倒背广度：指导语：“下面我再说一些数字，您仔细听，但是当我说完时您必须按照原数倒着背出来”。按照每秒钟 1 个数字的速度读出这 5 个数字。

评分：复述准确，每一个数列分别计 1 分（注：倒背的正确回答是 2－4－7）。

3）警觉性：指导语：检查者以每秒 1 个数字的速度读出数字串，并向患者说明：“下面我要读出一系列数字，请注意听。每当我读到 1 的时候，您就拍一下手。当我读其他的数字时不要拍手。”

评分：如果完全正确或只有一次错误则计 1 分，否则计 0 分（错误是指当读 1 的时候没有拍手，或读其他数字时拍手）。

4）连续减 7：指导语：“现在请您做一道计算题，从 100 中减去一个 7，而后从得数中再减去一个 7，一直往下减，直到我让您停下为止。”如果需要，可以再向患者讲一遍。

评分：本条目总分 3 分。全部错误计 0 分，1 个正确计 1 分，2～3 个正确计 2 分，4～5 个正确计 3 分。从 100 开始计算正确的减数，每一个减数都单独评定，也就是说，如果患者减错了一次，而从这一个减数开始后续的减 7 都正确，则后续的正确减数要计分。例如，患者的回答是 93—85—78—71—64，85 是错误的，而其他的结果都正确，计 3 分。

（7）句子复述：指导语：“现在我要对您说一句话，我说完后请您把我说的话尽可能原原本本地重复出来（暂停一会儿）：我只知道今天张亮是来帮过忙的人。”患者回答完毕后，“现在我再说另一句话，我说完后请您也把它尽可能原原本本地重复出来（暂停一会儿）：狗在房间的时候，猫总是躲在沙发下面”。

评分：复述正确，每句话分别计 1 分。注意复述时出现的省略（如省略了“只”“总是”）以及替换/增加（如“我只知道今天张亮”说成“我只知道张亮今天”，或“房间”说成“房子”等）。

（8）词语流畅性：指导语：“请您尽可能快、尽可能多地说出您所知道的动物的名称。时间是 1 分钟，请您想一想，准备好了吗？开始。”一分钟后停止。

评分：如果患者 1 分钟内说出的动物名称≥ 11 个则计 1 分。同时在检查表的背面或两边记下患者的回答内容。龙、凤凰、麒麟等神话动物也算正确。

（9）抽象：让患者解释每一对词语在什么方面相似，或说它们有什么共性。指导语从例词开始。

指导语：“请您说说橘子和香蕉在什么方面相似？”如果患者回答的是一种具体特征（如都有皮或都能吃等），那么只能再提示一次：“请再换一种说法，他们在什么方面相似？”如果患者仍未给出准确回答（水果），则说：“您说的没错，也可以说他们都是水果。”但不要给出其他任何解释或说明。在练习结束后，说："您再说说火车和自行车在什么方面相似？"当患者回答完毕后，再进行下一组词："您再说说手表和尺子在什么方面相类似？"不要给出其他任何说明或启发。

评分：只对后两组词的回答进行评分。回答正确，每组词分别计1分。只有下列的回答被视为正确：火车和自行车：运输工具、交通工具、旅行用的；手表和尺子：测量仪器、测量用的；下列回答不能给分：火车和自行车都有轮子；手表和尺子都有数字。

（10）延迟回忆：指导语："刚才我给您读了几个词让您记住，请您再尽量回忆一下，告诉我这些词都有什么？"对未经提示而回忆正确的词，在下面的空栏中打钩（√）做标记。

评分：未经提示自由回忆正确的词，每词计1分。

可选项目：在延迟自由回忆之后，对于未能回忆起来的词，通过语义分类线索鼓励患者尽可能地回忆。经分类提示或多选提示回忆正确者，在相应的空栏中打钩（√）做标记。先进行分类提示，如果仍不能回忆起来，再进行多选提示。例如："下列词语中哪一个是刚才记过的：鼻子，面孔，手掌？"各词的分类提示和（或）多选提示如下：面孔：身体的一部分（鼻子、面孔、手掌）；天鹅绒：一种纺织品（棉布、的确良、天鹅绒）；教堂：一座建筑（教堂、学校、医院）；菊花：一种花（玫瑰、菊花、牡丹）；红色：一种颜色（红色、蓝色、绿色）。评分：线索回忆不计分。线索回忆只用于临床为检查者分析患者的记忆障碍类型提供进一步的信息。对于提取障碍导致的记忆缺陷，线索可提高回忆成绩；如果是编码障碍，线索则无助于提高回忆成绩。

（11）定向

1）指导语："告诉我今天是什么日期。"如果患者回答不完整，则可以分别提示患者："告诉我现在是哪年，哪月，今天确切日期，周几。"然后再说："告诉我这是什么地方，它在哪个城市？"

2）评分：每正确回答一项计1分。患者必须回答精确的日期和地点（医院、诊所、办公室的名称）。日期多一天或少一天都算错误，不计分。

把右侧栏目中各项得分相加即为总分，满分30分。量表设计者的英文原版应用结果表明，如果受教育年限≤12年则加1分，最高分为30分。≥26分属于正常。

### （二）日常生活活动能力评定

常用Barthel指数评定量表、功能独立评定（FIM）量表。

### （三）上肢运动功能评定

WMFT由15个项目组成，1～6为简单的关节运动，7～15为复合功能动作。对所有动作进行现场计时和质量打分（0～5分，6个分级）（表9-2）。

WMFT功能评分标准如下。①0分：所测试的上肢没有尝试参与测试。②1分：所测试的上肢没有功能性的参与但试图参加，在单侧动作的测试中，未被测试的上肢有可能帮助测试上肢。③2分：所测试的上肢参与测试并完成任务，但需要未测试上肢的帮助，如小的调整或变换位置，或需要2次尝试才能完成任务，或完成任务非常慢。在双侧任务中，被测试上肢功能损害非常严重，只能作为辅助。④3分：所测试的上肢参与测试并完成任务，但是动作受到协同运动的一些影响；或动作完成较慢及需要努力才能完成。⑤4分：所测试的上肢参与测试并完成任务，动作接近正常。但是完成速度变慢，或缺乏精确度、良好的协调和流畅性。⑥5 分：所测试的上肢参与测试并完成任务，表现为正常动作。以健侧上肢动作为正常标准。

**表 9-2　WMFT 上肢运动功能评价量表**

| 项目号 | 项目内容 |
|---|---|
| 1 | 前臂放到桌子（侧面） |
| 2 | 前臂由桌子放到盒子（侧面） |
| 3 | 在桌面上伸肘（侧面） |
| 4 | 在桌面有负荷伸腕（侧面） |
| 5 | 手放到桌子（正面） |
| 6 | 手由桌子放到盒子（正面） |
| 7 | 在桌面屈肘拉回 0.45kg 的物体 |
| 8 | 拿起易拉罐边 |
| 9 | 从桌面上拿起铅笔 |
| 10 | 从桌面上拿起曲别针 |
| 11 | 叠放 3 个棋子 |
| 12 | 翻转 3 张纸牌 |
| 13 | 在锁中转动钥匙 |
| 14 | 叠毛巾 |
| 15 | 提 1.35kg 篮子到旁边桌子上 |

## 四、作业治疗

### （一）上肢功能训练

**1. 双上肢助力训练**

（1）听觉提示有节律双上肢训练。

（2）单块肌肉的反复训练。

（3）双上肢运动训练，瘫痪侧上肢进行主动神经肌肉电刺激。

（4）腕/手指从屈曲位开始进行 10°伸展，用于轻度瘫痪患者。

（5）表面电极放在指总伸肌和尺侧腕伸肌上。腕/指伸展达到一定肌电阈值，启动神经肌肉电刺激，辅助腕/指伸展，阈值可调节。

**2. 整个上肢功能训练**

进行多个关节的协调动作训练，如双上肢同时分别将毛巾从桌上拿起。任务导向训练是指练习特异运动并接受某种形式反馈的训练。侧重于功能，而非损伤，并可促进神经可塑性变化。

（1）第一级：肩膀、手肘及手掌完全没有活动，训练内容如下。

1）教导正确的姿势体位和扶抱方法。

2）矫正肩胛骨位置，避免对患侧肩的错误护理；预防肩痛和肩关节半脱位。

3）被动活动患侧：肩胛骨、肩、肘、前臂、手腕、手指。

4）前臂支撑训练。

5）加强患者对患肢的重视。

（2）第二级：肩膀、手肘开始有少许活动能力，训练内容如下。

1）患侧支撑配合平衡训练。

2）练习将患侧提上大腿。

3）双上肢同时训练。

4）日常生活活动能力训练：转移。

5）加强患者对患肢的重视。

（3）第三级：肩膀或手肘可大至提起至髋部，手指轻微弯曲，训练内容如下。

1）训练独立肌肉的分离动作，纠正异常的运动模式。

2）进一步的上肢支撑训练。

3）独立肌肉训练。

4）任务导向训练。

5）日常生活能力训练：穿衣。

（4）第四级：肩膀或手肘可以大至提起至胸前，手指能基本抓放，训练内容如下。

1）进行肩、肘、腕的活动训练，加强抓放活动。

2）上肢活动训练。

3）独立肌肉训练。

4）任务导向训练：进阶抓放。

（5）第五级：双手配合的简单活动，训练内容如下。

1）进行肩、肘、腕的协调配合，加强细微抓放活动。

2）协调上肢活动。

3）双手活动。

4）任务导向训练：精细抓放。

5）双手配合的简单活动。

（6）第六级：肩、肘、腕可以独立协调地活动，手指的活动仍欠灵活，训练内容如下。

1）加强上肢的协调配合，学习控制手掌的小肌肉。

2）手指分离活动。

3）精细抓握训练。

4）双手配合活动。

5）耐力训练。

（7）第七级：上肢各肌肉活动自如，但进行过于复杂或粗重工作时仍有不足，训练内容：针对日常生活和工作中所需的灵敏性、准确性和速度性进行训练。

（二）手功能训练

**1. 粗大对指训炼**

将治疗泥捏成锥形粘在平面上，将手指放入治疗泥，使手指在锥体上靠近。

**2. 粗大手指屈曲训炼**

将治疗泥放在手掌，屈曲手指成握拳状，使劲捏治疗泥。

**3. 单独手指屈曲训炼**

**4. 单独分指对指训炼**

**5. 手指外展训炼**

将治疗泥环放在近端和远端指间关节之间，将手指伸展分开泥环。

**6. 粗大手指伸展训练**

将拇指和其余 4 指放在对指位，将泥环放在掌指关节和近端指间关节之间，向外伸展手指（伸展和外展）。将治疗泥扁盘按在桌上，保持手指伸展，并将治疗泥按薄。

**7. 手指内收训炼**

保持手指呈伸展位，将治疗泥揉成一条卷。手指内收锻炼，将一片治疗泥置于两手指之间，将两手指靠拢。

**8. 拇指屈曲训炼**

将治疗泥做成圆柱形放在一平面上，手呈中间位，用拇指将圆柱体深深按压，然后拿出。

**9. 拇指伸直外展训练**

（三）感知和认知训练

**1. 定向能力训练**

每日对患者进行空间、时间的问题刺激。让患者能区别上下左右，知道自己所处的位置、地点和时间。

**2. 注意力训练**

要求患者保持一段时间的注意力，并逐渐延长注意时间和内容。如可以安排患者看一段录像或电影、听一段录音或学习一项简单技能，通过逐渐调整时间长度和内容提高注意力，注意选择内容多样以吸引其注意力。

**3. 社交能力训练**

加强患者与外界的交往能力，开始可以是治疗师与患者共同完成一些游戏性作业、外出购物、交游等，帮助其参加集体活动，观看各种比赛，参加舞会、座谈会等。选择一些集体性作业项目，训练患者与他人之间的互相合作与交流。学会利用电话、书信、电子邮件与不同类型人物交往，不断树立自己信心，提高社交能力。

（四）日常生活活动训练

在运动、自理、交流及家务活动中，训练患者用新的活动方式、方法或借助辅助器具和合适的家用设施等来完成日常生活活动。

**1. 运动**

包括早期床上体位变换、转移运动、轮椅和拐杖的使用、步行运动、上下楼梯、交通工具的使用等。

**2. 自理**

包括进食、穿衣、洗漱、修饰、如厕等。

**3. 交流**

包括打电话、阅读、书写、使用计算机、录音机、识别标志（厕所、街道指示牌、交通信号灯等）。

**4. 家务劳动**

训练患者学会安排并进行家务活动，如进行烹饪、洗熨衣服、整理房间、安全使用家用电器及开关水龙头和门窗、外出购物、家具布置、居室装饰清洁、幼儿喂养和抚育、照顾老人、购物、理财、交通等作业的训练。指导患者如何省力、减少家务活动的能量消耗，如何改装家用设备以适应患者的功能水平，如何应用残存的肢体进行代偿性活动，如练习单手操作洗衣、烹饪、叠被、擦地、洗碗等。可以借助辅助具操持家务，达到家务活动完全自理。

（五）娱乐性活动训练

在作业治疗中，娱乐性活动适用于任何年龄段的患者，不论是儿童、成年人或老年人，均有一定的治疗作用。在运动方面，有助于提高肌力、关节活动范围和改善肢体的协调性；在心理方面，可调节情绪、消除抑郁、陶冶情操、振奋精神；在社交方面，可改善社会交往及人际关系。活动内容如下：

**1. 棋类活动**

可使用适合抓握的棋子、改善平衡和协调功能的足提式棋子。

**2. 投圈游戏**

以训练上肢的粗大动作为重点，除了训练伸屈、向前方伸展、伸手动作外，还可训练躯干和下肢的平衡能力。

**3. 球类活动**

**4. 音乐、歌舞、戏剧表演等**

（六）职业技能训练

包括木工作业、纺织作业、车缝作业、金工作业、皮工作业、制陶作业、机电装配与维修、办公室作业等。以木工作业训练进行叙述。

木工作业动作较多，其中具有代表性的作业动作是锯木、刨削和钉钉三种。主要适用于上肢肌力较弱、上肢关节活动范围受限、手部肌力较弱、手指精细动作协调性差者。禁用于平衡困难、认知及感觉障碍、精神障碍者。

**1. 拉锯作业活动**

治疗作用：增强上肢诸关节活动范围，主要增强肩关节、肘关节和躯干的屈曲、伸展；增强上肢肌力和耐力。

操作方法：拉锯操作比较简单，通过固定、平稳而均匀地使用拉力即能完成。

注意事项：根据患者作业时的姿势、肢位，确定使用安全带、戴安全帽和防护眼镜，以防患者在作业活动中摔倒或锯屑进入眼中。

**2. 钉钉作业活动**

治疗作用：可提高手眼的协调性，钉子和锤子越小，对手和眼的协调性要求越高；改善肘关节屈伸、前臂旋前与旋后、腕关节背伸和掌屈功能；提高手的抓握能力；增强手部及上肢的肌力。不同的握捶方式、不同的关节活动方向会有不同的治疗效果。

（七）非实用作业技术训练

又称模拟作业，由治疗师设计模仿现实中具体工作的活动，目的是通过反复练习某种特殊的运动模式，提高患者在真实生活中的运动认知等功能，强调使用患者的运动功能来完成作业活动，活动本身无实用性。患者的注意力集中于活动的过程，而不是最终成果。常见的活动包括以下几种。

**1. 斜面砂磨板**

在一倾斜平面内模仿打磨木板动作。主要活动躯干及肩、肘关节，增强上肢肌肉力量。

**2. 插木棍、挂圈等**

可训练手眼的协调性，手的抓握及伸指、对指功能等。

（八）支具和辅助具使用

包括轮椅的选择，矫形器和压力衣的制造和应用，自助具的设计、配制和使用训练。

## 五、其他治疗措施

运动神经元病起病隐匿，进展缓慢，呈进行性加重且预后不良，目前尚无理想的治疗方法。患者就诊时多有生活不能自理、能力不同程度下降，但高级神经活动不受影响，患者心理上常产生烦躁不安、焦虑及对治疗方案的不信任感。因此，需要与患者及家属建立良好的沟通渠道，鼓励患者保持积极乐观的生活态度，积极配合治疗和护理，介绍成功病例，增加患者战胜疾病的信心，通过资料的收集评估患者的心理状态，在安静、舒适和私密的环境中向患者及家属介绍病情及疾病的可能进展、治疗原则及疾病的相关信息，让他们参与制订治疗决策并尊重其选择。

（一）心理疏导

运动神经元病患者一般心理负担过重，有悲观失望情绪，情绪变化无常，易激惹，又伴有强烈的康复欲望。家属一定要理解患者的心理，安慰和鼓励患者，尽量满足患者的合理要求，如外出就医、购药等，可以通过医生向患者介绍病情缓解后长年存活的病例，向患者讲解现在医学飞速发展，可能很快就会有一种专治此病的特效药被研发出来，一定要让患者内心充满希望，树立战胜疾病的信心，保持乐观的生活态度，按时到医院复诊，听取医生的指导意见。患者心情舒畅，自身抵抗力就强，可以延缓病程的进展。

（二）生活调理

生活要有规律，要顺应自然界变化规律，适应四季的更替。平时要根据气候的变化，适当增减衣物，感冒要及时治疗，避免病情加重，尤其在冬季，要远离公共场所，以防传染。对日常饮食、起居都要有适当的安排。由于手部操作的灵活度降低，系纽扣、拉拉链等成为困难动作，可以用松紧带或黏带取代。衣裤的选择应以柔软、吸汗、保暖、宽松为宜，尽量让患者感觉舒适。

（三）功能锻炼

早期鼓励患者坚持工作，注意劳逸结合，并进行简单的锻炼及日常活动。过于剧烈的运动及过度的物理治疗反而会加重病情。患者可以适当地做一些医疗体操或太极拳，以增强体质。平时生活应让其尽量自理，但要注意安全。房间用具尽量简单，地面要防滑，盥洗间要设置扶手，以便于患者借力。不要过早给予生活照顾，因为自我照顾本身就是一种主动运动，能有效地延缓肌肉萎缩无力，延缓关节僵硬造成的屈曲伸展困难。随着病情的进展，患者的自主运动量不足时，则必须给予必要的被动运动及按摩，一般上午、下午各 1 小时，从上肢的远端开始，先活动手指关节，逐渐向上按摩肌肉，伸屈肘关节，旋转活动肩关节，鼓励患者做深而慢的有效胸式呼吸运动，在按摩下肢肌肉的同时，一定要被动活动踝关节，伸屈膝、髋关节，髋关节还要做内收外旋运动，按摩和运动的目的均是促进血液循环，增加神经、肌肉对营养物质的吸收和利用，有条件的可以配合针灸治疗。运动、按摩、针灸等物理刺激还可以解除疲劳，暂时缓解局部肌束震颤，使患者感觉舒适。

（四）饮食调理

疾病初期，不影响吞咽功能时，可进食高热量、高蛋白、高维生素及富含微量元素的易消化的普通饮食；疾病中期，说话不清、吞咽稍困难时，可进食软、滑、不用费力咀嚼、容易下咽、不易引起呛咳的半固体食物，如浓稠的稀饭、麦片粥、细面条、软质的绿叶蔬菜加蛋花面片粥、各种肉粥等。总之，饮食一定要营养全面，易消化吸收，还要少量多餐。晚期，患者无法吞咽时，要给予鼻饲流质食物，可将各种营养全面的食物，用食物粉碎机打成浓流质，进行鼻饲，每 2 小时 1 次，每次约 200ml。日常饮食中要加强蛋白质和维生素的摄入，避免油腻、寒凉刺激之物，多食温补平缓之品。鼻饲进食以后，一定要注意做好口腔护理，每日用淡盐水棉球清洁口腔 2 次，嘱患者随时吐出擦洗后的口水及平时的唾液，不要下咽，以免呛入呼吸道引发肺部感染。

（五）呼吸道护理

患者由于呼吸肌逐渐萎缩、瘫痪，胸式呼吸运动逐渐减弱，咳嗽无力，呼吸浅快，呼吸道分泌物不易排出，日久易导致坠积性肺炎，故排痰非常重要，要鼓励患者用力咳嗽，口服化痰药物，也可以用糜蛋白酶 5mg 加庆大霉素 8 万 U 加 0.9%氯化钠溶液 20ml 行雾化吸入，每日 2 次，吸后协助叩背，让患者深吸一口气后用力排痰。疾病晚期，呼吸费力，有痰咳不出，有呼吸衰竭的危险，医生会建议行气管切开，以便于吸痰，同时可衔接呼吸机辅助呼吸，除医院护理人员执行这项护理活动外，家属也可掌握此项技术，尤其是现在居家照顾用的呼吸器、吸痰机在逐渐推广应用，机型简单、安全易学、价格适中，亦可以租赁的方式使用，对经济条件相对较差的家庭是一种经济实惠的治疗办法。但在实施的过程中一定要做好呼吸道护理，定时翻身，湿化气道，及时吸痰。气管切开者要注意无菌操作，熟练掌握呼吸机的操作原理，及时处理各种报警，如患者有口唇及四肢末端发绀，是缺氧的表现，要给予氧气吸入，如在家庭中护理得当，可有效延长患者的生存时间。

（六）用药的观察及护理

利鲁唑胶囊能透过血脑屏障，主要通过抑制脑内神经递质（谷氨酸和天冬氨酸）的释放、抑制兴奋性氨基酸的活性及稳定电压依赖性钠通道的失活状态来产生神经保护作用。利鲁唑的不良反应为无力、瞌睡、眩晕、恶心、呕吐、腹泻、厌食、口周感觉异常等，其他的不良反应还有轻微血压升高、肝酶指标升高及粒细胞减少等，所以，用药期间要定期到医院查体，如不良反应严重要停服。其他的辅助用药有 B 族维生素、ATP、辅酶 A、胞磷胆碱等，要遵医嘱服用，注意密切观察药物的不良反应。

（七）消化道护理

饮食要清洁卫生，避免不洁食物引起腹泻，因为患者行动不便，如发生腹泻会给家属造成很大麻烦。发生腹泻后，家属一定要有耐心，不能训斥患者，要给患者做好清洁工作，并积极用药物治疗。由于受进食食物的影响，患者更容易发生便秘，要让患者每日 1 次坐在马桶上，以培养排便习惯，日常尽量多活动，如在家人的陪伴扶持下进行散步，当患者活动受限时，可轻柔按摩患者腹部，以促进肠蠕动，必要时可用番泻叶代茶饮，要掌握好用量，否则可引起腹泻。疾病中晚期，由于腹壁肌肉萎缩无力，无法形成有效的腹压，即使肛门括约肌不受影响、大便不干燥，患者仍然会排便困难，这时如果采取灌肠的方法处理并不妥当，因为患者根本无法将灌肠液保留住，灌进的液体很快流出来，黏稠的大便仍然排不出来，最好的办法就是带上橡皮手套，将大便一点点抠出，注意保护肛门周围的皮肤，每次抠完大便后，一定要清洗肛门，涂上保护软膏。

（八）卧床患者的护理

患者完全卧床时，所有的肢体活动功能几乎全部丧失，全身各部位骨骼肌萎缩，各处骨隆突因缺乏肌肉的包裹而明显突出，极易发生压疮，因此，患者的床铺一定要平整、柔软、舒适，最好用气垫床，坚持每 2 小时翻身一次，并按摩受压部位。平卧时，双膝关节下垫一软枕，足跟处垫棉圈，侧卧时，要将身下的上肢拉出，摆放在胸前的舒适位置，用枕头或垫子垫在患者的腰背部后方，双膝关节之间垫一软垫，让骶尾部尽量悬空减压。翻身的同时，要顺势为患者叩背，具体方法为将手掌弓起，让掌心弓成一个窝状，各手指并拢，叩下后不要漏气，依靠气体的振荡冲击胸背深部，自下而上，促使痰液在振荡下向上移位，便于咳出。叩完背后做一下轻柔的按摩动作，头、颈、肩、手、足顺势做下，让患者感觉舒适，让患者得到心理上的满足。

（九）中医疗法

肢体瘫痪在中医学中称“痿”：“痿谓于足痿弱举动不能，如痿弃不用之意。”病机为肝肾两虚加之外邪入侵，“肺热叶焦”，肾水更亏，水不涵木，故氧耗精伤，筋骨失其濡养，脉络不和而出现本症症状。急性期以驱邪为主，治以清热解毒“抗炎六号”加减方为宜；恢复期扶正为主，治以滋补肝肾、温补命门、温通督脉之法，可用“地黄饮子”加减。还可以采用中医推拿按摩手法，具体如下。

**1. 预备式**

取坐位，腰微挺直，双足平放与肩同宽，左手掌心与右手背重叠，轻轻放在小腹部，双目平视微闭，呼吸调匀，全身放松，静坐 1～2 分钟。拿捏小腿后侧。患肢平放在健肢膝上，用对侧拇指与其余 4 指用力对合，从上到下加重拿捏患肢小腿后侧肌肉 0.5～1 分钟。功效：柔筋缓急、消肿止痛。

**2. 按揉阳陵泉穴**

阳陵泉穴位于腓骨上端膨大部——腓骨小头前下方凹陷处。将拇指指腹放在同侧患肢阳陵泉穴上，其余 4 指附于腿肚处，适当用力按揉 0.5～1 分钟。功效：疏肝利胆、解痉止痛。

**3. 按揉委中穴**

委中穴位于膝关节腘横纹（即屈膝时腘窝中的横纹）正中处。将健侧手中指指尖放在患肢的委中穴上，拇指放在髌骨上方，适当用力揉按 0.5～1 分钟。功效：活血消肿、通络止痛。

（郭江舟　李赛男　何岳鹏）

# 第十章　周围神经损伤及疾病的康复

根据世界卫生组织1980年确定的定义，周围神经损伤（peripheral nerve injuries，PNI）是指周围神经干或其分支、周围神经丛直接或间接受到外力作用而发生的损伤；周围神经病（neuropathy）系指脊髓及脑干下运动神经元、初级感觉神经元和（或）支持组织的持续障碍，并且这些障碍有临床、肌电图和（或）形态学方面的证据。

## 第一节　周围神经损伤的康复

### 一、流行病学

周围神经损伤在临床上十分常见，上肢神经损伤较下肢神经损伤多见，占四肢神经损伤的60%～70%。骨、关节损伤可伴有桡神经损伤，肘关节脱位可伴有正中神经与尺神经损伤，腓骨颈骨折可伴有腓总神经损伤等。

### 二、病因及病理变化

#### （一）病因

引起周围神经损伤的原因可分为：牵拉损伤，如产伤等引起臂丛损伤；切割伤，如刀割伤、电锯伤、玻璃割伤等；压迫性损伤，如骨折脱位等造成神经受压；火器伤，如枪弹伤和弹片伤；缺血性损伤；肢体缺血挛缩时，神经亦受损；电烧伤及放射性烧伤；药物注射性损伤及其他医源性损伤。

#### （二）病理变化

**1. 损伤后变性**

周围神经损伤后，尼氏体消失，核外移，神经元损伤，导致神经变性，变性程度与损伤的性质、程度及损伤部位有关，损伤越靠近神经元，其变性越严重。损伤后病理变化包括神经元变性、沃勒变性、轴突变性和阶段性脱髓鞘。

（1）神经元变性（neuronal degeneration）：是指参与构成周围神经的神经细胞发生原发性损害，包括脊髓前角和脑干运动神经核内的下运动神经元、脊神经节和自主神经节内的节细胞。神经元损害主要的病理表现为膜电位消失、溶酶体溶解、细胞体增大、尼氏体裂解、细胞核向周边移动，最终细胞死亡，与其相连的轴突及髓鞘在短期内发生变性和解体。损害可以是急性（数小时），也可以是慢性（数日或数月）；可以是单纯运动神经元损害，如急性脊髓前角灰质炎、运动神经元病；也可以是感觉神经元受损，如有机汞中毒等。

（2）沃勒变性（Wellerian degeneration）：是指神经纤维断裂后其远端所发生的一系列变化。细胞体合成的物质向远端运送中断，不能提供远端轴突存活和更新所必需的营养成分，轴突很快出现自近端向远端的变性和解体。神经纤维断裂后，远端轴索于数小时内发生不规则肿胀。14～16 小时后，郎飞结处的髓鞘开始回缩，结沟及髓鞘内的髓鞘切迹均明显增宽。24 小时后轴索开始碎裂，髓鞘亦分裂成短的圆锥体。至第 4 天轴索及髓鞘完全变性崩解，髓鞘碎片包裹崩解的轴索碎块形成卵圆体伴随单核细胞浸润。第 12 天后，这些碎片大都变成小脂肪滴聚集在一起，伴随小的卵圆体结构，随时间的推移，小脂肪滴逐渐增加，至第 3 个月末，所有脂肪残余均被清除，形成一个空洞样结构。肌肉也发生严重的神经源性肌萎缩。

（3）轴突变性（axonal degeneration）：是指轴突本身因细胞体合成蛋白质等物质发生障碍或运输受阻不能得到足够的营养所发生的变性和解体。轴突变性从最远端向近端发展，常继发髓鞘脱失。

（4）节段性脱髓鞘（segmental demyelination）：是指神经纤维有长短不等的节段性髓鞘破坏而轴突相对保留的病变。表现为吞噬细胞和增生的神经膜细胞吞噬破坏的髓鞘，病变可不规则地分布于周围神经的任何部位，较长的神经纤维比较短的神经纤维更易受损，而且程度严重，因此神经功能障碍常以远端为重。周围神经的运动纤维如发生节段性脱髓鞘，其支配的肌肉一般不出现神经源性肌萎缩；瘫痪持续时间较长者，可发生失用性肌萎缩。严重的髓鞘脱失也可致轴索减少或消失。这种病变常见于炎症、中毒、遗传或代谢性疾病。

**2. 损伤后再生**

神经损伤约 3 周后，神经元代谢活跃，供应充足轴浆流，以满足神经再生的需要，此代谢活跃现象在 3 个月内出现高峰期，6 个月后逐渐减弱。神经再生包括周围神经的髓鞘再生和轴索再生。

（1）周围神经髓鞘再生：有时节段性脱髓鞘和髓鞘再生交替发生，形成反复的慢性过程，以至施万（Schwann）细胞呈同心圆状排列，呈洋葱样。结缔组织亦见增生，有的神经因此可以肥大增粗。

（2）轴索再生：成人中枢神经系统损伤后常导致永久性的功能障碍，其中一个重要原因是受损的轴索无法有效再生。有研究表明哺乳动物西罗莫司靶蛋白（mammalian target of rapamycin，mTOR）属于磷脂酰肌醇 3 激酶（phosphatidylinositol 3 kinase，PI3K）家族，是 PI3K/蛋白激酶 B（protein kinase B，PKB/Akt）信号通路下游的效应蛋白，其底物主要控制与细胞生长及增殖相关的蛋白质合成。mTOR 除了在细胞代谢、增殖与存活中发挥重要作用外，还参与调控神经元的修复与再生。

轴索损伤后再生的关键步骤是形成有效的轴索生长锥，其取决于轴索内局部蛋白质的合成。Verma 等发现体外轴索横断后，应用 mTOR 抑制剂西罗莫司可抑制轴索内局部蛋白质的合成和轴索生长锥的形成。mTOR 除了影响轴索内蛋白质的合成外，还参与多种细胞因子相关的轴索再生过程。

目前研究表明，mTOR 信号通路在中枢神经系统中具有重要的功能，这激励着人们不断寻找与其相关的促进轴索再生的策略。提高损伤神经元内 mTOR 活性的表达，可促进成年中枢神经系统中轴索的再生和恢复。但另一方面，中枢神经系统损伤后，星形胶质细胞高表达表皮生长因子受体，表皮生长因子与其受体结合后可活化 mTOR，活化的 mTOR 可促进星形胶质细胞的增殖，形成胶质瘢痕，抑制轴索再生。随着对中枢神经系统损伤后轴索再生机制研究的不断深化，多种靶点的综合治疗可能会为促进损伤后轴索再生和神经功能的康复提供新突破。

## 三、临床常见类型

### （一）Seddon 神经损伤分类

是 1943 年 Seddon 提出的神经损伤分类方法，将神经损伤分为神经失用、轴突断裂及神经断裂。

**1. 神经失用（neurapraxia）**

又称神经震荡，为轻型神经损伤。虽经外力作用，但神经轴突和神经膜均完整，只是神经的传导功能暂时丧失。临床表现为感觉减退、肌肉瘫痪，但营养正常。多为神经受压或挫伤引起，大多可以恢复，但压迫不解除则不能恢复。

**2. 轴突断裂（axonotmesis）**

是指轴突发生断裂，但神经鞘膜保持完整，远端神经纤维发生沃勒变性。临床表现为相应神经分布区的运动、感觉功能障碍，有肌肉萎缩和神经营养性改变。经过一段时间后多可自行恢复，再生速度为 1～2mm/d。

**3. 神经断裂（neurotmesis）**

是指神经纤维（轴突、髓鞘及内膜）完全断裂，损伤远端发生沃勒变性。需手术修复，术后神经功能可恢复或恢复不完全。

### （二）按损伤程度分类

1968 年 Sunderland 根据神经损伤的程度将其分为 5 度。

**1. Ⅰ度损伤**

髓鞘损伤，损伤的部位沿轴突的神经传导生理性中断，轴突没有断裂，不发生沃勒变性。无蒂内尔征，通常可在 3～4 周内自行恢复。

**2. Ⅱ度损伤**

轴突断裂，损伤远端发生沃勒变性，近端的一个或多个结间段发生变性，神经内膜管保持完整，为轴突再生提供了完整的解剖通道，神经功能可以完全恢复。

**3. Ⅲ度损伤**

轴突和内膜管断裂，但神经束膜保持完整。由于神经内膜管的破坏发生结构紊乱。有自行恢复的可能性，但由于神经内膜瘢痕化，恢复常不完全。

**4. Ⅳ度损伤**

神经束膜损伤，可保留部分神经外膜和神经束膜，未发生神经干离断。很少能自行恢复，需要手术介入。

**5. Ⅴ度损伤**

神经干完全离断，需手术修复。

## 四、临床表现

### （一）感觉和运动功能障碍

由于传入纤维受损，感觉功能障碍表现为感觉减退、感觉消失、感觉过敏（以痛觉过敏为多见，其次为温度觉过敏）、局部麻木、刺痛、灼痛、刀割痛及其他感觉异常等。由于受损神经支配的肌肉主动活动能力下降或消失，运动功能障碍表现为弛缓性瘫痪、肌张力降低或消失、腱反射减退或消失、肌萎缩。不同的神经损伤可导致该神经支配区域表现出不同的感觉、运动和营养等方面的障碍。

**1. 臂丛（$C_5$～$T_1$）损伤**

（1）全臂丛麻痹型损伤：主要导致上肢全部麻痹，严重者伴有胸大肌、冈上肌、冈下肌、背阔肌麻痹。

（2）上臂丛 $C_5$～$C_7$ 神经根损伤：主要导致腋神经、肌皮神经、肩胛上神经及肩胛背神经麻痹，桡神经、正中神经部分麻痹，三角肌、肱二头肌、肱桡肌、指伸肌及拇展肌麻痹。上肢外展及外旋障碍，肘关节不能屈曲，腕关节虽可屈伸但肌力减弱，前臂旋转亦有障碍，手指活动尚正常。三角肌区、前臂和手的桡侧感觉障碍。

（3）下臂丛 $C_8$～$T_1$ 神经根损伤：主要导致尺神经麻痹，手臂内侧皮神经受损，正中神经、桡神经部分麻痹，小鱼际肌及腕屈肌麻痹，手的功能丧失或发生严重障碍，手内肌萎缩，呈“鹰爪手”畸形。尺神经分布区感觉丧失，局部皮肤及指甲营养障碍。

**2. 肌皮神经（$C_5$～$C_6$）损伤**

主要导致喙肱肌、肱二头肌及肱肌麻痹。肘屈困难，肱二头肌反射消失，前臂外侧感觉障碍。

**3. 腋神经（$C_5$～$C_6$）损伤**

主要导致腋神经支配的三角肌、小圆肌麻痹，出现上肢外展困难及外旋无力，三角肌区感觉障碍。完全损伤者三角肌萎缩明显，神经炎时常伴有疼痛。

**4. 桡神经（$C_5$～$C_8$，$T_1$）损伤**

主要导致桡神经损害，由于伸腕、伸指肌群麻痹，出现垂腕及指关节屈曲畸形。

**5. 正中神经（$C_6$～$C_8$，$T_1$）损伤**

主要导致前臂旋前圆肌及屈肌肌群麻痹，引起前臂内旋、腕部屈曲及内旋困难，大鱼际肌麻痹，呈“猿手”畸形，拇指不能对掌，握力降低。手掌面桡侧感觉障碍，拇、示指末节尤为明显，感觉不完全麻痹时伴有疼痛。

**6. 尺神经（$C_5$，$T_1$）损伤**

主要导致各指内收、外展困难，小指和无名指掌指关节过伸、指间关节屈曲而呈“爪形手”。全部小指和无名指的尺侧感觉障碍，尺侧屈腕困难。

**7. 坐骨神经（$L_4$～$L_5$，$S_1$～$S_3$）损伤**

损害部位高时，出现半腱肌、半膜肌、股二头肌及腓总神经与胫神经支配肌麻痹，小腿不能屈曲，足及足趾运动完全消失。跟腱及跖反射消失，小腿外侧感觉障碍或出现疼痛。损伤在膝以下时，只出现腓总神经和胫神经支配肌麻痹。

**8. 腓神经（$L_4$～$L_5$，$S_1$～$S_2$）损伤**

①腓深神经损害时，胫前肌、趾长伸肌、拇长伸肌及趾短伸肌麻痹，呈“内翻垂足”，出现跨阈步态。②腓浅神经损害时，腓骨长肌及腓骨短肌麻痹。

**9. 胫神经（$L_4$～$L_5$，$S_1$～$S_2$）损伤**

主要导致腓肠肌、腘肌、比目鱼肌、胫骨后肌、趾长屈肌、趾短屈肌、拇长屈肌、拇短屈肌麻痹。表现为足趾屈、足内收及内翻动作困难，呈“外翻足”。胫骨前肌挛缩导致踝关节背伸过度。跟腱反射消失，足底感觉障碍。

**10. 面神经损伤**

主要导致面肌瘫痪、表情肌运动消失或减弱，感觉异常、患侧额纹减少或消失、患侧鼻唇沟变浅、口角下垂、患侧眼裂增大、示齿无力等。

### （二）日常生活能力下降

肌力及肌张力降低以及感觉障碍等因素，可能导致患者无法独立完成一些日常动作使日常生活活动能力下降。

### （三）自主神经功能障碍

常伴发于周围神经损伤，可表现为无汗、少汗或多汗，皮肤温度降低或增高，肤色苍白或发绀，指甲粗糙脆裂等。

### （四）肢体肿胀

周围神经损伤后由于血管张力丧失、肌肉瘫痪、“肌肉泵”的作用消失、静脉与淋巴回流受阻等原因往往出现肢体肿胀。

### （五）关节挛缩畸形

周围神经损伤后由于肿胀、疼痛、制动、不良肢体摆放位置等原因，常出现肌肉肌腱挛缩及关节畸形。

### （六）心理障碍

主要表现为焦躁、忧郁、躁狂等。

### （七）继发性损伤

周围神经损伤后患者常有感觉功能障碍和运动功能障碍，躲避外界刺激的能力下降，往往会造成新的创伤，如烫伤。

## 五、功能评定

对周围神经损伤进行初期、中期及末期的评定，有利于正确判断病损的部位、病理变化的性质和过程，以及功能障碍的程度及恢复情况和预后。

### （一）运动功能评定

根据患者的病史以及相关的物理检查材料，进行肌力、关节活动范围以及日常生活活动能力测定。上肢周围神经损伤时，要注意检查手的灵活性和精细动作的能力；下肢损伤时，要做步态分析。测定时，体位要标准，适当的裸露被检部位。测定肌力时，要防止周围肌群代偿，正确地检查该肌肉的收缩程度，从而正确地判定障碍的程度和肌肉残存的能力。

### （二）感觉功能评定

检查过程中需要患者的充分配合。持续完全的感觉丧失是神经完全断裂的一个症状。在神经受压的早期阶段，皮肤感觉的改变部位有时会每天都不一样。在神经恢复的过程中会出现一个神经感觉丧失的集中减少区域。神经完全断裂时，其支配区域皮肤的感觉会完全丧失；神经不完全断裂时，其支配区域感觉丧失的程度不同，在神经再生的过程中，各种感觉的恢复程度也不一致。

对感觉功能评定有临床意义的主要有痛觉、触觉、两点辨别觉。其中，两点辨别觉较为重要，因为它能说明一部分神经纤维已到达末梢，是神经修复和手术成功的一个标志，也可作为区别 S3 和 S4 的界线。对感觉功能恢复情况的评定最常用的是感觉功能恢复评定量表（感觉的 6 级法评定），见表 10－1。

**表 10－1　感觉功能恢复评定量表**

| 恢复等级 | 评定标准 |
|---|---|
| 0 级（S0） | 感觉无恢复 |
| 1 级（S1） | 支配区皮肤深感觉恢复 |
| 2 级（S2） | 支配区浅感觉和触觉部分恢复 |
| 3 级（S3） | 皮肤痛觉和触觉恢复，且感觉过敏消失 |
| 4 级（S4） | 感觉达到 S3 水平外，两点辨别觉部分恢复 |
| 5 级（S5） | 完全恢复 |

**1. 常规感觉检查**

神经的感觉纤维在皮肤上有一定的分布区，检查感觉减退或消失的范围，可判断是哪一神经损伤。但是，相邻的感觉神经分布区有重叠支配现象，因此神经损伤后数日内感觉消失范围逐渐缩小，并不能说明神经功能已有恢复，有可能是临近神经发挥了一定的替代功能。一般只检查痛觉及触觉。检查时可与健侧皮肤感觉对比。实体觉与浅感觉为精细感觉，痛觉与深触觉为粗感觉。神经修复后，粗感觉的恢复较早也较好。检查手指的精细感觉时，可做两点分辨试验和实体觉试验。

（1）浅感觉：包括触觉、痛觉、温度觉、压觉，其相应的评定介绍如下。

1）触觉：用棉签或软毛笔轻触患者的皮肤，让患者回答有无轻痒的感觉或让患者数所触次数。每次给予的刺激强度应一致，但刺激速度不能有规律。

2）痛觉：以均匀的力量用针尖轻刺检查部位的皮肤，让患者指出受刺激部位。

3）温度觉：用两支分别盛有冷水和热水的试管，交替、随意地接触皮肤，试管与皮肤的接触时间为 2～3 秒。

4）压觉：检查者用拇指用力挤压肌肉或肌腱，请患者指出感觉。

（2）深感觉：包括运动觉、位置觉、振动觉，其相应的评定介绍如下。

1）运动觉：检查者轻轻握住患者手指或足趾的两侧，上下移动 5° 左右，让患者辨别移动的方向。

2）位置觉：将其肢体放在一定的位置，然后让患者说出所放的位置；或嘱患者将其正常肢体放在与病侧肢体相同的位置。

3）振动觉：将每秒振动 256 次的音叉放在患者身体的骨骼突出部位，询问患者有无振动感和持续时间。

（3）复合感觉（皮质感觉）：包括皮肤定位觉、两点辨别觉、实体觉和图形觉，其相应的评定介绍如下。

1）皮肤定位觉：用棉签、手指等轻触患者皮肤后，由患者指出刺激的部位。

2）两点辨别觉：人体任何部位的皮肤都有分辨两个点的能力，但不同部位分辨的两点距离不一样，当两点之间的距离小到一定程度时便难以分辨两点。两点分辨试验（2PD）是一种重要的检测方法，是对周围神经损伤修复后，感觉功能恢复的一种定量检查，是对感觉客观有效的反映。

3）实体觉：嘱患者闭目，将一熟悉的物品放于患者手中，嘱其抚摸以后，说出该物品的属性与名称。

4）图形觉：用手指或其他物品在患者皮肤上画一几何图形或数字，由患者说出所画的图形或数字。

**2. 单丝皮肤阈值测验**

对于神经损伤的患者，为了更仔细查明神经损伤程度和术后恢复情况，有必要采用单丝皮肤阈值测验（Semmes Weinstein monofilament cutaneous threshold test）进行检查。检查方法：用不同直径的尼龙丝与手指皮肤接触，通过皮肤对不同压力（轻触觉）的反应测得触觉阈值。对正中神经感觉分布区的触觉阈值测量时，选择示指近节指骨和远节指骨掌侧面、拇指远节指骨掌侧面；对尺神经感觉分布区的触觉阈值测量时，选择小指近节指骨、远节指骨的掌侧面和小鱼际。正常人对轻触感觉很灵敏。

单丝皮肤阈值测验也可用于手功能测定，针对精细触觉进行检查，测定从轻触到深压的感觉，以评定触觉的障碍程度和在康复过程中的变化。可以客观地将触觉障碍分为5级。

**3. 触觉识别功能评定**

在手神经功能受损后，要进行触觉识别功能评定，通常采用Moberg拾物试验进行评定。

**4. 神经干叩击试验（Tinel征）**

是周围神经外科最重要的诊断方法之一，临床应用广泛。Tinel征是指叩击神经损伤（仅指机械损伤）的部位及其远侧，其支配皮区出现放电样麻痛感或蚁走感的表现，可提示神经再生水平或神经损害部位。

检查时，神经叩击从远端开始向近端移动，记录每次叩击引起刺痛点与损伤部位间距离，同时比较修复部位进展Tinel征与静态Tinel征的相对强度。神经修复后约1个月出现此征，表明再生轴突穿越断面。如果进展的Tinel征更显著，表明轴突再生良好；反之表明轴突在修复部位的瘢痕组织中受到卡压，预后不良。

（三）交感神经功能评定

是评定周围神经损伤和修复不可缺少的重要内容，常用的有出汗功能检查和O'Rian手指皮肤试验。

**1. 出汗功能检查**

能够客观地评定交感神经的功能恢复情况。神经损伤后，出汗丧失的部位与皮肤麻木的部位相同，检查方法主要有以下的几种。

（1）塑料笔试验：使用塑料笔对急性神经损伤进行检查，是最有效的检查方法。由于失神经区域无汗、干燥，塑料笔划过时不会黏着皮肤。该检查在无意识状态下即可完成，因此无需患者的配合。

（2）触摸受损部位：检查者用手指对受损部位进行触摸，局部有湿润感表示有汗，局部干燥光滑表示无汗。

（3）茚三酮试验：汗液中含有微量氨基酸，可以使茚三酮逐渐变色。将指腹压在涂有茚三酮的试纸上，如果印出指纹形态，表示有出汗的功能。如果神经支配区域出汗，表示不是完全性损伤，近期无手术探查指征。

**2. O'Rian 手指皮肤试验**

将手指浸泡在 40℃的温水中 5～10 分钟，手指皮肤起皱纹表示有神经支配，无皱纹出现表示失神经支配，神经再支配后皱纹再现。

（四）神经电生理学评定

**1. 直流感应电检查法**

通常在神经受损后 15～20 天即可获得阳性结果，观察指标有兴奋阈值、收缩态和极性反应等，见表 10－2。

**表 10－2　直流感应电刺激神经、肌肉的表现**

| 评价 | 神经表现 | | 肌肉表现 | |
|---|---|---|---|---|
| | 直流电流 | 感应电流 | 直流电流 | 感应电流 |
| 正常反应 | 所支配肌肉中出现单个闪电样收缩，阈值低 | 所支配肌肉中出现持续性强直收缩，阈值低 | 在该肌肉中出现单个闪电样收缩，阈值低 CCC＞ACC | 在该肌肉出现持续性强直收缩，阈值低 |
| 部分变性反应 | 收缩迟缓、减弱，阈值提高 | 强直收缩减弱或不全强直收缩，阈值提高 | 收缩迟缓、减弱，阈值提高 CCC≥ACC | 强直收缩减弱或不全强直收缩，阈值提高 |
| 完全变性反应 | 引不出收缩 | 引不出收缩 | 阈值大，收缩极迟缓，呈蠕动式，CCC≤ACC | 引不出收缩 |
| 绝对变性反应 | 引不出 | 引不出 | 引不出 | 引不出 |

注：CCC 为氯化氯代胆碱；ACC 为活性碳酸钙

**2. 神经肌肉电诊断**

通常情况下，神经肌肉电诊断仪采用强度时间曲线诊断法，应用不同脉冲宽度的方波电流刺激肌肉，通过肌肉兴奋的电流强度阈值曲线判断神经肌肉功能状态，是一种定性和定量的检测方法。曲线的判定标准：主要根据曲线形态、位置进行分析，基强度（Rb）、时值（C）、利用时（UT）仅作参考。

（1）正常：曲线光滑、连续、为等边双曲线，无纽结。

（2）部分失神经支配：曲线不光滑，有纽结，斜率较大。

（3）完全失神经支配：曲线右移、光滑、无纽结，而且陡峭，对短脉冲刺激无反应。

**3. 肌电图检查**

肌电图（electromyography，EMG）可以判定周围神经损伤的部位及程度，是目前评估周围神经损伤的主要方式。肌电图是用肌电仪将骨骼肌兴奋时产生的点变化引导、放大并记录所得到的图形。正常情况下，肌肉在松弛时，插入肌肉针电极下的肌纤维无动作电位出现，荧光屏上仅呈现一条直线，无波形出现，称电静息。骨骼肌在做轻度、中度或者最大用力收缩时，可以出现不同的肌电波形。在轻度用力时，只有少数运动电位放电，出现单相、双相、三相动作电位，即单纯相；中度用力时，肌纤维的放电频率增加，各动作电位相互重叠，基线模糊，出现混合相；骨骼肌做最大用力收缩时，几乎全部运动单位参与了活动，可产生有节律的、反复发生的动作电位，呈密集相互干扰的波形，呈干扰相。

对于异常部位的肌肉，由于病理肌纤维的膜对机械刺激兴奋性增高，电极插入后可诱发各种类型的较长时间的反复放电。当肌肉过度兴奋时，出现强大、高频的动作电位，即肌强直电位，还可出现纤颤电位、正锐波、束颤电位、多相电位、低电压短时程电位等。有时一种或几种类型复合出现，在失神经支配的肌纤维处插入电位后，可出现纤颤电位和正锐波。插入电位延长，为较早出现的异常电位，一般在神经根受损后 8～10 天内就可以出现。

**4. 神经传导速度检查**

对损伤以外的神经病具有极为重要的价值，F 波检测是重要的补充，在多发性感染性神经根神经炎尤为明显。

**5. 体感诱发电位检查**

是指刺激从周围神经上行至脊髓、脑干和大脑皮质感觉区时在头皮记录电位。

#### （五）超声诊断

高频超声对外周神经损伤的诊断具有实时性、动态性、直观性、无创性、可重复性强等优点，有利于发现损伤部位及判断损伤的类型。正常外周神经的超声表现如下。①短轴观：神经显示为巢状结构，点状低回声镶嵌于高回声背景之上，其中，低回声结构与神经束相关，高回声结构与神经束膜和神经外膜相关。②长轴观：神经显示为细长、多层平行低回声，神经外膜显示为高回声；彩色多普勒血流成像正常情况下，神经干无血流或点状血流信号，如果出现明显的血流信号即为异常表现。

#### （六）红外热成像技术诊断

以上神经损伤的诊断均具有一个普遍的缺点，即不能进行早期确诊。由于周围神经损伤的再生速度缓慢，且目前尚无治疗失神经骨骼肌的有效方法，因此神经损伤的早期诊断至关重要，红外热成像技术是一种新型的功能影像学检查技术。正常情况下人体的体表温度相对稳定，当血液循环、组织代谢及神经状态发生改变时，人体相应部位的体表温度随之相应发生变化。这项技术是通过测量机体表面辐射出的红外线了解体表温度的分布情况，具有无辐射非接触式检查等特点。目前红外线热成像图片的采集方式主要包括静息状态下、运动后及冰敷后 3 种方式。红外热成像图不同色阶代表不同温区：白色代表高温区、红色代表热区、黄色代表温区、绿色代表凉区、蓝色代表冷区、紫色代表超冷区。红外线热成像技术可以观测这种客观的变化，并将其分为高温型、等温型及低温型 3 种，如急性期损伤区域表现为高温型、慢性期则表现为低温型。

### 六、作业治疗

早期康复干预对改善周围神经损伤患者的预后起关键作用，应对损伤神经所对应的部位进行合理的评定、制订适当的康复治疗计划。早期主要进行循序渐进的主、被动训练，有助于保持正常的关节活动范围、消除水肿；中后期主要加强肌肉力量，进行感觉功能恢复、肌肉协调性以及功能代偿训练。

## （一）周围神经损伤的康复分期

**1. 急性期**

是损伤后神经、肌肉、肌腱、骨骼等重要组织愈合的时间。为了减少神经缝接部位的张力，防治神经撕脱，此期常进行必要的外固定，一般固定3～4周。于术后2～3天尽早开始康复治疗，保持正常关节的主动运动，以保证正常关节的灵活性。此期的康复目的是消除水肿、促进伤口愈合、保护修复后的神经，防止临近关节的活动范围受限和肌肉萎缩。去除外固定后，康复的主要目的是恢复因固定而丧失的关节活动范围，增强损伤区域的功能，对患者进行感觉再教育，促进患者的感觉功能早期恢复。

**2. 恢复期**

根据评定结果，当临床出现神经再生的体征时，即进入恢复期，康复的重点是恢复感觉和运动功能。康复目的是预防粘连、挛缩和继发畸形，提高神经的抗张力，改善感觉功能。可逐渐减少关节制动，开始关节活动，增加关节活动范围的练习、肌力练习、作业疗法和理疗。

**3. 慢性期**

此时神经恢复已经到了极限，但是仍有明显的功能障碍。康复目的是矫正畸形、增加关节活动范围、增强肌力、增强受损部位的灵活性和协调性，尽可能恢复功能、提高生活质量。

## （二）治疗方法

在周围神经损伤的康复过程中，采用最多的是的功能恢复性作业疗法。作业治疗的主要目的是加速神经愈合、缩短疗程，促进患者感觉、运动功能以及交感神经功能的恢复。

**1. 急性期**

损伤区域附近和对应损伤的肌腱禁止采用运动疗法。可以选取适当的矫形器进行功能位固定，纠正畸形；帮助受损与未受损肌肉之间建立肌力平衡；提供部分功能代偿，以增强患者的手功能；保护瘫痪肌肉，避免被过度牵拉，如利用支具限制关节活动可防止突然牵伸引起神经缝合口离断。

水肿是周围神经损伤后常见症状之一，水肿引起的肿胀是创伤后必然出现的组织反应。积极消肿可以减少纤维组织沉着，是预防组织粘连和挛缩的重要环节。发生体位性水肿时，可以抬高患肢、用弹力绷带包扎、为患肢做被动运动或轻柔向心按摩等。一般不采用冰袋冷却的方法。尽量避免使用悬吊带消肿，以防患者惰性增加而忽视康复训练。

**2. 恢复期**

进行感觉再教育。感觉再教育是当周围神经传向中枢的冲动不同于损伤前形成的冲动的形象时需要进行的康复训练。Delon 认为感觉再教育不能使轴突生长加快或促使感受器形成，但可使中枢感觉系统进行某种程度的重新调整，这意味着在之前的神经不再发挥作用时，现有的神经终端可发挥功能。

（1）感觉再训练：必须在安静的环境中进行，以最大限度地使患者集中注意力。训练的具体内容取决于治疗师对患者目前感觉功能的评定结果，训练活动的设计尽量考虑能让患者独立完成。感觉再训练可以借助视觉的辨别来识别错误指示传入的不同感觉情报，使患者在功能性感觉恢复中发挥最大的潜能。

周围神经损伤所致的感觉障碍大体上可以表现为感觉过敏和感觉减退与缺失，应分别进行不同的训练。

1）改善感觉减退与缺失训练：主要任务为刺激的定位与识别。所有患者的训练方法基本相同，共分 4 个步骤：第一步，让患者闭眼尝试做某一活动；第二步，让患者睁眼检查所完成的活动是否正确；第三步，如果不正确，让患者睁眼重复相同的活动，以实现视觉与感觉经验的统合，并进行记忆储存；第四步，再让患者闭眼，重复相同的活动，以强化睁眼时所获得的经验。开始时，让患者识别不同形状、大小的木块，然后用不同织物来识别和练习；之后，用一些常见的物品，如肥皂、钥匙、别针、汤匙、铅笔等来练习。一般患者在训练后 4～5 天就会有改善，原来没有两点辨别觉的患者在 2～6 周内可获得正常功能。

2）感觉脱敏训练：感觉过敏是神经再生的常见现象，可能是不成熟的神经末梢敏感度增加以及感觉器容易受刺激引起。神经损伤后常出现感觉过敏，对于有感觉过敏的患者需进行感觉脱敏训练。开始时，采用患者能耐受的轻柔的触觉刺激，待患者适应后，逐渐增加刺激强度，直至能耐受较强的触觉刺激而不出现疼痛为止。可以先用棉花摩擦敏感区，然后改用棉布或质地较粗糙的毛巾摩擦敏感区，再发展到将肢体反复插入装有碎粒、黄沙、米粒、圆珠等物的桶中，振动、按摩、叩打敏感区也有助于降低感觉的敏感度。

（2）功能性感觉能力训练：随着感觉功能的进行性恢复，可根据功能障碍的部位及程度、肌力和耐力的检测结果，进行有关的作业治疗。鼓励患者完成扣纽扣和系鞋带等日常生活活动能力训练。可以让患者双手操纵硬水果、螺栓、钱币、钥匙及其他生活用品，也可进行编织、打字、木工、雕刻、缝纫、刺绣、泥塑、修理仪器、文艺和娱乐等活动。治疗中不断增加训练的难度与时间，以增强肌肉的灵活性和耐力，甚至让患者试着使用工作中常用的工具，但须避免意外损伤发生。如果受伤的是优势手，应尽早鼓励患者用优势手写字和用餐具进食。必要时，可以配戴矫形支具。

**3. 慢性期**

康复治疗的重点是功能代偿。对患者功能和活动受限情况进行全面评定，根据评定结果进行分析。可采用适应性技术及辅助装置让患者能够自理、回归家庭与工作，也可以采用夹板或外科手术以改善功能。

## 七、其他治疗措施

**1. 药物治疗**

近年来许多学者在药物修复周围神经损伤和促进损伤后再生等方面做了大量的研究工作，目前主要用以下药物进行治疗。

（1）神经营养药物：主要是维生素类，包括维生素 $B_1$、维生素 $B_6$、地巴唑、维生素 $B_{12}$，甲钴胺等，可通过加速神经纤维合成所需的蛋白质、磷脂等合成而发挥神经营养作用，促进神经再生，有利于神经的修复。

（2）外源性神经营养因子：神经营养因子是能对中枢和周围神经系统发挥营养作用的特殊物质，常为靶组织产生的特异蛋白分子。神经损伤后，神经元由于轴突的连续性被破坏而无法运输和利用这些物质，因此神经断端局部神经营养物质的总量不足以支持神经轴突的有效存活和再生，此时给予其外源性神经营养因子，使其微环境保持高浓度状态，能支持神经元存活，还能诱导再生的轴突沿着神经营养物质的浓度梯度生长。外源性神经营养因子主要有注射用鼠神经生长因子、成纤维细胞生长因子（FGF）、脑源神经营养因子（BDNF）、胰岛素样生长因子（IGF）。

（3）其他药物：神经节苷脂是一类唾液酸的糖鞘脂；激素类如类固醇类黄体酮；白细胞介素，如白细胞介素－1、白细胞介素－2、白细胞介素－6 等；中草药如当归、桃仁、红花、丹参等；另外，抑制局部瘢痕增生的药物甲泼尼龙有利于神经再生。

**2. 物理因子治疗**

应按照神经恢复的不同阶段来调整物理治疗方法，早期的治疗原则是消除病因，及早消除炎症和水肿、减少神经损害、促进神经再生、使神经传导功能得到恢复，因此，可采用超短波、微波、紫外线、肌电生物反馈疗法、水疗、蜡疗、红外线照射等增强局部血液循环，改善神经、肌肉营养。超短波、微波的无热量治疗的治疗剂量为 10～15 分钟/次，每日 1 次。治疗部位有钢钉等金属内固定时禁用此疗法。肌电生物反馈帮助患者在早期阶段了解如何使用肌肉，治疗中必须根据病情调整治疗参数，随着神经的再支配、肌肉功能恢复，电刺激的波宽和断电时间逐渐缩小，每次治疗肌肉收缩的次数逐渐增加，当肌力达到 4 级时就可以停止电刺激治疗。

恢复期的治疗原则是防止肌肉萎缩、促进神经再生、改善局部营养，可采用红外线、直流电碘离子导入、超声波和音频电疗。

慢性期的治疗原则是恢复肌肉力量，软化瘢痕组织。可采用中频电疗、超声波、蜡疗等理疗方式软化瘢痕，松解粘连。

功能性电刺激（functional electrical stimulation，FES）是利用电流的作用促进损伤的周围神经再生和防治骨骼肌失神经萎缩。是周围神经损伤最常用、较有效的治疗方法，一般在损伤后 2～3 周开始进行，可根据患者神经损伤的程度调节治疗所需的波形、刺激的脉宽、间隙时间及刺激强度等。Lundborg 等（1988 年）研究表明，失神经肌肉在 1 年内重新获得神经支配，功能恢复良好；在 12～18 个月重新获得神经支配，功能恢复很差；失神经支配时间延迟至 18～24 个月，肌肉将不可能再恢复运动功能。因此在神经损伤后，对神经和肌肉的功能性电刺激应同时且尽早进行，但最佳刺激时间仍需进一步探讨。

**3. 高压氧治疗**

高压氧治疗可提高组织氧含量和张力、氧储备量和氧分压、增加氧的弥散力和范围，使神经组织缺氧状态得以改善。高压氧治疗周围神经损伤宜早期进行，越早治疗，疗效越好。常采用面罩吸氧，吸氧压力 150～330kPa，吸氧时间连续 45～90 分钟，间歇 1～2 次，每日治疗 1 次（治疗压力为 2.0ATA），10 次为 1 个疗程，总疗程为 2～10 个，或至症状改善较为稳定为止。周围神经损伤合并以下情况时应禁用高压氧治疗：未经处理的气胸；未经处理的多发性胸骨骨折；胸壁开放性创伤；空洞型肺结核有咯血史；视网膜剥离；内出血未控制。

**4. 运动疗法**

当神经再生进入肌肉内，肌电图检查出现较多的动作电位时，就可以开始增强肌力的训练，以促进运动功能的恢复。周围神经损伤患者一般要进行主、被动功能的训练，因为患者常同时并发骨折及肌腱损伤，这些组织修复后常需要肢体制动，而制动可诱发肌肉萎缩、关节组织挛缩。大范围肢体制动还可产生失用性骨质疏松，关节囊挛缩，使肌肉失去弹性及出现纤维化，对肌肉形态结构及代谢功能产生极为不利的影响。因此，肢体制动可加速失神经支配肌肉萎缩的发生及发展，治疗中肢体制动范围及时间应尽可能减少。被动活动是延缓肌肉萎缩发生及发展的有效手段。主、被动运动训练有助于改善失神经支配肌肉的血液循环，维持肌肉的正常代谢，防止肌肉失水，从而延缓失神经支配肌肉的失用性萎缩，为肌肉迎接神经的再支配创造条件。

**5. 中医治疗**

（1）推拿按摩疗法：《黄帝内经·素问》中提到："盖按其经络，则郁闭之气可通，摩其壅聚，则瘀结之肿可散也。"现代研究表明，推拿能够改善周围神经损伤后的行为学和形态学表现，对组织内神经生长因子、脑源性神经营养因子、肌源性神经营养因子的增长有显著意义。按摩治疗可以降低皮肤、皮下组织粘连及瘢痕和神经瘤形成的机会，以防神经再生受阻。推拿对神经的恢复，尤其对提高肌力、防止肌肉萎缩、缓解组织挛缩等具有良好的作用。拿揉经脉和按揉穴位均可激活神经细胞、兴奋神经、促进神经功能的恢复，亦可增强肌力、缓解肌肉萎缩等，恢复肢体功能。

（2）针灸疗法：临床上通过针灸治疗周围神经损伤的方法较多，包括常规针刺、特殊针刺手法、头针、耳针、眼针、运动平衡针法等。《黄帝内经》记载："治痿独取阳明。"故针灸治疗周围神经损伤多在阳明经取穴。针灸是中国传统医学的瑰宝，大量的临床与基础研究表明针灸治疗周围神经损伤疗效显著。研究表明，针刺能减少髓鞘脱落，防止轴突崩解，保护受损神经元。此外，电针能促进血管内血流加速，改善血供，从而改善肌肉萎缩的程度。针灸作为一种独特的治疗方法，镇痛、改善周围神经损伤功能、促进周围神经损伤后修复的效果比较明确，已被越来越多的医生所采用。上肢神经损伤一般取合谷、外关、曲池、肩髃；下肢神经损伤取足三里、阳陵泉、环跳。配穴依据神经走行、临床症状结合经脉所过选择穴位。

（3）中药疗法：①内治法：根据中医学的病因病机理论，对周围神经损伤进行辨证论治，运用较多的方剂除补阳还五汤外，还有健步丸、黄芪桂枝五物汤等。中药治疗神经性疾病具有疗效确切、副作用小、作用靶点多等优点。其机制为促进周围神经与局部毛细血管增生、改善微循环、促进神经损伤后的结构重建和轴浆运输等。②外治法：传统认为此病多属外伤后气血瘀滞、营卫失和、筋脉失养，故临床治疗中多用活血化瘀类方药，以熏洗、浸泡为主。

**6. 手术治疗**

神经损伤后，越早修复越好。锐器伤争取一期修复，火器伤早期清创时不做一期修复，待伤口愈合后 3～4 周行二期修复。锐器伤如早期未修复，也要争取二期修复。二期修复以伤口愈合 3～4 周为宜。但是时间不是绝对因素，晚期修复也可取得一定的疗效，不可轻易对晚期就诊的患者放弃治疗。手术方法有神经松解术、神经吻合术、神经移位术、神经移植术和肌肉转移术等。

**7. 心理康复**

进入慢性期后，由于病程长，周围神经损伤患者往往出现心理状态的改变，患者会担心长期康复所带来的经济负担以及付出的时间成本、能否更好地回归家庭与本职工作等，可能会表现出急躁、焦虑、忧郁、躁狂等症状。可以采用医学宣教、心理咨询、集体治疗、患者示范等方式来消除患者的心理障碍，同时配合积极的训练，加快患者回归社会、回归家庭的步伐。

（倪学翊　胡　萍）

# 第二节 面神经炎的康复

## 一、概述

面神经炎（facial neuritis）亦称特发性面神经麻痹或贝尔麻痹（Bell palsy），是茎乳孔内面神经非特异性炎症所致的周围性面瘫。

### （一）流行病学

任何年龄均可发病，多见于20～40岁，男性多于女性，患病率为5～30/10万人。

### （二）病因及发病机制

本病的主要危险因素有头面部受寒，包括冷风长时间吹面部、人体长时间暴露在寒冷中、身体过度劳累、抵抗力不足等，有一定家族倾向。

感受风寒、自主神经功能不稳定、病毒感染（如中耳感染水痘－带状疱疹病毒）等均可导致局部神经营养血管痉挛，神经缺血、水肿，骨性面神经管只能容纳面神经通过，面神经缺血、水肿可导致神经受压，表现为急性非化脓性面神经损害。

### （三）诊断与鉴别诊断

**1. 诊断**

本病根据急性起病、临床表现主要为周围性面瘫，诊断相对容易。

（1）临床表现：通常急性起病，症状可于数小时或1～3天达到高峰，病初可伴有麻痹侧耳后乳突区、耳内或下颌角疼痛。一侧表情肌完全瘫痪，额纹消失，不能皱额、蹙眉，眼裂变大，眼裂不能闭合或闭合不全，闭眼时瘫痪侧眼球向上外方转动，显露白色巩膜，称贝尔现象。患者鼻唇沟变浅，口角下垂，示齿时口角歪向健侧；口轮匝肌瘫痪使鼓气和吹口哨时漏气；颊肌瘫痪使食物易滞留于病侧。面瘫多见于单侧，若为双侧需考虑吉兰－巴雷综合征的可能性。

面神经炎可因面神经受损部位不同而出现其他临床表现，如鼓索以上面神经受损时，可出现同侧舌前2/3味觉消失；镫骨肌神经以上部位受损时，出现舌前2/3味觉消失及听觉过敏；膝状神经节受损时，除面神经麻痹、舌前2/3味觉消失和听觉过敏外，尚可出现患侧乳突部疼痛、耳郭和外耳道感觉减退，外耳道出现疱疹，称亨特（Ramsay-Hunt）综合征。

（2）辅助检查

1）肌电图检查：区别脱髓鞘、轴索变性，有助于判断预后。发病2周之内避免进行肌电图检查，以免对面神经产生损伤，加重面神经水肿。

2）头颅MRI：用于鉴别周围性面瘫与中枢性面瘫。

**2. 鉴别诊断**

（1）吉兰－巴雷综合征：多为双侧周围性面瘫，伴对称性四肢迟缓性瘫和感觉障碍，脑脊液检查有特征性的蛋白－细胞分离。

（2）耳源性面神经麻痹：中耳炎、迷路炎、乳突炎常并发耳源性面神经麻痹，也可见于腮腺炎、肿瘤和化脓性下颌淋巴结炎等，常有明确的原发病史及特殊症状。

（3）后颅窝肿瘤或脑膜炎：周围性面瘫起病缓慢，常伴有其他脑神经受损症状及各种原发病的特殊表现。

（4）神经莱姆病：为单侧或双侧面神经麻痹，常伴有发热、皮肤游走性红斑，常可累及其他脑神经。

## 二、功能评定

### （一）感觉功能评定

包括对温觉、痛觉、触觉、味觉、本体感觉等的评定。

### （二）运动功能评定

运动能力是作业能力的基础，主要对面肌肌力、肌张力、对称性等进行评定。

**1. 面肌肌力检查**

面肌多为表情肌，不同于机体运动系统肌肉，不能引起关节活动，也不能给予阻力检查，通常观察面部肌肉收缩情况，并与健侧肌肉收缩进行对比（表 10－3）。

**表 10－3　面肌肌力等级**

| 等级 | 功能水平 | 评定标准 |
|---|---|---|
| 0 级（M0） | 正常肌力 0% | 用力收缩表情肌，无收缩活动，触摸无紧张感 |
| 1 级（M1） | 正常肌力 10% | 表情肌主动用力时，肌肉存在紧张感，微动 |
| 2 级（M2） | 正常肌力 25% | 表情肌主动收缩时，活动可达健侧 1/4 活动范围 |
| 3 级（M3） | 正常肌力 50% | 表情肌主动收缩时，活动可达健侧 1/2 活动范围 |
| 4 级（M4） | 正常肌力 75% | 表情肌主动收缩时，活动范围接近于健侧，差异很小 |
| 5 级（M5） | 正常肌力 100% | 表情肌主动收缩时，与健侧完全一致 |

**2. 面神经麻痹程度评定**

国际上现行采用 1984 年制定的严重程度分级标准（表 10－4）。

**表 10－4　面神经麻痹严重程度分级**

| 状态分级 | Ⅰ级 | Ⅱ级 | Ⅲ级 | Ⅳ级 | Ⅴ级 | Ⅵ级 |
|---|---|---|---|---|---|---|
| 一般描述 | 正常，面肌功能均正常、与健侧无差异 | 轻度功能障碍，轻度无力，检查时可发现 | 轻、中度功能障碍两侧明显，但无明显的区别，无明显挛缩、偏侧面部痉挛 | 中、重度功能障碍，明显无力和（或）毁容性的不对称 | 重度功能障碍，只可观察到微小运动 | 全瘫，表情肌无主动收缩，无运动，挛缩或偏侧面痉挛 |
| 休息时 | 正常 | 对称性以及肌张力正常 | 对称性以及肌张力正常 | 对称性以及肌张力正常 | 可能有口角歪斜，不对称，一侧鼻唇沟变浅或消失 | NT |
| 运动时 | 正常 | 额运动正常，不论力大小或闭眼均正常 | 额运动轻微或无力，用力可闭眼，但显然不对称 | 额运动轻微或无力，即使用力也不能完全闭眼，用力时口角不对称 | 额无运动，不能闭眼，或最大用力只有轻微眼睑运动，口角轻微运动 | NT |
| 有无继发缺陷 | 正常 | 仔细观察可有轻微联带运动，无挛缩或面部痉挛 | 明显但非毁容性联带运动，挛缩或偏侧面部痉挛定为 3 级，有随意运动定 2 级 | 出现联带运动，集团运动，偏侧面部痉挛，严重影响功能定为 4 级 | 通常无联带运动、挛缩、偏侧面部痉挛 | NT |

注：NT 为无法检查

### （三）心理活动功能评定

评定内容有患者的情绪、情感、个性、价值观、人生观、自我观念、追求、兴趣和爱好、自我控制和把握力、心理承受力、自我表现等。

### （四）社会活动功能评定

评定内容有交际和活动能力、仪表和行为、社会交往能力、相互协作能力、人际关系等。

### （五）日常生活活动能力评定

可进行直接或间接评定，直接评定要求患者自己逐一完成每项活动，辅以询问，观察完成评估；间接评定可以从家人和患者周围的人获取患者完成活动的信息，可通过通信、康复医疗小组讨论患者完成活动信息。日常生活活动能力评定方法如下。

**1. PULSES 评定**

制定于 1957 年，主要用于慢性疾病、老年人和住院患者的日常生活活动能力评定。包括 6 项：身体状况（P）、上肢功能（U）、下肢功能（L）、感觉功能（S）、排泄功能（E）、精神和情感状况（S）。每项分 4 个等级：1 级为正常，无功能障碍；2 级为轻度功能障碍；3 级为中度功能障碍；4 级为重度功能障碍。按表中各项评定算出分数后将之相加即为总评分。6 分为功能最佳；＞12 分表示独立自理生活严重受限；＞16 分表示严重残疾（表 10－5）。面神经炎患者更多关注身体状况、感觉功能、精神和情感状况。

**表 10－5　PULSES 评定**

| 等级 | 评定标准 |
|---|---|
| （一）身体状况 | 包括内脏疾病如心血管、呼吸、消化、泌尿和内分泌系统疾病及脑病 |
| 1. 正常 | 与同龄组健康者相比无明显异常 |
| 2. 轻度异常 | 偶尔需要治疗和护理 |
| 3. 中度异常 | 需要经常得到治疗和护理，患者可活动 |
| 4. 重度异常 | 需要长期得到医疗和护理，活动明显受限，只能卧床或坐轮椅 |
| （二）上肢功能 | 包括颈部、肩胛带、上背部脊柱 |
| 1. 正常 | 与同龄组健康者相比无明显异常 |
| 2. 轻度异常 | 活动稍受限，功能良好 |
| 3. 中度异常 | 在一定范围内可活动 |
| 4. 重度异常 | 功能严重受限，需要长期护理 |
| （三）下肢功能 | 包括骨盆、下背部、腰骶部脊柱 |
| 1. 正常 | 与同龄组健康者相比无明显异常 |
| 2. 轻度异常 | 活动稍受限，功能良好 |
| 3. 中度异常 | 在一定范围内可活动 |
| 4. 重度异常 | 功能严重受限，只能卧床或坐轮椅 |
| （四）感觉功能 | 包括语言、听觉、视觉 |
| 1. 正常 | 与同龄组健康者相比无明显异常 |
| 2. 轻度异常 | 无明显功能障碍 |
| 3. 中度异常 | 有明显功能障碍 |

续表

| 等级 | 评定标准 |
|---|---|
| 4. 重度异常 | 语言、听觉、视觉完全丧失 |
| （五）排泄功能 | 二便控制 |
| 1. 正常 | 能完全控制 |
| 2. 轻度异常 | 偶尔发生二便失禁或夜尿 |
| 3. 中度异常 | 周期性的二便失禁与潴留交替出现 |
| 4. 重度异常 | 二便完全失禁 |
| （六）精神和情感状况 | |
| 1. 正常 | 与同龄组健康者相比无明显异常 |
| 2. 轻度异常 | 表现在情绪、脾气和个性方面，但整个精神调节未受损害 |
| 3. 中度异常 | 需要一定监护 |
| 4. 重度异常 | 需要完全监护 |

**2. 功能独立性评定（functional independence measure，FIM）**

见第三章第三节。

### （六）生存质量评定

生活质量分为主观质量和客观质量两种，主观生活质量是指患者对其整个生活满意的程度及评价；客观生活质量是从病损、失能和残障等方面，对患者生活满意程度进行客观地评定。面神经炎患者可采取主观生活质量评定法，常用生活满意指数 A（life satisfaction index A，LSIA）进行评定（表 10－6）。

评定时，让患者仔细阅读 20 个项目，然后再在每项右方的“同意”“不同意”和“其他”栏目中，在符合自己意见的分数上做出标记，如对第 1 题表示同意，则在其右方同意栏下的“2 分”处作一记号，其余类同。正常者为 12.4±4.4 分，评分越高者，生活质量越佳。

**表 10－6　生活满意指数 A（LSIA）**

| 评价项目 | 同意 | 不同意 | 其他 |
|---|---|---|---|
| 当我年纪变大时，事情似乎会比我想象的要好些 | 2 | 0 | 1 |
| 在生活中，和大多数我熟悉的人相比，已得到较多休息时间 | 2 | 0 | 1 |
| 这是我生活中最使人意气消沉的时间 | 0 | 2 | 1 |
| 我现在和我年轻的时候一样快活 | 2 | 0 | 1 |
| 我以后的生活将比现在更快活 | 2 | 0 | 1 |
| 这是我生活中的最佳几年 | 2 | 0 | 1 |
| 我做的大部分事情都是恼人和单调的 | 0 | 2 | 1 |
| 我希望将来发生一件使我感兴趣和愉快的事情 | 2 | 0 | 1 |
| 我所做的事情和以往的一样使我感兴趣 | 2 | 0 | 1 |
| 我感觉到衰老，有些疲倦 | 0 | 2 | 1 |
| 我感觉到我年纪已大，但它不会使我觉得麻烦 | 2 | 0 | 1 |

续表

| 评价项目 | 同意 | 不同意 | 其他 |
|---|---|---|---|
| 当我回首往事时，我想当满意 | 2 | 0 | 1 |
| 即使我能够，我也不会改变我过去的生活 | 2 | 0 | 1 |
| 和与我年龄相当的人比较，我在生活中已做了许多愚蠢的决定 | 0 | 2 | 1 |
| 和其他与我同龄的人相比，我的外表很好 | 2 | 0 | 1 |
| 我已制订从现在起一个月至一年以后将要做的事的计划 | 2 | 0 | 1 |
| 当我回首人生往事时，我没有获得大多数我所要的重要东西 | 0 | 2 | 1 |
| 和他人相比，我常常沮丧 | 0 | 2 | 1 |
| 我已得到很多我希望从生活中得到的愉快的体验 | 2 | 0 | 1 |
| 不管别人怎么说，大多数普通人变得越来越坏而不是越来越好 | 0 | 2 | 1 |

### （七）社会生活能力的评定

常用简易 Frenchay 活动指数评定法（表 10－7）。评定内容有 6 大类，各类均有各自的评定标准，最低为 0 分，最高为 47 分。根据评分结果，可将社会活动能力做出区分：47 分为完全正常；30～44 分为接近正常；15～29 分为中度障碍；1～14 分为严重障碍；0 分为完全丧失。

**表 10－7　简易 Frenchay 活动指数评定法**

| 评定内容 | 评分标准 | | | |
|---|---|---|---|---|
| | 0 | 1 | 2 | 3 |
| 最近 3 个月 | | | | |
| | 不能 | <1 次/周 | 1～2 次/周 | 几乎每天 |
| 烹饪 | | | | |
| 梳洗 | | | | |
| 洗衣 | | | | |
| 轻度家务活动 | | | | |
| 重度家务活动 | | | | |
| 当地商场购物 | | | | |
| 偶尔社交活动 | | | | |
| 外出散步>15 分钟 | | | | |
| 能进行喜爱的运动 | | | | |
| 开车或坐车旅行 | | | | |
| 最近 6 个月 | | | | |
| | 不能 | 1～2 次/6 个月 | 3～12 次/6 个月 | 每周至少 1 次 |
| 旅游/开车或骑车 | | | | |
| | 不能 | 轻度 | 中度 | 全部 |
| 整理花园 | | | | |
| 家庭/汽车卫生 | | | | |

续表

| 评定内容 | 评分标准 | | | |
|---|---|---|---|---|
| | 0 | 1 | 2 | 3 |
| | 不能 | 6 个月 1 次 | ＜1 次/周 | ＞1 次/周 |
| 读书 | | | | |
| | 不能 | 10 小时/周 | 10～30 小时/周 | ＞30 小时/周 |
| 上班 | | | | |

### （八）环境评定

环境是指围绕着人的空间以及其中可以直接、间接影响人生活和发展的各种自然要素和社会要素的总和，是由各种自然环境要素和社会要素所构成。面神经炎患者的社会环境评定主要介绍如下。

**1. 社交需求**

人与人接触、邻里关系、互助互爱等社会交往需求。

**2. 消闲需求**

闲暇时间如何消遣，如休息、文艺、体育、娱乐等个人爱好。

**3. 美的需求**

在生活空间里感觉生活美好，产生自豪感，能自觉地尊重别人并受别人的尊重。

### （九）电生理评定

对了解面神经的受损部位、范围、性质、程度、康复进展情况有重要的价值，需要定期进行电生理学评定。常用的电生理学检查方法介绍如下。

**1. 肌电图检查法**

面神经损伤患者，完全损伤早期，其所支配的神经完全无电位，试图做肌肉收缩时，亦无运动单位电位出现。神经再生后，失神经的纤颤电位和正向电位逐渐消失，恢复新生电位，少数单个运动单位出现，直至恢复运动相及干扰相。

**2. 神经传导速度检查**

利用肌电图测定神经在单位时间内传导神经冲动的距离，可判断神经损伤的部位、神经再生及恢复情况。

## 三、作业治疗

### （一）治疗目的

1. 预防和治疗面肌萎缩和无力，促进面部功能的恢复。

2. 提高日常生活活动的自理能力。

3. 强化患者的自信心，辅助心理治疗。

### （二）治疗目标

获得足够的独立，避免或减少依赖，提高生活质量。不要求功能完全恢复，根据个人具体情况，制订相应的治疗计划，通过康复最终达到身体、心理、社会方面的最理想状态。

（三）治疗方法

面部肌肉组织受双侧皮质和皮质下中枢控制，治疗应该首先强调皮质下面部的自发反应或自然反射。

**1. 高强度刺激**

诱发肌肉活动，促进粗大表达模式。如具有强烈刺激性的柠檬片、强烈气味的氨，均可间接通过突触联结刺激和反射性刺激作用于面部肌肉。

**2. 朗读文章**

通过朗读单音节或多音节词汇、句子、诗词等并逐步增加难度，有意识地激活面部表情。

**3. 眼部、面部肌肉强化训练**

患者坐在矫正镜前，配合视觉训练，肌力 0～1 级的患者，手指被动活动眼、口周轮匝肌；肌力 2～3 级的患者，在主动辅助下，用力紧闭双眼、轮流紧闭双眼、闭拢嘴，上下磨牙用力咬合、嘴唇向前凸出，向左右两侧努力鼓腮。每个动作每日 2～3 次，每次 5～10 分钟；肌力 4 级及以上的患者，可参考 2～3 级肌力训练方法，可用手指给予适当的阻力。

**4. 文娱和游戏疗法**

指导和组织患者进行有选择的文娱休闲活动，让患者在休闲活动中调整、放松、改善身心健康。适用项目：舞蹈、戏剧表演、唱歌、音乐表演、琴棋书画等活动。有助于提高肢体肌力、改善肢体的协调性；在精神、心理方面，可调节情绪、消除抑郁、陶冶情操、振奋精神；可改善社会交往和人际关系。

**5. 健康教育及心理辅导**

患者在发病早期心理压力大。初期言语不清，唾液、泪水控制较差，面容改变，患者自觉难以接受。急性期偏瘫的肌肉及受损的神经需得到适当的休息，不宜接受外界过多的刺激。本病的痊愈需要一定时间，要让患者充分了解。

（四）注意事项

1. 准备一条毛巾，以便擦拭口水及泪水。

2. 不要介意动作不能完全完成，要全力去做；若患者因眼肌无力出现眼睑不能闭合，在户外恶劣天气、沐浴、睡觉、红外线照射治疗过程中应戴眼罩，尤其出现眼部不适、眼部结膜红肿患者，应常规戴眼罩。

3. 作业治疗师可与康复工程师合作制作个性化面部夹板，以增加循环和维持肌张力，防止患侧肌肉组织被过度牵伸，导致肌张力进一步低下。

4. 治疗期间充分休息，生活规律、避免过劳；天冷时注意颈周和耳后的保暖。

## 四、其他治疗方法

**1. 针灸疗法**

中医辨证施治，可取华盖、水沟、颊车、地仓、丝竹空、率谷、下关、风池、翳风、合谷等穴位针刺治疗。

**2. 物理治疗**

早期进行无热量超短波治疗，电极对置或并置，每次 15 分钟，每日 1 次，发病 7 天后，以温热量、短时间的红外局部照射面部，以达到消炎、改善循环的目的。

**3. 推拿手法治疗**

软瘫期可采用推拿治疗（轻柔的抚摸手法为主），刺激肌肉收缩，减轻面神经卡压。

**4. 肌电生物反馈**

通过视听反馈信号，帮助患者获得面部肌肉的功能性控制，进而锻炼面部表情和言语，结合自我观察，可取得良好的治疗效果。

**5. 药物治疗**

发病早期短程用药：激素治疗；发病至全程用药：营养神经复合维生素、甲钴胺等；中药热敷治疗：羌活、威灵仙、桂枝、赤芍、防风各 20g，水煎，局部热敷，每日 1 次，连用 7 天。

### 五、预后

约 80%患者可在数周或 1～2 个月内恢复，1 周内味觉恢复提示预后良好，不完全性面瘫可在 1～2 个月恢复或痊愈。年轻患者预后好，老年患者伴乳突疼痛或合并糖尿病、高血压、心肌梗死等预后差，完全性面瘫患者需 2～8 个月甚至 1 年恢复，且常遗留后遗症。面神经麻痹的后遗症主要有：永久性面瘫、面肌痉挛、面肌挛缩、出现联带现象，如鳄鱼目综合征、咀嚼后流泪或耳颞综合征、颞部出汗、发红。

（胡 萍）

## 第三节 吉兰－巴雷综合征的康复

### 一、概述

吉兰－巴雷综合征（Guillian－Barre syndrome，GBS），又称急性炎症性脱髓鞘性多发性神经病（acute inflammatory demyelinating polyneuropathy，AIDP）或急性炎症性脱髓鞘性多发性神经根神经炎，是常见的脊神经和周围神经脱髓鞘疾病。主要损害脊神经根和周围神经，也常累及脑神经，病理改变是周围神经组织中的小血管周围淋巴细胞浸润与巨噬细胞浸润以及神经纤维脱髓鞘，严重病例可出现继发轴索变性。

#### （一）流行病学

GBS 的年发病率为（0.6～2.4）/10 万，男性略多，白种人发病率高于黑种人。欧美 GBS 的发病在 16～25 岁和 45～60 岁出现两个高峰，我国尚缺乏系统的流行病学资料。发病无明显的季节差异，但国内有报道夏秋季发病较多，主要以腹泻后导致的丛集性 GBS 发病居多。

#### （二）病因及发病机制

GBS 的病因与发病机制目前尚未完全阐明，但其作为细胞免疫与体液免疫共同介导的自身免疫性疾病已得到公认，一般认为发病前有非特异性感染史与疫苗接种史，由于病原体（病毒、细菌）的某些组分与周围神经髓鞘的某些组分相似，机体免疫系统发生了错误识别，产生自身免疫性 T 淋巴细胞和自身抗体，并针对周围神经组分产生免疫应答，引起迟发性过敏反应性免疫疾病，引起周围神经髓鞘脱失。

主要病理变化是周围神经广泛的炎症性节段性脱髓鞘，病变位于神经根（以脊髓前根多见而明显）、神经节和周围神经，偶尔可累及脊髓。病理变化为水肿、充血、局部血管周围淋巴细胞及单核巨噬细胞浸润、神经纤维出现节段性脱髓鞘和轴突变性。在恢复过程中，髓鞘修复，但淋巴细胞浸润可持续存在。脑神经核细胞和前角细胞亦可变性。

（三）诊断与鉴别诊断

**1. 诊断**

（1）临床表现：本病为急性或亚急性起病，患者呈急性或亚急性临床经过，多数可完全恢复，少数严重病例可出现继发轴索变性，引起致死性呼吸麻痹和双侧面瘫。多数 GBS 患者发病前 1～4 周有胃肠道或呼吸道感染症状或疫苗预防接种史。

1）运动障碍：四肢和躯干肌迟缓性瘫是本病的最主要症状。首发症状常为四肢远端对称性无力，肌无力始于一侧或两侧的下肢，迅速加重并向近端发展，或自近端开始向远端发展，多于数日至 2 周发展至高峰。肌无力通常在 1 周内由单侧发展为双侧对称性，逐渐累及躯干肌、双上肢和脑神经，严重病例可累及肋间肌和膈肌，导致自主呼吸麻痹、吞咽和发声困难而危及生命。肢体呈弛缓性瘫，肢体近端或远端严重无力，腱反射减弱或消失，初期肌肉萎缩可不明显，后期肢体远端有肌萎缩，继发性轴索损害时肌萎缩明显。肌力多在病情达到高峰 1～2 周后开始恢复，恢复期肌力可有短暂波动。

2）感觉障碍：一般比运动障碍轻，多从肢体远端出现麻木、针刺感开始，也可有手套、袜套样感觉减退、消失或过敏，也可无感觉障碍。某些患者自发性疼痛很明显，肌肉可有压痛，以腓肠肌为著。偶可见节段性或传导束性感觉障碍。

3）反射障碍：四肢腱反射多对称性减弱或消失，腹壁反射、提睾反射多正常。病理反射多为阴性，少数患者可因锥体束受累而出现病理反射。

4）自主神经功能障碍：患者常出现皮肤潮红、发作性面部发红、多汗、心动过速、胸腹部压迫感、周身发热、手足肿胀及营养障碍等；交感神经受损出现 Horner 征、体温调节障碍、胃扩张和肠梗阻、括约肌功能障碍等；部分患者可出现血压不稳、直立性低血压、心动过速和心电图异常等，严重病例可发生严重心律失常，常便秘，约 15%的患者出现暂时性尿潴留，通常留置导尿数日可恢复正常。

5）颅神经损害：可见于半数患者，以单侧或双侧面神经麻痹和咽喉肌核下性瘫痪最多见，表现为面瘫、声音嘶哑、吞咽困难；其次为舌咽和迷走神经麻痹；动眼、外展、舌下、三叉神经的损害较少见。偶见视盘水肿。

6）复发性：一般相隔数月至数年复发称再发型 GBS，再发时症状常重于首次发作。Fisher 综合征为 GBS 的一种变异型，起病呈急性进展，主要表现为眼外肌瘫痪、共济失调和腱反射消失三联征，偶可伴四肢轻瘫及脑脊液蛋白–细胞分离。这些 GBS 的变异型的发病机制和以髓鞘脱失为主者有所不同。

7）并发症：常见肺部感染、肺不张，心肌炎和心力衰竭较少见。

（2）辅助检查

1）实验室检查：①大多数患者在发病后 1～2 周出现脑脊液蛋白–细胞分离现象（脑脊液内蛋白增高而细胞数正常或接近正常），并在第 2～8 周最为显著，以后渐渐恢复，此现象是 GBS 的特征。蛋白增高自 0.8～8g/L 不等，白细胞计数一般＜$10\times10^6$/L，细胞学分类以淋巴细胞及单核细胞为主，并可见巨噬细胞，糖和氯化物正常；部分患者脑脊液出现寡克隆区带，但并非特征性改变；部分患者脑脊液抗神经节苷脂抗体阳性。②部分患者血清可检测到抗空肠弯曲菌抗体、抗巨细胞病毒抗体等，部分患者粪便中分离和培养出空肠弯曲菌。

2）神经电生理检查：发病早期可能仅有 F 波或 H 反射延迟或消失；神经传导速度减慢，远端潜伏期延长，动作电位波幅正常或下降。

3）腓肠神经活检：可作为辅助诊断方法，可见有髓纤维脱髓鞘，部分出现吞噬细胞浸润，小血管周围可有炎症细胞浸润。

（3）诊断标准

1）必备诊断标准：国际上广泛采用的 Asbury 修订的诊断标准（1990 年）具体如下。①超过 1 个以上肢体出现进行性肌无力，从轻度下肢力弱，伴或不伴共济失调，到四肢及躯干完全性瘫，以及延髓麻痹、面肌无力和眼外肌麻痹等。②腱反射完全消失，如具备其他特征，远端腱反射丧失、肱二头肌反射及膝腱反射减低，诊断也可成立。

2）中国诊断标准：《中国吉兰 – 巴雷综合征（格林 – 巴利综合征）诊治指南》指出，GBS 主要病变为多发神经根和周围神经节段性脱髓鞘。诊断标准如下。①常有前驱感染史，呈急性起病，进行性加重，多在 2 周左右达高峰。②对称性肢体和延髓支配肌肉、面部肌肉无力，重症者可有呼吸肌无力，四肢腱反射减低或消失。③可伴轻度感觉异常和自主神经功能障碍。④脑脊液出现蛋白 – 细胞分离现象。⑤电生理检查提示远端运动神经传导潜伏期延长、传导速度减慢、F 波异常、传导阻滞、异常波形离散等。⑥病程有自限性。

**2. 鉴别诊断**

（1）急性弛缓性瘫痪：患者起病时常有发热，肌力减低常不对称，通常仅累及一侧下肢的一个或数个肌群，呈阶段性分布，无感觉障碍，肌萎缩出现早。发病早期脑脊液中蛋白和细胞均可增高，细胞数较早恢复正常，病后约 3 周也可出现蛋白 – 细胞分离现象。确诊常需病毒学与血清学证据。

（2）急性脊髓和脑干病变：横贯性脊髓炎、脊髓压迫症和血管性横贯性脊髓病变可突然发病，病变在颈髓及以上时表现为四肢瘫，开始可有脊髓休克，表现肌张力减低，腱反射丧失，早期传导束型深、浅感觉消失，伴二便潴留。脊髓休克期过后表现为四肢肌张力增高、腱反射亢进和病理征阳性。MRI 检查常可确诊；电生理检查有助于鉴别，大多数 GBS 患者有异常。

（3）低钾血症型周期性瘫痪：发作时血清钾降低、心电图呈低钾样改变，脑脊液正常。补钾治疗有效，症状可迅速缓解。此外，应识别肾小管酸中毒、甲状腺功能亢进引起的继发性低钾血导致的瘫痪。

（4）多发性神经病：可因农药、重金属和有机溶剂中毒，呋喃类、异烟肼、部分抗肿瘤药物副作用，维生素缺乏，尿毒症、糖尿病等代谢障碍发病，共同特点是以四肢远端为主的感觉、运动及自主神经损害，如肢体末端麻木、刺痛、烧灼感、感觉过敏，远端感觉减退或消失，腓肠肌压痛，四肢肌力减退伴肌萎缩，腱反射减弱，四肢末端自主神经明显受损。鉴别时应仔细询问既往病史，仔细查体获得可靠的体征及进行必要的辅助检查。

（5）副肿瘤性周围神经病：起病多呈亚急性，进展超过 1 个月。主要表现为四肢远端对称性肌无力、手套袜样感觉障碍，下肢常重于上肢，出现肌萎缩和腱反射减弱。神经电生理检查显示轴索损害特点；脑脊液正常或蛋白轻度升高，血清学检出特征性副肿瘤相关抗体，如抗 Hu 抗体、抗 CV2 抗体等。周围神经病患者尤其中年以上患者应注意呼吸、消化、前列腺、膀胱及女性生殖系统等肿瘤筛查。

（6）全身型重症肌无力：表现为双侧对称性四肢弛缓性瘫，但症状波动，如休息减轻、活动加重及晨轻暮重等，疲劳试验及新斯的明试验阳性，脑脊液正常。低频重复电刺激呈递减反应。多数患者血清抗 AChR－Ab 阳性。

（7）其他疾病：包括神经莱姆病、蜱咬性麻痹、多发性肌炎、急性横纹肌溶解症、白喉性神经病和癔症性瘫痪等。

## 二、功能评定

包括心肺功能评定、关节活动范围评定、肌力评定、肌张力评定、感觉功能评定、平衡与协调功能评定、日常生活活动能力评定、肢体围度测量、言语和吞咽功能评定、脑神经损伤的专项评定等。治疗师应注意评定时需先向患者解释清楚检查目的、方法、步骤和感受，取得患者配合，操作时不可暴力，注意避免疼痛和不适感，并注意保证患者的安全。

### （一）心肺功能评定

呼吸肌麻痹是 GBS 的最重要死因，故心肺功能评定特别重要。评定分为以下 4 项。①呼吸困难分级：采用气短指数（伯格测量表改良版）进行评定。②肺容积评定：监测潮气量、肺活量、肺总量、深吸气量、补吸气量、补呼气量等指标。③肺通气功能评定：监测每分通气量、最大通气量、用力肺活量、肺泡通气量等指标。④运动气体代谢评定：监测摄氧量、最大摄氧量、呼吸储备、呼吸商、代谢当量等指标。必要时可行动脉血气分析。

### （二）关节活动范围评定

评定关节活动范围除常使用量角器和皮尺测量外，还可利用特定的仪器和设备进行准确评定，包括主动关节活动范围测定和被动关节活动范围评定。评定时需要掌握各关节活动范围和测量规则，准备测量工具，为患者摆放舒适体位，暴露测量关节，确定测量关节的骨性标志，确定量角器的圆心、移动臂和固定臂的位置，此外还要注意关节有无水肿、发红、发热、变形，有无疼痛、异常终末感及其他感觉障碍等。

### （三）肌力评定

测评肌力可反映肌肉自身或支配肌肉的神经功能状况，故肌力评定是评定 GBS 患者病损程度和治疗效果的最基本内容之一。目前临床常用的简便易行且准确实用的评定方法为徒手肌力检查（MMT）分级法。

### （四）肌张力评定

可结合病史、视诊、触诊、临床分级、反射检查、被动运动与主动运动检查、功能评定等方面了解肌张力情况，尤其应从功能评定的角度来判断肌张力异常对日常生活活动能力的影响。常用肌张力迟缓的评定标准具体如下。①轻度：肌力下降，肢体放在可下垂的位置并放下，肢体仅有短暂抗重力的能力，随即落下，能完成功能性动作。②中度至重度：肌力明显下降或消失，0 级或 1 级，将肢体放在抗重力肢位，肢体迅速落下，不能维持规定动作。

### （五）感觉功能评定

**1. 浅感觉**

（1）痛觉：患者闭目，用大头针的针尖轻刺其皮肤，询问有无疼痛感觉，进行两侧对比、近端和远端对比。

（2）触觉：患者闭目，用棉签轻触其皮肤或黏膜，询问有无感觉。

（3）温度觉：患者闭目，用两支分别装有冷水（5～10℃）和热水（40～50℃）的玻璃试管或金属管，接触患者的皮肤，让其辨别冷热。

**2. 深感觉**

（1）运动觉：患者闭目，检查者轻轻夹住患者的手指或足趾两侧，上下晃动 5°左右，让患者说出运动方向。

（2）位置觉：患者闭目，检查者将其肢体摆成某一姿势，请其描述该姿势或用对侧肢体模仿。

（3）振动觉：检查者将振动着的音叉柄置于患者骨突起处，询问患者有无振动并计算振动感持续的时间，比较两侧有无差别。检查时常选择的骨突部位有胸骨、锁骨、肩峰等。

**3. 复合感觉检查**

（1）皮肤定位觉：患者闭目，检查者以手指或棉签轻触患者的皮肤，让其说出或用手指指出被触部位。

（2）两点辨别觉：患者闭目，用分开的圆规刺激两点皮肤，如患者有两点感觉，再将圆规的距离缩短，直到患者感觉为一点为止。身体各部对两点辨别感觉灵敏度不同，以舌尖、鼻端、手指最明显，四肢近端和躯干最差。

（3）实体觉：患者闭目，让其用单手触摸熟悉的物体并说出物体的名称、大小、形状、硬度、轻重等，两手比较；患者睁眼，用一小布袋装入上述物体，令其用手伸入袋中触摸，说出 1～2 种物体名称。

（4）体表图形觉：患者闭目，检查者用笔或竹签在其皮肤上画图或写简单的数字让其分辨，双侧对照。

### （六）平衡、协调功能评定

**1. 平衡功能**

常采用观察法和量表法。观察法可用三级平衡评定法：Ⅰ级为静态平衡，Ⅱ级为自动动态平衡，Ⅲ级为他动动态平衡；量表法可采用 Berg 平衡量表、Fugl－Meyer 平衡反应测试量表、Lindmark 平衡反应测试、MAS 平衡测试和 Semans 平衡障碍分级等。

**2. 协调功能**

（1）动作检查：上肢动作检查包括指鼻试验、轮替试验、指－指试验、示指对指试验、拍膝试验等；下肢动作检查包括跟－膝－胫试验、趾－指试验、足尖拍地试验等。

（2）站姿、步行检查：观察站姿和步行动作中的协调性。

（3）使用仪器设备检查：使用连续拍照、动态摄影可以观察四肢动作的轨迹，也便于保存。

### （七）日常生活活动能力评定

可采用 Barthel 指数、功能性独立评定、Katz 指数等量表评定患者的日常生活活动能力。

## 三、作业治疗

### （一）治疗原则

康复治疗时，应根据不同的时期、不同的功能障碍进行个体化的、有针对性的处理。早期主要是改善呼吸功能、镇痛、减少卧床并发症，预防患者肌肉萎缩和关节挛缩，中、后期主要是采用各种综合治疗手段促进受损神经的恢复与再生，注意维持和扩大关节活动范围，预防关节挛缩、畸形等并发症；减慢或减轻肌肉萎缩，增强肌力和耐力；消除心理障碍；对于不能完全恢复的肢体，使用矫形器，使患者最大限度地恢复生活能力和社会活动能力。

（二）治疗方法

**1. 呼吸功能训练**

针对 GBS 患者的具体情况进行相应治疗。

（1）呼吸肌麻痹患者：急性期需使用呼吸机辅助呼吸，主要进行排痰训练、翻身训练。恢复期主要进行辅助或主动腹式呼吸、缩唇呼吸训练：患者平卧位或坐位，治疗师两手分别放于其胸、腹部，嘱患者吸气时用鼻吸入，腹壁尽量突出，膈肌下降；呼气时将口唇缩小，腹部内收，用口徐徐将气体呼出以延长呼气时间 2～3 倍，呼吸频率 7～9 次/分，每次 5～10 分钟，3 次/日。此呼吸训练方法可在呼气时增加口腔和气道压力，防止小气道过早陷闭，减少肺泡内的过多残气，降低呼吸频率，增加潮气量，改善肺泡的有效通气量，有利于氧气的摄入和二氧化碳的排出。

（2）呼吸肌肌力减弱患者：应进行胸部扩张练习、呼吸肌群的柔韧性训练和身体屈曲时呼气、伸展时吸气训练。④有肺部感染者，积极进行体位引流、排痰治疗，同时训练患者有效咳嗽。

**2. 良肢位摆放**

GBS 急性期患者的运动控制能力逐渐下降，可出现双侧下肢或四肢力弱或完全麻痹，加上肢体的被动制动、疼痛、麻木、不良肢位、肌力不平衡等因素，常易出现受累关节疼痛、肌肉短缩和萎缩、关节挛缩。为预防以上并发症，急性期应进行良肢位摆放，将各关节保持于肢体功能位，保护无力的肌肉，预防挛缩和失用导致的畸形。

**3. 关节活动范围维持训练**

早期进行关节活动范围维持训练可防止肌肉短缩和萎缩，保持关节活动范围，预防关节挛缩，促进肢体血液循环，刺激本体感受器而完成对肌肉的再教育，诱发运动感觉，促进患者肢体主动运动的早日出现。因早期部分患者存在感觉障碍，所以治疗手法要轻柔、缓慢，避免用暴力。被动活动宜在无痛的范围内进行，以免造成软组织损伤；在正常关节活动范围内，应由小逐渐增大至全范围，活动顺序从近端大关节到远端小关节；活动速度以上肢完成一个动作 3～5 秒，下肢 5～10 秒为宜，每次每个关节活动 5～10 遍，每日 2～3 次，直至肢体主动运动恢复。

**4. 肌力增强训练**

根据瘫痪肌肉的肌力情况选择增强肌力训练的模式，相继做被动运动、助力运动、主动运动和渐进性抗阻训练。训练时应注意适量的原则，随患者肌力与耐力的增加逐渐增加活动阻力，循序渐进；训练动作应缓慢，并且尽可能达到全关节活动范围。具体如下。

（1）受累神经支配肌肉肌力为 0～1 级时，进行被动运动、神经冲动传递训练、等长收缩训练及助力训练提高肌力，并利用视觉和听觉的反馈作用提高训练效果；也可采用肌电生物反馈和运动想象疗法等治疗。

（2）受累神经支配肌肉肌力为 2～3 级时，进行主动助力运动、主动运动及器械性运动提高肌力，随着肌力的增强，逐渐减少助力；但应注意运动量不宜过大，以免肌肉疲劳。

（3）受累神经支配肌肉肌力为 3～4 级时，可进行抗阻练习，以争取肌力的最大恢复；下肢以静止性的负重等长训练为主，同时进行等张收缩以增加肌肉耐力；手以精细、灵活性活动为主。

（4）当受累肌肉的肌力增至 4～5 级时，在进行以上抗阻力运动训练同时，还需进行速度、耐力、灵敏度、协调性与平衡性的专项训练，训练患者翻身、起坐、坐位平衡、爬行位保持平衡、扶杠站立、平行杠内步行、扶杖步行等。

**5. 日常生活活动能力训练**

包括床上运动、转移、个人卫生、进食、更衣、器具的使用和步行等，应始于疾病早期，并将肌力训练和功能活动相结合，运用于日常生活活动中。治疗中不断增加训练的难度和时间，以增强身体的灵活性和耐力。具体如下。

（1）翻身训练：翻身是预防肺部感染和压疮的重要措施，通过躯干的旋转和肢体的摆动可促进全身反应和肢体活动，促进平衡和协调功能恢复。开始时应以被动运动为主，待患者掌握翻身动作要领后，在治疗师帮助下由辅助翻身过渡到主动翻身。

（2）桥式运动：为骨盆及下肢的控制与力量训练，桥式运动通过充分地伸髋位屈膝控制，增强躯干和下肢伸肌力量，并防止其萎缩，以利于后期的步态训练。主要有双侧桥式运动和单侧桥式运动。①双侧桥式运动：患者仰卧，双上肢 Bobath 握手，伸肘、伸腕置于肩前屈 90° 位，双下肢屈曲，双足底平踏于床面，治疗者站在一侧帮助患者，将下肢放置于屈膝位，然后一手放在双膝上，协助患者向前向下拉和压膝关节，另一手放在臀下，帮助患者抬高臀部使其离开床面，髋自然伸展，骨盆保持水平，防止向一侧后旋。通过训练使患者逐渐能主动完成。②单侧桥式运动：在患者能主动完成双桥运动后，让患者抬起一侧腿，另一侧下肢支撑负重将臀部抬离床面做以上活动。

（3）卧坐转换：是指患者主动完成的从卧位转移至坐位的训练。转移时要求在侧卧的基础上，逐步转为床边坐位。开始练习该动作时，应在治疗师的帮助指导下完成。

（4）坐位平衡训练：患者具备坐位Ⅰ级平衡后，可进行坐位姿势下躯干重心向前、后、左、右移动，治疗师应对患者头部、肩峰、胸骨及脊柱处从各方向施加外力，诱发头部及躯干向正中线的调整反应，以改善坐位的平衡功能。治疗要循序渐进，由Ⅰ级平衡（静态平衡）过渡到Ⅱ级平衡（自动动态平衡），再训练Ⅲ级平衡（他动动态平衡）。在治疗师的辅助指导下，逐步由助力过渡到主动完成，进一步应用到日常生活活动中。

（5）站立训练：是为步行做充分的准备。正常的步行周期中，支撑相占 60%，支撑相大部分时间是单足支撑，因此训练目的是使患者下肢具备单腿完全负重的能力，且在负重状态下能完成髋膝关节的屈伸控制和重心转移。患者可先利用电动起立床进行克服直立性低血压训练，重获直立的感觉，逐渐增加下肢负重的程度和时间，再进行坐–站转换、扶持站立或平行杠内站立，逐渐脱离支撑，重心移向一侧肢体，训练其负重能力，两侧肢体轮流练习。能独自站立后，再进行立位Ⅲ级平衡训练。

（6）灵活性和耐力训练：根据功能障碍的部位、程度、肌力及耐力的检测结果，采用豆贴画、编织、剪纸、手工作业、打字、木工、雕刻、缝纫、制陶等作业活动或游戏，增加上肢和手的操作能力和灵活性，增加身体两侧的协调性和整合性。进行活动时的体位一般由坐位活动，过渡到起立床站立、斜板站立、站立架站立位的作业活动，缓慢增加治疗量和时间以逐渐增加患者的活动耐力。治疗师注意避免患者疲劳，强调关节的保护，并提供心理支持。

（7）功能性活动训练：当患者独立活动能力增加时，应尽早开始日常生活活动训练，如翻身、坐起、进食、穿衣、如厕、使用轮椅等，提高患者生活自理能力。

**6. 感觉训练**

GBS 患者多伴有肢体感觉障碍，故应提供感觉刺激的机会。感觉过敏患者可反复刺激过敏区进行脱敏治疗，并进行感觉再学习训练。以手的感觉康复为例，具体如下。

（1）原则：需循序渐进，即由大物体到小物体、由简单物体到复杂物体、由粗糙质地到纤细质地、由单一类物体到混合物体。先进行触觉训练，后期涉及对多种物体大小、形状、质地和材料的鉴别。

（2）训练程序：根据手的感觉恢复顺序（痛、温觉→30Hz 振动觉→移动性触觉→恒定性触觉→256Hz 振动觉→辨别觉），将感觉训练程序分为早期和后期两个阶段，早期主要进行痛、温觉、触觉和定位觉的训练，后期主要进行辨别觉训练。当保护觉（痛觉）恢复时，感觉训练程序即可开始。治疗师在安静的房间里训练患者，训练前进行感觉评定，在患者手上画出感觉缺失区域。感觉训练每日 3 次，每次 10～15 分钟；感觉训练后的评定每月 1 次。

（3）感觉脱敏训练：病损区有感觉过敏现象者，可用不同程度的连续刺激进行脱敏，选用不同质地、不同材料的物品，如棉花、棉布、毛巾、毛刷、米粒、沙子等刺激敏感区，刺激物由软到硬，刺激程度由弱到强，刺激量逐渐加大，使之产生适应性和耐受性，逐渐脱敏。

（4）感觉重建训练：病损区有感觉减退或消失、实体觉缺失者，需采用感觉重建方法进行训练。先进行触觉训练，选用软物（如橡皮擦）摩擦手指掌侧皮肤，然后进行振动觉、定位觉训练，后期训练重点是辨别觉。

1）振动觉、定位觉训练：用 30Hz 的音叉让患者知道移动性触觉开始的时间和部位，然后沿需要再训练的区域用铅笔擦头由近到远地触及。患者先睁眼观察训练过程，然后闭眼，注意力集中于他所察觉到的感受，而后睁眼确认，再闭眼练习。如此反复，直至患者能较准确地判断刺激部位。当患者能够察觉指尖的移动性触摸时，即可开始恒定性触摸练习。用铅笔擦头点压，压力由强变弱。经过闭眼—睁眼—闭眼训练程序，反复学习，直至患者能够准确地确认刺激部位。

2）两点辨别觉训练：定位觉恢复后，可进行两点辨别觉训练。选择两点辨别觉训练的物体表面由粗糙到光滑，开始差别大到差别小。可将一系列不同大小、形状、质地、材料制成的日常用品如钥匙、螺钉、曲形针、纽扣、硬币、手表、橡皮块等放在布袋中让患者用手触摸辨认，每项训练仍采用闭眼—睁眼—闭眼方法，重复地强化训练，直至患者辨识。

感觉重建训练结束、患者恢复主动活动后，后期的感觉训练是在患者不断使用双手的过程中得以维持的，故需要长时间的锻炼。

**7. 康复工程辅助**

由于 GBS 患者肢体长期弛缓性瘫痪、肌力减弱或完全消失，受累肌与其拮抗肌之间不平衡、疼痛等因素的影响，受累关节不能保持功能位，极易出现肌肉、肌腱和关节挛缩变形。防止挛缩发生的最好方法是将肢体保持于良好体位，并用夹板与支具将关节取最利于日常生活的角度固定。如上肢腕、手指肌肉无力者可使用腕手矫形器；肩带肌麻痹时可使用复杂的肩外展支架；小腿及足部肌群无力所致的足内翻、足外翻、足下垂等可使用踝足矫形器；大腿肌群无力致膝关节支撑不稳定、小腿外翻和屈曲挛缩等可使用膝踝足矫形器。矫形器除在功能训练时脱下外，原则上卧床或休息时均应使用。对于病情较重、经过系统康复治疗后功能仍有缺陷患者，可选用穿衣、进食、转移等自助具和多功能轮椅代偿功能，提高生活自理能力。

**8. 心理治疗**

GBS 患者由于功能障碍以及医疗所致的经济负担，多伴有心理问题，对这类患者应首先进行全面的心理评定，再针对性地开展心理治疗。常用的治疗方法包括支持性心理治疗、催眠术、松弛训练、生物反馈疗法、森田疗法等。治疗时不急躁不厌烦，可采用心理咨询、集体治疗、患者示范等方式来消除或减轻患者的心理障碍，使其发挥主观能动性，积极地进行康复治疗。

**9. 健康教育**

告知患者平时应注意饮食卫生，尽量避免腹泻、感冒等 GBS 的诱发因素。一旦患病要注意防护，GBS 发病后有可能累及呼吸肌，应注意保持呼吸道通畅，及时排痰，注意患者的呼吸情况变化。并鼓励患者家属帮助患者做被动肢体活动，增加全身肌肉力量，促进血液循环，改善肺通气。GBS 发病后在恢复期应积极配合治疗，采用各种综合治疗手段，促进受损神经的恢复与再生，并告知患者 GBS 为良性病程，解除心理障碍，使患者积极参与康复训练过程，主动进行日常生活活动训练，最大限度地恢复生活能力和社会活动能力。

## 四、预后

本病为自限性疾病，多于发病 4 周时症状和体征停止进展，经数周或数月恢复，恢复中可有短暂波动，极少复发。有 10%～20%的患者死于呼吸肌麻痹，幸存者中约 95%在 6 个月至 2 年内完全恢复。完全恢复的患者可重新获得 4～5 级肌力，全范围或接近全范围的关节活动，触觉、前庭觉和本体感觉正常或接近正常，能独立行走，恢复手的基本活动功能，能独立进行日常生活活动、生产活动和娱乐活动。有前期空肠弯曲菌感染证据者预后较差；病理以轴索变性为主者病程较迁延且恢复不完全；高龄、起病急骤或辅助通气者预后不良。早期有效治疗及支持疗法可降低重症病例的病死率。

（许梦雅）

## 参考文献


[1] Seddon HJ. A classification of nerve injuries [J]. Br Med，1942，2（4260）：139－237.

[2] Sunderland S. A classification of peripheral nerve injuries producing loss of function [J]. Brain，1951，74（4）：491－516.

[3] 陆廷仁. 骨科康复学 [M]. 北京：人民卫生出版社，2007.

[4] 顾立强，裴国献. 周围神经损伤基础与临床 [M]. 北京：人民军医出版社，2001.

[5] 张世民. Tinel 征 [J]. 实用手外科杂志，2005，19（4）：219－221.

[6] 陈银海，李萌，张慧，等. 神经肌肉电诊断仪对周围神经损伤评定的临床应用 [J]. 实

用医学杂志，2014，30（24）：3983－3985.
［7］鲁玉来. 腰椎间盘突出症［M］. 2 版. 北京：人民军医出版社，2008.
［8］陈小梅. 临床作业疗法学［M］. 2 版. 北京：华夏出版社，2013.
［9］Bianchi S，Martinoli C. 肌肉骨骼系统超声医学［M］. 房勤茂，译. 北京：人民军医出版社，2014：109－113.
［10］高良，冯桦，陈定章等. 成年人臂丛神经根的声像图特征及正常测量值［J］. 中华医学超声杂志（电子版），2013，10（9）：731－734.
［11］常景建. 超声在周围神经损伤诊断盒治疗中的应用进展［J］. 中国医学影像技术，2017，33（11）：1720－1723.
［12］李璐，郭水洁，宋莹等. 红外热成像技术在腓总神经损伤诊治中的应用［J］. 中医正骨，2017，29（11）：48－49.
［13］陈统一，王晓峰. 周围神经损伤后的感觉再教育［J］. 现代康复，2000，4（10）：1454－1455.
［14］张长杰. 肌肉骨骼康复学［M］. 2 版. 北京：人民卫生出版社，2013.
［15］张晓阳. 骨科术后康复指南［M］. 2 版. 北京：人民军医出版社，2015.
［16］燕铁斌. 骨科康复评定与治疗技术［M］. 4 版. 北京：人民军医出版社，2015.
［17］Wilson D，Jagadeesh P. Experimental regeneration in peripheral nerves and the spinal cord in laboratory animals exposed to pulsed electromagnetic field［J］. J Inter Med Soci Paraple，1976，14：125.
［18］戴玲. 周围神经损伤的作业治疗［J］. 现代康复，2000，4（11）：1608－1609.
［19］杨渐. 周围神经损伤的药物治疗进展［J］. 中国实用神经疾病杂志，2010，13（11）：91－92.
［20］赖晓霏，骆文龙. 神经营养因子在周围神经损伤后的作用［J］. 中国实用医药，2009，4（19）：25－26.
［21］Ann Logan，Zubair Ahmed，Andrew Baird，et al. Neurotrophic factor synergy is required for neuronal survival ang disinhibited axon regeneration after CNS injury［J］. Brain，2006，129：490－502.
［22］李巍巍，苑秀华，杨坚. 电疗法对周围神经损伤修复的研究进展［J］. 中国康复理论与实践，2010，16（7）.
［23］林森，徐建光. 功能性电刺激在周围神经损伤修复中的研究进展［J］. 中国修复重建外科杂志，2005，19（8）：669－672.
［24］高春锦，杨捷云. 实用高压氧学［M］. 北京：学苑出版社，1997.
［25］李志清. 高压氧疗法与周围神经在生［J］. 现代康复，2000，4（11）：1618－1619.
［26］王淑荣，孙忠人. 针刺治疗周围神经损伤及机理的研究进展［J］. 中国中医药科技，2005，12（2）：127－128.
［27］谢素春，李俊青，王艳君等. 温针灸为主综合疗法治疗外伤性周围神经损伤的疗效［J］. 中国老年学杂志，2015，1（35）：72－73.
［28］高鹏，周中，黄海涛. 中医治疗周围神经损伤的研究进展［J］. 现代中西医结合杂志，2018，1（27）：111－113.

[29] 陶泉. 手部损伤康复 [M]. 上海：上海交通大学出版社，2006.
[30] 王鲁宁，卢德宏，桂秋萍. 黄克维临床神经病理学 [M]. 北京：北京大学医学出版社，2010.
[31] 励建安. 临床运动疗法学 [M]. 北京：华夏出版社，2005.

# 第十一章　职业康复

## 一、概述

职业康复是指通过帮助残疾人就业来促进其康复和发展的方法，工作对象是所有年满法定就业年龄、病情基本稳定、有就业欲望的残疾者。目的是帮助残疾人寻求和保留合适的职业，帮助残疾人在工作上有所晋升和发展，协助残疾人融入社会。可通过综合职业康复服务中心、庇护工场、综合职业训练中心、辅助就业服务等途径进行职业康复。

残疾人就业能够促进残疾人自我价值的实现、学习与生活能力的发展。通过就业，残疾人不但获得独立的经济地位和收入，其原已失去的某些能力通过劳动也可得到某种程度的恢复。就业还可增强残疾人的效能感和自信心，促使他们融入社会。残疾人就业也与社会平等、社会稳定、社会经济的发展均具有密切联系。因此，职业康复对残疾人的康复和发展有综合意义，在方法取向上也是治疗和发展的统一或整合。

职业康复是一项新兴的学科，它是连续的、统一的全面康复过程中的一部分，是为残疾人获得并保持适当的职业和使其参与或重新参与社会生活而进行帮助的过程。职业康复作为全面康复的重要组成部分，在残疾人就业与回归社会生活中发挥着重要作用。“恢复就业能力，取得就业机会”既是理解职业康复概念的关键，也是借助这一手段所要达到的目标。

职业康复与其他康复既相互联系、相互渗透、相互制约、相互作用，又有一定区别。职业康复作为一门独立的学科，有它自身的、内在的质的规律性。在各种康复学科中，医学康复是基础；教育康复的目的在于提高残疾人的文化素质，为残疾人回归社会进行潜在积累，是一种手段；社会康复是残疾人回归社会的一种保障；而职业康复是残疾人从病床走入社会的桥梁。

职业教育具有养成教育的特点，进行职业陶冶，是一种生涯教育。进行职业康复需要诊断与治疗，因此，需要在职业评估的基础上，开展职业训练，使残疾人达到一定的职业水准，给予就业指导，安置就业并进行追踪辅导。

## 二、原则

### 1. 功能训练

康复工作着眼于保存和恢复人体的功能，包括运动、感知、心理、语言、日常生活、职业活动和社会生活等。

### 2. 全面康复

包括整体康复和综合康复两方面。从生理、心理、职业和社会生活方面进行整体康复；

在医疗、教育、职业、社会康复等领域进行综合康复。

**3. 重返社会**

职业康复最重要的目的是使残疾人通过功能改善和环境条件的改变重返社会，重新参与社会生活，履行社会职责。

## 三、主要内容

国际劳动组织在《残疾人职业康复的基本原则》中明确规定了职业康复的主要内容，具体如下。①掌握残疾人的身体、心理和职业能力状况。②就残疾人职业训练和就业的可能性进行指导。③提供必要的适应性训练、身心技能的调整以及正规的职业训练。④引导从事适当的职业。⑤提供需要特殊安置的就业机会。⑥残疾人就业后的跟踪服务。

纵观上述 6 个方面，我们可以把职业康复的主要研究内容归纳为 4 个方面：职业咨询、职业评估、职业培训和就业指导。

### （一）职业咨询

包括查阅康复档案、填写咨询表格、了解就业要求、写出咨询报告等 4 个步骤。职业咨询是残疾人和职业康复工作者的初次会面，工作人员要本着尊重残疾人及其愿望的原则，通过咨询了解和掌握残疾人的情况，写出咨询印象，提出职业康复建议，建立咨询档案。需要了解的情况包括：了解残疾人的身体状况，了解残疾人的职业兴趣、个人爱好、就业史和家庭成员、家庭生活情况、社区环境等相关情况，再根据具体情况提出职业选择和就业方向的建议。

### （二）职业评估

职业评估是为残疾人能否就业、从事何种职业开出的一张“诊断书”。主要包括职业能力评估和职业适应性评估。职业能力评估主要指对残疾人的智力、操作能力、逻辑推理能力、记忆力、综合分析能力、注意力等方面进行评估；职业适应性评估主要采用微塔法，它通过 12 种测试手段来确定 5 个方面的职业能力。同时，将世界现有 8000 个左右的工种浓缩成 40 个职业群和 13 个职业领域的职业群分布，这样便可以按照这个分布为不同的残疾人找到适当的工作岗位。

职业评估的其他主要工具有韦氏成人智力量表、成人智残评定量表、职业技能评估量表。通过以上量表可以对残疾人的智力、适应能力、工作能力等进行系统评估，比较全面地了解残疾人的发展情况。

### （三）职业培训

职业培训是围绕残疾人所希望的职业目标，在职业技术、工作方法、工作速度、产品质量、劳动保护、人际关系、工作适应能力等多方面进行训练。主要组成部分包括：职业技能训练、职业习惯及心理训练，对就业环境的适应能力，社会活动能力，劳动环境及人际关系等。其中劳动环境和人际关系方面，如果有社会康复的密切配合会明显提高训练的效果。

### （四）就业指导

就业指导是职业康复的最后一环。工作人员审阅职业康复档案，提供劳动市场信息，通过评估数据和训练表现，向残疾人提出就业方向建议，并且进行一段跟踪调查。需要特别强调，我国现有的法律和政策强调残疾人的就业环境。

## 四、工作模拟训练

### （一）模拟工作站

**1. 一般工作站**

包括提举及转移工作站（不同姿势体位）、提举及运送工作站（平滑路面步行、崎岖路面步行）、组装工作站、推车工作站等。

**2. 行业工作站**

包括建筑工作站、木工工作站、电工工作站、维修工作站、驾驶工作站、厨师工作站、文职工作站、护理工作站、清洁卫生工作站等。

### （二）工具模拟使用训练

治疗师安排患者使用一些手动工具，如螺丝刀、扳手、手锤、木刨、钳子等，患者通过使用实际工具或者模拟工作器具，可以增加工具运用的灵活性及速度。通过工具模拟使用，协助患者重新找回原工作中工具使用的感觉，有利于患者重新建立“工作者”角色。

### （三）工作行为训练

集中发展和培养患者在工作中应有的态度及行为，如工作动力、个人仪表、遵守工作纪律、自信心、人际关系、处理压力或控制情绪的能力。训练中也会教患者一些良好的工作习惯，如在工作中应用人体功效学原理、工作模式及程序的简化等。

### （四）现场工作评估

选择训练设备和空间、实施现场工作强化训练、进行受伤管理及预防。

### （五）工作安置

需考虑工人的身体健康及功能康复情况、工人就业意愿及期望、工人的工伤处理进展、雇主的态度、公司的服务性质及相关制度、现场训练中将能够安排的工作内容/工作岗位、工人工作的流程及方法、工人工作需使用的劳动工具和机器设备、工作环境中的人体工效学风险因素、公司可以提供的资源协助等。

## 五、发展趋势

劳动是人的基本权利，残疾人也不例外。只有职业劳动才能够给残疾人带来经济上的收入，心理上的平衡，人格上的尊严。整个职业康复的宗旨正是帮助残疾人获得和保持适当的职业，它帮助残疾人寻找自己在社会上的位置，使他们自立、自强、自尊、自信，成为一个对社会有用的人。目前世界已公认康复的目标侧重在重返社会，职业康复是使残疾人真正回归社会并以其独立的人格和经济地位参与社会生活的重要手段。从这个意义上说，没有职业康复，康复任务只完成了一半！

随着经济、医学与科技的发展，新的康复理论、康复技术不断涌现，康复医学也得到了长足的发展。在未来，职业康复的服务对象、服务功能、学科属性等方面将会在这个大背景下快速发展。

（张晓敏　钟　琦）

## 参考文献


[1] 樊晓斌，王慧芳，诸澄，等. 职业康复患者返岗率影响因素分析以及对策 [J]. 中国伤残医学，2016，24（6）：139－140.

[2] 卢讯文，徐艳文，伍尚银，等. 我国工伤职业康复的发展状况分析 [J]. 中国康复医学杂志，2014，29（8）：760－762.

# 第十二章　社区作业治疗

## 第一节　概　述

社区康复（community-based rehabilitation，CBR）是指在社区层次采取的康复措施（表 12–1），这些措施是利用和依靠社区的人力资源进行的，包括依靠有残疾、残损、残障的人员本身以及其家庭和社会。社区康复是社区发展计划中的一项康复策略，目的是使所有残疾人享有康复服务，实现机会均等、充分参与的目标。

社区作业治疗（community occupational therapy）是指在家庭或社区为患者或残疾者提供与其日常生活活动、休闲娱乐活动或学习、工作等相关的训练和指导，透过实地评估、家居及社区内训练、改善家居环境设施、建议或代替患者选择适合的辅助用具（如轮椅、手杖），以及提供合适的信息及转介等服务，以帮助他们能够在不同方面独立地生活，从而让他们可以成功融入社会，是医院康复服务的一项重要延伸。社区作业治疗作为社区康复服务中的一项重要内容、机构康复的一项重要延伸，在社区康复中起着举足轻重的作用。

**表 12–1　社区康复框架**

| 健康 | 教育 | 生存 | 社会 | 权利 |
|---|---|---|---|---|
| 促进 | 儿童早期发展 | 技术发展 | 婚姻家庭关系 | 社会流动 |
| 保护 | 最初教育 | 自我就业 | 个人帮助 | 政治参与 |
| 医疗 | 初高级教育 | 受聘用就业 | 文化宗教艺术 | 交流 |
| 康复 | 非正式教育 | 经济服务 | 休闲娱乐运动 | 自我帮助群体 |
| 辅助设备 | 终身学习 | 社会保护 | 公正 | 残疾人组织 |

### 一、工作内容

对患者个体的功能状况及所处的环境进行评定；制定作业治疗计划，确定适合患者个体的治疗方案和目标；依靠社区的力量，在家庭或社区对需要进行功能训练的患者，开展必要的简便易行的康复训练工作；指导或训练患者使用辅助器具的方法和技巧，使患者能正确和安全地在家庭和社区使用辅助器具；教育和培训患者的家人或陪护者指导患者在家庭和社区进行作业治疗活动；对残疾儿童进行康复教育，使其学会自理生活，帮助残疾儿童上学，或组织社区内残疾儿童的特殊教育等；对社区和家居的环境进行评估及改造，原则是社区为无障碍设计、家居生活方便和安全；进行职业训练，对于有一定能力、功能障碍较轻的患者，给予必要的职业培训，进行就业辅导，帮助解决就业问题；协调和加强患者或残疾人的社交活动，组织文化、娱乐等集体活动，促进社会一体化。

## 二、实施步骤

准备出院时，了解病患者的病情、身体功能、活动能力和自我照顾能力等，与照顾者、医生、护士及其他专职医疗团队成员进行个案研究，制定出院计划。根据病患者及家属需要，为患者提供训练，包括教授照顾者照顾患者的方法、建议使用适当的辅助器具、转介患者到家居照顾服务、送饭服务、家务助理及日托服务。安排出院前家访，评估家居环境及提议家居改建，为患者准备一个安全且合用的家居环境。制定出院后的康复计划，提出建议，为患者回归家庭、重返社会搭建桥梁。

出院后进行跟进，根据患者的实际功能状况和生活环境，开展作业治疗工作，评估出院前计划的成效，修改训练计划及强化照顾者照顾技巧，评估患者使用辅助器具的需要及方法，确保他们安全、正确地使用辅助器具，减少照顾者的负担及提高病患者的自我照顾能力，重新评估家居及社区环境和患者之间的互动情况，检讨及修改家居改建建议和社区训练，使病患者克服环境困难，融入社会；转介患者给予适当的社区作业治疗服务。

出院后要定期进行随访和评定，分析和了解训练过程中存在的问题，判断治疗效果，确保患者及残疾人能在家中及熟悉的社区中得到持续性的治疗服务，从而使他们健康、安全地继续于家中及社区生活，有效减低再入院率，使长期患病者或残疾人维持身体、心理、社交方面的健康。

（白雪竹　包海龙）

# 第二节　社区环境评定与改造

社区环境的评定与改造是指根据患者的功能障碍情况，对其回归的家庭和社区环境，进行安全性和适应性的实地考察、分析，找出各种不利于患者的环境因素，提出整改意见或方案，并进行适当的改造，以提高患者独立生活的能力，使患者在尽可能舒适的环境中生活和工作。

## 一、社区环境评定

### （一）评定方法

**1. 观察评定法**

通过对实际环境及周围环境的观察及综合分析，了解环境是否对患者的作业活动具有限制或障碍，尽可能制订合理的环境改造方案。此法具有真实、具体、有针对性的优点，缺点是时间和人力方面投入较大。

**2. 询问评定法**

主要对患者及家属进行调查，可以通过对患者本人、患者家属直接询问或通过问卷形式进行调查，对调查数据进行全面综合的分析，以发现家庭和社区环境对患者存在哪些障碍因素，更好地了解实际情况及可能遇到的问题，从而提出具体合理的建议和改造方案，帮助患者更好地融入社区环境，提高自理的能力。此法具有简单、直接、针对性强等优点，缺点是不能全面反映患者在实际生活中的作业活动情况。

**3. 实践评定法**

在环境评定过程中，让患者在所要评定的实际环境中进行具体的作业活动，以便实地考察患者与环境的关系，消除环境对于患者作业活动的限制因素。这种评定的结果较为客观和实际，具有现实指导意义。如果只是单方面对环境进行评估或只单纯向患者或家属了解一些信息，而没有考虑到人与环境的相互作用及患者的特殊性，得出的评定结果不够全面。

### （二）评定内容

**1. 安全性**

这是对环境进行评估的首要内容。作为一名康复工作者或作业治疗师，应该知道摔倒或其他身体伤害对患者或残疾者的影响是很大的，这些伤害有可能导致患者病情进一步加重或使活动更为受限。

**2. 无障碍性**

治疗师要评估患者所处环境通道是否无障碍。如楼梯、走廊、通道是否装有扶手，门或通道是否有足够的宽度以便轮椅通过，患者自己是否可以顺利地进行洗漱及如厕等。

**3. 可使用性**

残疾人一般具有某些功能障碍，如行走障碍和手功能障碍，所以，作业治疗师在检查环境时，要尽可能合理地安排环境的布局，并且要能够使患者单独在环境中进行部分作业活动或治疗。患者所要借助的许多物品都需要进行改造，以便适应患者，方便取用。如调节桌椅高度、改变杯子把手、勺柄改为粗柄、改变门把手等。

### （三）评定程序

**1. 环境评定前期准备**

治疗师首先需要确定评定对象（患者）及其环境，了解患者的基本情况和资料，带齐相关评估工具（如尺、笔、相机等），并做好测量和记录的准备工作。

**2. 现场评定**

评定时需要充分考虑患者的实际情况，尽可能考虑到室内外环境和设施等要素。

**3. 完成评定工作报告**

评定工作完成后，应书写评定报告，并进行草图绘制。对建筑物的位置、存在的弊端和影响因素等内容进行描述。记录患者所需的辅助设施，提出对环境、结构、生活设施和日常物品的改造或调整建议。对患者所处环境的安全性、适应性等做出客观、正确的评价。

### （四）注意事项

1. 环境评定要重点关注环境的安全性，以保障患者及其家属的安全，避免不必要的人身伤害及损失。

2. 在环境评定的过程中，要尊重患者的社会和文化背景、当地风俗及患者个人的生活习惯等，充分与患者进行沟通，取得患者的密切配合。

3. 注意根据患者特点及其功能障碍类型，对生活环境及患者的适应性进行评估。

4. 要结合患者在实际环境中的作业表现进行环境评定。人与环境之间的相互关系是进行环境评定的重点。

### （五）家访

家访的目的在于对患者的居住环境以及患者在实际环境中的作业表现进行评估，提出环境改造的意见和方案供患者和家属参考和选择，同时为家属提供必要的辅导和咨询。家访的时机应该是在患者出院前的 1～2 周，以便有充足的时间让家属为患者出院做好必要的家居环境改造。

家访前除了要有主管医生和患者的要求和同意，也要与患者家属沟通，以取得家属的支持和配合。在对患者的资料和功能状况有详尽的了解后，列出治疗师和患者认为最有可能发生问题的作业活动，以便在家访时有针对性地进行重点评估。要对患者所居住的区域和社区的情况有初步的了解，以便于安排交通和家访的时间，同时准备必要的工具，如软尺、相机、记录本等。家访时最好有家属和（或）患者在场。

在家访中，对看到的物理环境危险因素应提供及时的改造建议。如果有必要对物理环境的结构进行改造，在经过准确的现场测量和考证之后，画出建筑和安装平面图，再由患者或家属找合格的施工单位进行改造和安装，并办理有关的手续。对预先列举的作业活动包括自理和家务活动进行评估，同时找出患者的风险行为，提出作业活动方式、生活习惯方面的调整和改进建议。同时可以在实际环境中为患者家属或照顾者讲解必要的知识，提供技术和技巧上的指导。如有必要，应确定下次随访的时间。

## 二、社区环境改造

目的是更好地为患者的日常生活提供便利；帮助患者准确完成动作，降低体力消耗；提高患者的自理能力及生存质量；促进患者功能代偿、提高患者的环境适应能力；加强对患者的安全保护，注意防止意外伤害的发生；增强患者康复信心，促使其重新投入生活，回归社会。

人行道及坡道、城市主要道路、建筑物和居住区的人行天桥和人行地道，应设轮椅坡道和安全梯道，在坡道和梯道两侧应设扶手、出入口，公共场所出入口轮椅通行平台最小宽度规定，大中型公共建筑应＞2.00m，小型公共建筑＞1.50m，供残疾人使用的出入口应设置在通行方便、安全的地点，出入口室内外地面最好等高等平。公共厕所应为无障碍专用厕所，宽度≥1.50m，无障碍厕位面积＞1.8m×1.4m，采用坐式大便器，坐便器高 0.45m，两侧设高 0.70m 水平扶手，男厕所小便器下口距地面≤0.50m。

（于甲峰）

# 第十三章　辅助技术与环境改造

## 第一节　概　述

辅助技术是设计、制造和使用各种各样的器具和仪器，用以恢复和代替人体功能，主要是运动和感觉系统的功能，如假肢和矫形器等。还可以针对语言交流、视听、环境进行调节控制，如进行家庭环境改造、工作环境改造、社区环境改造、公共场所环境改造等。

假肢的发展历史悠久。假肢制造与装配技术随着人类科学技术的不断发展而不断改进。第二次世界大战后，由于现代科学技术、康复医学的迅速发展，以及社会对残疾人事业的关注，许多国家社会保障事业蓬勃发展，使假肢制造、装配从一门古老的传统手工艺技术发展成为一门由现代工程技术与现代医学技术相结合的边缘性学科——假肢学（prosthetics），成为现代康复工程学的重要内容。进入 20 世纪 80 年代，人们开始把大量的新技术和新材料引入假肢领域，实现了假肢的钛合金化、碳纤维化和计算机智能化控制，朝着更精密、更舒适和更符合个人要求的高技术方向发展。现代假肢矫形器技术已经成为与物理治疗（physical therapy，PT）、作业治疗（occupational therapy，OT）、语言治疗（speech therapy，ST）同等重要的治疗技术。目前许多发达国家和部分发展中国家都已经建立了比较完整的假肢服务体系。

公元前 370 多年，西方医学之父希波克拉底（Hippocrates）就提出了超关节固定骨折的原则。近代由于高分子材料学、生物力学、电子学等高科技迅速发展，矫形器的制造、装配、临床应用技术有了快速的发展，形成了系统的知识——矫形器学。

截肢者的肢体修复和功能重建是骨（外）科医生和假肢制作师的共同目标。现代康复医学认为，某些截肢不是一种破坏性手术，而是一种建设性手术；截肢手术不是医疗的结束而是开始。手术后，若要恢复功能，就要创造一个新的运动器官，这个器官（残肢）能带动科学制作的假肢，使保留的关节能活动自如，这就需要医生、假肢制作师、患者和家属的合作，避免把确保伤口Ⅰ期愈合作为唯一的目标。病理学不是确定截肢平面的唯一因素，应考虑其他因素，如解剖学、外科学、假肢学以及个体的年龄、性别、职业等社会学因素。以上每种因素在决定截肢部位时都起一定的作用，但针对各个截肢者的重点因素有所不同。

（于甲峰）

# 第二节　辅助器具

## 一、假肢

假肢（prosthesis）是为弥补截肢者肢体缺损和代偿失去的肢体功能而制造、装配的人工肢体。假肢的主要构成有简单的机械装置、连杆结构、气压控制装置、液压装置、计算机智能化控制装置等。根据装配部位不同可分为上肢假肢和下肢假肢。

### （一）上肢假肢

上肢假肢是用于替代整体或部分上肢功能的假肢。上肢是人类生活和劳动的重要生活器官，尽管目前上肢假肢功能还比较简单，不能完全满足患者的要求，但是经过功能训练和适应阶段后，在日常生活、学习、工作中仍能起到一定的作用。对上肢假肢的基本要求是功能良好、操纵灵活、轻便、外观逼真、坚固耐用、可以自行穿戴。

上肢假肢种类繁多，按假肢功能可分为装饰性、索控式、电动、外动力等；按截肢部位可分为部分手假肢、腕关节离断假肢、前臂截肢假肢、肘关节离断假肢、上臂假肢、肩关节周围截肢假肢。

**1. 装饰性假肢（cosmetic prosthesis）**

又称美容手，是以弥补上肢外观缺陷为主要装配目的，注重肢体外观形状的假肢。其外形逼真，不仅柔软、耐用、不易破损，肤色也可定制，而且手指、指甲、掌纹都与健侧手相差无几。这种假肢没有从事工作和生活自理的功能，主要有弥补上肢外观、帮助患者消除自卑心理、维持肢体的平衡、恢复自信心之功效。主要用于上臂高位截肢和肩关节离断、肩胛带离断者。

**2. 索控式假手（utility hand）**

又称功能手，曾称机械假肢或机械手，是一种具有间接力源的自身力源上肢假肢，是主动型手的一种，是人手的一种替代物。这种假手是靠使用者自身残肢和健肢的协调动作，带动牵引索，操纵并控制假手的张开和握住，实现抓握提取物件的动作。主要适用于前臂和上臂残缺者。由于它构造简单、性能可靠、便于掌握、使用方便、价格较低，在国内使用较普遍。

**3. 外动力式假肢**

是采用电动、气动等体外动力驱动的上肢假肢。上肢假肢中，体外力源假肢开发应用较早、种类较多，是为了克服机械假手用牵引索操纵的不便，解决某些截肢者安装索控式假手的困难而发展起来的。体外力源上肢假肢作为人体仿生学的应用，越来越引起生物物理、精密机械、自动控制等方面工程技术人员的关注，已有许多重大成果问世，主要有电动手（开关控制手、肌电控制手）和气动手等。

**4. 电动假肢**

靠小型机电驱动系统来完成假手各关节预定的动作，使伤残者基本上能满足生活自理，参加适当的工作。适合前臂甚至全臂缺损者使用。电动假肢是由机电驱动系统、控制系统、壳体 3 部分组成。机电驱动系统靠微型电池提供能源；控制系统是靠触压式微动开关来开关电路，发出控制信息操纵机电驱动系统完成动作；壳体则是整个假肢的外形。

**5. 肌电假肢**

是一种由大脑神经直接支配的外动力型假肢。它是精密机械、微电子技术、材料科学和生理医学等现代高科技的产物。这种假肢的控制系统，是由大脑神经支配肢体肌肉收缩产生运动时发出肌电信号，传达到皮肤表面，控制系统接收信号后驱动微型电动机产生动作。它一般可以完成手指伸屈、手腕伸屈、手腕内外旋转三组动作。使用时直感性强，仿生效果好，是现代假肢的发展方向，适用于前臂部分缺损的残疾者。这是目前世界上较为先进的一种上肢假肢，它完全靠体外力源进行驱动。假肢上装有电池，为其运动提供能量。截肢者通过有意识地收缩肌肉，可在残肢皮肤表面产生一种微小的电位差，利用这个电压可以控制假肢的张开、闭合和旋转等功能。

**6. 部分手假肢（partial hand prosthesis）**

适用于部分手截肢，可分为假手指和掌骨截肢假肢。部分手截肢时，多数情况下都保留了腕关节的功能，上肢功能正常，残肢的自身功能比较高。

**7. 腕关节离断假肢（wrist disarticulation prosthesis；through wrist，简称 tw）**

适用于腕关节离断或前臂残肢过长（保留了前臂 80%以上）的截肢者，在腕关节离断情况下，前臂功能几乎保留，残肢自身的功能性很强。患者可配戴装饰性、索控式或机电控制腕离断假肢。腕关节离断时，残肢相对较长，其远端膨大，这些均有利于保持假肢悬吊的稳固性。

**8. 前臂截肢假肢**

影响前臂假肢选择的主要因素包括：肘关节的屈伸功能、残肢长度、残肢残留的旋前和旋后的功能、双侧肩肱关节前屈功能、双侧肩胛骨缘胸廓向外和向前移动功能、皮肤电极可引出的肌电信号强度。前臂截肢后，肘关节屈曲功能至关重要，一旦合并肘关节伸直位强直或屈曲功能严重受限，则主动性假手难以发挥作用，不得不选用装饰性假肢。前臂假肢多应用尺骨鹰嘴、肱骨的内、外髁上悬吊。遇有需要搬运重物的截肢者，则应考虑增加肘关节铰链、上臂围箍和肩部吊带。

（1）前臂长残肢假肢：前臂长残肢指残肢长/健肢长≥80%，与腕离断的假肢选择相似，可以选用各种假手。只要前臂旋前功能＞70°，可以不必装配带有旋转功能的腕关节，但要求装配全接触式的吸着式接受腔或硅胶悬吊接受腔。

（2）前臂中残肢假肢：前臂中残肢指残肢长/健肢长为 55%～80%，可以随截肢者的意愿选配各种假手，包括各种装饰手、工具手、索控手、肌电手，但都需要装配具有被动或主动旋转运动功能的腕关节。如果皮肤条件好、无压痛，屈肘功能、双侧肩胛带－肩肱关节功能良好可以选配双肩动作控制的索控假手。如果双侧肩胛带－肩肱关节功能障碍、肘关节屈伸功能良好，可以用伸肘动作牵拉牵引索，完成开手。另外，还可以在肱二头肌、肱三头肌的肌肉－隧道成形术（cineplasty）后装配肌肉－隧道索控假手。这类假手虽然应用的技术不先进，但是与现代化的肌电假手相比，其功能相近、结构简单、轻便、故障少。其缺点是需要先做一次手术。安装索控假手多选用被动运动的腕关节。

（3）前臂短残肢假肢：前臂短残肢指残肢长/健肢长为 35%～55%，原则上各种假手都可以安装，但是由于残肢短，力臂短，控制假肢的能力差，特别是屈曲肘关节时容易引起残肢疼痛、损伤。为此，可以选用能够与残肢前面接触的接受腔或硅橡胶悬吊接受腔。另外，也可以同时选用四连杆式或倍增式的肘关节铰链，以帮助增加穿戴假肢后的屈肘功能。有一些短残肢、极短残肢皮肤条件也不好，也可以考虑装配肘关节离断假肢，带侧方肘关节铰链、铰链锁。对于单侧前臂短残肢截肢者，各种主动假手都可以装配。但是应用一段时间后，往往由于感觉假肢重、穿戴烦琐、不舒适而实用功能又有限而不再使用。

（4）前臂肌电假手：由于技术的发展已经具有一定的实用价值，特别是对于双侧上肢截肢、自身动力来源有限者更有实际意义。前臂肌电假手的选用需要先经过残肢的幻肢肌肉运动训练，然后根据肌电信号的测试情况和肌电假手试用情况决定。肌电假手的优点是控制开手、闭手的随意性好，身体运动不受限制，但是假手的重量大，怕水，也不太适合体力劳动者使用。

**9. 肘关节离断假肢（elbow disarticulation prosthesis；through elbow，简称 te）**

适用于肘关节离断或上臂残肢过长（保留了上臂的 85%以上）的截肢者。肘关节离断患者可配戴装饰性假肢，又可佩戴功能性假肢，但混合力源假肢是第一选择。装饰性假肢重量最轻，但只有有限的被动功能；索控式假肢的假手和肘关节的功能活动需借助肩带来完成；混合力源假肢依靠自身力源和体外力源共同作用，肘关节靠肩背来驱动，而假手的功能活动受到肌电信号的控制。现代肘关节离断假肢的全接触式接受腔不用包住肩膀，通过踝部残肢末端的膨大部分就足以保证假肢的稳固悬吊，肘关节连接假肢的前臂和上臂。

**10. 上臂假肢**

其功能取决于残肢的杠杆力臂长度、肌力和肩关节活动范围。长残肢对悬吊假肢和控制有利，要尽量保留长度。

**11. 肩关节周围截肢假肢**

进行肩部截肢时，除肩关节离断以外，还有整个肩部截除、肩胛带截肢，肩胛骨、锁骨及附着其上的肌肉都被截除。由于假肢接受腔的支撑点均被破坏，肩部截肢配戴假肢相当困难；应尽可能保留肱骨头，达到较好的外观形态，肩部圆的外形同时可增加假肢接受腔的适配范围，有助于肘与手部的活动。

（二）下肢假肢

步行是人体下肢最基本的功能，下肢任何平面的截肢（足趾除外）都会给人的步行带来困难。步行姿势不良还会给一个人整体的美感带来极大干扰。因此下肢假肢也是以尽可能恢复人的正常步行姿势为基本目的。目前下肢假肢可根据下肢不同的截肢平面分为足踝部假肢、小腿假肢、大腿假肢和髋关节离断假肢。不论是哪一种假肢，都能达到支撑身体和步行的目的。

下肢假肢产品众多。截肢部位不同，截肢后的残肢状况不同，适合安装的假肢也不同。对应不同截肢部位，下肢假肢分为足假肢、赛姆假肢、小腿假肢、膝离断假肢、大腿假肢和髋假肢 6 个类型。

**1. 赛姆假肢**

仅适合特定的赛姆截肢。赛姆截肢部位经过踝关节，残肢末端完全可以承受身体的重量，具有足残肢的承重特点。赛姆假肢依靠残肢末端来承重。若残肢末端不能承受身体全部重量，则考虑安装小腿假肢。

**2. 小腿假肢**

对应的截肢部位在赛姆截肢以上、膝关节离断以下。对某些行赛姆截肢术后残肢末端不能完全承重的截肢者，也需要安装小腿假肢。若截肢部位过于靠近膝关节，保留的膝关节以下的小腿残肢过短，长度不足 5cm，也不适合装配小腿假肢，而应视末端的承重能力选择安装膝离断假肢或大腿假肢。小腿假肢的装配数量最大。假肢结构和材料也多种多样。根据不同的结构，小腿假肢分为带大腿围侧铰链的长假肢和没有大腿围侧铰链的短假肢。与小腿长假肢相比，小腿短假肢在许多方面有较大的优势。通常情况下，大多数小腿截肢者适合安装小腿短假肢。但是，有时也会出现一些特殊情况，如小腿残肢较短，由于工作需要要求残肢负载大，残肢膝关节需要减重免荷，残肢膝关节不稳定，残肢承重能力较低等。只要符合其中之一，则应安装带大腿围侧铰链的长假肢。

**3. 足假肢**

适于足部截肢。如果残肢保留了踝关节和足跟（足长的后 1/3），便可以安装足假肢。如果只是截去了足趾，不安装假肢也可以。

适合安装足假肢的残肢具备两个特点：一是能够承受整个身体的重量；二是即使没有假肢截肢者也能行走。然而在实际情形中这些条件并非总能够满足。足残肢上经常出现疼痛、瘢痕，尤其是畸形往往给截肢者带来极大的痛苦。如果出现这种情况，即使安装最好的假肢也很难达到理想的效果，必须先用手术方法对残肢进行修整。足部截肢者虽然没有假肢也能行走，但穿上假肢可以明显提高站立和行走能力。穿上假肢后，无论行走功能还是外观形态都更加接近正常。此外，足假肢轻便易于穿脱，截肢者穿戴假肢就像穿鞋一样方便。

**4. 髋假肢**

当截肢部位高于股骨小转子甚至经过骨盆时，可以安装带有髋关节、膝关节、踝和假足的髋假肢。髋假肢的接受腔包容骨盆，以此达到承重、悬吊和控制假肢运动的目的。由于装配髋假肢的部件多，假肢重量较大，因此宜选用重量轻的零部件。可能的情况下，用轻质的壳式结构，可以极大减轻假肢的重量。当前的假肢技术可以为经过下肢任何部位的截肢者安装假肢，恢复其基本功能。截肢部位越低，功能恢复越好。对于先天性的缺肢或短肢畸形的患者，也可以通过安装相应的假肢来恢复和改善其功能。

**5. 膝离断假肢**

对应的截肢部位是膝关节离断截肢。膝离断残肢的特点是末端能够完全承重。某些情况下，经小腿髁部或大腿髁部的靠近膝关节的截肢，残肢末端也能能够完全承重，也可以装配膝离断假肢。这类残肢长度长，肌肉力量平衡，能够很好地控制假肢。

**6. 大腿假肢**

对应的截肢部位在膝离断以上、股骨小转子以下。特殊情况下，不能安装膝离断假肢的小腿短残肢和膝离断残肢，可以安装大腿假肢。决定大腿假肢功能的主要有接受腔、膝关节、踝和假足。接受腔和膝关节发挥尤其重要的作用。由于它们形式和结构的变化，演化出大量不同的假肢产品。

国内依旧以横向椭圆（四边形）坐骨支撑接受腔为主，国际上则普遍采用坐骨包容的 CAT－CAM 接受腔。从坐骨支撑到坐骨包容，接受腔技术的进步，给穿戴大腿假肢的截肢者带来了诸多福音。穿着坐骨包容接受腔，残肢受力更加均匀，更加符合生理承重状态；残肢的血液循环不再受到阻碍；残肢对假肢的运动控制能力更高。这种先进的接受腔技术，也正在我国逐步推广。

## 二、矫形器（orthosis）

矫形器是用于改变神经肌肉和骨骼系统的功能特性或结构的体外装置。有关矫形器制造、装配、临床应用的系统知识被称为矫形器学（orthotics）。从事矫形器装配工作的技术人员被称为矫形器技师（orthotist）。

矫形器品种很多，通常可以按其装置部位、作用、制造材料、产品状态、所治疗的疾病进行分类。按矫形器的装配部位分为：头颈胸腰骶固定系统、上肢矫形器系统、下肢矫形器系统、脊柱矫形器系统。按肢体部位分为：头颈胸腰骶固定系统，包括颈椎矫形器、胸腰骶固定矫形器、脊柱侧弯矫形器；上肢矫形器，包括肩托、肩外展矫形器、腕手肘矫形器、腕手矫形器；下肢矫形器，包括髋膝踝矫形器、踝足矫形器、足矫形器。

### （一）头颈胸腰骶固定系统

**1. 颈椎矫形器（cervical orthosis，CO）**

是用于限制全部或部分颈椎运动的矫形器。由于各种颈椎矫形器的安装部位、材料、结构不同，其限制运动的性能也不同。

这种围领骨架为高密度聚乙烯，重量轻、耐磨、坚固、支撑更稳固，20°的弧度，可以延颈椎生理曲线进行拉伸，椎体间隙被均匀拉开，解除神经根压迫。减少使用颈托造成的疲劳，可保持颈椎稳定性，防止再移位及附加损伤。

主要适用于术后康复/稳定、骨关节肌肉疼痛、颈源疼痛、神经跟病、创伤/扭伤/骨折、纤维肌痛、减压理疗（颈部）椎间盘综合征；办公室长期伏案颈肩部不适的人群，缓解不良坐姿引发的颈椎姿势改变。

**2. 胸腰骶固定矫形器**

主要目的是保持局部脊柱稳定性，防止骨折再移位及并发症的发生；固定胸腰椎，固定单位从肩部到耻骨联合和腰骶部；控制胸椎下段、腰椎上端的屈伸、侧屈和旋转运动。主要适用于胸腰段脊柱稳定性骨折、骨折移位手术内固定术后、下腰椎稳定性骨折。

**3. 脊柱侧弯矫形器**

主要功能是防止轻度侧弯畸形（Cobb 角 20°～45°）的进行性发展，直至骨骼发育成熟。利用矫形器矫治脊柱侧弯，是脊柱侧弯非手术治疗的有效方法之一。其作用是利用矫形器的三点固定矫正原理，使侧弯畸形得到最大程度的矫正，但需在医生指导下使用。主要适用于脊柱侧弯（Cobb 角 20～45°），骨骼发育成熟以前的特发性脊柱侧弯患者；先天性脊柱裂、先天性半椎体、脑瘫、小儿麻痹后遗症等引起的脊柱侧弯；需要手术治疗的脊柱侧弯严重者（Cobb 角＞45°），术前穿戴矫形器用于畸形的发展。

### （二）上肢矫形器（upper limb orthosis）

上肢矫形器是用于整体关节部分上肢的矫形器，它的品种和形式多样，达百种之多。它的基本功能是通过外力控制或矫正畸形，防止肌肉和关节挛缩；扶持麻痹的肌肉，补偿降低或丧失的肌力，保持与固定肢体在功能位上；帮助无力的肢体运动等。

**1. 肩托**

选用优质全棉透气面料，适用于偏瘫所致的肩关节半脱位和肩关节周围组织受伤等。患者中风偏瘫后，肩关节周围肌内迟缓性瘫痪或低肌张力，当患者手臂下垂时间过久，可引起肩关节半脱位，时间过长会导致肩关节半脱位进一步加重，甚至引起严重的肩部疼痛，从而影响偏瘫功能恢复。肩托可对肩关节周围组织起到支持、稳定、缓解疼痛的作用。

**2. 肩外展矫形器**

适用于肩关节脱位严重、肱骨近段稳定性骨折、肱骨骨折外展复位固定、桡神经损伤、三角肌麻痹、棘上肌断裂、臂丛神经麻痹或拉伤外壳颈骨骨折、肩关节手术后固定，也用于急性肩周炎、肩关节化脓性关节炎、肩关节结核。可将肩关节固定在外展前屈内旋和肘关节屈曲腕关节功能位；并在患者站立或卧床时，使患肢处于抬高位置，保持骨折对位，以利于消肿消炎镇痛，有利于骨折愈合。

**3. 腕手肘矫形器**

起自掌指关节至上臂，由手、腕、前臂托、上臂托，外侧支条及可调固定角度肘构成。固定腕关节于背伸 30°，前臂旋转于中立位。可改善肘关节的伸展畸形或屈曲畸形；肘关节成形术后控制肘关节的异常活动。防止拇指内收、腕关节屈曲挛缩、肘关节屈曲挛缩，减少痉挛。抑制偏瘫痉挛模式和联带运动模式。

**4. 腕手矫形器**

是一种手功能康复辅助治疗器具，又称手支具。适用于腕骨骨折及术后固定、桡骨下端骨折术后固定、偏瘫引起的腕部下垂、正中神经麻痹、臂丛神经麻痹等。主要有固定型腕手矫形器、对掌矫形器和夹持矫形器。其中，对掌矫形器中的短对掌夹持矫形器属于手矫形器。主要起以下两方面的作用。

（1）固定和纠偏作用：把腕手固定于某种特定的姿势，以利于损伤组织的愈合和功能的发挥。

（2）牵引作用：利用动力性支具的弹力牵引作用，可使相关部位的肌力提高、相关的关节活动范围增加。

**5. 腕关节固定夹板（常规型）**

用于腕关节或前臂远端骨折、腕关节成形术的功能位固定及腕关节炎等病变的休息位制动或月骨脱位及 colles 骨折固定。

（1）用于腕关节软组织损伤、腕关节炎及功能位的固定。

（2）用于腕关节或前臂远端骨折、腕关节成形术的功能位固定中需将腕背侧暴露者（如掌侧有伤口须处理）。

（3）用于第一掌指关节、指间关节以及急性关节炎、腕扭伤、滑膜炎、腕舟骨骨折的固定。

（4）用于桡侧肌肉、拇指腱鞘炎、肌腱及神经损伤固定。

（5）用于腕关节或前臂远端骨折、腕关节成形术的功能位固定及腕关节炎等病变的休息位制动或月骨脱位及 colles 骨折固定。

（6）用于手及腕关节骨折、神经肌腱损伤、瘢痕挛缩等矫形术后的固定，防止或纠正由于骨关节、神经肌肉病变所致的畸形。

（7）用于手及腕部稳定性骨折的固定，神经肌腱损伤及矫形术后功能位的固定，将手固定于拇指对指、对掌位，防止骨关节病变所致的畸形。

（8）用于肘、腕关节肌腱、软组织、神经损伤及尺桡骨远端骨折及肘关节术后的固定。

（9）人字形拇指固定夹板用于拇指掌骨、急性掌指关节炎、拇指扭伤、类风湿关节炎、虎口成形术后及正中神经损伤后拇指功能位的固定。

（10）用于第一掌指关节、拇指指骨、掌骨骨折及腕掌关节脱位的固定。

（11）用于指骨骨折、指关节脱位、韧带及肌腱损伤的固定。

### （三）下肢矫形器

下肢矫形器基本作用如下。①保护：能固定病变关节，预防挛缩、缓解痉挛、镇痛。②免荷：免除肢体部分承重，促使炎症消退，病变或骨折愈合。③矫正：矫正畸形或预防畸形的发展，限制关节异常活动，改善肢体功能，利用牵引装置减轻神经压迫，解除肌肉挛缩。④代偿：代偿已丧失肢体的功能。

#### 1. 髋膝踝矫形器

用于各类神经、肌肉、代谢疾病造成的下肢瘫痪、骨折。提高下肢站立行走的稳定性，稳定髋膝踝关节，限制髋膝踝关节的活动；稳定股骨中段、股骨头、股骨颈骨折；矫正下肢的非正常力线。辅助患者在站立时稳定膝足踝，减轻支撑相初期的步态异常。

#### 2. 踝足矫形器

多适用于脑卒中及各类神经疾病造成的足下垂、足外翻、足内翻、膝过伸。可限制足下垂、矫正足内翻、足外翻、控制膝过伸；增强负重能力，辅助站立，增强站立的稳定性；对胫骨远端及足部进行免荷；改善步态，影响步行中膝关节的受力状态。

#### 3. 足类矫形器

可支撑足弓、预防矫正足的畸形、均衡足底的压力分配、减免前足的负荷、矫正足跟的外翻畸形。适用于脑瘫、脊髓灰质炎后遗症、可复性扁平足、跟骨内翻及外翻的患者。

（于甲峰）

## 第三节　环境改造

环境（environment）是指围绕着人类的生存空间，是人类赖以生存和发展的外部条件的综合体，是可以直接、间接影响人类生存和发展的各种自然因素和社会因素的总体。ICF 将环境因素定义为“构成个体生活背景的外部或外在世界的所有方面，并对个体的功能发生影响”。环境因素包括自然界及其特征、人造自然界、与个体有不同关系和作用的其他人员、态度和价值、社会体制和服务以及政策、规律和法律。

ICF 中将环境分为物理环境（人造环境、自然环境、设备、技术）、社会环境（社会支持和社会态度），以及文化、制度和经济环境等方面。对用品和技术、自然环境和对环境的人为改变、支持和相互联系、态度、服务体制和政策等方面进行分别限定。

人与环境密不可分，人类的所有活动都发生在相应的环境之中，人们试图通过这些活动去适应、影响和改造环境，使之更适合人类的生存。另一方面，环境也在某种程度上支持和限制着人类的活动，使人类的活动符合相应的环境条件。

无障碍环境（accessibility）是指能够进去、可以接近、可以获得、易到达的环境。理想的无障碍环境是指实现残疾人平等参与社会活动，使残疾人在任何环境下进行任何活动均无障碍的环境。

环境改造（environmental modification）是对环境进行适当调整，使环境能够适应残疾人的生活、学习或工作的需要。环境改造是作业治疗的重要工作之一，也是患者能否真正回归家庭和社会的重要条件。对于部分重度伤残患者，环境改造是关系到他们能否生活自理和回归家庭与社会的重要内容。

## 一、无障碍环境要求

无障碍环境包括生活环境、移动环境、交流环境，教育环境、就业环境、文体环境、宗教环境、居家环境、公共环境等的无障碍，基本要求如下。①可及性：可达、可进、可用。②安全舒适。③符合使用者的特征。④能够提升残疾人的能力。作业治疗干预中最主要的是居家环境，居家环境无障碍的要求具体介绍如下。

**1. 通道**

（1）门：最好使用自动门或鞳门，不宜采用旋转门和弹簧门，门锁的高度和开启的力度要符合患者的能力水平。

（2）门口：不宜有门槛，门扇开启后门口的净宽不得小于 0.80m。

（3）通道：易进出，如平坦的路面、没有或少台阶、合适的扶手等。通道中无障碍物，光线充足，照明良好。

（4）斜坡：如室内需要装斜坡，其长度与高度之比不应小于 12:1，表面防滑处理，两侧安装扶手。

**2. 电梯、楼梯**

（1）电梯：深度和宽度至少为 1.5m，门宽不小于 0.80m，电梯迎面应有镜子，以便残疾人观看自己的进出是否已经完成。

（2）楼梯：至少应有 1.2m 的宽度，每阶高度不应大于 0.15m，深度为 0.30m，两侧均应有 0.65～0.85m 高的扶手，梯面需进行防滑处理。

**3. 走廊**

（1）供轮椅出入的走廊应有 1.2m 的宽度，单拐步行时通道所需宽度应为 0.70～0.90m，双拐步行时需 0.90～1.20m。

（2）顺利通过一台轮椅和一个行人的走廊至少需宽 1.4m；轮椅旋转 90° 所需空间至少为 1.35m×1.35m，以车轮为中心旋转 180° 时需要 1.7m×1.7m 的空间；偏瘫患者用轮椅和电动轮椅旋转 360° 时需有 2.1m×2.1m 空间，转 90° 需有 1.5m×1.8m 的空间。

**4. 卫生间**

（1）门：应向外开，以保证室内有足够的空间，更重要的是，一旦功能障碍者发生意外，外面的人容易打开施救，不至于因轮椅或辅助器具挡在门前而在外无法开启。

（2）便池：大便池一般采用坐式马桶，与轮椅同高（一般为 0.40～0.48m），两侧安装扶手，两侧扶手间距离为 0.80m 左右，扶手可采用固定式，也可为可移动式，移开一侧以便轮椅靠近。

（3）洗手盆：盆底最低处不应低于 0.69m，以保证使用轮椅者的大腿部可进入池底下面，便于接近水池洗手和脸。池深不必太深，0.10m 左右即可，水龙头最好采用长手柄式，以便操作；排水口应位于患者够得到处；镜子中心应在离地 1.05～1.15m 高处，以便乘轮椅患者使用。

（4）卫生间内安排：在靠近浴位处应留有轮椅回转空间，卫生间内的轮椅使用面积不小于 1.20m×0.80m。在浴盆的一端，应设宽 0.30m 的洗浴坐台。在大便器及浴盆、淋浴器邻近的墙壁上应安装扶手。

**5. 室内安排**

（1）轮椅进入的房间至少要有 1.5m×1.5m 的空间供轮椅转动，厨房桌面或餐桌的高度在可供轮椅进入的前提下不能高于 0.8m。

（2）通过一辆轮椅的走道净宽度不宜小于 1.20m。床应固定不动，床前至少要有 1.5m×1.5m 的空间供轮椅转动。

（3）床的高度应与轮椅的座位高度接近。非轮椅使用者，床的高度应以患者坐在床边，髋、膝关节保持约 90° 时，双足可以平放在地面为宜。床垫要坚固、舒适，应在床边设置台灯、电话以及必要的药品。

（4）电源插座、开关、电话应安装在方便、安全的位置，电源插座不应低于 0.5m，开关高度不应高于 1.2m。

（5）室内外的照明要好，室内温度应能够调节，对于存在体温调节障碍者，如脊髓损伤患者和烧伤患者，室温的调节十分重要。

**6. 厨房**

（1）操作台板的高度应适合轮椅使用者的需要，高度一般不应大于 0.79m，从地面到膝部的间隙为 0.70～0.76m，台板的深度至少应有 0.60m。

（2）台面应有利于将重物从一个地方移到另一个地方。桌子应能使轮椅使用者双膝放到桌下，其高度最好可以调节。如有必要，可配备一个带有足轮的推车，以方便转移物品。

**7. 地面**

（1）室内的地面应平整，地面宜选用防滑及不易松动的材料。

（2）地板不应打蜡和放置地毯，房间之间的通道要畅通无阻碍，所有的物品要保证安全。

（3）门把手最好为向外延伸的按压式把手以利开关，最好不使用旋转把手。

（4）供视力残疾者使用的出入口、地面，宜铺设有触感提示的地面块材或涂刷色彩艳丽的地面提示图标。

## 二、环境改造实施

### （一）流程

进行环境改造时通常需遵循以下流程。

1. 对环境和患者的功能状况进行详细的评估，了解患者的功能情况、需要进行的活动、环境情况、个人及家庭的要求等。

2. 分析环境方面的因素，进行阶梯化的环境改造过程。

（1）首先考虑是否可以对活动进行调整，达到适应环境的目的。

（2）接着考虑是否可以通过调整物品的位置来解决。

（3）然后考虑是否可以通过使用辅助器具来解决。

（4）最后考虑物理结构的改造。

3. 确定了环境改造方法后，需出具具体的环境改造方案，如需进行物理结构的改造，还需出具图纸，对比改造前的图纸，详细标明需改造环境的位置、尺寸、具体要求等信息。

4. 根据环境改造方案，进行活动调整、物品重新摆放或使用辅助器具。需要进行物理结构改造的一般由患者家人自行施工或请工程队施工，施工过程按所确定的环境改造方案进行。

5. 改造完成后需进行再次评估，确保使用者可安全使用改造的环境，对需要训练者进行环境适应训练，患者或家属掌握方法后方可交付使用。

6. 定期进行随访，了解使用者环境适应情况和独立生活情况。

### （二）内容

包括作业活动的调整、物品改造、辅助器具的使用和物理结构环境的改造 4 个方面。

**1. 作业活动的调整**

是环境改造的重要内容，治疗师可以从以下几方面考虑。

（1）简化作业活动：作业活动的复杂程度应与患者的功能水平相适应，若患者无法完成整个活动，可以简化活动以适合患者的功能状况。例如，穿带纽扣的衬衣时，先将纽扣扣上，再作为套头衫穿上。

（2）预定活动流程：可节省活动时间、节省体能。提前计划好整个活动流程，设定好活动的步骤、所需的时间，规范活动并记录下来，使作业活动的步骤清晰明了，并让有功能障碍的患者进行反复练习。例如，将从卧位到坐位转移活动分解成若干步骤，逐一记录下来，遵照步骤反复强化训练，形成习惯化动作。

（3）调节活动结果：降低完成活动的质量和数量要求，以利于患者独立完成活动。例如，允许患者用比平时更长的时间来完成进食活动，允许使用勺子进食，在进食活动中也不一定要求完成得和平时一样好。

（4）节省体力训练：改变活动形式以节省患者的体力消耗、降低完成活动的技能要求。例如，取高处物体不必手举过头顶，可以站在凳子或梯子上取物；需移动重物（如椅子等）时，不必抬起重物，可以在地面拖动或推动，其间可以多次停顿休息。

（5）注重活动协作：活动可以单独完成，也可以和别人合作完成，必要时可通过多人协作完成本来只需一人就能完成的活动，如抬桌子、备餐、洗衣服。

**2. 物品改造**

目的是使物品更实用、易于使用或更易于拿取。在考虑物品的实用性时，必须要注意所选择物品的外观与周围环境或个人风格相符合，不能太怪异，又要有效地弥补环境的缺陷与不足。另一方面，物品的使用要符合患者的感觉运动功能和认知功能水平。例如，在楼梯上加装高度适合的扶手，可以弥补患者肌力和关节活动范围的不足。对于有认知障碍的患者，可以在扶手上加一些简单的指引或图片，以便于患者理解。

**3. 辅助器具的使用**

主要目的是为患者的生活自理提供有效和重要的帮助，以减少对他人的依赖。辅助器具是物理环境中的人工物品的一种，因此，辅助器具的使用也是环境改造的一部分。例如，轮椅或助行器具的使用可以使部分残疾人到达预定的位置，并且无安全方面的顾虑。

**4. 物理结构环境的改造**

（1）非房屋结构的改造：指治疗师帮助患者找一些更安全的地方存放可能引起危险的物品、家具，或重新摆放物品以腾出更多的空间方便日常生活活动。

（2）房屋结构的改造：目的是增加活动的安全性。例如，在楼梯上增加斜坡，修补破损的地面，增加门的宽度以便于轮椅通过，浴室和厕所的改造等。

（于甲峰）

## 参考文献

［1］金德闻，张济川. 康复工程与生物机械学［M］. 北京：清华大学出版社，2011.

［2］Frontera WR，Jette AM，Carter GT，et al. Delisa 物理医学与康复医学：理论与实践［M］. 励建安，毕胜，黄晓源，译. 北京：人民民生出版社，2013.

［3］朱图陵. 辅助技术在老年人康复中的应用［J］. 中国康复理论与实践，2017，23（8）：971－975.

［4］李晓，吴小高. 我国残疾人辅助器具服务工作的现状及展望［J］. 残疾人研究，2016（3）：43－47.

［5］干海英. 社区康复对脑卒中患者运动功能和日常生活活动能力的影响［J］. 中国初级卫生保健，2014，12（3）：37－38.

［6］章伟峰，时美芳. 社区作业治疗结合家庭环境改造对脑卒中患者日常生活活动能力的影响［J］. 中国乡村医药，2015，22（9）：17－19.

［7］朱图陵，范佳进. 残疾人全面康复与无障碍环境［C］. 中国残疾人康复协会第五届学术报告会论文汇编，2011.

［8］窦祖林. 作业疗法学［M］. 北京：人民卫生出版社，2016.